国家卫生和计划生育委员会"十二五"规划教材
全国高等医药教材建设研究会"十二五"规划教材
全国高等学校临床药学专业第二轮规划教材
供临床药学专业用

药学服务与沟通技能

U0208040

主　审　王育琴

主　编　闫素英

副主编　赵志刚　胡　欣

编　委　（以姓氏笔画为序）

王　驰（重庆医科大学）　　　　　　张翠莲（北京协和医院）

刘丽宏（首都医科大学附属北京　　　陈再兴（中国医科大学）
　　　　朝阳医院）　　　　　　　林翠鸿（福建医科大学附属第一医院）

齐　丽（齐齐哈尔医学院）　　　　　周　颖（北京大学第一医院）

闫素英（首都医科大学宣武医院）　　赵志刚（首都医科大学附属北京天坛医院）

许杜娟（安徽医科大学第一附属医院）赵荣生（北京大学第三医院）

孙路路（首都医科大学附属北京　　　胡　欣（北京医院）
　　　　世纪坛医院）　　　　　　顾玉红（哈尔滨医科大学附属肿瘤医院）

劳海燕（广东省人民医院）　　　　　徐彦贵（天津市第一中心医院）

李宏建（山东大学附属千佛山医院）　郭代红（中国人民解放军总医院）

张相林（中日友好医院）　　　　　　葛卫红（南京大学医学院附属鼓楼医院）

张海莲（北京和睦家医院）　　　　　甄健存（北京积水潭医院）

秘　书　刘　宁（首都医科大学宣武医院）

人民卫生出版社

图书在版编目（CIP）数据

药学服务与沟通技能/闫素英主编. —北京:人民卫生出版社,2014

ISBN 978-7-117-20160-5

Ⅰ.①药…　Ⅱ.①闫…　Ⅲ.①药物学-高等学校-教材　Ⅳ.①R9

中国版本图书馆 CIP 数据核字（2014）第 312896 号

| 人卫智网 | www.ipmph.com | 医学教育、学术、考试、健康，购书智慧智能综合服务平台 |
| 人卫官网 | www.pmph.com | 人卫官方资讯发布平台 |

药学服务与沟通技能

主　　编：闫素英

出版发行：人民卫生出版社（中继线 010-59780011）

地　　址：北京市朝阳区潘家园南里 19 号

邮　　编：100021

E - mail：pmph @ pmph.com

购书热线：010-59787592　010-59787584　010-65264830

印　　刷：北京九州迅驰传媒文化有限公司

经　　销：新华书店

开　　本：787 × 1092　1/16　印张：20

字　　数：487 千字

版　　次：2015 年 2 月第 1 版　2025 年 1 月第 1 版第 6 次印刷

标准书号：ISBN 978-7-117-20160-5

定　　价：36.00 元

打击盗版举报电话：010-59787491　E - mail：WQ @ pmph.com

（凡属印装质量问题请与本社市场营销中心联系退换）

国家卫生和计划生育委员会"十二五"规划教材
全国高等医药教材建设研究会"十二五"规划教材
全国高等学校临床药学专业第二轮规划教材

出 版 说 明

随着医药卫生体制改革不断深化，临床药学快速发展，教育教学理念、人才培养模式等正在发生着深刻的变化。为使教材建设跟上教学改革发展步伐，更好地满足当前临床药学专业的教学需求，在广泛调研的基础上，全国高等医药教材建设研究会、人民卫生出版社于2013年5月全面启动了全国高等学校临床药学专业第二轮规划教材的论证、修订与出版工作。

全国高等学校临床药学专业第二轮规划教材充分借鉴国际临床药学教育教学的发展模式，积极吸取近年来全国高等学校临床药学专业取得的教学成果，进一步完善临床药学专业教材体系和教材内容，紧密结合临床药学实践经验，形成了本轮教材的编写特色，具体如下：

（一）切合培养目标需求，突出临床药学专业特色

本套教材作为普通高等学校临床药学专业规划教材，既要确保学生掌握基本理论、基本知识和基本技能，满足本科教学的基本要求，同时又要突出专业特色，紧紧围绕临床药学专业培养目标，以药学、医学及相关社会科学知识为基础，充分整合医药学知识，实现临床知识与药学知识的有机融合，创建具有鲜明临床药学专业特色的教材体系，更好地服务于我国临床药学课程体系，以培养能够正确开展合理用药及药物治疗评估、从事临床药学及相关工作、融药学与医学为一体的综合性和应用型临床药学人才。

（二）注重理论联系实践，实现学校教育与药学临床实践有机衔接

本套教材强调理论联系实践，基础联系临床，特别注重对学生临床药学实践技能的培养。尤其是专业核心课程的编写，如本轮新编的教材《临床药物治疗学各论》，由内、外、妇、儿等临床课程与药物治疗学课程内容整合而成，将临床知识与药物治疗学知识有机融合，同时与国家卫生和计划生育委员会临床药师培训基地的专科要求紧密对接，充分吸收临床药师继续教育工作的宝贵经验，实现学校教育与药学临床实践的有机衔接，为学生在毕业后接受继续教育和规范化培训奠定良好基础。

（三）引入案例与问题的编写形式，强化理论知识与药学临床实践的联系

本套教材特别强调对药学临床实践案例的运用，使教材编写更贴近药学临床实践，将理论知识与岗位实践有机结合。在编写形式上，既有实际案例或问题导入相关知识点的介绍，使得理论知识的介绍不再是空泛的、抽象的阐述，更具针对性、实践性；也有在介绍理论知识后用典型案例进行实证，使学生对于理论内容的理解不再停留在凭空想象，而是源于实践。案例或问题的引入不仅仅是从编写形式上丰富教材的内容，更重要的是进一步

3

加强临床药学教材理论与实践的有机融合。

（四）优化编写团队，搭建院校师资携手临床专家的编写平台

临床药学专业本科教育课程，尤其是专业核心课程的讲授，多采用学校教师与临床一线专家联合授课的形式。因此，本套教材在编写队伍的组建上，不但从全国各高等学校遴选了具有丰富教学经验的一线优秀教师作为编写的骨干力量，同时还吸纳了一大批来自医院的具有丰富实践经验的临床药师和医师参与教材的编写和审定，保障了一线工作岗位上实践技能和实际案例作为教材的内容，确保教材内容贴近临床药学实践。

（五）探索教材数字化转型，适应教学改革与发展需求

本套教材为更好地满足广大师生对教学内容数字化的需求，积极探索教材数字化转型，部分教材配套有网络在线增值服务。网络在线增值服务采用文本、演示文稿、图片、视频等多种形式，收录了无法在教材中体现的授课讲解、拓展知识、实际案例、自测习题、实验实训、操作视频等内容，为广大师生更加便捷、高效的教学提供更加丰富的资源。

本轮规划教材主要涵盖了临床药学专业的核心课程，修订和新编主干教材共计15种（详见全国高等学校临床药学专业第二轮规划教材目录）。其中，《临床药物化学》更名为《药物化学》，内科学基础、外科学总论等临床课程不再单独编写教材，而是将相应内容整合到临床药物治疗学中，按照《临床药物治疗学总论》、《临床药物治疗学各论》进行编写。全套教材将于2014年7月起，由人民卫生出版社陆续出版发行。临床药学专业其他教材与医学、药学类专业教材共用。

本套教材的编写，得到了第二届全国高等学校临床药学专业教材评审委员会专家的热心指导和全国各有关院校与企事业单位骨干教师和一线专家的大力支持和积极参与，在此对有关单位和个人表示衷心的感谢！更期待通过各校的教学使用获得更多的宝贵意见，以便及时更正和修订完善。

全国高等医药教材建设研究会

人民卫生出版社

2014年6月

全国高等学校临床药学专业第二轮规划教材
（国家卫生和计划生育委员会"十二五"规划教材）

目 录

序号	教材名称	主编	单位
1	基础化学（第2版）★	李铁福	沈阳药科大学
		张乐华	哈尔滨医科大学
2	临床药学导论（第2版）★	蒋学华	四川大学华西药学院
3	临床药学英语（第2版）	朱 珠	北京协和医院
3-1	临床药学英语学习辅导	朱 珠	北京协和医院
		张进华	福建医科大学附属协和医院
4	诊断学（第2版）★	李学奇	哈尔滨医科大学附属第四医院
5	药物化学（第2版）★	宫 平	沈阳药科大学
6	药剂学（第2版）	王建新	复旦大学药学院
		杨 帆	广东药学院
7	药物经济学	孙利华	沈阳药科大学
8	药物信息学★	赵荣生	北京大学第三医院
9	中医中药学基础	王 秋	中国药科大学
10	生物药剂学	高 申	第二军医大学
		程 刚	沈阳药科大学
11	临床药物代谢动力学（第2版）	刘克辛	大连医科大学
12	临床药理学（第2版）	魏敏杰	中国医科大学
		杜智敏	哈尔滨医科大学
13	药学服务与沟通技能	闫素英	首都医科大学宣武医院
14	临床药物治疗学总论★	李 俊	安徽医科大学
15	临床药物治疗学各论（上、下册）★	张幸国	浙江大学医学院附属第一医院
		胡丽娜	重庆医科大学附属第二医院

说明：本轮规划教材除表中所列修订、新编教材外，还包括了与临床医学、药学专业共用的教材，其中与临床医学专业共用的教材有《病理学》、《病理生理学》、《医学遗传学》、《医学伦理学》；与药学专业共用的教

材有《高等数学》、《物理学》、《有机化学》、《分析化学》、《生物化学》、《药学分子生物学》、《微生物与免疫学》、《人体解剖生理学》、《药理学》、《药事管理学》、《药物毒理学》、《药物分析》。

　　★为教材有网络增值服务。

胡　欣　北京医院

徐群为　南京医科大学

高　申　第二军医大学

梅　丹　北京协和医院

崔一民　北京大学第一医院

韩　英　第四军医大学附属西京医院

甄健存　北京积水潭医院

蔡卫民　复旦大学药学院

魏敏杰　中国医科大学

　　药学服务是药师利用其专业技能为保证患者合理用药所提供的一种医疗服务。美国在20世纪90年代首先提出这个名词，并将其定义为"以达到特定治疗目标为目的进而改善患者的生命质量而提供的一种直接的、负责的与药物相关的服务"。我国的医院药学工作模式也开始从以药品为中心的供应管理模式转移到以患者为中心的主动药学服务模式。药学服务是以患者为中心的服务，药师走出药房，深入临床，与医师共同协商患者的药物治疗方案，并通过与患者的直接接触来实施患者用药监护。而人际沟通是实践以患者为中心的药学服务和建立信任关系的基础，这就要求药师除了具备良好的药学专业知识，还应具备良好的沟通技能，实施对患者的人文关怀，从而改善目前医患间的"失语"现象，建立信任，缓解目前紧张的医患关系。为使临床药学专业学生从学校教育阶段就能系统掌握药学服务及沟通的方法，《药学服务与沟通技能》教材应运而生。

　　本教材是我国第一本专为临床药学专业学生编写的关于药学服务与沟通实践技能的教材，主要围绕药师在临床工作中需要掌握的各种专业与沟通技能展开阐述，包括针对门诊患者和住院患者的不同服务技能需求，以及在工作中需要掌握的沟通技能以及沟通障碍的解析。该教材使学生能在在校期间了解沟通在患者药物治疗有效性和安全性中的作用，初步掌握人文关怀的方式。本教材和其他教材不同之处在于，其内容更偏重于如何应用药理学、药剂学、药物治疗学等专业知识为患者提供药学服务，即教给学生"如何做"、"如何说话"。

　　鉴于本教材的实践性较强，我们组织了在全国范围内开展临床药学工作较好的医院参加编写，这些医院大多附属于已经开设了临床药学专业的医学院校，有着较丰富的教学经验和实践经验。本着实用性的指导原则，各位编者结合各自医院的工作优势，通过言简意赅的语言阐述了相关的服务和沟通技能，并且进行了反复的斟酌修改，在经过主审王育琴教授及主编和副主编的审核后最终定稿。

　　本教材注重体现"三基"（基本理论、基本知识、基本技能）、"五性"（思想性、科学性、先进性、启发性、适用性）和"三特定"（特定对象、特定要求、特定限制）的原则，兼顾理论性与实践性，既适于临床药学专业本科生的教学使用，也可以作为临床药学专业研究生、临床药师和其他临床医药工作者学习的参考用书。

　　由于本教材是我国在本领域内的第一本教材，可借鉴的资料较少，虽然我们已经尽量统一编写的形式，但由于各院校的教学风格不尽相同，难免使得各章之间存在风格上的差异和部分内容上的重复，内容上以及语法、文字也必然存在些许瑕疵，请各位读者给予批评指正，帮助我们做好以后的再版修订工作。

　　另外需要指出的是，由于"药师"和"临床药师"的工作在本教材中并没有本质上的区别，故本教材未对两者在称谓上进行统一。

闫素英
2014 年 12 月

目 录

第一章 药学服务导论与准则

学习要求

1. 掌握药学服务的定义、内容及职业准则。
2. 熟悉药师的职业定位和工作礼仪。
3. 了解国外药学服务发展历程及我国药学服务发展现状。

第一节 药学服务概述

药物作为当今人类治疗疾病的最主要手段,它对全人类的健康发展、种族繁衍发挥着巨大作用。伴随着新药品、新剂型、新制剂的不断涌现以及人类疾病谱的变化,药物临床应用愈来愈复杂,这也客观促进了临床药学学科的产生和发展,并对药学专业人员药学服务水平提出更高的要求。药学服务的概念一经问世,就在全世界范围引起医疗行业的广泛关注,可以说药学服务是现代医院药学发展的重要模式,也已渗透到药学工作的多个环节。同时,其概念的提出也标志着医院药学实践的发展已从传统的功能型向服务型转变。

一、药学服务的起源与发展

1990 年,在美国 Minnesota 大学药学院,Hepler 和 Strand 教授正式将药学服务(Pharmaceutical care)定义为"药学人员利用药学专业知识和工具,向社会公众(包括其他医务人员、患者及其家属和其他关心用药的群体)提供直接的、负责的、与药物应用有关的服务,以提高药物治疗的安全、有效、经济和适宜性,改善和提高人类的生活水平"。这样的定位表明药学服务不再像过去那样,主要局限在传统的药物供应、调配以及制剂生产等基础工作上,而应该实施以患者为中心的全程化药学服务。它是一种以患者为中心的主动服务,这就要求药学专业人员,尤其是临床药师利用自己的专业知识和技术来保证患者药物治疗获得满意结果,并且努力降低患者医疗费用。1998 年,Minnesota 大学药学院 Cipolle 和 Strand 等教授认为药学服务是一个过程,包括评估患者的药物治疗需要及其有效性;为实现治疗目标而制定服务监护计划;对治疗结果进行记录与评价。强调药师必须与医师、护师等医务人员开展合作,在团队服务的基础上发挥专业药学特长,体现药师的职业价值。

药学服务单纯从字面来看特指"与药物有关的服务",但对于"服务"的理解,不能仅停留在字面,服务不仅要以提供专业知识及信息的形式服务患者,还应包含药师对于患者的人文关怀,体现药学服务的社会属性。药学服务可以说是伴随临床药学学科的建立而逐步形成并发展的,药学学科的发展为药学服务奠定了重要的理论基础;而药师队伍专业技术能力的提高为实施药学服务提供了重要的技术保障。优质的药学服务应具有易获得性、高质量、连续性和有效性四个要素。易获得性强调药物服务要直接面向有需求的患者,并且渗透于

1

医疗保健行为的方方面面;高质量指临床药师通过自己专业知识来保证患者药物治疗取得最佳效果;连续性强调药学服务应贯穿患者用药的全过程,即全程化服务;有效性是指以成本—效益方式提高用药水平,保证治疗的有效性和安全性。

二、药学服务的内容

现代药学服务不再局限于传统药学服务的药品供应、处方调剂、药品检验等内容,也涵盖了满足患者用药需求的各个方面:

(一)药学信息服务

1. 药学信息服务(Drug Information Service)的定义　药学信息服务主要指药学专业人员利用先进的计算机技术和局域网技术,通过对药学信息的收集、整理、评价、传递和利用等工作,向公众、临床医务人员、医院管理者提供直接的、可靠的、与药物使用有关的专业资讯与咨询服务,以提高医院药事管理水平和药物治疗的安全性、有效性与经济性。

2. 药学信息服务的内容

(1)指导合理用药:药师通过收集药物安全性、疗效等信息,提供咨询服务。药学信息服务对象主要包括医生、护士、患者以及家属,涉及的问题涵盖了患者用药过程中可能遇到的所有问题,包括药品供应、药品养护、药物剂型选择、用法用量、相互作用、药物疗效、药品不良反应等。药师通过提供药学专业的信息咨询服务,优化给药方案,保障患者用药的安全性、有效性及适宜性。

(2)为医院药事管理与药物治疗学委员会(简称"药事会")管理决策提供数据支持与循证依据:药事会是履行医院药品遴选、淘汰、调控监管的组织管理机构,而医院药学服务内容包括参与制定医院处方集、基本药物供应目录、药物临床应用指导原则以及提供药品遴选、淘汰等专业药学信息,能保证药事会决策的科学性。

(3)进行药物利用评价:药物利用评价是指在药物治疗过程中,根据事先制定的标准,对具体药物的临床应用进行全面、合理、客观的评价与分析,药学信息服务支持药物利用评价,包括评价标准的制定、评价方法及影响因素的研究。

(4)协助开展新药的临床试验:新药在进行临床试验过程中,必须有药学特性、理化性质、药效学、药动学、临床评价方案等信息,这些问题的解决都离不开药学信息的支持。

(5)为青年药师、药学学生及进修人员提供药学信息技术培训:如何快速、准确地获取有用的药学信息,是每一位医院药学工作者必备的工作实践技能。药学信息服务的一个重要任务就是对青年药师、药学学生及进修人员进行药学信息技术获取的培训,帮助他们掌握药学信息服务技巧,为今后开展药学服务提供保障。

(二)对患者和公众的安全用药教育和健康教育

药师在日常发药过程中,应主动向患者交代服药方法及药品存储放置等注意事项。通过门诊药物咨询中心对患者的用药及健康咨询进行耐心、科学、通俗的解答,提高患者用药的依从性,提升医疗服务质量,构建和谐医患关系。而对于住院患者,临床药师可深入临床,走向患者床边,及时解答患者各种用药困惑。药师还可以针对患者出院带药,实施用药教育,最终为住院患者提供个体化、全程化的药学专业服务。此外,药师可通过参加医院、社会组织的健康咨询、科普活动为广大公众传递合理用药信息,开展定期及不定期的药品快讯、新药介绍、用药咨询、宣传手册、报刊专栏、网络和手机等多种形式的健康宣教活动。

（三）药师直接参与制定临床药物治疗方案，开展处方和医嘱点评

药师运用药物知识和专业特长，应用掌握的最新药物信息及药物监测手段包括治疗药物监测及药物基因组学监测等方法，为患者制定个体化用药方案。药师通过参与临床查房、会诊、抢救、病例讨论、用药咨询等临床实际工作，与医疗团队人员共同制定患者的治疗计划，并对患者的用药进行药学监护和随访教育。药师还可以通过开展医院处方和用药医嘱的点评工作，实施用药干预，保障患者用药安全。

（四）药品安全性监测和不良反应报告

药品在治疗过程中让患者获益的同时，药品不良反应（adverse drug reaction，ADR）、药品不良事件等时有发生，这些药物应用中的不利影响也是药学服务关注的重点。近年来，国内外频发的药害事件已引起人们的高度重视。在药品使用过程中，药师需要对可能发生的药物不良反应进行监护，尤其关注治疗窗比较窄、发生不良反应后果严重的药品以及特殊患者的药物治疗。一旦患者出现疑似药物不良反应时，药师应协助临床识别并及时上报，采取相应的处置措施，减少药源性疾病的发生，并保证药品不良反应信息渠道畅通，及时准确上报药品不良反应。

（五）药品上市后再评价

药品再评价是为保证上市后药品的安全性为主要目的而开展的一项临床研究。由于药品上市前研究的局限性，例如病例数少、研究时间短、试验对象年龄范围窄、用药条件控制较严格等，一些发生频率低或迟发的药品不良反应以及药物相互作用难以被发现，为确保用药安全性，上市后对药品进行再评价也就非常必要。药师有责任参与这项临床研究工作。

三、国内外药学服务开展现状

美国作为临床药学的发源地，其药学服务发展历程大致可分为以下3个阶段。第一阶段为医院药学被动服务阶段，这个时期药师主要在医院内部开展工作，工作重心围绕药品供应与质量控制，药师对患者药物治疗结果不承担直接责任；第二阶段为药学服务由被动向主动转变的过渡阶段，药学服务工作范围进一步扩大，药师参与对患者的具体治疗工作，注重于面对面的患者服务，而且将服务对象向医院以外人群的合理用药及健康保健延伸；第三阶段为药学监护阶段，即20世纪90年代以后，药学服务观念发生了根本的改变，工作模式从传统的以药物为中心转变为以患者为中心，药师的工作职能和范围进一步拓宽，药师队伍迅速发展壮大，成为医疗机构不可缺少的专业技术人员之一。目前在美国，平均每百张病床配备各类药学专业人员达17.37人，绝大多数医院都开展了形式多样的临床药学服务，药学服务内容涵盖了药物合理使用、药品信息咨询、患者用药教育、药物利用评价、ADR监测、治疗药物监测等方面，为患者提供全方位的专业药学服务。

目前，在美国一些州，药学服务呈现专科化的发展趋势，专科化的药学服务可进一步提高药学服务的品质，美国已组建了负责专科药学服务认证的学术委员会。药师深入专科病房，参与查房、治疗、会诊、药学监护、与医师讨论制定治疗计划及给药方案，监测及评估药物治疗，发现问题，提出干预建议，与医疗团队其他成员共同为患者服务，进一步提升药师在医疗团队的价值和作用。

在美国，完备成熟的临床药学教育体系为其临床药学服务水平的稳步提升奠定了良好基础，美国的临床药学教育已经全面实施6年制的Pharm. D（药学博士）教育模式，也就是说,药学博士学位成为唯一的药师实践准入的学位"门槛",而毕业后规范的继续教育培训项目为药师开展药学服务提供了强力保障。

在澳大利亚,政府对药学服务给予法律上的保护。1991年,成立澳洲药品顾问委员会;1996年,澳大利亚医院药师协会临床药学专业委员会公布临床药学服务规范。澳大利亚药师主要在社区的药店工作,为众多患者提供咨询、转诊及非处方药的服务,成为初级保健的重要组成部分。在医院实行严格的医药分离制度,药品调配服务主要由技工完成,药师负责核查药品,这样药师有更多的时间和精力为患者提供优质的专业药学服务。

与欧美临床药学发展相比,我国药学服务人员数量相对匮乏,且专业水平偏低,无法满足社会的需求。2005年,我国卫生主管部门启动临床药师岗位培训项目,借鉴国外发展经验,加速专科专职临床药学服务人才的培养。2007年12月,原卫生部医政司下达了关于开展临床药师制试点工作的通知,探索临床药师工作模式、岗位责任、管理制度,制定相关政策。积极开展国内外的学术交流,借鉴引入国外先进的服务理念和工作模式,促进药学服务的深入发展。此外,随着信息技术、计算机技术、自动控制技术的发展以及医疗保障体系的完善,在医疗机构的药学服务中,逐步引入自动化配药系统、电子医嘱审核系统、条形码技术等新技术,以减少用药差错的发生,提高药学服务的工作效率。

（司延斌　赵志刚）

第二节　药师工作管理规范

一、概　　述

所有药师,无论其执业范围、执业水平或工作岗位,都应遵循医务人员基本行为规范。这其中包含很多医疗行为的重要标准,例如:以专业的态度与所有医务人员相互协作;以专业的态度和规范共同决策和提供良好的医疗服务;以专业知识和技能降低医疗风险,提高专业素质;通过终身学习和科学研究为专业发展做出贡献等。所有药师都应符合每一项准则的基本宗旨,并有责任传播药学行业的职业价值。应建议将熟读和遵守职业准则作为员工入职教育的一部分,并定期宣传准则,包括实习药师和药学学生均应了解学习和遵守药师职业准则,所有从事药剂专业的非药师(如药士、药学技术人员)也应遵守药师职业准则的宗旨,这将增强药学人员的专业严谨性并提高其自信心。

二、药师的职业准则

（一）以患者为先

1. 药师应当以患者的健康作为其首要任务。

2. 药师应富有同情心地为患者提供服务,并具有专业态度。

3. 当介绍或推荐药品时,必须运用循证医学的方法证实该产品的有效性和安全性,结合患者的选择、个体差异和健康状况做出相应的推荐。

4. 药师应利用专业知识做出判断,判别是否药品可能构成不可逆转的健康危害或不必要的过量用药,以保证患者的用药安全。

5. 确保患者了解其所用药品的风险与益处,必要时向患者提供清楚准确的联络方式和提示。

6. 由于患者的用药可能出自多个医疗机构、多个专科科室,因此药师应该通过用药医嘱/处方重整为患者进行药品安全性评估,以利于患者用药的连贯性和安全性。

7. 药师必须做到:

(1)服务患者是他们首要的和最重要的责任。

(2)以专业的知识和最专业的方式,富于同情心,为患者提供服务。

(3)对具有特殊需求的患者,提供个体化药学服务。

(4)防止任何损害患者利益的行为。

(二)保护患者的隐私与知情权

1. 药师对于患者的权利应给予应有的尊重,并鼓励患者积极参与药物治疗方案的制订。

2. 通过患者知情同意,药师应当充分尊重患者的尊严和隐私,包括:尊重患者的个性;尊重他/她们拒绝咨询或治疗的权利,保护患者的隐私和个人信息。

3. 知情同意书是在提供足够信息的基础上,使患者做出有关药物的知情决定。

4. 提供的信息应该适应患者个体化需求,使用非评判性的语言。

5. 保护患者的隐私和保密性不仅限于与患者的沟通过程中,在与患者有关的其他医务人员之间的沟通过程中都必须严格执行。

6. 当药师不能给予患者服务或咨询时,应告知患者理由并告知从何处可获得适当的药学服务。

7. 药师必须做到:

(1)尊重患者的尊严。

(2)认可并尊重患者的多样性,如文化、信仰、价值观和特性等,任何方面都不能成为歧视患者的理由。

(3)通过知情同意,鼓励患者参与共同决策,并以适当的语言和信息协助为患者提供与治疗相关的意见和建议。

(4)尊重患者的选择,包括患者拒绝的权利。

(5)确保维护患者的隐私权。

(6)确保对患者的信息保密。

(三)获取公众信任

1. 药师应当努力获得社会公众对其专业角色和责任的广泛认同。

2. 药师要坚守个人信誉和公众对其的信任。

3. 药师应确保自己不受不适当的营销影响,为公众提供最适当的药品和服务。

4. 药师给患者提供或向患者咨询的信息应有科学依据,通俗易懂,并符合患者个体需要。

5. 药师必须做到:

(1)时刻遵守职业和个人行为准则。

(2)尊重其岗位所代表的个人和职业社会价值。

(3)为患者个体提供适当的,无误导的,准确的,可信的,有关联性的信息。

(四)促进药学专业发展

1. 药师应致力于推进行业发展,包括:进行人员培训,教学工作,辅导学生、实习生和下级药师或技术员等。

2. 药师应不断更新专业知识,促进合理用药管理的实践能力。

3. 药师应具有终身学习的精神和自我发展的能力,实施专业影响力。同时,药师也应与其他医务人员密切合作。

4. 药师应尊重自身和同事的执业行为。

5. 药师应运用专业技能,管理和化解临床实践中的冲突和潜在矛盾。

6. 药师应积极参与学术活动,包括:职业发展和岗位培训,参与教学,向患者宣传自身专业角色和责任;向其他医疗人员和政府展示其专业领导力。

(五)职业道德行为规范

1. 药师在执业行为中应保持专业的态度。

2. 药师在实践中应保证患者的最佳利益,尊重同事的工作以及维护专业的声誉。

3. 当考虑服务或药品的适宜性时,药师需要仔细权衡患者的需求和商业因素,如质量、安全性和有效性等。

4. 警惕可能的过度商业行为,例如有竞争力的价格成为药物选择的驱动关键因素时应该提高警惕。

5. 无论何种药师执业的模式,患者的利益始终是最重要的。

6. 维护患者的最佳利益,维护行业的声誉,并尊重同事。

7. 对药品的市场营销和广告应遵循药品广告法规,应能促进提高治疗质量,对公众负责且不能误导或欺骗患者。

(六)协作交流

1. 药师应与其他医务人员协同工作以优化患者的药物治疗结果。

2. 药师应通过咨询服务,确保患者用药安全。

3. 药师不应对患者、同事或其他医务人员做任何不真实的或不专业的评论。

4. 药师必须做到:

(1)向其他医务人员提供支持和建议时,保持药学的专业性。

(2)尊重和理解其他医疗人员的专业知识。

(3)与其他医疗人员协同工作和提供咨询,以达到最好的治疗结果。

(4)建立良好的工作关系,积极与其他医疗人员进行良好的沟通以获得最好的结果。

(七)保证药品质量和用药安全

1. 确保在药品生产、采购、供应、养护等管理环节上能做到责任制和问责制。

2. 对不合格药品,单独安全存放,小心恰当处理。

3. 及时报告疑似药品不良事件,这也是一种职业责任和公众要求。

4. 药师有责任推动实现国家药物政策,推进和维护医药行业的健康发展。

(八)终身学习

1. 药师应认识终身学习和自我发展对其专业能力提升的重要性,并在他们的岗位实践中始终贯彻这个理念。

2. 药师应认识职业表现的自我评估、他人评估或评价的重要性,并予以适当的回应或调整。

3. 当其他同事需要协助时,应给予适当的建议与支持。

（九）职业素养

职业素养就是在职场上通过长时间地学习-改变-形成而最后变成习惯的一种职场综合素质。

1. 药师的职业素养包括敬业精神及合作的态度。态度是职业素养的核心，好的态度比如负责的、积极的、自信的、建设性的、欣赏的、乐于助人等都是决定成败的关键因素。

2. 药师应具有良好的职业道德、正面积极的职业心态和正确的职业价值观。

3. 优秀药师应有精湛的职业知识和技能。

4. 药师应具有良好的职业行为习惯。

5. 药师必须做到：

（1）对自己做出的所有专业行为决定负责，并对其在专业实践中所采取的行动负责。

（2）准确接收信息，正确传递信息，实施有效沟通。

三、药师的职业定位

按照世界卫生组织（WHO）和国际药学联合会（FIP）共同提出"七星药剂师"的角色要求，药师的职业定位应包括：

1. 健康服务的提供者（A Care-giver）　药师应对个人及群体提供高质量的药学服务相关的教育、信息和建议，并与其他健康服务提供者和睦相处。

2. 决策的制定者（A Decision Maker）　药师应利用相关的药学专业知识与技能，系统地分析、评价和应用信息，并能在此基础上做出最优化决策。

3. 信息的沟通者（A Communicator）　药师应与患者交流沟通，获得准确翔实的患者信息，并向患者客观地传递相关药学服务信息，同时注意维护患者的隐私权。

4. 引领者（A Leader）　在关注公共福利方面，药师在公众健康的政策发展上应具有一定的引导作用。

5. 管理者（A Manager）　药师必须保证从正规渠道采购药品，并确保药品的质量。药师应有效管理资源和信息以实现对患者的最佳医疗服务。

6. 教育者（A Teacher）　药师必须参与到培养和教育未来药师的工作中来，并指导药学实习生进行药学实践活动。

7. 终身学习者（A Life-long Learner）　药师必须树立终身学习的观念，从在校学习开始，持续的学习应贯穿药师的整个生涯。

在面向患者的药学服务中，药师应与医师共同对患者的药物治疗负责。同样，药师在设计药物治疗方案、制定患者监护计划及其执行过程中也应负有责任，保障安全有效的药物，通过适当的剂型、给药途径、给药方法应用于患者。此外，药师应收集患者信息及疾病情况、既往用药史、有无药物过敏等情况，关注用药相关安全性问题。同时，药师应主动对医师、护士和患者进行药学指导，提供相关药物的信息咨询服务工作。

四、药师礼仪

（一）药师在病区工作的礼仪

1. 在开始一个新病区工作之前：

（1）向病区护士长和主要的医护人员介绍自己。

（2）了解该病区的工作流程。

（3）了解该病区最适宜进行工作的时间。

（4）参与交接班或大查房前与病区负责人沟通确认。

（5）跟相关人员介绍自己所能提供的药学服务类型、内容，以及在病区的时间段。

（6）确认该病区需要怎样的药学服务模式并了解需求。

（7）熟知应当遵守的规章制度以及法律条款。

（8）熟知该病区关于手卫生、口罩、手套等医院感染的防护措施。

（9）如有可能，咨询之前的责任药师。

2. 每天在病区开始工作之前：

（1）与该病区的医护人员确认哪些患者需要特殊药学服务。

（2）确认新患者，合理安排工作时间。

（3）如果需探访的患者所在房间的门或者帘子是紧闭状态的，需先敲门或咨询管床护士，待获得许可后方可进入。

（二）对待患者应有的礼仪

在为住院患者提供药学服务时，药师应当遵守适用的职业礼仪准则。

（1）开始访谈前，确认患者的信息如姓名、病历号、生日等两项以上的信息来确认患者身份。

（2）向患者介绍你的姓名和职务。

（3）征询患者或患者监护人是否方便讨论用药方面的问题。

（4）征询患者，如何称呼他/她，比如先生、女士、师傅、老师等。

（5）解释工作内容，如核对住院医嘱，记录用药史，提供患者用药教育等。

（6）访谈完成后，询问患者是否有问题需要解答。

（7）如果你需要花时间查找用药相关的问题答案，需向患者解释。

（8）应避免在患者用餐时跟患者进行访谈；如果必须，应征询患者是否接受。

（9）如果患者有来访者在座，应征询患者是否可以打扰。如果可以，询问患者来访者在场是否合适。如果患者表示不合适，应礼貌地请来访者暂时回避。

（10）如果患者所在房间的门或遮挡帘是关闭状态，应先跟护理人员咨询是否方便；或在门/帘子外询问患者是否方便接受访谈或什么时间方便。

（11）如果患者的健康状况不适合说话，可以尝试从其他信息源获取所需信息，如家人、看护者、护理人员等。

（12）永远保持礼貌。

（13）尊重患者的隐私。

（三）药师工作礼仪

（1）使用工作单位所规定的标准格式来记录其工作内容。

（2）正确认识和评估患者的状态，以及服药习惯、偏好、依从性、对药物的认知程度等。

（3）结合实际情况正确评估药品治疗方案的安全有效性以及可行性，可负担性等。

（4）正确评价和确认后续工作的跟进方式和记录方式，何时进行调整等。

（5）完整记录所有数据，相关问题，以及是否有解答等，保持记录的完整和真实性。

五、药师的职业道德

药师职业道德原则为"以人为本，践行宗旨"。药师要履行职责，保证药品质量，确保用药安全，维护人们用药的合法权益，发扬人道主义精神，以患者为中心，全心全意为人民公众服务。药师面对患者与公众、面对同行和自己，都应树立良好的职业道德。

（一）面对患者与公众

1. 药师应尊重患者，关爱生命，保护患者及公众的利益。

2. 药师应注意自我修养，树立为患者服务的意识，展现良好的医德、医风和精益求精的职业风范。

3. 药师应认真履行处方调剂职责，自觉规范处方调剂行为，认真审核处方，坚持核对制度，按照调剂原则及操作规程调剂处方药品，不对处方所列药品擅自更改或代用，确保为患者准确地调配药品。

4. 药师应言语文明，举止端庄，加强与患者的交流和沟通，使者清楚无误地了解药品用法用量和有关注意事项，为患者正确使用药品提供优质服务。

5. 药师应充分尊重患者与公众的权利和用药习惯，不得向患者推销药品或提供不真实、不公正的宣传；不得违规参与医疗广告宣传和药品促销等；严格自律。

6. 药师不得谈论或冷落患者，充分体现对患者的关爱，建立和谐的药患关系。

7. 药师要遵守医学伦理道德，尊重患者的知情同意权和隐私权，对患者的一切资料和信息保密。

8. 药师应乐于奉献，热心公益活动，积极参加上级安排的指令性任务和社会公益活动，主动开展公众健康教育，积极宣传有关药事管理规定及合理用药信息。

（二）面对同行和其他医务人员

1. 要及时主动将药品信息告知医师和护士，详尽解答用药疑问，协助医护人员合理的选药和用药，共同为患者服务。

2. 要严格履行处方合法性和用药适宜性审核职能。对用药不适宜的处方，及时告知处方医生确认或者重新开具；对严重不合理用药或者用药错误的，应拒绝调剂。

3. 不在患者面前评说处方的负面内容（包括药物治疗作用以及处方错误等），不谈论医师医疗水平和其他私人事宜，以免引起患者的不信任感，影响患者接受治疗的依从性。

4. 虚心向医疗团队的同行学习，有协作精神、积极沟通、相互尊重、不断提高自身经验和实际工作能力。

5. 药师之间应相互合作，交流经验，上级药师有指导下级药师的义务和责任。

6. 对于他人工作中的失误应及时改正和补救，切忌轻视、怠慢或推卸责任，要时刻重视团队合作的意义与作用。

（三）面对自己

1. 做到遵纪守法，依法执业。自觉遵守国家法律法规和医院规章制度，不参与有损药师形象的任何活动。

2. 执行药品管理法律法规，科学指导合理用药，保证用药安全有效。

3. 爱岗敬业，团结协作。具有主人翁意识和集体荣誉感，对工作敬业负责，妥善处理工作中的非常规问题。忠于药师职业，为科学发展尽职尽责。

4. 廉洁自律,恪守医德。不利用职业之便牟取不正当利益;不收受医疗器械、药品、试剂的生产、经营企业或人员以各种名义、形式给予的回扣、提成,不参加其安排、组织或支付费用的营业性娱乐活动;不骗取、套取基本医疗保障金,或为他人骗取、套取提供便利。

5. 严格执行药品采购、验收、保管、供应等各项制度规定,不私自销售、使用非正常途径采购的药品,不违规为商业目的统方。

6. 热爱集体,主动承担科室和班组工作,积极参与公益活动,爱护公共财产,维护国家和集体利益。

7. 严谨求实,精益求精。热爱学习,钻研业务,努力提高专业素养,诚实守信,抵制学术不端行为。求真务实,不断学习和实践理论和新方法,努力创新,积极推动药学学科专业发展。

思考题

1. 药学服务的基本内容包括哪些?
2. 药师的职业定位是什么?
3. 药师应遵循哪些职业准则?
4. 药师的职业道德都有哪些?

（陶　骅　张海莲　闫素英）

第二章　沟通基础与基本技能

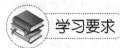

学习要求

1. 掌握沟通的基本技能、原则与要素。
2. 熟悉以患者为中心沟通的重要性、沟通策略。
3. 了解沟通层次、沟通屏障。

第一节　沟通概述

一、沟通的意义与作用

沟通是人与人、人与群体之间信息、思想以及感情的传递和反馈的过程，人们采用语言、非语言方式交流事实、思想、意见和感情，以达到相互之间对信息的共同理解和认识，取得相互之间的了解、信任。人际之间良好的沟通才能实现相互影响、相互了解，才能达到行动上的协调一致。然而随着医患矛盾的逐渐突出，特别是医疗侵权诉讼举证责任倒置的提出，使现阶段医患关系成为了一个全社会广为关注的焦点问题。医患关系紧张，医疗纠纷增加，严重干扰了医院的正常医疗秩序。出现医患关系紧张的原因是多方面的，其中一个重要的原因是医患之间缺乏正确的理解和有效的沟通。国外有研究表明，常被投诉的医院或医师并非技术水平不佳，而是医患沟通落实不到位或有效沟通不足。培养医药学生的有效医患沟通能力，建立和谐医患关系，成为目前的一项严峻而又刻不容缓的课题和教育教学内容。

随着药学服务模式从"以药品为中心"到"以患者为中心"的转变，为了患者用药的安全性，药师需要应用以患者为中心的有效沟通技巧，实现药师的职业价值，从而在医学伦理学、医学心理学以及医事法律等基础上为患者提供专业药学服务。

药师的职责不仅包括专业的临床药学服务：用药咨询、指导个体化用药、开展药品疗效与安全性评价，还有药事管理的职能：药品遴选、制定药物管理制度、实施处方点评和干预等。而开展这些工作需要药师与患者、医师、管理者、同行进行沟通、协商并取得共识，进而达到"保障患者用药安全"的目的。在这种职责中，沟通就成为药师工作的一项重要内容和技能。

药师与医师沟通的主要目的是为患者解决"药物的合理使用"等专业问题，不仅旨在"吃什么药，怎么吃药"，更旨在提供人文关怀，帮助患者修复情绪，重树信心。只有提供专业的技术服务，进行人文关怀的沟通，药师才能实施以患者为中心的药学服务。

二、以患者为中心的沟通

生物心理社会医学模式要求医学把人看成是一个多层次的完整的连续体，在健康和疾病问题上,要同时考虑生物的、心理的和行为的以及社会的各种因素的综合作用。

人既有自然属性也有社会属性,人的自然属性(或生物属性)是由人的器官、组织和细胞等构成,人的社会属性包括人的尊严、思想和情感等因素。患者首先是人的生物属性,即器官或组织出现生理异常,这种异常状态会对患者的心理和情绪产生负面影响。从熵增原理角度来说,患者在生理和心理都处于失序状态,也就是熵增加即混乱度增加的状态。如果这种混乱状态不能及时得到纠正,患者焦虑的情绪、急躁的心情、萎靡的精神等因素又将进一步加重器官或组织等的损伤,形成恶性循环。

因此,在治疗过程中,医务人员不仅要对疾病进行处理,也要关注患者的心理和情绪,保护患者的尊严、权利和情感不受伤害。医务人员的对症药物治疗主要是帮助患者恢复正常生理状态;同时,医务人员与患者做适当的沟通交流也是向患者提供一种负熵流,这种负熵流减少患者熵增加,平和患者心态,帮助患者恢复精神或稳定情绪。

为什么以患者为中心的沟通可以实现药师的职业价值?

案例:患者,70 岁,男性,由于重度疼痛,按照医师处方使用芬太尼透皮贴,然而药师未告知患者在用药期间如果身体遇热会使药物加速释放引发危险,由于患者睡觉时使用电热毯,导致体温升高,使血中药物浓度超过正常浓度的 100 倍,最终因发生严重药物不良反应而死亡。

通过此案例可以看出,药师只简单的发放药品,对患者用药安全和有效性的关注并不够。特别是对于像芬太尼贴剂这样的特殊剂型药品,更应向患者交代使用时的注意事项,使患者能够正确用药,减少不良反应的发生。

以患者为中心的药学服务有赖于药师与患者建立相互信任的关系的能力,鼓励进行开放式信息交流,包括患者对治疗过程的个人决定,以及为达到治疗目的而得到患者的理解和认同。有效沟通是实现以患者为中心的药学服务的关键。

与患者的沟通具有两个基本功能:①建立可持续的相互关系;②提供必要的信息交换,评估患者的身体状况,制订治疗方案,实施治疗计划,评估治疗效果。建立与患者的相互信赖关系,是药学服务的"真实"目的,是实现药师专业职责的基础,最终目标是患者对治疗目的的理解以提高患者生活质量。与患者的交流和与朋友的交流是不同的,医患沟通最终建立医务人员与患者的治疗关系,它是以患者为先的,鉴于医务人员的知识和特殊的社会责任,必须承担更大义务以确保与患者的有效沟通,达到治疗结果。

第二节　沟通的伦理学与心理学基础

一、沟通的伦理学基础

医学伦理学是一门研究医学道德的科学,是运用一般伦理学原理,研究和指导医疗卫生领域的道德现象、道德关系、道德问题和道德建设的学说和理论;它既要研究"医学中的伦理问题",又要研究"伦理中的道德问题"。医学伦理学属于应用伦理学范畴,其研究对象主要研究医德关系及其所反映出的医德现象。医德关系包括医患关系、医技关系和医社关系,本节重点讨论前两个内容。医德现象主要包括医德意识现象、医德规范现象和医德活动现象。

1. 医患关系

(1)定义:医患关系即医务人员与患者(包括患者家属)之间的关系,这是伴随医学诞生而最早产生的主体间关系。医师尊重患者的医疗权利,以救死扶伤、防病治病为己任,利用国家赋予的某种特权(对疾病诊治权和特殊干涉权等),以医疗技术一视同仁地为患者提供医疗服务;患者尊重医师的劳动,将必要的信息告诉医师,并委托医师为自己解除病痛,密切配合诊治,共同完成维护健康的任务。

医患关系中患者的道德权利包括:基本的医疗权、对疾病的认知权、知情同意权、保护隐私权、获得休息和免除社会责任权。同时,患者又负有如实提供病情和有关信息、在医师指导下积极接受和配合医师诊治、遵守医院规章制度、支持医学学习和医学发展的道德义务。

伴随医患关系民主化趋势的增强,"指导-合作型"或"共同参与型"的医患关系逐步成为医患关系的主流,患者的要求也明显地呈现多元化、多层次趋势,医患关系中出现了不合作、不协调乃至冲突现象,这就要求医务人员恪守职业道德。另一方面,随着现代医学科技的发展,医师对医学设备的依赖性逐步增强,先进的医学设备在给医学服务带来快捷、简便、准确的同时,客观上也带来医患关系的隔离,使医患在感情、思想上的交流减少;医疗过程又将疾病和患者分割开来、将生物的人与社会的人、生理的人与有思想和情感的人分割开来,这种物化趋势就要求医务人员加强职业道德修养,在应用高新技术时强调关心患者、尊重患者、融合与患者之间的关系,克服"高技术-低情感"现象。

(2)性质:从伦理角度看,医患关系就其本质而言是具有平等权利义务关系和信任托付的契约性质的特殊服务与被服务的关系。

医患双方当事人的法律地位是平等的,都具有独立的人格,没有高低、从属之分,不存在命令者与被命令者、管理者与被管理者。医务人员应尊重患者的医疗权利,一视同仁地提供医疗服务;患者应尊重医务人员的劳动,并密切配合诊治,共同完成维护健康的任务。医患双方都应该尊重对方的人格和权利。

由于医患双方在医学知识掌握上的差距和患者求医时的弱势心理,医患之间存在着现实的不平等状况,患者只能在信任的基础上,到医院把健康和生命托付于医务人员,医务人员在接受委托后,应做到真诚相待并努力减轻患者的身心痛苦。一方面,法律赋予了医师为患者提供医疗卫生保健和康复的特殊职权,使之可以获得患者身体、心理、隐私等信息。以某种职业权力(对疾病诊治权和特殊干涉权)和医疗技术为保证,为患者提供服务中实现自身价值;另一方面,为诊疗的需要,患者信任医师,把自己信息和隐私告诉医师,并委托医师为其解除疾苦。患者自愿求医就医,医务人员主动负责的诊治过程中,双方以挂号、病历、处方、手术协议书等形式,形成了一种信任委托的契约关系,作为契约,患者就医和医者行医同样受到法律保护。医患双方通过这种服务与被服务的关系,获得自身利益,实现自身价值。医师具有医学知识和一定的主导地位,这就要求医师以高尚的医德、精湛的医术全心全意为患者服务,确保服务质量;患者在接受服务的过程中,要遵守医疗规章,尊重医师劳动,积极配合医疗诊治工作。

2. 医技关系　医务人员相互关系中的医德现象。在为患者服务的过程中,医疗机构内部所形成的医务人员(包括医师、护士、医技人员)相互之间、医务人员与后勤、行政管理人员之间的人际关系,也需要道德的调控。保护患者的生命与健康,捍卫患者的正当权益,这是医务人员的共同义务与天职。"一切以患者为中心"是医务人员所应共同遵循的道德原则,也是建立良好医际关系的基础。医务人员之间的相互支持和密切协作,有利于患者的诊治和康复。

医技关系的道德规范包括:平等和尊重、帮助和信任、协作和监督、学习和竞争等。但现实中,各级人员如何协调同行间分工合作的关系? 同行间怎样才能正确对待彼此间的医疗行为? 如何正确对待转诊、会诊等问题? 同行中培育什么样的竞争规则和竞争观念? 诸如此类的课题是医学伦理学需要研究和解决的。

在医疗服务中,抑或在医患冲突中,医务人员死守法律界限而忽略伦理道德是不明智的、是被动的、也是不文明的。虽然,很难要求每个医务人员的道德意识和行为一定要达到较高水准,因为这涉及每个人的成长背景、文化修养和社会责任感,但是明确伦理道德的意义和作用不仅在实际工作中十分有意义,也是我们对生命应该有的珍重和敬畏。正如康德所说:"有两种东西,我对它们的思考越是深沉和持久,它们在我心灵中唤起的惊奇和敬畏就会日新月异,不断增长,这就是我头上的星空和心中的道德定律。"

3. 医社关系　医德还表现在医务人员与社会的关系上。现代医疗卫生已发展成为社会性的事业,社会功能已大大扩展和加强。医务人员的道德观念不仅要考虑到患者的利益,还要顾及整个社会的利益,对社会和公众负有道德责任。

二、沟通的心理学基础

1. 医学心理学　医学心理学是医学与心理学相结合的新兴交叉学科,是与医学有关的各种心理行为科学知识、理论技术的重新组合,其核心是关于人类健康和疾病防治中的心理社会因素。医学心理学既是心理学的分支,也是医学的分支,其实就是一个交叉学科。从医学分支来看,医学心理学研究医学中的心理行为问题,包括各种疾病的心理行为学基础、患者的心理行为特点、各种疾病的心理行为变化等。

医学心理学的研究大致有以下几个方面:

(1)研究心理行为的生物学和社会学基础以及在健康和疾病中的意义;

(2)研究心身相互作用机制及其在健康和疾病中的意义;

(3)研究心理行为因素在疾病过程中的作用规律及其解决方法;

(4)研究各种疾病过程中的心理行为变化规律及其解决方法;

(5)研究如何将心理行为知识和技术应用于人类的健康促进和疾病防治。

2. 生物-心理-社会医学模式　与传统的生物医学模式不同,生物心理社会医学模式是一种系统论和整体观的医学模式,它要求医学把人看成是一个多层次完整的连续体,在健康和疾病问题上,要同时考虑生物的、心理和行为的以及社会的综合因素的作用。

生物心理社会医学模式对健康和疾病的特征性认识论和方法论包含:

(1)人有一个完整的生物系统,通过神经系统保持全身各系统、器官、组织、细胞活动的统一。因而任何在健康和疾病上只重视被分解了的各个器官或系统,忽视作为一个整体的人,或者只将各个器官、系统割裂开来看待,忽视它们之间的整体联系,都被看成是医学指导思想上的失误。

(2)人同时有生理活动和心理活动,心、身是相互联系的。心理行为活动通过心身中介机制影响生理功能障碍,同样生理活动也影响个体的心理的健康,因此在研究健康和疾病问题时,应同时注意心身两方面因素的影响。

(3)人与环境是密切联系的,人不仅是自然的人,而且也是社会的人。社会和环境因素,例如成长的文化背景、职业、家庭、人际关系,以及自然环境因素例如气候、污染、瘟疫,都对人的心身健康产生影响。

(4)心理因素在人类调节和适应的功能活动中有一定的能动作用。人作为一个整体要对包括社会环境、自然环境和个体的内环境随时做出适应性调整,以保持健康水平。

3. 情绪心理学　患者情绪具有明显的生理反应成分,直接关系到心身健康,同时所有心理活动又都是在一定的情绪基础上进行的,因而人们将其看成是心身联系的桥梁和纽带。正性情绪如乐观、开朗、心情舒畅等有利于人的心理和生理两方面的健康;负性情绪如焦虑、抑郁、悲伤、苦闷等常常会损害人正常的生理功能和心理反应,严重时可导致心身功能障碍。因此,情绪在医学心理学中显得非常重要,医学心理学研究的许多问题,包括疾病的心理因素、心理诊断、心理治疗、康复心理和心理护理等都涉及情绪问题。情绪研究在临床医学中也具有重要的理论和实际意义,它涉及不良情绪对各种疾病过程的影响,以及如何改善患者的情绪反应等问题,也可以涉及研究由于各种原因导致情绪异常,表现为情绪低落、情绪高涨、易激惹等。

患者的情绪表现特征在各种心理变化中,情绪变化是多数患者在患病中不同程度地体验到的最常见的心理变化。由于负性情绪的持续是影响疾病痊愈的重要因素,因此,把握患者情绪表现的特点及其干预方法十分重要。

(1)情绪活动特征的变化:情绪活动包括情绪的强度、稳定性、持续时间和主导心境。在许多情况下,患者对消极情绪刺激的反应强度大于正常人。对患者情绪的变化,医师应引起足够的重视并及时处理。

(2)患者常见的情绪反应:面对疾病对健康的威胁及疾病所带来的痛苦和其他影响,患者常常会产生一些典型的情绪反应,如焦虑、恐惧、抑郁和愤怒等。

1)焦虑(anxiety):这是一种对自己疾病的预后和个人生命过度担心所产生的消极情绪反应,其中包含着忧心、紧张、不安和焦躁等成分。引起患者焦虑的因素很多,例如,疾病初期对疾病的病因、转归、预后不明确;患者希望对疾病做深入检查,但又担心会出现可怕的结果,他们反复询问病情,对诊断半信半疑,忧心忡忡;有的是对机体有威胁性的特殊检查不理解或不接受,特别是不了解某项检查的必要性、可靠性和安全性而引起焦虑;有的患者因为生病后感到事事不顺心而心烦意乱等等。

完全消除患者的焦虑是很困难的,也是不必要的,关键是区分焦虑的程度。因为焦虑是患病的正常心理反应,轻度的焦虑状态可使患者关注自身,对治疗疾病及康复有益;但高度焦虑或持续性焦虑反应则对患者的病情不利,医务人员对此应给予格外重视,设法帮助他们减轻心理负担,如了解患者焦虑的原因,采取各种针对性的方法或心理疗法给予解决。

2)恐惧(fear):恐惧反应是认为对自己有威胁或危险的刺激存在所引起的情绪。引起恐惧的原因主要有患病的事实,害怕疼痛以及对病后的生活或工作能力的顾虑等。患者恐惧情绪与个体认知评价有关,认为对自己伤害、影响越大的因素,越是恐惧它的到来。恐惧情绪可能极大地影响治疗进程与效果。

医务人员要认真确认患者的恐惧表现并分析其原因。观察患者是否有不安、手发颤、出汗、说话声音的变化等;倾听患者的叙述,针对具体情况,给予解释、抚慰,改变患者的认知,达到减轻或消除恐惧情绪的目的。

3）抑郁（depression）：人生病以后，可产生"反应性抑郁"，表现为患者闷闷不乐、忧愁、压抑、悲观、失望、自怜甚至绝望。这类患者对周围的事物反应迟钝、冷漠，失去生活的乐趣，严重者有轻生的念头或行为。患者产生抑郁情绪，除个性因素外，主要由缺乏治疗的信心、自己认为治疗不顺利、与期望不符所致。长期严重的抑郁是对患者最严重的危害之一。抑郁可增加医师为患者作出诊断的难度，也会降低患者的免疫功能，延缓痊愈的正常进度，甚至可能引起并发症；还会减少患者所能获得的社会支持，妨碍患者同医务人员的合作。

医务人员要提供积极的信息，给患者更多的解释、开导，尽可能消除或减轻患者的躯体症状，逐渐树立治疗信心与勇气；增加对患者的关注，多与患者交流，转移患者的注意，鼓励患者与病友交往以减轻抑郁。

4）愤怒（anger）：愤怒情绪多发生于个体感受到挫折时。患者的愤怒既是对患病本身的无奈，也见于治疗受挫或对医疗环境的不满，例如医疗条件限制而疗效不佳、医务人员的服务态度差、技术水平低，或认为医院管理混乱等。此外，患者的愤怒也可来自医院和医疗之外的事件。

在医疗工作中，医务人员应当正确对待患者的愤怒反应，进行适当的引导与疏泄。即使是患者指向自己的愤怒，也应予以理解，更须冷静处理。因为这是患者患病后的常见情绪表现之一。

从医学心理学角度，我们探究了患者情绪异常的内在原因，这对在药学服务中开展沟通具有现实指导作用。第一、患者不仅需要药物治疗，也急需精神慰藉；第二、再精湛的技术服务也不能替代人文关怀，多耐心地解释一句，有时能起到意想不到的效果，这就是沟通的意义。

第三节 沟通的原则与要素

一、沟通原则

沟通是思想在两个或两个以上人群中的传递或交换的过程，更常见的形式是信息的传递、反馈、互动的过程。其目的是实现人与人之间的相互影响、相互理解，以有效的沟通达到双赢。沟通的基本原则包括相互尊重、相互理解、以诚相待和宽容等。

1. 相互尊重　要想获得他人的尊重，首先就要尊重他人。人们的思想和言行以至文化背景都是有差异的，承认这种差异的客观存在是一种理性思维。被尊重是人的本质需要，美国心理学家威廉·詹姆斯说："人性中最强烈的欲望便是希望得到他人的敬慕"。人们渴望获得他人的认可和肯定，包括被给予尊重、赞美、赏识和承认地位。

尊重不仅是一种修养，也是社会伦理学中的重要内涵。尊重是不分对象的，无论对方的社会地位和身份如何都值得被尊重。而在心理上处于弱势的群体或身处逆境的人更需要得到尊重。尊重是相互的，只有尊重他人才能赢得他人的尊重，而只有互相尊重才会有真正意义上的沟通。

药师与患者要建立人格与人格间平等的伙伴关系，切不能把他当作观察、研究的对象，应将患者视为"身处逆境"的人，明确患者尤其应该受到关爱。因而在与患者沟通中，药师应充分尊重患者，学会换位思考，通过对患者提供优质的服务来获得患者的尊重。医学领域专业性极强,患者对医学的了解,对治疗方案的认同基本上是通过医师和药师的专业服务来获得的。充分尊重患者的知情权,对患者的问题做耐心细致的专业解答,提供专业技术服务,才有可能获得患者的认同,进而得到患者的尊重。因此,实现相互尊重是药师与患者沟通的良好前提。

2. 相互理解　每一个人看世界的角度都不尽相同,每一双审美的眼光都体现了自己的修养、素质和文明程度,因此差异的存在是世界多样化的特征。论语中有:"君子和而不同,小人同而不和",意思是求同存异,不必求全。我们应该有胸怀去理解别人的不同观点,做到换位思考,在相互尊重的基础上,相互理解,这样才有利于进行有效沟通。

从患者的利益出发,尽可能多地去了解患者的生理和精神状况,理解患者的情绪。患者很容易表现出消极负面情绪,对此,医务人员不仅要给予充分的理解,还要多关心、多疏导,在提供技术服务的同时也对患者的情绪做适当的安抚。医务人员只有通过自己的努力和优质服务才能赢得患者的理解与信任。

3. 以诚相待　药学服务中,药师的职业操守和素养最能体现其对药师职业的忠诚。药师对患者的真诚是通过专业化的技术服务和尽职尽责的作风来体现的,作为一名合格的职业药师遵守药师章程是从业者的最基本要求。在与患者沟通时,不仅要提供高质量的专业技术服务,还应该有情感投入,能够从患者的利益出发为患者着想。切实体现以患者为中心的药学服务,确实建立良好的、有益于患者康复的医患关系。

4. 包容　中华文明历来崇尚"上善若水"、"有容乃大"等情操,这些思想表明了包容是一种胸怀,一种修养,是一种人生境界。世界是多元的,人的个性又是多样的,哲学家提到"我们争论是因为我们看世界的角度不同",因而学会用他人的眼光看问题,容易更好地理解彼此的态度。孔子所倡导的"和而不同"也旨在包容不同观点以追求内在的和谐统一。求同存异的包容与大气,可化干戈为玉帛。

患者是一群特殊的弱势群体,他们的身心饱受疾病侵害。由于患者医学专业知识缺乏,疾病初期对治疗给予过多期望,病急乱投医就是特征。当治疗中,耗财耗时又无法快速达到预期的治疗效果时,患者往往会出现过分消极情绪,情绪很容易波动,表现出性急、易怒、多虑等,进而对医师治疗方案不信任、对用药也产生怀疑;更有甚者对医务人员抱有怨气。

对患者的各种质疑,药师应多体谅,多做耐心、细致的解释工作。对患者的误解,我们应尽可能地以客观的、宽容的姿态相待,以宽容的态度对待那些不理解、不宽容、甚至是无理取闹的患者(宽容以法律为界,药师的自我保护意识也是应该强调的)。医学的专业性使患者对医务人员的依赖成为了一种客观现实,对于疾病治疗方案的制定,我们有完全的话语权与主动权,而患者始终处于被动的弱势地位。我们必须忠于职守,极尽所能,真心关爱患者,以开阔的胸怀去获得患者的理解,尽力缓解紧张的医患冲突。

二、沟通的要素

沟通有三大要素:①有明确的目标;②达成共同的协议;③真诚与用心。

1. 沟通目标　有明确的目标才能实现沟通。药学服务工作中,有药师与患者的沟通、药师与医师的沟通以及药师与护士的沟通。虽然总体目标是保障患者用药安全,但因沟通对象的不同,实现途径的不同,因而出现了不同的沟通目的。

(1)与患者沟通:药师可直接了解患者背景,如文化程度、经济状况、社会地位、用药史等信息,这便于药师指导或推荐用药,包括根据经济状况,按照差异优劣使用同类药品。与患者家属沟通可帮助家人理解对患者的治疗方案和进行有效监督,提高依从性,协助医护在实现用药过程中防止不良事件的发生。

(2)与医师沟通:药师能有效参与患者治疗方案的制定,而与护士沟通则主要是解决医嘱执行过程中的细节问题,比如用药剂量、有效时间、滴注速度等。

2. 达成协议　药师与患者沟通,包括回答患者的疑问和争取患者对用药方案的认同,患者存在的主要问题可能是对疾病、对药物使用缺乏基本认知,这就需要药师就药物作用机制、药物疗效、药物使用方法及可能的不良反应等问题与患者做细致交流。另外,药物的疗效与价格也是患者最为关心的问题之一,患者的经济状况也决定了患者的用药考量。这些冲突都会在治疗方案的实施中显现而影响治疗效果。因此,鼓励患者参与药物治疗方案的制定,获得患者的理解,达成一致,对疾病的治疗结果起着重要作用。

药师与医师的沟通也是药学服务的重要内容。虽然药师与医师相比掌握的药物信息量更大,对药物的特性更为精通,但是传统模式教育下,药师主要还是以化学模式为主,而缺少临床基础知识,这也直接影响药师发挥专业特长和作用。对药师而言,只有具备相当临床知识和经验,才有基础和可能性去与临床医师就优化用药方案进行沟通,才能最终对用药方案达成一致。

总之,沟通结果一定要形成一个双方或者多方都共同承认的一个协议,只有形成了这个协议才叫做完成了一次沟通。沟通是否结束的标志就是:是否达成了一个协议,达成共识。

3. 真诚与用心

(1)同理心:设身处地地体验、理解他人的内心世界,认同对方的感受,接纳对方的情绪,形成彼此之间的共同感受,这是有效沟通的基础。

(2)保持微笑:微笑是人际沟通最简单而有效的方式,能使个人魅力得以提升。

(3)有效聆听:用心聆听对方说话,了解对方要表达的信息,同时要有适度的回应。

(4)真诚表达:真诚是有效沟通的前提,取得信任的基础,清晰的表达是让他人了解和理解你的重要方法。

(5)用心沟通:沟通从心开始,敞开自己的心,让对方感受你的用意,同时感受他人的心,听取对方意见,让人信赖,使沟通无障碍。

(6)积极与主动:积极主动更容易建立或改善与他人的良好关系,展示自己积极宽容的心态。药学服务是在与人交流沟通中完成的。良好的沟通是实施药学服务的桥梁。

三、沟通的层次

在人际交往中,由于相互关系的不同,人们沟通的内容和分享感觉的程度也不尽相同,其沟通层次也有所差异。

(一)按沟通信息分类

Powell 提出了五层次沟通,其层次随沟通者相互信任程度的增加而逐层升高,沟通的信息量也随之递增。

1. 一般性交谈　是一般性社交应酬的开始语,属于人际沟通中的最低层次。双方只表达一些社交应酬性的寒暄话语,如"您好!"、"早!"等。这类交谈方式一般不涉及双方的私人信息,也无须太多思考,话题比较安全,有利于在短时间内打开交往局面和帮助建立关系。

然而,这种沟通的参与程度也是最差的,因此,医患之间如果长期停留在这个沟通层次上,将不利于引导患者说出有意义的话题。

2. 陈述事实 是指不加入个人意见,不牵涉人与人之间的关系,仅限于陈述客观事实的沟通。在沟通双方还未建立信任感时,交谈多采用陈述事实的方式,以防止产生误解或引起麻烦。在医患交往中,陈述事实的沟通对医患相互了解非常重要。应该注意的是,医患在此层次上的沟通,重点是要让患者叙述,医务人员不要轻易阻止患者对事实的陈述,因为这些信息将非常有助于医务人员对患者的了解。

3. 交换看法 是指沟通双方已经建立起一定的信任,可以彼此谈论看法,交流意见的沟通。在此层次上,双方容易引起共鸣,获得认可。医患之间可以就对某一问题的看法或者对疾病的药物治疗意见进行探讨、交流。作为医务人员,在沟通时应注意不要流露嘲笑的表情,以免影响患者的信任和继续提出自己的看法,应以关心、共情和信任的语言和非语言动作鼓励患者,说出自己的想法和意见。

4. 交流感情 是指沟通双方彼此无戒心,有了安全感时进行的沟通。在这一层次上,人们愿意说出各自的想法和对各种事件的反应,尊重彼此间的感情,乐于分享感觉。在医患沟通中,为了给患者创造一个适合的感情环境,医务人员应做到坦诚、热情和正确地理解患者,帮助患者建立信任感和安全感。

5. 沟通高峰 是在沟通过程中产生的一种短暂的、完全一致的、高度和谐的感觉。这是沟通双方分享感觉程度最高的一种交流方式,也是沟通交流希望达到的理想境界。

由上面五种沟通层次可以看出,沟通层次的主要区别是个人希望与他人分享自己真实感觉的程度,而这种希望又取决于沟通双方的信任程度。医患沟通过程中,应让患者自主选择交流方式,不要强迫患者进入更高层次的沟通。

（二）按沟通效果分类

按沟通效果分为沟而不通、沟而能通与不沟而通。

1. 沟而不通 是指花了很多时间却没有达成有效沟通的沟通。也就是说花了时间沟通,但没有取得沟通效果,这种现象称之为“沟而不通”或无效沟通。造成“沟而不通”的原因很多,如不善于倾听、自以为是、存在偏见、缺乏反馈、缺乏技巧等等。

2. 沟而能通 是指沟通渠道畅通的沟通,即沟通双方能在和谐的气氛中畅所欲言,交流感情。正如人们常说的只要关系够,交情深,场合适宜,就能有话直说,有话实说,沟而能通。

3. 不沟而通 是指人与人之间在高度默契时形成的沟通。是一种特有的高效而快速的沟通,一种难得的沟通美景,即人们常说的“心有灵犀一点通”,甚至不用说话就知道对方的体验和感受。不沟而通并非一般人际关系所能达成的沟通情境,是一种将心比心,通过心与心的感应进行能量传输的沟通。

四、沟通中的屏障

冲突是人际关系生活的事实。而消解人们之间的冲突,达成一致的见解,沟通是主要的方式之一。其实即使我们通晓全部的沟通技巧,也不可能得到完全一致的观点或看法。正像查尔斯·狄更斯所说:“想一想这个奇妙的事实:每一个人对所有其他人来说都是一个深邃的谜和神秘之物。”冲突的原因或者说沟通的障碍有很多,本小节我们简单讨论几点沟通屏障。

1. 产生医患沟通屏障的原因 主要有医方因素、患方因素及社会因素。

（1）医方因素

1）对沟通的重要性认识不足：有些医务人员表情冷漠，态度生硬，不认真聆听，只关注疾病，没有关注患者本人，导致患者的不信任，还可能导致医疗失误、医患纠纷。

2）缺乏沟通技巧：我国以往医学生培养和医疗过程中，关注人体器官，关注疾病诊治，缺少交流，缺少对患者及家属感受的关注；沟通语言过于专业而没有使用通俗易懂的语言；缺少对疾病状态下患者心理变化关注；与患者交流时机不适当。

3）知情同意不足：对患者权益不重视，没有做好知情同意，使重要沟通没有做或没留痕迹。

4）工作压力大，环境嘈杂：由于患者过度集中于大型医疗机构，大多医疗环境嘈杂，患者接受服务时间缩短，交流时间不足。

（2）患方因素

1）对医务人员缺乏信任和理解：患者缺乏医疗知识，不了解医疗风险和医学研究和发展的局限性，这些都会导致患者对医务人员缺乏信任与理解。

2）对医疗结果期望值过高：由于对疾病认识不足，相信不适当广告和网络信息，患者对医疗期望值超出了医疗能力，有时对医师提示的可能风险不重视。

3）患者经济状况：由于部分患者经济承受能力有限，医疗费用支出与其承受能力差异大时，会增加患者及其家属的焦虑状态，影响沟通结果。

（3）社会因素

1）社会舆论负面报道过度：有些媒体过度关注医疗机构的负面信息，对患者发生的医疗伤害事件，不进行深入调查，片面报道，放大报道，满足公众对负面新闻更关注的特点，加重患者的防范心理，导致医患矛盾增加。

2）医疗体制缺陷：由于政府对医疗机构的投入不足，医务人员的切身利益与医疗机构经营状况相关，使得医患双方成为经济利益的对立方。

3）医疗保险体系不健全：由于患者经济负担增加和医疗保险支付的限制，增加患者的不信任度，影响沟通结果。

4）诊疗环境：医师诊疗时间短，药师发药速度快，导致沟通不容易进行。

2. 沟通屏障的常见类型 包括环境屏障、个人屏障、管理屏障、时间屏障、非语言屏障。

（1）环境屏障：嘈杂的环境，使人的心情烦躁，也无法保护患者的隐私，极大阻碍了患者与药师或医师的有效沟通；患者取药时，与药师距离过远，阻碍沟通进行。

（2）个人屏障

1）患者因素：由于患者对治疗的消极态度或自认为清楚，导致不主动发问。特殊人群与特殊疾病是患者个人沟通的重要的屏障，特殊人群包括老人、儿童、孕产妇等，身体残疾患者、特殊疾病患者等，由于其与众不同的生理和病理特点，沟通各不相同，需要掌握特殊沟通技巧；否则，不仅不能达到沟通的初始目的，还可能起到相反作用。

2）医务人员因素：如果医生态度冷淡，患者认为医务人员无意与其交流，则不发问；药师未尽职，语言表达不清晰或缺少耐心，不善于使用通俗易懂的语言，患者很难正确理解；缺少耐心，医患情绪不匹配，沟通不畅，甚至导致误解。

(3)管理屏障:医疗资源过于集中在大型医院,导致患者接受服务时间有限;有些管理者不注重沟通培训,不能积极改善医疗环境,促进医患沟通;管理者应该为患者和医务人员的沟通创造安静、私密的空间,加强医务人员的人文教育,建立以患者为中心的绩效管理指标。

(4)时间屏障:与患者交流时间的长短,要看患者当时心情与需求。当患者需要尽快离开时,很难展开有意义的交流,找到恰当的时间才能进行有效沟通。

(5)非语言屏障:非语言沟通包括副语言:语音、语调、语气、语速、停顿、咳嗽、呻吟等;视觉符号:面部表情、姿势、目光接触、衣着、距离、座位等。非语言形更能反映医务人员对患者的真实态度。

五、沟通的策略

1. 注重人文关怀　规范诊疗和用药技术行为,从只关注患者器官、肉体到关注其心灵,让患者感受到被关心、关怀、尊重,感受到温暖、安全。

2. 规范职业用语　发药与患者交流使用的职业用语应通俗易懂,药师用药交代应简洁清晰,药物咨询时应耐心、全面、客观。

3. 建立良好关系　患者情绪失态时,应保持自我情绪稳定,并谅解和化解患者过激行为;保持与患者的同理心,催化良好关系。

4. 规范的沟通书面资料　为补充语言交流的不确定性,建立书面沟通文书是必要的,如知情同意书、患者教育材料等。

六、治疗性沟通

希波克拉底曾说过,医务人员有两种东西可以治病,一是药物,二是语言。作为药师,其工作内容包含了这两个方面。作为语言,既可以"治病",也可以"致病"。医务人员与患者的沟通通常是围绕患者的健康进行的,他们用一定的"语言"与患者沟通,其最终目的是为起到治疗的积极作用,而不是导致疾病的消极作用,以这种最终目的为前提的沟通就是治疗性沟通。

1. 治疗性沟通的含义　治疗性沟通(therapeutic communication)是指医患之间可起到治疗作用,围绕患者的健康问题,具有服务精神的、和谐的、有目的的沟通行为。它是一般性人际沟通在临床工作中的具体应用,是以患者为中心,围绕患者健康问题进行有目的的沟通,是医护人员为患者提供健康服务的重要途径。

2. 治疗性沟通的分类

(1)指导性沟通:是指由医务人员解答患者提出的问题,或者是医务人员围绕患者的病情阐明观点、说明病因、解释与治疗有关的注意事项以及措施等。指导性沟通可以充分展示医务人员的专业知识,而且沟通进程较快,需要的实践也少。但由于指导性沟通是医务人员处于沟通指导的主动地位,因此医患之间的互动性较差,不利于患者积极主动的参与医疗过程。

(2)非指导性沟通:属于商讨问题式的沟通。非指导性沟通有利于患者积极主动参与医疗过程,有利于帮助患者主动改变不利于自身健康的行为和生活方式,帮助患者找出影响健康的有关问题。在非指导性沟通中,由于医患双方地位平等,因此具有患者参与程度高,信息获取量大的特点。但非指导性沟通需要的沟通时间较长,所以较难在临床工作繁忙时开展。

3. 治疗性沟通的特征　治疗性沟通具有以下几方面的特征:一是以患者为中心,二是治疗性沟通有明确的目的性和目标,三是沟通的发生不以人的意志为转移,四是在沟通中需要医患双方不同程度的自我暴露。

4. 治疗性沟通的影响因素　治疗性沟通障碍的因素主要来自医务人员和患者两个方面。

(1)医务人员因素:由于医务人员在治疗性沟通中起主导作用,医患双方能否达到有效沟通,更多取决于医务人员的职业情感、专业素养和沟通技巧。如果医务人员缺乏职业情感,就会对患者态度冷淡、缺乏关怀与尊重,容易造成医患间的沟通障碍。医务人员扎实的专业素养是医患间实现良好沟通的重要前提,也是满足患者所需的专业知识。除此之外,医务人员还要学会恰当运用各种沟通技巧,因为沟通技巧是实现治疗性沟通的目的,建立良好医患关系的桥梁。

(2)患者因素:治疗性沟通是否有效,除了医务人员方面的因素外,还和患者的个人经历、文化程度、心理状态以及疾病程度有密切的关系。另外,患者可能存在对医患双方的权利与义务缺乏了解,对医疗效果期望值过高等情况,这些也会影响治疗性沟通的效果。

第四节　沟通基本技能

一、建立良好信任关系

药学服务的目的是帮助患者恢复健康及改善患者的生活质量,药师与患者建立友好关系是实现这一目的的重要基础。

建立患者认同的良好医患关系有利于患者依从性的改善,在心理学上这种关系被称为医疗联盟。医疗联盟可以被视为在疾病治疗过程中药师和患者一起面对疾病,相互尊重,相互信任和相互认同。当患者把信任给予医师或药师,他也会把理解、宽容等情绪带到治疗过程中,对医师或药师的努力给予理解支持,对治疗预期有更多的耐心和信心。

二、倾听与同理心

药师与患者建立相互信任、良好友爱关系的重要元素是倾听和同理心。信任也是发展利于治疗的医疗关系的最基本要素。

倾听和听到是有区别的,倾听是主动的,是有听的主观意愿,而听到是被动的,无论愿意与否,听到随时都在进行。当药师试图从患者的角度来看问题时,倾听就变得很重要了。我们愿意(有责任)倾听患者的述说,是专心、专注、耐心的聆听,情感与患者同步(同理心),对患者做出适当地积极回应,能够充分理解患者的意图或思想。通过倾听,药师获得患者的认同,这对建立良好信任医患关系(医疗同盟)具有重要意义。

同理心是从某个人的角度来体验世界,重新创造个人观点的能力。简单讲,就是要换位思考,移情至对方,能够体会他人的情绪和想法、理解他人的立场和感受,并站在他人的角度思考和处理问题。这是药师与患者进行有效沟通以及建立医疗同盟关系最要紧的因素。

同理心与同情心是不一样的。同情心是你用自己的观点来看待别人的困境而产生的悲悯之心,而同理心是你设身处地思考对方的处境而产生的感同身受。另外,没有太多同情也可以产生同理心。同理心让你了解别人的动机,但未必要赞同对方。

三、口头语言技能

语言是人类最重要的交流工具之一,是建立良好医患关系的载体,医务人员必须善于运用语言技巧,避免伤害性语言,实现有效沟通。医务人员应熟练掌握职业性语言,包括医疗性语言、鼓励或安慰性语言、劝导性语言及朋友性语言等。

良好沟通能力通过语言表达能力,适宜的语音、语调和语气来体现。第一次与患者见面,药师应该使用陈述语介绍自己,意在即刻让对方明白为他服务的人是具有专业知识和职业素养的药师。陈述语的特征是直接、简单、明了,表现一种自信,又内含威严。适当选择礼貌用语与陈述语合用,可以改变陈述语的刚性,增加柔性,使对方感到一种亲切而更易于接受并建立友好关系。

"我是李××,我是临床药师,由我为你做药学服务。"

在回答患者技术问题时也可以用陈述语,比如用药剂量,药物的不良后果等注意事项;但是在回答患者询问的药效、安全等不确定问题时尽量避免陈述语,而应该用比较婉转的语言和语气,避免药师的主观臆断给予患者交流带来负面影响。对于不同的患者也要注意选择合适的语言和语气。对于缺乏医学常识,又犹豫不决的患者,尽量使用陈述语,使问题简洁明了,同时也易于给患者以信心;而对于似懂非懂,性情急躁的患者,尽量用婉转的语言和语气,平复对方的焦躁,用专业的知识和耐心服务赢得对方信任,从而建立起互信关系。在与患者沟通交流过程中,如果药师有充分运用语言技能的能力,则能收事半功倍之效。这种运用语言能力不仅需要平时学习的积累,也需要实践的积累。

四、肢体语言技能

语言不是沟通的唯一方式,还包括非语言行为,即肢体语言。肢体语言包括人们的动作、姿势、表情等,它们随时都在向外界传递信息。有些信息具有实际的用途,语言只是表达你的想法,肢体语言表达你的态度和情感。与他人接触时,很大程度上不是你说什么,而是你没说什么,你在通过衣着、面部表情、身体动作、自觉和不自觉地对他人的反应、一个眼神等不停地提供"信息"。因此,沟通时,应注意语言与非语言的一致性。例如点头、手部特定动作,很多非语言动作,能起到"暗示"的作用。例如指挥交通的警察,野外勘测工作者等,他们都熟悉肢体语言的确切含义。常见的有身体姿势、手势、表情和眼神等等。比如竖起大拇指或是点头都指表示夸奖和肯定,摇动食指或摇头表示否定,与同伴击掌表示庆祝,握手表示友好。一个药师用友善的笑容和握手向患者致意,与另一个只约略点头的药师比起来,给人的感觉是十分不一样的。这提示:我们很难忽视有效的肢体语言表达的重要性。

当我们面对患者的倾诉时,我们的坐姿是向前还是向后,我们的眼神是专注还是游移不定,我们的表情是木然还是生动,这些肢体语言都会向患者透露我们有多少同理心,我们有多少对患者的关心。我们又有多少值得患者信任。

肢体语言就是情感的揭秘者,患者的表情、坐姿都可以告诉我们患者的状况,通过它我们也可以了解沟通中患者的情绪。如果患者坐立不安、东张西望说明再多的沟通很可能是无效的,应该简洁明了沟通或者终止交流。如果患者眼中流露出期盼的眼神,说明沟通对患者很有效。

五、书面语言技能

书面语可防止患者记忆差错而导致的用药问题,作为一种补充沟通的方式也很有意义。沟通中有几种情况会要用到书面提示:

1. 专业性较强 虽然一般药物都有又专业又详尽的使用说明书,但是患者能够很认真阅读的人是少数,再加上对疾病和药物专业知识的缺乏,大多数患者都会对用药情况缺乏了解。药师能够高度概括说明书的核心提示,形成用药指导材料,这对患者正确用药是很有帮助的。

2. 年龄较长的患者 年龄较长的患者一般记忆力、理解力都不够好。遇到像高血压、糖尿病患者,存在用药时间长,药物种类多,使用新近换用的新药等问题。此刻,一份简单明了的书面用药提示是很有价值的。

3. 转述 没有直接面对患者,而是通过第三方,比如患者家属转述用药的情况。书面用药提示会避免不必要的信息丢失或转达错误,保证患者用药安全。

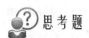思考题

案例讨论:少女"宫外孕"的启示

一位少女因阴道出血在其父母陪同下来医院急诊就医。自述是骑自行车时摔后腹痛。外科检查未发现损伤的痕迹。接诊医师怀疑其为"宫外孕",建议转妇产科做进一步检查。但是患者及其父母坚持少女未婚且月经一直正常,拒绝转诊。无奈之下,医师只好给予患者常规的止痛止血治疗。但当天少女因宫外孕大出血导致休克而紧急住院,经全力抢救虽保住了性命,但却因宫体破裂出血过多而不得不摘除了子宫。

请从沟通的伦理学的角度对此案例进行分析。

（王 驰 齐 丽 闫素英）

第三章 面向不同对象的药学服务与沟通

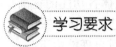

学习要求

1. 掌握面向特殊人群与治疗团队的药学服务要点和沟通主要方法。
2. 熟悉特殊人群和治疗团队中常见沟通障碍与应对。
3. 了解特殊人群的生理特点和心理特点。

第一节 特殊人群的药学服务与沟通

一、老年患者的药学服务

（一）人群特点

1. 生理特点 老年人的各组织器官发生退行性改变、功能老化、适应力减退，影响着药物在体内吸收、分布、代谢、排泄的过程，大脑重量较正常人减轻；心肌收缩力减弱，心脏收缩期延长，使心肌耗氧量增加；对应激适应性降低；呼吸系统功能减弱、肺活量减少、残气量增加，动脉血氧分压也降低；消化系统功能减弱，肠平滑肌张力下降；肝微粒体氧化功能下降，细胞色素 P450 酶含量下降；肾小球滤过率降低，肾小管分泌能力和重吸收能力降低，肾肌酐清除率减少；激素受体数量减少，对各种激素的敏感性改变，使老年人对葡萄糖和胰岛素的耐受力均下降。因此老年人易患病，且往往是多种疾病缠身。

2. 心理特点

（1）心理压力大：随着现代社会人口流动的加速和长期推行计划生育政策的影响，传统家庭照料关怀模式开始动摇，4：2：1 的家庭模式越来越普遍，空巢家庭也应运而生。空巢家庭中老人面临的问题比一般家庭老人面临的问题多且大。城市空巢老人体验到的主要心理压力源为身体健康、生活服务、担心子女和经济状况造成的心理压力。刚刚退休的低龄老人在给予子女经济支持和家务劳动等方面付出的经济和体力压力也相对较大。

（2）认知功能下降和智力减退：认知功能是指一个人认识外界客观事物的能力，包括感知、记忆、学习、思维的过程。老年人感觉功能的减退非常明显，常常表现为视物模糊，不清晰，听不清楚或听错，随手拿的东西也经常是随放随忘。尤其是 70 岁以后表现得最为明显，也包括一些患有阿尔茨海默病的老年人。

（3）孤独、失落感：老年人从工作岗位上退下来以后，人际交往减少，社会及家庭地位也发生了改变，空闲时间增多，感到无事可做。常为一点小事而发脾气，有的老人丧偶后无子女陪伴照料，有的老年人因慢性疾病而不愿出门，与外界隔绝，因而更易在心理上产生强烈的孤独感。老人在情感上是有所期盼的,非常希望有人能够探视、陪伴,以去除孤独、失落感。

(4)恐病心理:随着医疗信息的公开化,各媒体和公众对老年保健的宣传,人们越来越多地认识老年疾病,也了解到许多疾病的发展转归。于是随着年龄的增长,机体各功能的逐渐衰退,身体不适及慢性病的发生,老年人对外界事物的兴趣逐渐转移到自己的身体上来,担心患病。表现为主观感觉加强,对生活认真、刻板、缺少灵活性。而且患病后自理能力下降,既需要人照顾又要吃药打针或住院,有的可能会留下后遗症,不仅给子女带来麻烦,还会加重经济负担。因此有些经济条件差的老年人就更害怕患病,这些会给老年人带来心理上的恐惧感和精神紧张,导致机体产生应激反应。

(二)药学服务内容

老年人记忆力减退,特别是患有老年痴呆或独居的老年人,容易忘记按时服药,视力减弱看不清药品标签或说明书上的文字也容易导致用药问题。由于老年人易受广告或各种养生讲座的影响,发生用药过度。所以为老年人提供药学服务的重要性不言而喻。

1. 安全性

(1)加强对老年人安全用药的指导:对老年人进行宣传教育,使其了解用药的作用和不良反应之间的利害关系。用字体较大的标签标明服药剂量及服药时间,便于老年人记忆。将服药与生活中某些必做的事相联系避免遗忘。老年人在疾病确诊前勿自行用药,用药前要先咨询医务人员,以保证药物治疗的安全有效。介绍所用药品的名称、用药时的注意事项,通过出版药讯,药物科普知识专刊、板报,开展讲座、座谈等多种形式进行用药知识宣传,提高老年人安全意识和用药安全行为。

(2)加强家属的用药知识教育:可提醒有老人的家庭、子女对药物进行妥善保管并指导老年人正确用药,必要时将每天的口服药物按次数包装,写清服药时间,保证老年人安全用药。如家庭经济条件允许可为老年人配置体温计、血压计、血糖仪等以便随时监测机体各项指标变化情况,及时发现病情变化。指导家属多关心老年人,注意观察其服药后的反应,及时督促和耐心协助老年人按时按量服药,可采用服药卡片、时间表、定时器等方法提醒他们,帮助老人树立正确的健康观,以提高老人的自我管理能力和服药依从性。

2. 有效性

(1)合理选药:①明确诊断,对症用药,按药理药效选用药物,有针对性地选择疗效好、不良反应少、适应病症的药物;②从近期和远期疗效综合考虑选药,尤其是慢性病和长期用药,需要特别考虑远期效果;③既要考虑药物的治疗作用,也要考虑药物的不良反应;④选择适合老年人的剂型,治疗方案尽量简单,可用可不用的药物坚决不用。病情好转及时停药,并做好老年患者用药史记录。

(2)用药剂量个体化:老年人用药应根据年龄、性别、病史、体重、药物特性、脏器功能情况等选择药物和剂量,一般采用成年人的 1/2 ~ 2/3 或 3/4 的剂量。老年人对药物的反应存在较大的个体差异,应酌情选择剂量,对治疗指数较小的药物最好进行血药浓度监测,以达到剂量个体化。

(3)合并用药要适当:用药种类尽量简单,注意药物间潜在的相互作用。

(4)重视生物节律:老年人用药应注意机体对时辰的感受性,生物系统对某种药物在昼夜 24 小时的某一时辰高度敏感,而在其他某个时辰反应较差或完全不反应,呈现生物周期变化。如降压药物的使用需注意到每日 6～10 时和 16～20 时的血压高峰;他汀类药物应睡前服用等。

二、儿童患者的药学服务

(一)人群特点

1. 生理特点

(1)药动学特点与成人差异明显:儿童在生理上尚未完全发育成熟,所以药物的吸收、分布、代谢和排泄与成人也有很大不同,不仅如此,不同年龄阶段的儿童对药物的处置也有很大差别。一般来讲,药物吸收的速度和程度取决于药物的理化性质、机体情况和给药途径。儿童的脏器功能尚不完善,消化液分泌少,胃酸浓度低,胃肠蠕动不规律,口服给药时药物吸收不规则;皮肤给药时,皮肤角质层薄,比表面积大,药物较成人更易透皮吸收;而新生儿肌肉量少,末梢神经不完善,肌肉给药则吸收不完全。

(2)自我表达能力欠佳:婴幼儿患病不会通过语言来表达其不适要求,有时年长儿也不能完整、准确地自我表达病情,常靠家长代述。比如学龄前期和学龄期儿童腹痛不能准确地描述疼痛部位与性质。因此,在进行药学服务的过程中,与家长的沟通尤为重要。

(3)难以取得配合:儿童注意力相对不集中,转移较快,容易被外界事物所吸引。有些孩子生性好动,与他们的谈话较难控制。因此,要有足够的耐心。

2. 心理特点

(1)情感控制能力低:儿童患者的心理活动大多随环境的变化而迅速变化。学龄前和学龄期儿童认识事物时常以自我为中心,情绪变化快,情感控制能力较成人明显低下。尤其是 3 岁以下儿童,更是缺乏理解能力及对因果关系的判断辨别能力,缺乏对情感控制的能力。比如,婴幼儿患者在医院候诊时,往往看到穿白大褂的医务人员,就马上精神紧张、哭闹不安。

(2)患病后心理变化大:患儿常常表现出恐惧、愤怒、惊骇、烦闷、不安等情感,有的患儿甚至发生夜惊、尿床等现象。学龄期儿童患病后常常会考虑到学习和功课,表现出抑郁、沉默、孤独、不快、饮食不佳、睡眠不宁等,害怕打针、吃药,害怕与穿白大褂的医务人员接触。尤其有过看病、吃药、打针体验的患儿,面对医务人员会因害怕而哭,面对打针、吃药更会产生莫名地紧张或恐惧,在复诊时,表现更为突出。

(3)自尊心强与心理承受能力的不相适应:随着年龄的增长,儿童的独立性和主动性也逐渐增强,学龄期儿童患病后不愿别人把自己当小孩子看待,喜欢表现自己的能力,有时会表现出勇敢、合作、忍耐、肯吃苦、无所畏惧的气概,对限制自己活动的要求有抵触和反感情绪。同时,他们心理承受能力有限,特别是在疾病和治疗所产生的痛苦面前常常会将自身的弱点暴露出来,并缺乏应对能力。

(4)患病后依恋及依赖性增强:小儿一旦得了病,就诊时几乎都有父母或其他家属陪同就诊。因此,患儿突然面对陌生的环境,心理上会有一个不适应的过程,对家属的依恋及依赖性增强。

（二）药学服务内容

1. 安全性

（1）针对患儿家长：药师对患儿家属交代药品用法用量及注意事项等时，必须力求准确、细致。对于特殊患儿药师要有针对性的给予个性化指导。在调剂部门，药师应主动耐心地把每一种药品的使用方法、注意事项、特殊药品的保管知识等，逐一详细告知患儿家属，语言要亲切、清晰，以保证药品安全正确有效地使用。针对儿童用药方面比较常见的问题，条件允许的情况下，可以印制《儿童用药指导手册》免费发放给患儿家长。

（2）协助医师合理用药：在门诊药房的窗口，有时也会碰到一些有问题的处方，比如剂量不对、有配伍禁忌等，药师应和大夫及时有效地沟通并改正。药师除做好药物咨询工作外，在平时工作中还应通过审查处方和了解临床用药情况，及时发现问题、解决问题，针对不合理用药实例进行分析探讨得出结论，再提供反馈给医护人员进行参考，改进治疗措施，保证用药安全性。药师是医师在合理用药方面的合作者，两者之间的知识具有互补性，从理论上具备合作的可行性。在"以患者为中心"的理念下，医师和药师精诚合作，就可以实现优势互补，事半功倍，从而一方面使药师医学知识的不足得到弥补，另一方面医师也可以找到得力的助手，从药物治疗上释放出来，有更多的时间和精力从事疾病诊断和治疗。

2. 有效性

（1）设立用药咨询窗口，及时解决患儿家长用药问题：门诊药房设立儿童用药咨询窗口和患者意见本，配备专职儿科药师、咨询软件和书籍，专门解决患儿家长的用药问题。儿科药师通过了解患儿的疾病情况、用药史、家族史、医嘱等，提出专业的用药意见，预防药物不良反应的发生。

（2）建立患者回访制度和对需要长期服药的慢性病患儿建立药历：出院患儿家长可通过电话咨询或复诊，对所用药物的情况进行实时反馈，儿科药师能及时发现药物不正确使用以及潜在的不良反应等问题，及时地给予指导并进行用药教育。同时对需长期服药的慢性病如癫痫、慢性肾炎等患儿建立药历，长期跟踪监督指导。这是对患儿进行个体化药物治疗的重要依据，是开展全方位儿科药学服务的必备资料。

（3）信息技术应用于药学服务：开通药物咨询热线，面向院内外医务人员、患者和社会开放。回答讲解临床用药的相关问题，普及用药知识，开展健康宣教。信息技术还能促进药学服务的普及，通过网络能使一个患者获得更多药师的帮助，也使一个高素质的药师能为更多的患者服务。药房应充分利用信息时代给人类带来的便利，建立信息中心与信息网，加强对药品的药效、安全性与药品经济性的评价以及大样本应用药物的不良反应信息的收集，为患者提供高质量的更全面的药学服务。

（4）开展社区药学服务：药师可以选择社区试点进行用药安全健康教育讲座，系统传授合理用药知识，使用通俗易懂的语言，阐明用药的注意事项、药物的配伍禁忌、不良反应、药疗和饮食的关系、药物保健、中草药的炮制及一些常见病的预防等，如慢性肾病患儿、癫痫病患儿的用药问题等，全方位为社区患儿服务。

三、妊娠与哺乳期患者的药学服务

（一）人群特点

1. 生理特点　妊娠、哺乳期女性与胎儿、乳儿联系紧密。妊娠期许多药物能通过转运进入胎儿体内影响胎儿生长发育。药物对胎儿生长发育的影响，与药物种类、剂量、疗程、胎儿遗传素质、药物靶器官发育和成熟程度相关，妊娠不同阶段的药物影响也不同。而哺乳期女性，许多药物均可通过血浆乳汁屏障转运至乳汁中，而乳儿每日可吸收乳汁 $800 \sim 1000ml$，因此哺乳期母体应用药物可能对乳儿产生不良影响。

2. 心理特点

（1）忽视孕期保健，拒绝孕期治疗：妊娠、分娩是女性生育年龄阶段的一个过程，在这个过程中可能出现许多病理变化。由于少数人对孕期保健认识不足，不能按时进行产前检查，或认为孕期服药对胎儿不利，拒绝任何孕期治疗，以致孕期的某些病例现象未能及时被发现，或者未能及时得到治疗。然而一旦因延期就诊或延误治疗出现不良结局时，患者和家属不能正确面对现实，容易将责任推给医方，由此而引起的医疗纠纷时有发生。

（2）优生优育愿望强烈：由于实行计划生育政策，一对夫妇只能生育一个子女，产妇及家属优生优育的愿望特别强烈，对新生儿的期望值也特别高。目前，单独二胎的政策正逐渐开放，对该点会有所缓解。

（3）产后情感发生变化：由于产后生理和角色的改变，产妇的情感会较以往变得更加脆弱敏感，易受外界因素的影响，处于严重不稳定状态，存在一定的心理问题，这样不仅会影响产妇的身心健康，还会影响到婴儿、家庭及社会。若这一特殊转化期不能做出适应性调整则可能会导致产后抑郁症。

（二）药学服务内容

1. 安全性

（1）适当的心理疏导是合理用药的前提：药师在指导妊娠、哺乳期女性服药的同时，还应该结合其心理，给予必要的指导。妊娠是一个漫长的过程，妊娠期女性不可能都不患任何疾病。作为药师，首先应该帮助妊娠期女性克服心理上的障碍。孕期不能乱服药，但如果一味的坚持孕期不能用药就会使一些原本可以及早正确用药就可治愈的普通疾病失去治疗时机，拖成大病、重病，导致胎儿发育畸形、流产、早产等情况的发生。同样的，在对待哺乳期女性时，也应当进行适时的心理疏导。所以，药师指导孕妇用药的时候，一定要首先帮助妊娠、哺乳期女性克服恐药的心理障碍，然后在充分了解实际情况的基础上，遵循用药的基本原则，比较药物的风险与效益，合理指导用药。

（2）利用药学沟通以促进妊娠合理用药：对妊娠适龄妇女，使用妊娠期用药分级 D、X 级的药物时，药师要询问患者的婚姻状况，是否妊娠。如果怀孕，要询问孕期多长，并对妊娠用药的合理性进行审核，为患者选择适当的药物。药师实施药学服务时只有充分了解孕妇的相关用药疑虑，帮助其增加对药物使用认识，才可增加孕妇用药依从性，使药物发挥更大的治疗作用，减小甚至避免不良反应的发生，有利于药学服务水平不断提高。药师通过沟通，掌握孕妇的生理病理特点，结合妊娠用药原则，方可合理选药。

（3）利用药品说明书和各种工具书指导孕妇合理用药：药品说明书是通过国家食品药品监督管理部门批准的对用药指导有法律意义的文件，药师在工作间隙要经常阅读药品说明书，积累自己的药学专业知识。药房也应配备必要的药学工具书，方便药学人员查阅。

2. 有效性

（1）通过用药教育，使妊娠、哺乳期女性正视中医中药：通过印发宣传资料，对妊娠妇女进行安全用药教育，纠正错误的用药态度以及对中药饮片和中成药的错误认识，提高妊娠妇女安全用药意识；联合妇产科定期开展妊娠妇女安全合理用药知识讲座，普及医学知识指导安全用药。

（2）进行健康宣传教育：对医务人员进行相关知识培训，要求掌握妊娠常识以及药物对妊娠妇女的影响因素；熟悉妊娠妇女服药的基本原则。对妊娠期女性进行健康宣教，如妊娠早期尽量不用药；关注女性的生理周期以及异常生理表现，及早发现怀孕征兆并调整用药；慢性病患者妊娠期间用药应兼顾连续性和安全性，避免使用对胎儿有害的药物；怀孕期间服药量宜少、服药时间宜短；服药之前应详细阅读药品说明书中的禁忌证、注意事项以及不良反应等信息；了解药品的妊娠分级；误服禁忌药品时不要慌，应立即停药并及时咨询医师或药师等。通过宣传教育，全面提高医务人员的相关知识和妊娠妇女的安全用药意识。

四、理解能力受限患者的药学服务

理解能力受限的患者所涵盖的范围很广，如听力损伤，精神疾病，还有阿尔茨海默病等认知受限的疾病的患者等，但此类患者所有的共同特点是生理上、或者心理上的缺损，造成了理解能力的受限。对此类患者进行药学服务，也是药师日常工作中要面对的。

（一）人群特点

1. 生理特点

（1）可能存在生理缺陷：如听力损伤的患者，其理解能力受限，由于失聪，无法进行语言、声音上的沟通，信息无法传达。再如，阿尔茨海默病患者多为老年人，生理状况也是较差的，肝肾功能较青壮年有较大下降。

（2）生活自理能力有所下降：尤其在一些精神疾病患者中，由于精神症状的影响，出现行为紊乱，生活自理出现一些问题，是很常见的。

2. 心理特点

（1）情绪各异且有病态化倾向：由于客观原因造成的生理或心理上的缺陷，这一大类患者在情绪上有着较大的差异。如阿尔茨海默病患者多为老年人，容易产生固执、孤独等情感；听力损伤的患者可能由于生理上的缺陷而有自卑的情感，惧怕与外界环境接触；精神疾病患者的情绪表现则更多，如精神分裂症患者，由于受幻觉、妄想支配，以及精神运动性兴奋，在情绪上极为亢奋。

（2）情感上表现为弱势方：患者由于疾病的影响，很容易产生失尊心理，患者往往自尊心失去平衡，沟通时存在障碍。另外，由于疾病本身的原因，患者易被人瞧不起，尤其主要表现为情绪低落或烦躁，对任何事都不感兴趣。长时间自尊心的丢失，导致了防御心理的产生，表现为排斥病态，多与环境的改变有关，接触被动，很少表明自己的观点及见解，谈吐拘谨，委曲求全。更进一步，不理解与不信任的心理也会产生。

（二）药学服务内容

1. 安全性　①叮嘱患者严格按医生的医嘱用药，如果患者明显没有自主行为能力，一定要叮嘱其家属，说明不按医嘱用药可能出现的危害；②必须清楚地告知药物的用法用量，对于使用比较复杂，如要逐渐加量或减量的药物，一定要明确地书写下来，交给患者或患者家属；③复诊时，必须了解患者按医嘱用药的情况；④药师在发药时，也要加强要求患者按医嘱用药的叮嘱。

由于患者理解能力受限，在沟通上存在问题。药师在进行药学服务时，必须更加耐心，使用多种方式，尽力使信息有效传达。如，对待听力受损的患者，可以使用相关的用药手册指导其合理用药；而对于精神疾病的患者，则应该与其家属进行沟通，将相应合理用药的信息做详细交代，指导合理用药。药师应当使用多种途径，对理解能力受限的患者展开药学服务。

2. 有效性　面对理解能力受限的患者，药师须在适宜的环境使用患者能听懂的语言，向患者或家属进行用药教育。教育的内容应尽量全面，特别强调严格按照剂量和方法服用，有疑问或出现不舒服的反应及时与药师或医生进行沟通，切不可私自更改药物或剂量。另一方面，应当重视患者的反馈，对咨询过的问题做好原始记录，有重点地不定期进行分析和总结，属药物不良反应事件要及时收集、整理报告。

另外，应重视对此类患者的家属进行教育。在教育过程中，应该灵活运用语言技巧，以多种形式向患者家属提供疾病用药的相关知识，让家属了解药物的特点，注意事项以及预后；在治疗的过程中，更要鼓励家属正确对待疾病，改善家属对疾病认识的不良心态；进一步提高家属对患者的支持，提高药物维持治疗的依从性。

五、患者家属以及监护人的药学服务

(一)人群特点

患者家属以及监护人同样是药学服务的一大群体。患者家属以及监护人由于心系患者病情,同时普遍对疾病缺乏认识,医疗知识知之甚少,常常有焦虑、紧张的心情。

家长在孩子患病时,会非常担忧,焦虑和紧张往往更加强烈,尤其在我国,目前儿童患者大多是独生子女。同时,家长也会对药物治疗的副作用以及住院后加重的经济负担等产生担忧。家长们来自社会的各个阶层,受教育程度、文化背景等千差万别,部分家长因为对疾病不了解从而怀疑治疗方案,可能表现为拒绝配合进行治疗;对于部分医务人员由于年龄、性别、言语、着装等外在条件和表现引起不满,进而演化为对医务人员的技术水平不信任。

还需要关注的有精神疾病患者的家属,特别是精神分裂症患者的家属。精神分裂症患者因为其思维、情感和行为的障碍造成社会功能的严重受损,其家属因为长期与其共同生活而备受社会歧视和压力,从而易产生焦虑、抑郁、恐惧和各种躯体化的不适感等,表现为过于强烈的心身反应及表面快乐内心悲哀的矛盾心理,且不善于表达和疏泄自己的负性情绪。

重大危重疾病患者的家属。此类患者主要有,急诊 ICU 患者、肿瘤患者等等,疾病严重,预后较差,且治疗疾病花费很大。急诊 ICU 患者家属对医院环境和工作人员的不熟悉,对治疗过程不了解,对疾病预后不确定以及对面临失去亲人生命的威胁,会感到无助、害怕,因而焦虑增加。癌症患者由于病情严重,病程迁延,不仅给患者带来极度的身心痛苦,同时对其家属也是一个严重的应激因素。癌症患者家属有不同程度的焦虑、抑郁,伴有失眠、疲劳、衰弱等症状,癌症患者家属的心身健康状况随患者病情的波动而变化。作为家属与癌症患者朝夕相处,不但在精力上要付出很多,而且在经济上、感情上承受的压力很大。

(二)药学服务内容

由于某些患者在入院治疗的过程中,缺乏行为能力,所以药师对于患者家属以及监护人进行用药教育是十分有必要的。

对于儿童患者的家属,病虽然身在孩子身上,但家长的感觉却比生在自己身上还要着急紧张。因此对家属进行用药教育时,药师应当充分体谅患儿父母及亲属的心情,将药物信息有效地传达并应详细地交代药物的用法用量和在使用过程中的注意事项,提高用药依从性。

对于精神疾病患者,尤其是精神分裂症患者,由于疾病的特殊性,患者自己规律用药是存在困难的。所以在其治疗用药的过程中,家属是全程参与的。因此对该类患者家属的用药教育就显得尤为重要。家属能否很好地监督患者服药是关系到患者疾病复发的重要因素。对家属进行精神疾病的简单介绍,增加家属对患者疾病的重视程度和监督患者服药的积极性。对药物治疗过程中常见的副作用进行介绍,促使患者家属监督患者安全用药。同时让家属明白精神病患者康复的重点是社区康复,在社区康复中,作为家属应该让他们懂得如何配合医务人员,让患者得到更及时、系统、正规的治疗。

对于重急症患者的家属。由于该类患者的特殊性,其治疗的急迫性,病情危重,急需用药,家属求药心切,同时心情焦虑紧张,并对药物治疗有着一定的期望。药师应当客观地对家属进行用药教育,不夸大用药疗效,让家属对药物治疗的过程和疗效有一个理性的认识。严格教育家属,避免因为治疗急切造成的乱用药、过量用药等现象。充分体谅患者家属的心情,积极沟通,增加用药依从性。

六、具有潜在医患矛盾患者的药学服务

（一）人群特点

1. 经济状况较差　随着社会的转型,社会竞争加剧,在社会竞争过程中,我国企事业单位出现了下岗、待业、提前退休等社会现象,在下海经商者中,也有一部分失败者。在农民中,也有的尚没有脱贫,生活压力很大,这些人群缺乏有效的医疗保障制度,而他们是疾病的高发人群。作为社会的脆弱人群,在一个收入严重分化的社会中,缺乏完善的医疗保障制度,遇到贫病交加的情形,最容易产生不公平感,而医院这个"失落场",在家属"人财两空"后,一旦有诱发因素,就容易使一些家属失去理智,引发激烈的医患冲突。

2. 对疾病治疗期望过高　低技术时代,患者普遍秉持低期待;如今进入高技术、高消费时代,患者常常持有高期待。在快速发展的市场经济之下,很多患者认为花钱就可购买一切健康权利、一切生存的可能性,期待华佗再世妙手回春,期待医疗四两拨千斤,生命及医疗代价意识相对淡薄。因此,在药师进行药学服务以及患者接受诊疗过程中,患者对自己疾病的了解不足,对疾病的转归有着很高的期望,一旦治疗结果出现意外,出现难以防范或避免的不良后果、并发症等,发生了患者死亡、残疾、组织器官损伤等不良后果时,患者或亲属对这一结果的发生原因不能正确理解和接受,医患矛盾随即发生。

3. 患者本身存在不良动机　人们认识观念存在差异,思想道德觉悟良莠不齐,部分患者或亲属动机不良,企图通过人为制造的冲突获得一定的经济利益。

4. 某些急诊就诊患者　急诊患者和家属一般心情急切,希望能够迅速得到救治,在这种情况下,容易产生一些极端的心态。比如某些患者即使病情较轻,由于对医学不了解,往往会非常紧张和焦虑;也有些患者由于病情危重,其家属也会焦急无助,甚至因为一件小事而愤怒。

（二）药学服务内容

1. 正确疏导患者不良心理　医患沟通是双向交流过程。消除患者方不良心理是实现有效沟通的重要因素。要引导患者认识到药物治疗过程的不确定性,让患者明白医疗风险与医疗实践如影相随。相当一部分疾病原因不明、诊断困难,甚至有较高的误诊率或治疗无望;有些疾病即使确诊,在治疗的过程中,也仅仅只能延缓疾病的进展,无法治愈疾病。

2. 耐心交代用药,进行用药教育　对于此类患者,药师当对其耐心交代用药相关注意事项,充分运用所学知识耐心讲解药物使用方法、会出现的不良反应,打消患者疑虑,提高用药依从性,增加患者的药物知识,消除患者用药盲目性,增加信任,对治疗的结果有一个合理的期望,尽量避免医患矛盾的发生;树立药师信誉,通过药师的服务更好地加深医患感情,建立信任。建立联系卡,不定期回访,评价用药合理性及安全性。

3. 与其他医务人员进行一定沟通,避免随后治疗中产生冲突　药师应当树立风险预见意识,在药学服务中,要主动预见可能出现的问题,把这类患者及其家属作为沟通的重点,有针对性地沟通,减少因医患双方信息不对称而产生的纠纷。在医患沟通中要注意患者的病情变化、患者及家属的情感变化。如发现可能出现问题苗头的患者,应采取有针对性的以预防为主的沟通,尽可能把纠纷消灭在萌芽状态,并同时与其他相关医务人员进行沟通,避免医患冲突的发生。

七、药师与特殊人群的沟通

（一）沟通的主要方法与要点

1. 面对愤怒　愤怒是客观事物不符合个人需要或阻碍个人需要的满足而引起的不快体验,愤怒的情绪会让人消沉、沮丧、意志衰退、忧郁寡欢,使人身心受到摧残。由于医疗行业的特殊性,医疗卫生人员在工作中时常会遇到各种患者愤怒的情景。患者出现愤怒情绪不仅会降低其对治疗护理的配合及对医务人员的信任,影响疾病的治疗,而且容易加深医患矛盾,引起医疗纠纷,严重损害医院和医务人员的形象。良好的沟通既能使患者及家属很快摆脱愤怒的情绪,继续配合进一步的治疗,又能保证自身的安全。同时,管理好自己的愤怒情绪,也有助于工作的展开和进行。

（1）愤怒产生的过程:愤怒的产生首先是因为应激源的存在,从情感或生理上对人产生了刺激;而后,被刺激者产生了痛苦的核心情感,如焦虑、紧张等;接着作为对刺激和痛苦的核心情感反应的触发性的情景发生,最终使愤怒的情绪爆发,并以一定的行为或语言表现出来(图3-1)。

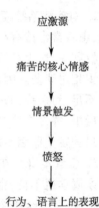

图 3-1　愤怒产生的过程

（2）管理愤怒:先让我们从另一个角度来理解愤怒。引起愤怒的原因是人们认为自己被欺骗,受到了本不应有的伤害,进而很有可能采取攻击性的行为。具体过程如下:①个体对他人的行为进行判断,进而臆测,表示不满;②坚持认为他人的行为使自己受到了伤害,情绪激动;③进而认为,他人应对我们个体目前的情绪状态以及所遭受的一切负责;④在整个过程当中,个体认为自己是被动的,仅仅下意识地做出回应。

实际上,这样的一个过程,是一种自我欺骗。在产生愤怒的整个过程当中,我们并不是被动的。

可以通过自我提问的方式来管理愤怒。问一:令我生气的对象是谁? 愤怒情绪指向的对象并不一定是真正引起自己愤怒情绪的人。问二:我为什么要生气? 愤怒是个体一种常见的冲动反应,但也是一种保护性反应。真正引起愤怒的原因是自己无力改变现状的那份无助。问三:生气能达到我的目的吗? 事实上,建设性行动、积极地处理问题才能更好地达成目的。问四:生气的场合、强度合适吗? 问五:生气的代价或后果可能是怎样的? 问六:是否存在其他方式表达自己的需求、达到自己的目的? 通过上述自我提问的六个问题,就可以更好地理解自己的愤怒,进而管理愤怒。

（3）如何处理患者的愤怒:①建立对患者情绪状态的意识以及一个支持性的环境和初始的融洽氛围;②确保采集到正确有效的信息,设身处地地理解患者(家属)的想法、担忧和希望;③使患者(家属)理解医务人员,增强医患间的信任,建立和维持一种长期、持续的建设性合作型伙伴式关系;④保证解决措施的可行性及顺利完成,成功地解决整个愤怒情景。

2. 自信　自信是个体做出的并经常保持的对自己的评价,说明个体在何种程度上认为自己能干、重要和有价值;表达了一种对自己赞许的态度,显现了对自己能力、身份、成就及价值的信心。简单地讲,自信就是确信自己的思考、自己的感受、如何看待发生的情况。通过这些,表现出自己在医疗卫生领域的专业性,同时用非命令的、不含贬低色彩的语言将这种自信传达给他人。自信包含着相互的尊重,既非单方面的屈从,也非单方面的强势。具体而言,对自己的尊重表现在表达自己的需求并维护自己的权利,对他人也是这样。

(1)使用以"我"开始的语句表达自信:使用以"我"为开始的语句是为了更好的自我认知,明确问题的关键。这样可以直接清晰地阐明问题,避免重复表达。这本身就是自信的表现。

当然,使用这样的语句并不意味着一定让他人满足自己,即不能有冒犯的语气。具体的注意事项如下:①多用中性用语,避免冲突;②避免使用包含"你"等命令式的语气;③注意他人感受;④避免引起冲突的行为动作;⑤帮助个人解决目前的冲突,并预防未来的冲突。

(2)自信的技巧:合理地使用以下技巧,可以使自己在与患者的沟通中更自信。

1)反复的自我暗示:在冷静的状态下,反复地对自己说自己的想法,进行自我暗示。如"从专业的角度讲,我并不建议你在服用药物的时候喝酒。"(反复对自己陈述)

2)使用缓冲的语言:接受患者的批评,并冷静地接受,但对自己该做什么仍有清楚的认识。如:

患者:"你就是个药师,医生已经告知我应注意的事项。"

药师:"你说的没错,我是药师。我的工作就是协助医生帮助你正确地使用药物。"

3)适时地反问:如:

患者:"不会吧! 每天吃四次药,这也太难了,我做不到。"

药师:"每天吃四次药而已,难道还有别的事情干扰到您吃药?"(这是一种语言上的暗示,药师只是在指导患者如何使用药物,但药师并没有必要承担因服药麻烦所带来的负面情绪。)

4)一定的妥协:在不违反原则的前提下,进行一定的妥协。

5)就事论事:很多情况下,人际关系是复杂的。面对这种复杂,应当本着就事论事的原则,进行沟通。如:

患者:"咱们关系这么好,为什么我女儿用避孕药的事儿不告诉我。"

药师:"是的,我们是很好的朋友,但我也是一名药师。这件事情,应站在药师的角度和你讨论。作为一名药师,我应该为你女儿保密。"

6)不要愤怒,保持冷静:保持冷静,控制自己的怒意,也是一种自我保护。如果患者或家属存在不满,说明我们工作中肯定某些环节还不够完善。所以对于愤怒的患者及其家属,不妨在与他们交谈时,站在对方的立场来考虑问题,并尽量运用平静的语调,有时甚至可以暂时保持沉默。

7)选择性无视:即选择性地对患者所说的内容进行回应。用中性的回应来避免一些尖锐的问题,缓和沟通时的气氛。

3. 冲突管理　所谓医患冲突,是指医患双方在诊疗护理过程中,为了自身利益,对某些医疗行为、方法、态度及后果等存在认识、理解上的分歧,以致侵犯对方合法权益的行为。

(1)引起医患冲突的原因:引起医患冲突的原因很多,从宏观的角度看,随着我国社会主义市场经济的发展,政府对医院投入减少,使得医院进行自我补偿,实行企业化管理,以药养医,变相增加了患者的负担;从微观上讲,患者对"治病贵"、"看病过程烦琐"意见较大、不满意;患者认为"医疗水平不高、治疗效果不好";患者法律意识增强,自我保护意识提高,增加了医患冲突;部分医务人员工作不认真,不详细询问病史、过敏史,对患者缺乏耐心,没有换位思考,也有医德医风缺乏现象等等,这些都会造成医患冲突。

作为药师,医患冲突也是职业生涯中不可避免所需要面对的问题。所以,如何应对冲突,管理冲突,也是沟通中必不可少的一部分。

(2)冲突管理的策略:冲突管理的核心在于构建一个对医患双方而言双赢的模式,真正地将问题予以解决。问题的解决要让双方都能够接受,这样才能双赢。解决问题,一般有以下五个步骤:

1)分析问题:分析问题的本质是很重要的,同时,究竟谁应对问题负责也很重要。药师的职责在于对患者如何服用药物以及健康相关的问题提出建议。从这一点上讲,药师并不需要为除此之外的其他事情负责。

2)寻求所有可能的解决方法:集思广益,寻求所有可能的解决方法。当然,在这个过程中,需要一些人参与进来。

3)在所有可能的解决方法中找出最佳的解决途径,并再次检查,该方法是否照顾到医患双方。

4)确定如何实施解决方案,方案的实施取决于要解决问题的类型。

5)对解决方案的结果进行评估:方案是否达到了双赢的目的?医患双方对此是否均满意?是否能够避免该冲突再次发生?

上述流程是解决冲突的思路,在实施的过程中,有些步骤可以合并或者省略。

当然,从细节上也应当注意避免冲突。药师要有过硬的药学知识储备和职业道德,修德练技,规范操作,提高自身素质,多积累社会经验,换位思考,用宽容、忍让的态度对待某些患者的抱怨。药师要提高认识,增强法律意识。在纠纷冲突中,常会遇到经济补偿问题,医务人员要有自我保护意识,减少纠纷。药师也应认真履行患者告知义务,患者对自己的疾病以及用药有知情同意权,药师有义务充分告知,同时态度应和蔼亲切,增加患者对药师的信任。

4. 使用支持性沟通,给予患者信心 患者来到药房取药时,药师常常会从患者的语言和行为上感受到患者对自己疾病的焦虑和无奈。应对这样的患者,作为药师,为了服务患者,避免医患误解,需要掌握一定的沟通技巧。支持性沟通是一种能够帮助管理者准确真诚地沟通,而不危害人际关系的人际沟通方式,它力图在解决现有问题、给他人不积极地回答或与他人在解决一个棘手难题的同时保持或加强交流者之间积极的人际关系。恰当地使用支持性沟通,可以很好地解决此类情况。

(1)进行支持性沟通的必要性:支持性沟通最大的好处是,让人感受到自己是被他人所理解的。这种被理解的感觉可以增进医患双方的关系。

(2)支持性沟通的类型:进行支持性沟通之前,要先分辨患者处于何种心理状态。对于不同心理状态的患者,应采取不同的方法,见表3-1。

表 3-1　支持性沟通的方法

心理状态	造成原因	支持性沟通的目的
悲伤	长久的失落感	①让患者正视自己的情感;②认可这种长时间失落感是存在的;③鼓励患者接受这种失落感
恐惧、焦虑	不可控的现况,现实的矛盾,对生命的威胁	①让患者正视自己的情感;②减少患者对现状的不确定性;③增强患者对现状的可控感;④修正患者对目前潜在危害的判断;⑤阐明避免这种危害的方法
羞辱或尴尬	感到自己的隐私被曝光,自己的性格或能力受到质疑	①让患者正视自己的情感;②鼓励患者,对患者的性格或能力给予肯定
负罪感	做出了本不该做的事情;或没有做本该做的事情	①认可负罪感的存在;②让患者问问其他人看法,明确患者可以做些什么来改变内疚的感觉;③支持和鼓励这些做法
愤怒	未达成目标,不公平的感觉	①表示对患者情感的理解;②帮助患者找到解决问题的方法;③当患者遭遇不公时,尽力挽回

当患者得知自己患有慢性疾病时,如糖尿病、高血压、哮喘等等,一般会表现出悲伤的情感。悲伤情绪的产生是由于存在一种失落感,此类患者因为疾病的特殊性,必须放弃一些难以放弃的个人习惯,例如吸烟、高脂高盐饮食等。这对大多数患者而言,是难以接受的。尽管绝大多数的医疗卫生工作者认定吸烟并不是一个好的习惯,但这无法良好地缓解患者的这种情绪。这种失落感可能还包括一些不可逆转的损伤,比如,慢性疾病会给人一种消极的暗示——我变老了,我可能没有多久可以活了。面对此类患者,药师支持性沟通的目的在于尽力让患者接受现实。正视患者因失落而引起的悲伤,承认戒除相应的习惯是痛苦的并安慰患者,最终鼓励患者接受现实。

患者常常还会带有恐惧和焦虑的情绪。此类情绪多数源自对疾病的认识不足,是一种对未知状况的恐惧,进而无所适从,产生了焦虑的情绪。因此,对药师而言,最好能够了解患者的疾病进程以及相应的治疗方案。这是进行支持性沟通的基础,随后让患者正视自己的情绪,对患者疾病的现状进行解释,减少患者对现状的不确定性,明确治疗方案的有效性,增强患者对现状的可控感,让患者对现状不再恐惧,缓解焦虑情绪。

患者因自己的疾病或是亲属患病,也有可能产生被羞辱、尴尬的感受。这些情绪来源于患者本不想公开的事情被他人知晓,或是患者的性格和能力受到了质疑,或者患者对自己潜在的认识受到了质疑或者确认。因为医生认为患者没有遵守治疗方案,患者被医生责骂,那么在随后患者面对药师时,很有可能将这种情绪转化为刁难的行为,甚至是愤怒。面对这种情况,药师要温和对待患者,让患者了解不论自己是否遵守治疗方案,都是受到了大家的尊重的。当然,有时这种情绪是难以用支持性沟通控制的。此时,药师应当与患者保持一定的距离,不被患者的愤怒淹没。

当患者做出了本不该做的事情,或没有做本该做的事情时,患者会有一种负罪感。这种负罪感常常还伴随着深深的无助。面对这样的患者,首先要承认患者的负罪感,然后引导患者去做一些能做的事情,以减轻患者的负罪感。最终,鼓励患者继续做一些能做的事情。

由于种种原因,患者有时会带有愤怒的情绪。愤怒,通常是因为未达成目标,不公平的感觉。面对愤怒的患者,药师使用支持性沟通,尽量抚平患者心中的不平感,并且帮助患者找到解决问题的办法。

支持性沟通,首先要让患者正视自己的情绪,正视现状,在此基础上,进行有目的的沟通,或平复患者的情绪,或帮助患者找到解决问题的办法等,力求达到医患的双赢。

（3）进行支持性沟通时的注意事项

1）无论支持性沟通是如何进行的,患者可能在情绪上并未改变,仍旧愤怒、冷漠或者不予以合作。有些已经发生的事情难以改变,患者的情绪经支持性沟通后未有改变也在情理中。首先,药师的工作是服务患者,展现爱心与关怀,但并非直接替患者解决问题。例如,患者即将迟到,药师也仅仅只能尽快安慰患者。事实上,并非是因为药师而使患者迟到的,所以药师也没有必要受到患者的责难,并为其迟到负责。当药师遇到这种情况时,要尽可能地冷静下来,对这样的事情进行冷处理。

2）在某些特殊的情况下,患者会有一种防御性的反应,表现为隐藏自己的真实感受,用愤怒或者冷漠替代,而事实上,他们需要被人关心。这种情况在抑郁症、性病皮肤病等患者中较为常见。患者由于特殊的情况,往往会隐瞒一些事实,用愤怒、回避等态度来进行自我保护。药师可以对患者进行一些医学专业常识宣教,让患者了解疾病的发生、发展规律,让患者放下心理包袱,使患者能够充分理解医生对其疾病的处理方法,增强治疗疾病的自信心,提高患者的依从性。对于这样的患者,不论患者如何对待药师,在不危害自己权益的前提下,药师都应当尽可能给予患者关怀。

3）支持性沟通的使用,需要药师花费一定的时间和努力来实践。通过实践,有效地掌握并应用支持性沟通的相关技能,药师也需要对自己有一定的耐心。

5. 给予合适的回应 沟通的最终目的是追求思想的一致和感情的通畅。在与患者的沟通中,药师应当做出最合适的选择,给予患者最佳回应,尽可能满足患者的需求。合适的回应,应当包含以下几点:①理解患者,让患者感受到自己被接纳,进而能够与患者开诚布公地讨论问题;②增进患者对自己现状的了解,从而有有一个清晰的认识;③如果有必要,与患者讨论达成目的的其他方法;④帮助患者对下一步行动以及相应采取的措施做出决定;⑤为取得最佳结果,帮助患者做出调整。作为药师,应当综合使用先前介绍的沟通方法,给予患者合适的回应。

恰当地使用同理心回应,表现出对患者目前情感状态的充分、客观地了解,使患者认识到自己是被他人理解的,被他人关心的,从而使沟通更加流畅。由于同理心回应本身强调客观与中性,有时会增加患者的紧张感,或是让患者认为自己被他人敷衍,这一点是药师需要注意的。面对这种情况,适当的倾听是一种有效的解决办法。

适当地安慰患者。给予患者安慰,可以使患者舒缓紧张恐惧的情绪,同时给予患者一定的信心。尤其当患者感到不安、不堪重负、主动寻求安慰时,在这种情况下,给予患者安慰常常收到事半功倍的效果。若患者没有寻求安慰,则不宜采用此种方法。

进行引导性的提问。帮助患者,也帮助药师自己理清问题,并采集一定的信息。当患者带有明显的情绪时,不宜使用该方法。

进行合理的建议。对患者进行确定性的建议,鼓励患者建立信心。

（二）常见沟通障碍与应对

1. 老年人群常见沟通障碍与应对

（1）因老年人特殊生理状态造成的沟通障碍：随着机体生理性老化，老年人群感觉器官的功能逐渐减退或出现病变，如老年性耳聋、眼底黄斑变性，加上老年患者记忆力减退，将严重影响老年患者与他人的沟通。

可采取多种方式与老年人沟通，以保证信息的传达。帮助老年人采取舒适的体位，光线、温度、湿度适宜，在安静、没有噪声的环境下与其沟通；可使用非语言沟通的方式，如：身体微微前倾、面带笑容、书写强化等；当老年人在说话时表示努力在倾听，注意不催促其回答，让老年人有安全感，有助于关系的建立；对于视力差的老年人，应避免或尽量少使用非语言沟通；对于听力下降者，应与之面对面，增加身体语言的表达比例。

（2）因忽视老年人特殊心理特点造成的沟通障碍：老年人群易焦虑、易烦躁、激动、自我压抑、孤独、易产生被嫌弃的心理。一旦忽略沟通过程中老年人的心理，就会造成沟通双方的误解，进一步产生沟通障碍。

对于老年人特殊的心理特点，首先需尊重老年患者的地位及人格，态度和蔼，称呼亲切，平复老人激动、烦躁的心情，进行用药教育时采用通俗易懂的语言，由浅入深、循序渐进；在进行沟通时，可与其唠唠家常，了解其儿孙情况，引起其话题，并以儿女情怀来倾听其诉说，使其产生信赖和亲切感，减少老人的孤独感；因时间原因未能满足老人的交流需求时，可适当使用肢体语言，如轻摸其额部、轻拍其手背，然后措辞委婉结束谈话，避免老年人因此产生激动情绪。

2. 儿童人群常见沟通障碍与应对

（1）因儿童年龄层次不同造成的沟通障碍：儿童在不同的年龄阶段心理发育存在差异，所以，患病时的反应也不一样。药师应当根据各年龄段的特点，通过不同的方式进行有效的沟通。一旦对不同年龄层的儿童定位混乱，就会引起沟通障碍。

新生儿容易哭闹，药师若接触新生儿，应行动轻巧、敏捷、熟练，减少刺激，采取一定的抚触以显示对新生儿的关爱和呵护。

婴儿多用形体表达喜悦、愤怒、惊骇等情绪，常常也需要爱抚。当婴儿脱离熟悉的环境，进入医院，面对药师时，会缺乏安全感，常常表现出恐惧、孤独、抑郁和焦虑。药师在接触婴儿时，说话语气要温和，动作要轻柔，予以爱抚和亲近，与婴儿建立感情，消除婴儿的陌生感和内心恐惧感。

学龄前儿童一般表现出依恋家长的情绪，同时由于疾病带来的痛苦，可使学龄前儿童出现退缩行为（withdrawal behavior），曾经获得的行走、控制排便、自己进餐等技能可暂时丧失。作为药师，要多加关心、亲近他们，允许他们携带自己喜爱的玩具和物品，使他们尽快适应环境变化。

学龄期儿童，情绪波动较大，会出现对抗、挑衅、任性、不遵医嘱和攻击行为，易与家长和药师发生摩擦。药师在接触学龄期儿童时，应感情细腻，注意方式方法，语言要体现平等，交流时的话语要符合孩子的年龄特点。注意不要粗声粗气，疾言厉色，伤害其自尊心。

（2）因儿童的恐惧心理造成的沟通障碍：由于曾经的疾病和治疗（如打针、吃药等）对儿童带来刺激与伤害，儿童留下不愉快的记忆，产生对疾病的恐惧感，甚至是对"白大褂"的恐惧。由于儿童的恐惧心理造成的不配合与抵触行为，会引起沟通障碍。

在与儿童交谈时,最好使孩子的视线与药师平齐,交谈时要面带微笑,声音柔和、亲热地称呼孩子的名字或乳名,注意语言的亲和性。学龄期儿童认识力增强,当一些慢性病对其成长和生命构成威胁时,会产生严重的不安情绪和心理冲击;面对这种情况,作为药师,要让患儿正视疾病,用热情的语言鼓励他们,消除其对疾病的恐惧感。

(3)因忽视患儿家长及亲属需要造成的沟通障碍:当儿童患病时,家长在医患关系中起关键的作用。由于孩子的疾病,家长往往存在紧张、焦急的情绪。从某种程度上讲,与患儿的沟通就是与患儿家长的沟通。一旦未能充分体谅患儿父母及亲属的心情,就会产生沟通障碍。

家长存在紧张、焦急情绪的原因,往往是希望了解孩子得了什么病,为什么会得病,还希望了解最佳治疗方案等等。作为药师,可以将疾病的一般情况,常规的治疗措施,常见的几种治疗选择以及各种选择的利弊等信息向患儿家长作通俗易懂的解释和说明,在此基础上取得他们的信任。对患儿存在的和可能产生的心理障碍,应及时与家长沟通,以避免不必要的纠纷。在家长的配合下,对患儿予以耐心解释、启发、诱导、鼓励。

3. 妊娠与哺乳期女性常见沟通障碍与应对

(1)因妊娠女性焦虑和抑郁以及哺乳期女性抑郁倾向(产后抑郁)造成的沟通障碍:孕妇群体中抑郁及焦虑情绪高于正常人群,产后抑郁的情况也很常见,一旦忽视此类心理状态,未能抓住此类人群表达重点,即造成沟通障碍。

药师在沟通过程中,要体会对方的感受与需要,耐心倾听咨询者的每句话,抓住重点仔细分析,造成抑郁或焦虑的原因始于对妊娠的认识缺陷,或对分娩过程的恐惧,或是对胎儿安全过分担忧,根据不同情况,有的放矢进行沟通,尽量疏导其减轻心理压力。

比如孕妇检查乙型肝炎病毒血清学标志物,证实自己是乙肝带毒者,最担心是否会传染给胎儿,最困惑的是孩子出生后可否母乳喂养,遇到这类问题,药师应用科学态度,建议孕期注射乙肝免疫球蛋白,并把母乳汁中乙肝病毒的研究结果如实告诉来询者,可否母乳喂养让其知情选择。

要预防产后抑郁症的出现。产后抑郁症不仅影响产妇的健康,危害产妇及婴儿,而且影响到婚姻,家庭和社会。因此,对产后抑郁症应给予充分的重视,我们不仅要重视围产期母儿的生理、生长发育的变化,还应十分关注产妇的个性特征,分娩前后的心理状态及其变化。根据不同的情况,运用医学心理学、社会行为学知识,采取不同的干预措施,以期解除导致产后抑郁的心理因素,减轻心理负担和躯体症状。

(2)因未保护妊娠女性隐私造成的沟通障碍:妊娠期女性由于一系列常规检查,会涉及婚姻、家庭和两性关系等个人隐私。继发不孕症可能与婚前性行为、人工流产等有关;性传播性疾病可能与不洁性生活史有关;前置胎盘可能与多次宫腔操作、手术史有关;分娩、引产等均和婚姻、家庭有关。一旦在交流过程中不注意其隐私的保护,就会造成沟通障碍。

对于意外妊娠的年轻女性,由于其角色的敏感性,更应该对其隐私保护。例如,小王首次意外妊娠后,到医院进行药物流产,由于发药的药师未曾注意其情况,大喊道“王某某,到四楼药流”,小王当即觉得非常不好意思,认为该药师侵犯了自己的隐私,欲进行投诉,经调解后作罢。在此事中,并不存在医疗事故责任,而是由于药师不适当的沟通造成的。

在与该类人群的沟通中,药师应起主导作用,埋怨患者和家属是徒劳的。应当"以患者为中心",对各类人群提供人性化服务,加强沟通交流,减少医患纠纷。

4. 理解能力受限人群常见沟通障碍与应对

(1)因无法理解沟通内容造成的沟通障碍:由于听力损伤,精神疾病,或阿尔茨海默病等导致认知受限的疾病因素,造成此类人群对沟通的内容理解上存在困难。一旦此类人群对沟通内容的理解存在偏差,就会造成沟通障碍。

对于各种原因造成的理解受限,药师应当应用多种沟通方法,如肢体语言,书写等方式进行沟通。对于听力损伤的人群,为保证沟通顺畅,可以使用书写的方式进行沟通,将要交代的内容详细书写,逐一对其进行解释,并用肢体语言,如微笑,点头等,确认其对书写内容均理解。对于由于精神疾病造成理解受限的人群,宜采取对症的沟通技巧,以引导为主,进行沟通交流。

(2)与理解能力受限人群家属交流不当的沟通障碍:由于该类人群一般都有家属陪同,一旦与其家属交流不当,未照顾到其家属心理感受,就会造成沟通障碍。因此,药师应当尊重该类人群家属的人格,取得他们的信任,从而有效地减轻他们的精神压力,消除偏见。对家属进行健康教育,灵活运用语言技巧,以多种形式向家属提供相关医学知识,鼓励家属正确对待该类人群目前的状态,并以科学的态度对待疾病的发生和转归,以改善家属的不良心态;有必要时,对家属解释疾病的治疗和住院过程,使家属主动帮助患者安心住院;对家属进行药物知识教育,提高家属对该类人群的支持,提高药物维持治疗的依从性。

5. 残障人士常见沟通障碍与应对 残障人士是指在心理、生理、人体结构上,某种组织、功能丧失或者不正常,全部或者部分丧失以正常方式从事某种活动能力的人。常见的沟通障碍基本源自于残障人士特有的心理状态,作为药师,有必要了解残障人士种种心理状态。

(1)残障人士心理特点和性格特征

1)自卑和孤独心理:这是残障人士普遍存在的心理特点,由于生理和心理上的缺陷,使他们在生活中遇到诸多困难,得不到足够的支持和帮助,甚至遭到厌弃或歧视,所以产生自卑心理。

2)敏感多疑且自尊心强:残障人士的敏感体现在过多地注意别人对自己的态度,十分在意他人的评价。甚至他人对自己无意的称呼,也可能引起他们的反感。如果他们的自尊心受到损害,就会当即流露出愤怒情绪或采取自卫的手段加以报复。

3)深刻的抱怨心理:长期的与常人不同的生活,导致一种压抑状态。进而抱怨父母、抱怨领导、抱怨命运。

4)情绪不稳定但富有同情心:他们对外界的情绪反应强烈,容易与别人发生冲突。而残疾人对残疾人有特别深厚的同情心,与非残疾人却较少进行交流,这除了"话不投机"的原因外,还与交流不方便有关。

5)不同类型残障人士的性格特征:大多数盲人性格内向,温文尔雅,有丰富的内心世界,情感体验深沉而含蓄。由于没有视觉信息的干扰,形成了爱思考、善思考的习惯,抽象思维和逻辑思维比较发达,言语听觉能力发达,记忆力比较好,词汇比较丰富,这也促成了他们语言能力强的特点。聋哑人与盲人不同,他们性格外向,情感反应强烈,频度高但持续时间短,性格豪爽耿直。他们通过兴趣、具体行动和自己的情感表达来分析生活,观察问题往往只看到表象,不太注意内在联系,多倾向于眼前世界,较少考虑长远利益。肢体残疾者性格特点主要表现为倔强和自我克制,"忍"字当头,只有在忍无可忍时才会爆发。

(2)应对方法

1)真诚表达,拉近距离:首先,对待残障人士态度一定要真诚,要充满爱心与其交流。残疾患者比较敏感,也比较自闭,所以包括眼神、语言、肢体表达等都需要透露出对其的关心和爱护,为进一步的沟通做好铺垫。

2)善于倾听,积极回应:要耐心倾听,在倾听过程中宜做出合适的语言及肢体回应,如"嗯"、"是"、"请继续",并适时地点头、微笑。

3)语言得当,鼓励引导:残障人士一直生活在残疾的阴影与痛苦中,自卑和挫折感明显且容易反复。因此,与其沟通时语言一定要朴实,切勿轻易许愿,或是给予其夸大的效果,否则会适得其反,加重残疾人的挫折感,导致其不信任。

6. 少数民族人群常见沟通障碍与应对 我国是个多民族的国家,药师在日常工作中会常常遇到少数民族患者,掌握与运用沟通技能,可提高患者治疗时的依从性和就医满意度,减少医疗纠纷,促进日常工作的开展。

(1)因不同的价值观和宗教信仰造成的沟通障碍:不同民族有着不同的传统习俗、宗教信仰、价值体系,作为药师在提供服务时,需要理解另一种文化背景下服务对象的需求和行为。而事实上,大多情况药师用自己的价值观来判断患者,常常会导致将自己文化背景中的现象强加于另一种文化背景下的服务对象,造成"文化强加"或"文化震惊"等。

尊重少数民族各自信仰,避免敏感话题。少数民族各自拥有不同的信仰,若对对方信仰不甚了解,应尽量避免谈论。当沟通过程中无意冒犯对方信仰时,需及时道歉。在正常的沟通中,保持不卑不亢,耐心交谈,就事论事,使她们思想放松,消除恐惧、紧张。交谈时语言尽量轻松、简明易懂。必要时用形体动作辅助,态度要和蔼、耐心。

例如,在少数民族地区尤其要尊重伊斯兰教教徒在饮食方面的习惯,在不影响的情况下,不要打扰他们的信仰生活。

(2)因语言不通造成的沟通障碍:少数民族基本都有自己的语言,对汉语的理解和表达能力稍有不足,尤其是来自牧区和农村的患者,由于与外界的信息交流相对闭塞,对汉语的理解和表达能力相对较差,对医务人员的依赖、恐惧、羞愧心理比较明显。藏族人开朗、热情,心情安静平和,擅长于形象思维,言语行动易受环境影响。回族人具有重现实的个性特征,易接受新思想,比较自由、激进。

作为药师,宜采用多种方式进行沟通交流。药师在沟通交流中需要发挥主观能动性,要主动地去解决问题。可以采用多种通俗易懂的方式与患者进行沟通交流,尤其在一些少数民族的聚居地,可以根据当地患者文化水平、风俗习惯及背景,借助一些专业书籍及科普读物,制作一些图文并茂的卡片,向患者讲解病情,使患者对相关药物有所了解,便于配合治疗。

同时,也要善用非语言交流。例如善意的微笑,微微欠身表示谦恭有礼,点头表示打招呼,侧身表示礼让等等。

第二节　治疗团队中的药学服务与沟通

一、治疗团队中的药学服务

越来越多的研究支持多学科合作是为患者提供健康服务的最好的方法,尤其是对于那些因为各种急性和慢性问题而导致治疗情况复杂的患者。药师作为治疗团队中的一员为患者提供直接的药学服务,这种模式已经在西方发达国家逐渐得到认可并且发展迅速,而我国则还处于初级阶段。在治疗团队中,药师不仅需要为患者提供专业的药学服务,还有责任向医师、护士和其他医务人员提供必要的药学服务,以提高药学服务的覆盖程度,提升工作效率。

（一）面向医师的药学服务

药师向医师提供的药学服务大多发生在查房和会诊的过程中,其次是药物咨询。由于医师对于疾病与患者情况的掌握要优于药师,所以药师应利用自己的药学专业知识向医师提供差异化的药学服务,这不仅要求药师应具备扎实的药物治疗学、药理学、药剂学、药动学等理论基础,还应具备利用这些理论解决临床问题的能力。药师为医师提供的药学服务主要有以下几方面。

1. 治疗药物的遴选　专科医师往往对本科经常使用的药物有丰富的药学理论基础与使用经验,但对于处理非本科常见问题的药物选择则缺乏经验,往往寻求他科会诊或咨询药师。药师应利用药物治疗学理论,特别应注意结合患者病理生理的实际情况,为医师提供药物遴选建议。需要注意的是,药师提供的建议应以指南、共识或其他循证等级较高的证据作为首选。另外,除非特殊情况,一般不向医师提供说明书外用法的建议。

（1）品种的遴选:药师不仅应熟知各类药物的药理作用机制,更应掌握每类药物中具体品种之间的差别,这样才能协助医师根据患者的实际情况选择最合适的品种。另外,某些静脉用药对溶媒的选择有具体的要求,药师也应提供相应的建议。

（2）剂型的确定:药师应根据患者的认知能力,评价其可能的给药途径,选择适合治疗需要的、最简便易行并且安全的剂型。如某患者为慢性骨髓炎,在院内经莫西沙星静脉输注治疗两周后疾病得到控制,可出院,由于骨髓炎治疗周期长,患者出院后须继续治疗一段时间,医师咨询药师可否为患者出院后继续使用莫西沙星注射液,药师根据患者情况,并利用药动学知识,向医师说明口服莫西沙星片剂的生物利用度较高（约90%）,可以达到类似静脉给药的效果,并且口服给药比患者自行静脉用药的安全性高,故推荐医师为患者选择莫西沙星片剂继续治疗。

2. 药物剂量的确定　药师参与药物剂量制定的情况,更多是在患者合并肝、肾功能不全,或是存在有临床意义的相互作用时,对于药物剂量的调整。另外,药师还可以运用药动学原理或治疗药物监测结果,提供调整药物剂量的建议。如患者为革兰阳性菌血流感染,使用万古霉素 1g 每 12 小时一次治疗 3 天后效果不佳,药师评价疗效欠佳的原因可能为血药浓度未达到治疗浓度,故建议医师监测万古霉素血药浓度,结果为 11ng/ml,药师建议调整万古霉素剂量为 1g 每 8 小时一次,再次使用 3 天后,患者感染得到控制,复查血药浓度为 18ng/ml。

3. 药物相互作用和不良反应的甄别

（1）药物相互作用：医师在实施药物治疗过程时易忽视药物相互作用对治疗结果的影响，特别是处于重症监护的患者。由于病情危重、复杂，治疗药物繁多，更易发生药物相互作用，使得药物治疗效果降低，甚至影响患者的安全。如某癫痫术后患者，使用丙戊酸钠控制发作，由于近日为治疗其重症院内获得性肺炎时选择了美罗培南，患者癫痫发作日渐频繁，药师运用药物相互作用理论分析，美罗培南会使得丙戊酸钠血药浓度明显降低，导致患者癫痫发作得不到有效控制，给患者带来不良后果甚至危及生命。

（2）药物不良反应：当医师对于患者的某些疾病问题无法找到合适的解释时，药师应着重分析问题的发生是否可以用药物不良反应来解释，为医师提供不良反应的评价结果，以便制定相应的对策。如某心衰患者长期服用地高辛，近日患者出现恶心、呕吐等消化道症状，医师为其开具甲氧氯普胺对症治疗，药师分析患者的消化道症状可能为地高辛引起的不良反应，遂建议医师监测地高辛血药浓度，结果为地高辛过量，于是立即调整了地高辛的给药方案，2天后患者消化道症状缓解。

4. 药物治疗监护建议　某些药物在治疗期间可能需要监测患者的某些特殊症状、体征或实验室检查指标，以判断药物的有效性和安全性。如长期使用肠外营养的患者，应提示医师定期（一般为两周）监测血脂浓度，防止脂肪超载综合征的发生。

5. 药物治疗信息的提供　当前，医学发展迅速，每天都有大量的医学文献发表，药师作为药物治疗专业人员，更应不断更新药物治疗方面的理论与实践知识，以保持与医师在药物治疗方面的同步。另外药师还应从良莠不齐的文献中筛选出真正有价值的文献，提供给临床，避免质量低下的文献对治疗产生不利影响。

（二）面向护士的药学服务

护士是药物医嘱的具体执行者，执行的质量关系到患者用药是否有效及安全，特别是静脉用药，故药师应为护士提供必要的药学服务，保障药物治疗效果和患者安全。

1. 静脉用药配制方法　某些静脉用药在配制时需要特别注意配制方法，否则可能影响治疗效果或关系到患者安全。例如使用注射用替考拉宁时，一方面需要使用专配的稀释剂，另一方面在溶解时不可强烈振摇，否则可因发生皂化反应造成有效成分丢失，进而使得抗感染效果降低。

2. 静脉用药的配伍与输注顺序　住院患者使用静脉用药较多，而往往只建立了一条静脉通路，这就使得多种静脉用药产生配伍问题的几率增加。此时药师需要提示护士在为患者进行静脉输液前查阅相关的配伍信息，如配伍禁忌表等，避免存在配伍禁忌的药物混合输注，必要时，药师还应与护士一起为患者设计静脉输液方案，使众多的静脉用药安全有效地应用于患者。例如某患者为急性细菌性脑膜炎入住神经科重症监护病房，全身炎症反应重，需要使用十余种静脉药物治疗，同时由于患者全身皮肤情况较差，只能建立一条静脉通路，此时药师通过查阅药品的相关理化性质，结合患者的治疗需要与临床输液的可行性，与护士共同设计了输液方案，保证了药物的治疗效果。

3. 药物治疗监护建议　护士不仅是药物治疗的执行者，同时也是药物治疗效果和安全性的监护者，药师和医师由于种种原因，对患者的监护频率往往不如护士。对于某些药物，药师应提示护士进行相应的监护。比如某些患者使用右美托咪啶进行镇静，由于此药可能对患者的心率、血压产生影响，使用时应提示护士进行严密监护，及时反馈患者的反应，避免不良后果的发生。

4. 病区药品的管理　为了解决患者突发情况的治疗问题,病区经常备有抢救用药等应急药品,但由于护士并非药品管理的专业人员,就需要药师协助护士对病区药品的质量、数量等进行管理,并且制定相应的规章制度,严格执行,保障患者的用药安全。

(三)面向其他医务人员的药学服务

1. 医院感染管理人员　目前我国细菌耐药形势严峻,药师需要与检验科医师等对院内细菌耐药情况等共同进行监测,如药师定期提供临床抗菌药物使用的情况,还应定期为医院感染管理人员提供抗感染治疗进展等信息,为院内抗感染治疗策略的制定提供必要的依据。

2. 医务管理人员　药物治疗与药事管理委员会在现今的药品管理中发挥着越来越重要的作用,药师应作为委员会中的重要成员,为临床使用的药物提供必要的药学专业评价,使药物在满足临床治疗需要的同时,其安全性可以得到保证,且拥有合理的价格和持续的可获得性。药师定期对门急诊处方和住院医嘱进行点评,将不合理用药的问题及时反映给医院管理部门以便制定相应对策,促进药物的合理使用。

二、治疗团队中的沟通

药师在为治疗团队的其他人员提供药学服务时,不可避免地要进行各种沟通,沟通内容是否准确、方法是否合适将关系到沟通的成功与否,进而可能影响患者的药物治疗。

有效沟通的前提是首先与临床形成有效的合作机制,双方要分享各自的工作理念、工作计划,并对各自的责任有明确认定,尊重彼此的工作。此外还应建立反馈机制,针对在团队合作中出现的问题及时做出应对。鉴于我国目前的情况,并非所有的医师都接受药师参与临床工作,医师对药师的工作能力也存在质疑,这往往和医师的既往经历有关,也和药师以往的工作成绩有关。故药师应根据医师的接受程度,挑选相对适合开展工作的科室,进行初期小范围的工作,待工作相对稳定、成熟后再推广至其他科室。成功的经验还有助于工作的推广。建立合作关系的一些建议如下:

1. 将患者的信仰、安全以及和谐的医患关系置于首位。
2. 适当宣传,明确各自责任,阐明合作益处。
3. 建立有效沟通、管理和记录的机制,使得药师可以合理合法地获得患者信息。
4. 充分利用各种科技手段促进沟通。

药师开始寻求合作前,应先考虑三个问题。首先,所在机构是否支持药师与临床的合作。这可以与机构领导、患者和医师组织等交换意见,以便知晓是否需要此项服务,或希望看到这种合作。有些患者希望团队合作来为他们提供更好的医疗服务,药师可以适当借助这种需求提升其临床参与度。其次,能否充分有效地利用医生仅有的时间商讨合作事宜。药师应在商讨前做好准备,沟通时做到言简意赅。再次,是否信任与之合作的医师。药师与临床的合作一旦开展,就应长期进行下去,需要有相应的短期和长期的工作计划,以明确各阶段的任务,做好分工。

(一)沟通的主要方法与要点

1. 沟通前拟定流程　药师在与临床进行沟通前,应做好相关的准备,拟定沟通流程,保障沟通能够顺利进行。药师在沟通前应针对沟通问题查阅相关文献资料,尤其是循证药学证据,准备所需的理论依据,并拟定解决方法。沟通时应选择合适的时间,先将问题简明扼要的表述,向医师阐明所持观点,再提出药学建议与临床讨论,最后将沟通结果做好记录。有时拟定的药学建议并不能被临床接受,此时如果提前准备好其他备选方案,可能获得较好的沟通效果。

2. 合作中建立信任　药师作为治疗团队的一员,在我国还处于初级阶段,只有少数临床药学工作开展较好的医疗机构建立了治疗团队,共同为患者的药物治疗负责。造成这种局面的原因很多,其中之一就是大多数药师还没有赢得其他医务人员,特别是医师的信任。多数医师对药师的工作还没有充分的认识,甚至是排斥,对于药师的加入有些许的防备心理,怀疑药师的工作能力,对药师的工作也没有足够的信任。由此可见,建立信任是决定药师能否真正参与药物治疗,为患者提供药学服务的首要条件,也是与临床成功合作的基石。一方面,药师在加入治疗团队前需要与医师进行充分的沟通,阐明药师的工作内容、对象、方法等,特别应强调药师的主要服务对象是患者,最终目的是保证患者的药物治疗效果,消除医师对药师工作的戒备心理。此外,还可以向医师阐明药师的工作可能会给医师带来的益处,例如更容易使患者达到治疗目标,缩短住院时间,或使医院管理指标达标等,使医师更容易接纳药师的工作。另一方面,药师在进入治疗团队开始工作后,会时常遇到临床提出的各种与药物有关的问题,药师应及时、认真予以答复,并给予持续关注,协助临床改善患者的药物治疗效果,使药师的工作态度和能力逐渐得到医师的认可,使医师逐渐建立起对药师的信任,而不再需要对药师的工作进行审视。再有,药师参与治疗团队需要持之以恒的毅力,并非一朝一夕,长期坚持的努力工作也是帮助药师建立信任的重要方面。

3. 沟通中换位思考　药师在初期参与治疗团队中与临床进行沟通时,容易以自我为中心,对患者的需求和医师的观点缺乏必要的了解。药师在沟通时,应尝试站在对方的角度考虑问题,并且适时让对方知道药师已经了解了他/她的观点或需求,这也有助于问题的解决。

4. 沟通时运用技巧　药师时常遇到因用药医嘱或处方存在争议问题,而需要与临床进行沟通,沟通方式和技巧的选择将决定沟通能否成功。首先,医师和药师的专业文化不同,沟通要做到彼此间的理解,就需要良好的倾听技能。其次,为保证沟通信息的准确,应尽量选择当面或电话进行口头语言的沟通,并且使用和医师同等水平的语言而不是患者的语言,并做到有理有据,展现药师的自信。再次,沟通时应始终围绕患者讨论问题,避免针对医师行为的评价,以免引起不必要的矛盾。另外,遇到矛盾时应适当表现出通融、承认自己的理解不足,避免矛盾的激化。

5. 适当借用管理政策　由于我国目前存在的不合理用药情况较为普遍,尤其是某些辅助用药的使用受到多方面因素的影响,再加上我国临床药师还处于初级发展阶段,缺乏足够的能力规范此类药物的使用。所以,面对这种情况,临床药师可以借用国家的各种政策、管理规定,选择合适的方式促进临床合理用药。

(1)抗菌药物整治专项活动:我国从2011年起已经连续进行了3年抗菌药物临床应用专项整治活动,使得临床滥用抗菌药物的情况有了较明显的改善。药师在整治活动中发挥了重要的作用,一方面药师协助医务管理部门对临床使用抗菌药物的情况进行分析,从管理层面制定改善方法,还与医务管理部门和临床主任一起约谈,商议具体的改进策略。另一方面,药师深入病房与临床医师共同管理抗菌药物的具体使用,避免抗菌药物的不合理使用,特别是Ⅰ类手术切口预防使用抗菌药的情况。如某院乳腺手术在整治前使用莫西沙星作为预防切口感染用药,整治活动开始后,药师根据整治活动方案,并在查阅相关指南、文献后,协助医务管理部门与临床科室一同制定了合理的预防用抗菌药的方案。随着整治活动的进行,该科室预防用药大幅下降,且品种选择正确率也大幅提升。

知识链接

抗菌药物临床应用专项整治活动

抗菌药物临床应用专项整治活动是我国原卫生部在 2011 年提出的一项全国范围的活动,覆盖所有二级以上医疗机构,目的在于加强抗菌药物临床应用管理,优化抗菌药物临床应用结构,提高抗菌药物临床合理应用水平,有效遏制细菌耐药。针对抗菌药物临床应用中所存在的突出问题,采取标本兼治的措施加以解决;完善抗菌药物临床应用管理的有效措施和长效工作机制,促进抗菌药物临床合理应用能力和管理水平的持续提高。

(2)医疗保险报销政策:某些辅助用药由于其疗效不确切,且价格较昂贵,没有完全纳入我国医疗保险的报销范围,临床滥用会给患者带来经济上的较大负担。由于医院医疗保险管理部门会定期通报医疗保险拒付的情况,特别是针对辅助用药,药师可以利用此机会促进对某些药品的合理使用。如某院在一段时期内,医疗保险资金拒付了大量果糖和转化糖的使用,原因是很多患者并无使用两种药物的适应证,而使用果糖和转化糖造成了患者经济上的负担以及国家医疗资源的浪费。药师利用医疗保险部门通报的这个情况,协助医务管理部门制定了两药在临床使用的规定并向临床做了告知。随后,两药在临床的使用有较明显的下降,使用范围也趋于合理。

(二)常见沟通障碍与应对

1. **信息传达有误导致沟通障碍** 由于历史的原因,药师与医师在各自的教育背景和工作内容上均有一定差异,表现为在对某些事件特别是药品的使用、供应等的描述上存在一定程度的差别,各自有约定俗成的非正式用语,如果语言表达不明确,可能会造成理解上的歧义,严重者可以对患者的治疗产生影响。例如人纤维蛋白原、人凝血酶原复合物等血液制品,其市场供应受到原料和制剂工艺等影响而时常出现药品短缺的现象,药师在评价其临床使用时应严格把握用药适应证,但并非强制性约束临床的使用。若此信息传达有误,可导致临床的误解,甚至使得某些凝血功能障碍的患者得不到应有的治疗而造成严重后果。

2. **准备不充分导致沟通障碍** 药师与医师或其他医务人员的沟通主要集中在讨论对患者的药物治疗问题和解答用药问题的咨询这两种情形。两者均需要药师在沟通前做好充分准备,特别是对于刚开始进入临床工作的药师,仓促讨论问题或解答咨询都可能导致沟通的失败,甚至使得正确的意见得不到临床的采纳。例如某初级药师刚开始进入临床不久,某日医生对于一院内获得性肺炎患者的用药选择提出咨询,该药师在没有了解清楚患者病情,且没有查阅相关指南等文献、既往有无抗感染治疗经验的情况下,仓促给予了"哌拉西林舒巴坦"的回答。虽然事后证明该回答并无不可,但当时由于药师没有做好充分准备而表现出的仓促、不自信,使得医师并没有采纳该建议。

3. 缺乏沟通技巧导致沟通障碍　药师在与临床进行沟通时,往往由于缺乏适当的沟通技巧,或是没有耐心倾听医师用药的理由,或是没有换位思考而直接指出医师的错误,抑或是语气强硬,使得医师感受不佳,都可以为沟通造成障碍。例如某患者由于既往患 2 型糖尿病使用格列吡嗪片(普通片)治疗,用法为每日三次,每次 5mg,入院后需要继续使用。但由于该医院只有格列吡嗪控释片,医生开具了"格列吡嗪控释片,每日三次,每次 5mg"(注:控释片每日只需服用一次)。一名初级药师审核医嘱时发现此问题,遂立刻打电话与医师沟通,指出医师开医嘱错误,直接要求医师更改医嘱。由于没有了解具体情况,且沟通语气较强硬,医师以"患者既往一直按此方法服药"为由拒绝了药师的建议。另一名高级药师了解情况后,首先到病房与患者进行了交流,得到了患者确切的服药品种及方法,然后找到医师从患者的角度考虑与医生进行沟通,说明了医嘱对患者可能造成的不良后果,医师随即接受了药师的意见,更改了医嘱。

第三节　案例解析

(一)老年人沟通一例

1. 案例简介　李某,男,65 岁,教师,因糖尿病、肾病住院,临床药师进行常规药学查房。

2. 沟通过程

药师:"李老师,早上好! 昨天晚上睡得好吗? 今天感觉怎么样? 您现在应该吃降糖药了,要在用餐前 30 分钟服用。"

李老师(服药,不满):"你们是不是落了一种药? 我记得医生说要服两种。"

药师(微笑):"噢,您记得很清楚啊,是还有一种,活血保肾的,每 8 小时服用 1 次。由于降糖药是餐前的,两种药物服用时间不同,所以护士没有同时发给您,怕您不好区分,到时间护士会给您送来的。"

李老师(故作疑惑):"真的吗? 为什么我的管床医生没向我交代?"

药师(继续微笑):"是的。管床医生没能向您交代,可能基于您病史的考虑,认为您对药物的使用有一定的了解,当然您的提醒非常好,我们下次一定改进。您现在使用两种药物,降糖药是餐前服用,还有一种活血保肾的药物每 8 小时服用 1 次。"

李老师(露出笑容):"好的,我知道了,谢谢。"

药师:"不客气,李老师。"

3. 案例解析　患者与医务人员之间存在着信息不对称,要学会站在患者的角度考虑问题。在沟通中要让患者感觉到你是在用心服务,而不仅仅是为了完成工作任务。由于双方所处位置不同,思维方式也不同,所以患者对工作有意见时,要抱着理解对方的态度,与患者进行心理沟通,尽量消除误会,使患者得到心理上的满足。对患者偶尔出现的冒犯、敌意、不信任的语言要容忍,禁批评、训斥,善于对患者安慰鼓励,体会对方的心理。

该案例中,李老师明显表现出了疑惑与不信任的心理,故而连连发问,药师对李老师表现出了足够的尊重,并且耐心倾听认真对待,诚恳地解释清楚,最终使李老师有了安全感、舒适感和信任感。

知识链接

沟通的基本框架

沟通的基本框架主要包括会谈启动、采集信息、必要的体格检查、解释和计划以及结束会谈,共五个序列任务。还包括两大任务,分别是建立关系和组织访谈结构。组织访谈结构与建立关系是贯穿于整个访谈过程的任务而不是按时间顺序发生的事。这两个连续性的任务是有效完成五个序列任务的关键。

(二)儿科沟通一例

1. 案例简介　小玲,7岁,女,因腹痛住院,经过简单处理后,第二天早晨临床药师进行常规药学查房。

2. 沟通过程

药师(进入病房,轻步走向小玲):"小玲宝贝,你好!"

小玲见到药师穿着白大褂,露出恐惧的表情,努力想躲到母亲身后。

母亲(赧然一笑):"小玲,乖,再让看看,检查一下。"

母亲(转向药师):"不好意思啊,前前后后折腾的,现在一见穿白大褂的就害怕。"

药师:"没关系!小玲,乖,来让药师叔叔看看。既不打针也不吃药,小玲很坚强的,是不是?"

小玲(偷偷看向药师,仍有恐惧):"……"

药师(微笑):"告诉叔叔,还疼不疼。答对有一个小奖励!"

小玲(转头过去):"……"

药师(无奈,转向母亲):"怎么样,孩子现在还好吧。还因为疼痛哭闹吗?"

母亲:"现在好多了,昨天晚上也挺安稳地睡了。"

随后,药师又向母亲采集了一些信息并对其进行了疼痛教育,母亲表示接受。

3. 案例解析　这一年龄段的儿童,正处于学龄前期与学龄期变更阶段,常有情绪波动,容易产生抑郁、焦虑、恐惧、悲观、自责等心理,出现对抗、挑剔、任性不遵嘱托和攻击行为,易与家长和医护人员发生摩擦。所以与儿童沟通时,在很多事务上他们的父母也是关键人物。重要的是,要从跟儿童交谈开始,必要时与他们的父母沟通。

上述沟通案例不能说是成功的。可以明显看到,小玲对医务人员存在着明显的恐惧,无法正常沟通。尽管药师做出了努力,试图用温和的态度,鼓励的语言诱导小玲与自己沟通,但最终都失败了,在与这一年龄段儿童的首次沟通中,这一现象是正常的。此时,药师将谈话的对象转向了孩子的母亲,收集了一定的信息,并进行了疼痛管理教育,在这一点上,是可取的。

思考题

1. 请讲出不同特殊人群的常见生理特点与心理特点,思考二者之间的联系。

2. 对于某些对医药知识有一定了解的特殊人群,作为药师,该如何与其沟通,增加其用药的依从性?

　　3. 案例分析

　　(1) 小王首次意外妊娠后,到医院进行药物流产。由于发药的药师小李未曾注意其属于首次意外妊娠情况,大喊道"王某某,领药后到四楼药流",小王当即觉得非常不好意思,认为该药师侵犯了自己的隐私,欲进行投诉。作为药师,你认为药师小李有何错误? 如果你是该药师,你会如何向小王交代到何处进行药物流产? 针对小王欲投诉的现状,如果你是该药师,你会如何处理?

　　(2) 患者男性,37 岁,大学文化。因"疑人害己,凭空闻语四个月"而住院治疗。患者因敏感多疑,感觉单位领导及同事在议论自己,并认为有人不怀好意地要加害于他,经常责问领导和同事。住院三十天后病情明显好转。该患者在刚刚住院时不修边幅,病情好转后,特别在意别人对他的评价和态度。临床药师小王在药学查房时,恰逢该患者无理地多次要求更换住院病号服,小王与之沟通无果,该患者与小王发生纠纷,进而认为周围的医务人员都不尊重他。请问,该患者目前的生理状态与心理状态如何? 药师小王应该如何与该患者进一步沟通?

　　(3) 某重症监护患者,需要使用降压药控制血压,医师开具了医嘱为:硝苯地平控释片 30mg,胃管入,每日一次;氨氯地平片 5mg,胃管入,每日一次。药师审核医嘱时发现医嘱存在重复用药和给药途径不适宜的问题,需要和医师沟通,请阐述药师与医师沟通的具体流程,并指出各环节可能运用到的沟通技巧。

（张杜枭　刘　宁　葛卫红）

第四章　门急诊处方审核、调剂、处方点评与沟通

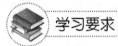 **学习要求**

1. 掌握门诊处方调配、审核、发药交代中的沟通方法。
2. 熟悉门诊处方审核的流程及要点,特殊剂型药物交代的沟通要点。
3. 了解处方调配的流程和处方点评中的沟通要点。

门诊药房是医院面向门诊患者提供药学服务的场所。门诊药房的任务不仅仅是向患者提供药品,还肩负着医生处方审核,用药交代,患者用药教育,处方点评等工作。门诊药师日常工作常见的沟通对象有患者、医生、药师同事、护士等,主要以患者为主。门诊患者文化水平以及医学知识参差不齐,每位患者在窗口取药接受药师进行用药交代的时间很短,如何能在短时间内将用药信息准确地传递给患者,使患者回家后能准确用药,需要药师有良好的沟通能力,掌握有效的沟通技巧。门诊药师除了服务患者外,还需要和医生、护士等医疗团队的其他人员建立良好的沟通关系,例如:在审方环节和处方点评时发现了问题处方,如何能和医生有效沟通,合理用药,同时又让医生乐于接受,都是需要掌握沟通技巧的。因此掌握有效的沟通方法,准确地将信息传达给沟通对象,是在门诊工作的药师需要具备的技能。

第一节　门急诊处方审核、调剂与处方点评

一、门急诊处方审核与调剂

(一)处方及处方的审核

1. 处方　处方是指由注册的执业医师和执业助理医师(以下简称医师)在诊疗活动中为患者开具的、由取得药学专业技术职务任职资格的药学专业技术人员(以下简称药师)审核、调配、核对,并作为患者用药凭证的医疗文书。处方包括医疗机构病区用药医嘱单。

2. 审核处方　根据《处方管理办法》规定:药师应当认真逐项检查处方前记、正文和后记的书写是否清晰、完整,并确认处方的合法性。药师应当对处方用药适宜性进行审核,审核内容包括:①规定必须做皮试的药品,处方医师是否注明过敏试验及结果的判定;②处方用药与临床诊断的相符性;③剂量、用法的正确性;④选用剂型与给药途径的合理性;⑤是否有重复给药现象;⑥是否有潜在临床意义的药物相互作用和配伍禁忌;⑦其他用药不适宜情况。

处方经药师审核后,认为存在用药不适宜时,应当告知处方医师,请其确认或者重新开具处方。药师发现严重不合理用药或者用药错误,应当拒绝调剂,及时告知处方医师,并应

当记录,按照有关规定报告。

3. 门诊、急诊、传染病药房处方审核步骤　如图4-1所示。

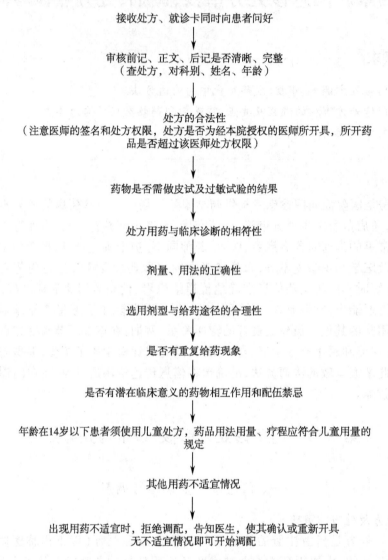

接收处方、就诊卡同时向患者问好

↓

审核前记、正文、后记是否清晰、完整
（查处方,对科别、姓名、年龄）

↓

处方的合法性
（注意医师的签名和处方权限,处方是否为经本院授权的医师所开具,所开药
品是否超过该医师处方权限）

↓

药物是否需做皮试及过敏试验的结果

↓

处方用药与临床诊断的相符性

↓

剂量、用法的正确性

↓

选用剂型与给药途径的合理性

↓

是否有重复给药现象

↓

是否有潜在临床意义的药物相互作用和配伍禁忌

↓

年龄在14岁以下患者须使用儿童处方,药品用法用量、疗程应符合儿童用量的
规定

↓

其他用药不适宜情况

↓

出现用药不适宜时,拒绝调配,告知医生,使其确认或重新开具
无不适宜情况即可开始调配

图4-1　处方审核步骤

（二）处方的调剂

1. 处方管理办法中关于处方调配的规定　只有取得药学专业技术职务任职资格的人员方可从事处方调剂工作。药师可在执业的医疗机构取得处方调剂资格。药师签名或者专用签章式样应当在本机构留样备查。具有药师以上专业技术职务任职资格的人员负责处方审核、评估、核对、发药以及安全用药指导;药士从事处方调配工作。药师应当凭医师处方调剂处方药品,非经医师处方不得调剂。药师应当按照操作规程调剂处方药品:认真审核处方,准确调配药品,正确书写药袋或粘贴标签,注明患者姓名和药品名称、用法、用量,包装;向患者交付药品时,按照药品说明书或者处方用法,进行用药交代与指导,包括每种药品的用法、用量、注意事项等。药师调剂处方时必须做到"四查十对":查处方,对科别、姓名、年

龄;查药品,对药名、剂型、规格、数量;查配伍禁忌,对药品性状、用法用量;查用药合理性,对临床诊断。药师在完成处方调剂后,应当在处方上签名或者加盖专用签章。药师应当对麻醉药品和第一类精神药品处方按年月日逐日编制顺序号。

2. 处方调剂的一般步骤　如图 4-2 所示。

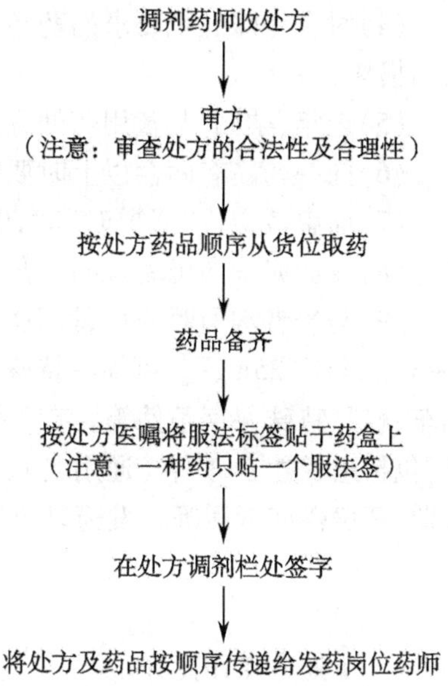

3. 处方调配中的注意事项

(1)普通处方印刷用纸应为白色,儿科处方印刷用纸应为淡绿色,右上角标注"儿科";

(2)门诊处方通常在三日内有效,超过有效期的处方,应由处方医师重新开具处方或更改处方日期并签字后方可调剂;

(3)在处方调配操作规范的基础上,急诊药房处方调配应遵守医院急诊科工作要求;

(4)急诊处方印刷用纸应为淡黄色,右上角标注"急诊",处方当日有效;

(5)急诊药房 24 小时开放,实行交接班制,药师应进行事物交接及重点药品和麻醉药品、第一类精神药品交接。应及时撰写值班日志,以备查询;

(6)避免类似包装药品的混淆。

面对包装相似的药品,调剂药师应做到以下几点:①加强工作责任心,认真调配核对每一盒药品;②按照调配岗位标准操作规程调配处方,坚持"四查十对";③培养良好的调配习惯:看药名取药,而不是看包装取药;不要凭印象取药,同一品种的每盒药都要确认药名后再发出;④注意药品货位的摆放:包装相似的药品应分开、远距离摆放,同时在货位上设立醒目的提示标签加以提醒;药品按不同剂型分开摆放;⑤发药时如遇包装易混药品,应提示患者和护士注意,避免误服、误用;⑥对新入职的员工加强培训,强化记忆;⑦可将包装相似的药品归纳整理,在医院 HIS 系统中进行特殊标识或通过条码扫描技术区分,以避免混淆;⑧药师有责任将易导致差错事故的包装相似药品,通过正常渠道向药监部门通报信息,促成改进。

(三)发药

1. 门诊发药步骤　如图 4-3 所示。

2. 发药的注意事项

(1)药师发放药品应至少通过两种方式确认患者身份,如核对姓名及就诊卡号或医疗保险卡号,也可询问患者就诊科室等,清楚呼唤患者姓名,并目光注视,当患者做出明确回应后方可开始发药,以防误发药品。

(2)逐一核对处方和清单上的药品名称、数量、剂量、剂型、用法用量、给药途径与所调配药品是否相符,并签字。发现配方错误时,应将药品退回配方人,并及时更正。

(3)向患者清楚交代用法用量,保证患者用对药、用好药。

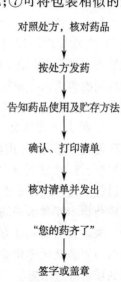

调剂药师收处方
↓
审方
(注意:审查处方的合法性及合理性)
↓
按处方药品顺序从货位取药
↓
药品备齐
↓
按处方医嘱将服法标签贴于药盒上
(注意:一种药只贴一个服法签)
↓
在处方调剂栏处签字
↓
将处方及药品按顺序传递给发药岗位药师

图 4-2　处方调剂步骤

对照处方,核对药品
↓
按处方发药
↓
告知药品使用及贮存方法
↓
确认、打印清单
↓
核对清单并发出
↓
"您的药齐了"
↓
签字或盖章

图 4-3　发药步骤

（4）对有特殊贮藏要求的药品，说明并标注贮藏条件；针剂等易碎药品需特别交代，以免药品损坏。

（5）老年、孕妇、儿童用药处方，发药前需再次审核处方的适宜性，保证安全用药。

（6）同一药品有两盒以上时要特别交代。

（7）向患者交代"必要时"时，应告诉患者"痛时"或"发烧时"每日最多用量。

（8）发药完毕向患者说明："您的药齐了"。

（9）与患者沟通时应尽量用通俗易懂的语言，如"每日3次，每次2片"，不应写成"每日2～3次，每次25mg"。可加贴特殊提示的标签，如"每日不超过6片"、"服药后不宜驾驶机动车、船"、特殊保存条件等。有条件者，可利用电脑系统为患者打印更为详尽的用药指导标签，包括患者姓名、药名（通用名）、规格、数量、用量、用药次数、疗程、注意事项、保存条件、有效期、药房咨询电话等。发药时应注意尊重患者隐私。

二、处　方　点　评

（一）处方点评简介

合理用药是全球共同关注的重要的社会问题。WHO将合理用药定义为："合理用药要求患者接受的药物适合其临床的需要，药物剂量应符合患者的个体化要求，疗程适当，药物对患者及其社区内为最低廉"。2010年，WHO发表声明称全球有50%的用药不合理，呼吁尽快建立有效的监控体系来监测和促进药物合理应用。为促进药物的合理应用，WHO采取了一系列措施，如发布了12项关于促进临床合理用药的核心政策和干预措施，成立了国际合理用药网络（International Network for Rational Use of Drugs，INRUD），促进各国加强合理用药方面的沟通与分享。

我国卫生行政部门也对合理用药给予高度重视，相继颁发了《处方管理办法》、《三级综合医院医疗质量管理与控制指标（2011年版）》、《医疗机构药事管理规定》、《抗菌药物临床应用管理办法》等法规和规范性文件。卫生部于2005年成立了INRUD/中国中心组，通过加强与世界各国的联系，借鉴各国在合理用药方面的经验，促进我国合理用药工作的开展。

处方点评是促进合理用药的重要手段之一。自2007年卫生部《处方管理办法》（部长令53号）首次要求医疗机构建立处方点评制度以来，卫生部在《医疗机构药事管理规定》、《医院处方点评管理规范（试行）》、原卫生部《2011年抗菌药物临床应用专项整治方案》等规定中均明确要求医疗机构通过处方点评工作促进临床合理用药，提高医疗质量。目前我国的处方点评仍属创新性工作，缺少可借鉴的国际经验。

1. 处方点评定义　处方点评是根据相关法规、技术规范，对处方书写的规范性及药物临床使用的适宜性（用药适应证、药物选择、给药途径、用法用量、药物相互作用、配伍禁忌等）进行评价，发现存在或潜在的问题，制定并实施干预和改进措施，促进临床药物合理应用的过程。处方点评是医院持续医疗质量改进和药品临床应用管理的重要组成部分，是提高临床药物治疗学水平的重要手段。

医院应当加强处方质量和药物临床应用管理，规范医师处方行为，落实处方审核、发药、核对与用药交代等相关规定；定期对医务人员进行合理用药知识培训与教育；制定并落实持续的质量改进措施。

2. 处方点评的组织管理　医院处方点评工作在医院药物与治疗学委员会（组）和医疗

质量管理委员会领导下,由医院医疗管理部门和药学部门共同组织实施。医院应当根据本医院的性质、功能、任务、科室设置等情况,在药物与治疗学委员会(组)下建立由医院药学、临床医学、临床微生物学、医疗管理等多学科专家组成的处方点评专家组,为处方点评工作提供专业技术咨询。医院药学部门成立处方点评工作小组,负责处方点评的具体工作。

处方点评工作小组成员应当具备以下条件:①具有较丰富的临床用药经验和合理用药知识;②具备相应的专业技术任职资格:二级及以上医院处方点评工作小组成员应当具有中级以上药学专业技术职务任职资格,其他医院处方点评工作小组成员应当具有药师以上药学专业技术职务任职资格。

(二)处方点评的方法

1. 抽样方法及数量　医院药学部门应当会同医疗管理部门,根据医院诊疗科目、科室设置、技术水平、诊疗量等实际情况,确定具体抽样方法和抽样率,其中门急诊处方的抽样率不应少于总处方量的1‰,且每月点评处方绝对数不应少于100张;病房(区)医嘱单的抽样率(按出院病历数计)不应少于1%,且每月点评出院病历绝对数不应少于30份。

医院处方点评小组应当按照确定的处方抽样方法随机抽取处方,并按照《处方点评工作表》(附件)对门急诊处方进行点评;病房(区)用药医嘱的点评应当以患者住院病历为依据,实施综合点评,点评表格由医院根据本院实际情况自行制定。

2. 点评的内容　三级以上医院应当逐步建立健全的专项处方点评制度。专项处方点评是医院根据药事管理和药物临床应用管理的现状和存在的问题,确定点评的范围和内容,对特定的药物或特定疾病的药物(如国家基本药物、血液制品、中药注射剂、肠外营养制剂、抗菌药物、辅助治疗药物、激素等临床使用及超说明书用药、肿瘤患者和围术期用药等)使用情况进行的处方点评。处方点评工作应坚持科学、公正、务实的原则,有完整、准确的书面记录,并通报临床科室和当事人。处方点评小组在处方点评工作过程中发现不合理处方,应当及时通知医疗管理部门和药学部门。有条件的医院应当利用信息技术建立处方点评系统,逐步实现与医院信息系统的联网与信息共享。处方点评结果分为合理处方和不合理处方。不合理处方包括不规范处方、用药不适宜处方及超常处方。

(1)不规范处方:有下列情况之一的,应当判定为不规范处方:

1)处方的前记、正文、后记内容缺项,书写不规范或者字迹难以辨认的;

2)医师签名、签章不规范或者与签名、签章的留样不一致的;

3)药师未对处方进行适宜性审核的(处方后记的审核、调配、核对、发药栏目无审核调配药师及核对发药药师签名,或者单人值班调剂未执行双签名规定);

4)新生儿、婴幼儿处方未写明日、月龄的;

5)西药、中成药与中药饮片未分别开具处方的;

6)未使用药品规范名称开具处方的;

7)药品的剂量、规格、数量、单位等书写不规范或不清楚的;

8)用法、用量使用"遵医嘱"、"自用"等含糊不清字句的;

9)处方修改未签名并注明修改日期,或药品超剂量使用未注明原因和再次签名的;

10)开具处方未写临床诊断或临床诊断书写不全的;

11)单张门急诊处方超过五种药品的;

12)无特殊情况下,门诊处方超过7日用量,急诊处方超过3日用量,慢性病、老年病或

特殊情况下需要适当延长处方用量未注明理由的;

13)开具麻醉药品、精神药品、医疗用毒性药品、放射性药品等特殊管理药品处方未执行国家有关规定的;

14)医师未按照抗菌药物临床应用管理规定开具抗菌药物处方的;

15)中药饮片处方药物未按照"君、臣、佐、使"的顺序排列,或未按要求标注药物调剂、煎煮等特殊要求的。

(2)不适宜处方:有下列情况之一的,应当判定为用药不适宜处方:

1)适应证不适宜的;

2)遴选的药品不适宜的;

3)药品剂型或给药途径不适宜的;

4)无正当理由不首选国家基本药物的;

5)用法、用量不适宜的;

6)联合用药不适宜的;

7)重复给药的;

8)有配伍禁忌或者不良相互作用的;

9)其他用药不适宜情况的。

(3)超常处方:有下列情况之一的,应当判定为超常处方:

1)无适应证用药;

2)无正当理由开具高价药的;

3)无正当理由超说明书用药的;

4)无正当理由为同一患者同时开具 2 种以上药理作用相同药物的。

(三)处方点评的结果及处理

1. 医院药学部门应当会同医疗管理部门对处方点评小组提交的点评结果进行审核,定期公布处方点评结果,通报不合理处方;根据处方点评结果,对医院在药事管理、处方管理和临床用药方面存在的问题,进行汇总和综合分析评价,提出质量改进建议,并向医院药物与治疗学委员会(组)和医疗质量管理委员会报告;发现可能造成患者损害的,应当及时采取措施,防止损害发生。

2. 医院药物与治疗学委员会(组)和医疗质量管理委员会应当根据药学部门会同医疗管理部门提交的质量改进建议,研究制定有针对性的临床用药质量管理和药事管理改进措施,并责成相关部门和科室落实质量改进措施,提高合理用药水平,保证患者用药安全。

3. 各级卫生行政部门和医师定期考核机构,应当将处方点评结果作为重要指标纳入医院评审评价和医师定期考核指标体系。

4. 医院应当将处方点评结果纳入相关科室及其工作人员绩效考核和年度考核指标,建立健全相关的奖惩制度。

5. 各级卫生行政部门应当加强对辖区内医院处方点评工作的监督管理,对不按规定开展处方点评工作的医院应当责令改正。

6. 卫生行政部门和医院应当对开具不合理处方的医师,采取教育培训、批评等措施;对于开具超常处方的医师按照《处方管理办法》的规定予以处理;一个考核周期内 5 次以上开具不合理处方的医师,应当认定为医师定期考核不合格,离岗参加培训;对患者造成严重损害的,卫生行政部门应当按照相关法律、法规、规章给予相应处罚。

7. 药师未按规定审核处方、调剂药品、进行用药交代或未对不合理处方进行有效干预的,医院应当采取教育培训、批评等措施;对患者造成严重损害的,卫生行政部门应当依法给予相应处罚。

8. 医院因不合理用药对患者造成损害的,按照相关法律、法规处理。

第二节　门急诊处方审核、调剂与处方点评中的沟通

一、沟通的主要方法与要点

(一)口头语言

1. 适用范围　处方调剂沟通时、药师与患者或医师面对面沟通时、药师与医师电话联系时。

2. 要点　一般只有短时间内较易向患者或医生说明的问题才采取口头语言的方式,或是调剂药师内部沟通时采用。应注意语气平和、语速中等,表达清晰,避免激化矛盾,面对面沟通时可结合手势表情语调等。

(二)书面语言

1. 适用范围　口头交流的补充,某些常见问题或不适宜由患者传递的信息。

2. 要点　需要明确告知的重要信息可以应用文字表述,信息清晰明了。针对患者可以适当应用图示以提高不同人群的理解程度。图示最好配合文字以避免引起歧义,必要时在大规模使用前需要进行小范围测试以发现设计存在的问题。例如美国药典委员会网站提供了标准的象形图库,涵盖了患者提示、警告等多方面内容,主要是帮助那些文化和阅读水平较低的患者或者那些母语非英语的患者了解药物信息,保障他们的用药安全。如图4-4:

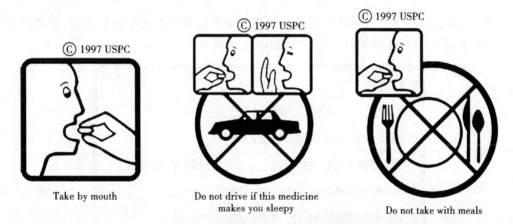

图4-4　美国药典委员会药学标签图

为了简化工作,明确用法等信息,也可以设计纯文字或图文结合的药品服用方法或贮藏条件提示标签,如图4-5、图4-6。

内　服

每日　次，　每次　片

饭前　　饭中　　饭后

北京***医院

图 4-5　药品服法标签

药师提示：
此药冰箱冷藏
2-8℃

每日　　　　次

图 4-6　药品贮藏标签

为了避免信息传递过程中导致的信息传递失误可以采用沟通便条等方式，患者携带便条交予医生，便于及时正确的改正处方中的问题，如图 4-7。

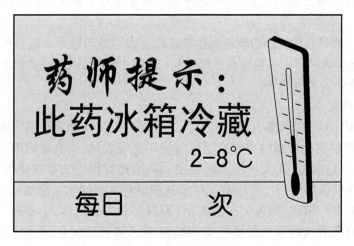

医师，您好：

此处方第＿＿＿个药品有以下问题：

□ 适应证不适宜，请添加相应适应证并签字；

□ 用法、用量不适宜，应为＿＿＿＿＿＿＿＿＿或参照说明书修改；

□ 药品剂型或给药途径不适宜，建议更换为＿＿＿＿＿＿＿；

□ 无正当理由超说明书用药，请注明原因并签字；

□ 其他用药不适宜情况

图 4-7　处方审核问题沟通便条

二、常见沟通障碍与应对

（一）语言使用不当导致纠纷

案例

门诊大厅里患者很多，药房窗口排了很长的队，一位老年患者拿了许多药，其中有一种是新开的。

老先生："这药有什么不良反应，你和我说一下？"

药师："说明书里都有，您回去自己看看。"

老先生："我眼神不好了，看不见。"

药师："那您就回去戴上眼镜慢慢看！"

老先生当时就急了："你什么态度！"同时捂住胸口。

药师："我说错什么了？！"

　　语言作为人们表达意思、交流感情、传递信息的工具，在沟通医患关系中有着非常重要的不可替代的作用。有统计资料显示：在医患纠纷中，有65%是由于服务方面的问题引起和诱发的，而这其中35%是由于医务人员说话不当造成的。因此，使用合适的语言，准确表达、传递信息在药房工作中尤为重要。药师们常常发现，同样是面对患者，医生往往以其专业权威受到患者/家属的尊重。而门诊急诊药房窗口，往往是患者就诊流程的较靠后的环节，在之前的流程中如果遇到一些不顺心的事，患者或家属就会把情绪发泄在这个窗口，因此一些药师很委屈，同样都是大学（医学和药学）毕业，人与人的待遇咋就差别那么大呢？因此作为药师就应该更加注意自己的言行，减少纠纷发生的可能性。

　　1. 日常工作中的语言忌宜

　　（1）在日常工作中应注意：

　　1）不讲文明的生冷话：说话生、冷、硬、顶等；

　　2）不着边际的外行话：不懂装懂，夸夸其谈；

　　3）不顾后果的刺激话：不顾及患者的感受，言语噎人惹人；

　　4）不负责任的议论话：议论其他医务人员的医疗行为；

　　5）不留余地的过头话：说话不留余地，把话说绝；

　　6）该说不说的道歉话：不足之处该及时道歉的不道歉。

　　（2）应尊重对方，做到礼貌、客气、称呼准确，必须使用"请"、"您"、"对不起"、"谢谢配合"等文明用语，并分别不同对象的礼貌称谓。

　　（3）应理解、体谅对方，不刺激对方，不激化矛盾；善意启发对方，消除心理压力和不稳定情绪。禁止使用侮辱人格、讽刺挖苦以及可能让人羞涩的语句。

知识链接

卫生行业服务用语规范及禁语40例

1）躺（坐）那儿，别磨磨蹭蹭的！

2）嗨，×床！（不称呼姓名）

3）把裤子脱了（把衣服撩起来）！

4）瞧这破血管，扎都扎不进去！

5）没到××时间，都出去！

6）在这儿签个字，快点！

7）都停下来，我们要检查了！

8）把证件（证明、资料）都拿出来，让我看看！

9）有什么不好意思的，都这份儿上了！

10）活得还挺仔细！

11）瞧着点儿，没长眼睛呀！

12）这么大人，怎么什么都不懂！

13）活该！

14）没钱就别来看病！

15）快点儿，真面（面瓜）！

16）干嘛起这名字，就为让人不认识！

17）你这样的见多了，有什么了不起的！

18）到这儿撒野来了！

应一切为对方着想，耐心解释、语气和缓，解除对方的忧虑，也能"化干戈为玉帛"。禁止使用不耐烦、生硬的语句，如：

19）你这人怎么事儿这么多，讨厌！

20）没什么，死不了！

21）怕疼，别来看病（治病还能不疼）！

22）这儿交班（开会、结账）呢，外面等着去！

23）嫌慢，你早干什么来着！

24）哪儿凉快哪儿歇着去！

25）这是法律法规规定的，你懂不懂！

26）材料不齐，回去补去！

27）上面都写着呢，自己看去！

28）查户口的，你管我姓什么！

应从对方的需要出发考虑问题，尽可能提供方便，帮助解决，不推卸责任，不"踢皮球"。禁止使用不负责任的推脱语句：

29）这事别来找我，我不管（不知道）！

30）谁和你说的（谁答应你的），找谁去！

31）快下班了，明天再说！（我下班了，找别人去！没上班呢，等会儿！）

32）机器（仪器）坏了，谁也没辙！

33）嫌这儿不好，到别处去！

34）我就这态度，有意见，找头儿去！

35）这地方写得不对，找××改去！

应本着尊重科学,实事求是的态度解释说明情况,不要因为用词不当或闪烁其词,使对方产生困惑。禁止使用含糊不清,增加疑虑的语句,如:

36)好坏谁也不敢说,没准儿。

37)你这事(手术、病)不太好办呀。

38)你的病也就这样了,回家想吃点什么就吃什么吧。

39)看看吧,太快不了。

40)也许不要紧(没关系)。

2. 与患者交流沟通的原则

(1)首先说话的态度要诚恳,彬彬有礼,落落大方。对患者要有关切同情之心,尊重患者的人格和隐私,始终顾及患者的内心感受,使患者在心理上产生一种亲切感、信任感和相通相悦感。

(2)根据不同病情、不同层次的患者,具体情况具体对待。语言力求简洁准确,通俗易懂,吐字清楚。表情要得体,语调要平和,语速要适中,有节奏感,有逻辑性。

(3)事关诊断、治疗、愈合等医疗问题时,说话要留有余地,慎重而三思。一字一句要经得起推敲和检验。需要向患者说明和交代的,必须交代清楚,让患者充分知情,自主选择。需要会诊的或是转诊的,也必须说清楚。

(4)有些话患者可以说,但医务人员不能说。有些话要婉转地换个说法。如没有好的治疗办法,不能说"你这病谁也治不了,没有好办法(这药没有,我也没办法)!"可以说"你这病现在没有好办法,我们尽最大的努力。"

(5)对醉酒、精神心理异常、烦躁不安的患者或对治疗效果不满意的患者,说话要把握一个"稳"字。特别是急诊工作,以稳制躁,以静制动。不说起激惹、贸然的话。

(6)对于医疗活动中的局限性、相对性和不可避免的瑕疵,要及时向患者解释说明。尤其患者本身是医务人员或其亲属中有医务人员的,更要注意与其沟通说明,取得其理解与支持,避免出现"挑刺"现象。

(7)对个别患者的过激、失态、非礼(理),言辞不要针锋相对,不火上浇油。要冷静理智,既义正词严,又内刚外柔、内方外圆。

(8)尽可能向患者介绍所患疾病的知识,介绍本人的专业技术情况、医院的水平。让患者对自己的病情及诊疗、愈后有一个了解,有一个恰当的心理准备和期望值。

(9)纠正见病不见人、重病轻人的观念。多与患者对话、拉家常,这是增强医患感情、建立和谐医患关系不可忽视的重要环节。

(10)患者取完药后,应说:"您的药齐了,您慢走!"最好不说:"再见"。

(11)由于工作的疏忽或失误,影响了患者的利益,或一旦发现自己的言行有损组织形象,要及时说声"对不起!"以求得谅解。道歉时态度要真诚,神情要肃然,是发自内心的表达歉意,决不可敷衍行事。道歉时,也不要过分,纠正自己的过错是一件值得尊敬的事,应当堂堂正正。

（二）信息理解偏差导致的沟通障碍

案例

某患者取一瓶止咳糖浆,糖浆的瓶子上有一道道的刻度,药师发药的时候对患者说:"一次喝一道"。第二天患者拿着空药瓶来找回来,说:"大夫,你们这药的量太少了,不够喝,我一下就喝完了,喝完头还直晕。"药师问:"您怎么一天就把7天的量都喝了。"患者说:"啊?不是您让我喝一道的么?我就回家的路上喝了一道儿(一路),都喝完了……"

说得准确就够了么?

以往我们都认为,只要自己没有说错就是准确。实际上,只有患者/家属,或者我们交流的对象没有做错,才是准确的表达与沟通。举个简单的例子,当面对一个久患高血压患者和一个最近才诊断为高血压的患者,与他们沟通会一样么?

一个患高血压多年的患者,哪怕是其家属,都会或多或少知道如何防治高血压,对已经用过的高血压药物也会有适当的了解,包括每天应该服药的时间、剂量。因此,他们在窗口取药时就不会有太多的问题,而第一次被诊断为高血压的新患者及其家属,面对从没服用过的药物,可能提出的问题就会比较多。患者的受教育程度、生活经历、工作性质等,都会影响到沟通的效果。

在医院窗口服务中,对工作人员来说彼此之间耳熟能详的专业术语或专业名词,可能患者听来像天书一样,那么我们应该如何让患者能够听懂,听明白呢?

案例中患者错误领会了药师所说的"一道",造成药物过量,甚至出现了头晕等反应,好在没有出现危险。如果药师发药时向患者示意一下瓶子上的刻线,或者在标签上提示患者每次喝多少毫升等等,或者说一次几茶勺等便于患者理解的话就不会出现患者过量服药的事情了。

因此在药房窗口服务过程中,针对不同的患者用药交代要根据其特点进行,不能局限于口头交代一种。一些年龄较大的患者,往往记忆力不佳,再加上取很多种不熟悉的药品,很难记住药品的名称和用法。窗口药师说了很多遍,他们也不一定能记得清楚,很多药的名字在他们听来就好像外文一样,听完之后完全没反应,这时候就需要其他的方式进行沟通补充,譬如书面沟通,还有适当的手势。对于特殊剂型的使用,如吸入剂、鼻喷剂等,可能还需要专门的示范教学,患者才能正确掌握。

第三节　案　例　解　析

（一）门诊日常工作中的实例与沟通

1. **案例简介**　药师在门诊药房工作,电话铃响起,药师在响铃三声之内接听电话。

2. **沟通过程**

药师:"您好!这里是门诊药房,请问有什么需要帮助的?"

医生:"请问,陈××在吗?"

药师:"抱歉,陈老师现在不在。请问,您是哪位?"

医生:"我是××。"

药师:"您好,×主任,需要我给陈老师留口信吗?"

医生:"是的。"

药师:"您稍等,我拿笔记一下,好了,您请讲。"

医生:"我想和她确认一下新药申请的事情……"

药师:"好的,……(确认医生留的口信)。请问她回来了怎么联系您?"

医生:"我的电话是1234,你贵姓?"

药师:"我是××,等她一回来,我就转达给她。"

医生:"谢谢,再见!"

药师:"不客气,再见!"

3. 案例解析　接听电话时应规范礼仪。

(1)电话铃声响三声内必须接听。如果超过三声铃响,再接电话,必须先说:"对不起!"或"对不起,让您久等。"

(2)接听电话首先应该说:"喂"、"您好","喂"的声调最好为上升调,这样显得愉悦、温柔、礼貌。

(3)接听电话时必须保持足够耐心、热情。注意控制语气、语态、语速、语调,语言清晰、温和、但要有精神。要意识到自己代表科室的形象。

(4)要仔细倾听对方的讲话,一般不要在对方话没有讲完时打断对方。如实在有必要打断时,则应该说:对不起,打断一下。

(5)对方声音不清楚时,应该善意提醒:声音不太清楚,请你大声一点,好吗? 一定要问清、听清,不可敷衍。

(6)如电话打进来了,对方要找的同事不在,礼貌的做法是先向对方说明情况,再询问对方名字,并考虑如何处理;如果要求对方不要挂断时,一定要不断向对方打招呼,表示你还在照顾这个电话。接电话的人要做好详细的电话记录。同事回来后,立即转告并督促回电。

(7)对方来电需要查找资料时,最好先挂断电话,稍后再打。如果不了解对方所提事项时,利用大声复述的方法,让同事也能够适时地提出判断的意见。

(8)如果谈话所涉及的事情比较复杂,应该重复关键部分,力求准确无误。传达事情应重复重点,对数字、日期、时间等应再次确定,以免出错,并报上自己的姓名,表明负责。

(9)碰上客人来访时,原则上,应先招待眼前等候的客人,并尽快和对方打个招呼,得到许可后,再挂电话。

(10)接到陌生人的电话,不可直来直去告诉对方其需要的信息,当对方要找的人不在时,请不要随便说出其行踪。

(11)挂断电话的注意事项:电话尽量控制在3分钟以内。挂电话时不要忘了说"再见",避免莫名其妙地挂电话。通话结束,挂电话前确定对方已挂断电话,才能放下听筒。轻放电话听筒,否则会影响科室形象。

(二)审核处方中的沟通

1. 案例简介　药师审核处方后,发现处方上有重复用药,需要进行修改。

2. 沟通过程

药师："您好！您是×××么？"（核对处方上的姓名）

患者："是的。"

药师："对不起，您这张处方上有点小问题，我们需要和医生确定一下，才能给您发药，请您坐在对面稍等一下，并且把刚才交款的收据和处方都交给我，等办好了，我会叫您。"

（药师带着患者的处方来到诊室，找到开方医生，告诉医生，处方上的两种药，存在重复用药，可以删除其中一种，医生修改处方。药师为患者办理退费盖章。）

药师："×××，您好，对不起让您久等了，处方已经修改好了，但是还得您亲自去收费处办理一下手续，退一些钱。（将单据交予患者去收费处办理后续手续。）您办好以后直接找我取药就可以了。"

3. 案例解析　药师在审方中遇到问题，按规定不能对处方进行调配，这时患者往往已经交费，因此需要药师协调好医生、收费处等相关部门，部分行动不便的患者可能需要药师协助患者代为办理。医生处方有问题，特别是专业问题，需要与医生沟通修改处方方可发药，药师在窗口审核处方发现问题后，对处方问题严重程度不同处理方法不同。

（1）禁忌证情况：后台药师拿说明书及不合理处方当面与医师沟通，向医师说明禁忌情况，修改处方后发药。

（2）说明书外用法用量情况：窗口药师与患者确认实际用量，看是否患者与医生另有协商。如患者不清楚用法，则后台药师拿说明书及不合理处方当面与医师沟通，如用量确为医师开错，则修改处方后将药发给患者。如医师坚持其用量，则要求医师说明超量原因并双签字确认后发药。药师可指导患者去用药咨询中心深入咨询药物使用方法。

（3）缺少诊断或适应证与用药不符情况：药师将处方问题标出，向患者阐明药师疑虑问题，并将不合理处方和"医师沟通条"让患者一同交给医师，经与医师沟通更改，药师审核无误后发药。

（4）需要做皮试的药品但无皮试结果情况：需患者做完皮试并注明皮试结果后取药。如患者一直使用该药而无过敏情况，则需医师注明免皮试并签字确认后，药师发药。

（5）注射剂溶媒问题：如急诊注射剂溶媒选择错误或用量问题，需与医师电话沟通确认问题，处方修改后发药。

（6）医师越权开具麻醉药品、一类精神药品或抗菌药：需找到就诊科室具有相应处方权医师签字后发药。

（7）应避免以下沟通方式：将说明书交予患者，告知患者处方存在禁忌或超说明书用药等严重问题，让患者去找医师沟通。尽量避免让患者特别是行动不便的患者找医生修改处方，以减少矛盾的发生。如果审核处方的药师本人无法离开岗位，可以让其他同事帮助找医生修改处方，尽量将处方错误在医院内部人员范围内解决，在患者面前应避免使用"医生开错了"、"没有这么用的，肯定不对"、"您不找医生，我们不给您发药"等语言。

（三）门诊患者用药交代案例与沟通

处方管理办法明确规定：药师应当按照操作规程调剂处方药品：认真审核处方，准确调配药品，正确书写药袋或粘贴标签，注明患者姓名和药品名称、用法、用量、包装；向患者交付药品时，按照药品说明书或者处方用法，进行用药交代与指导，包括每种药品的用法、用量、注意事项等。由此可见，门诊药师在发药时与患者的交流是不可或缺的步骤。

1. 案例简介　药师按照患者的处方逐一调剂好药物之后,开始为患者发药并交代用法。
2. 沟通过程

药师:"×××。"(再一次核对患者姓名)

患者:"我是。"

药师:"您好！这些药您原来都用过么?"(如果患者之前用过药物,此次只是为了取药,则用药交代可适当简略)

患者:"没有,第一次用。"

(药师逐一交代每个药品的服法,包括:用药剂量,用药时间,每日用药次数,遇服药期间有特殊要求的药物也应提示患者。如:这个药需要空腹服用,服药期间不能饮茶,饮酒……药师需把具体的用法用量标签贴于药品包装盒上,注意不要遮挡药品名称。最好提示患者贴签的具体位置,便于患者回家阅读。)

药师:"这个药一天一次,一次一片,需早上空腹吃。一共4盒,我把具体用法给您贴在盒子上了,您可以回家再看一下。"

(药师需要提示患者清点药品数量,如果品种较多,需要等待患者清点好每一种药品数量。)

药师:"您的药齐了,祝您早日康复。"

3. 案例解析　特殊剂型的药物需要向患者特别介绍用法,某些可能需要配合道具,教会患者如何正确使用以保证疗效。有时窗口取药患者较多,如果短时间内无法教会患者,可以介绍患者去药物咨询处,或找其他不在发药窗口的同事教会患者使用方法。

(1)气雾剂的使用:药师可以手拿一个气雾剂的模型,或者在征得患者同意的情况下,打开患者的一支气雾剂,开始实物教学。在实物演示之后,最好让患者当着药师的面进行一次操作,药师观察患者的操作,并进行错误纠正。

药师:气雾剂一般分为四步,第一步移开喷口的盖,拿着气雾剂(如图4-8所示),并用力摇匀。第二步:轻轻地呼气直到不再有空气可以从肺内呼出,然后立即……第三步:将喷口放在口内,并合上嘴唇含着喷口。在开始通过口部深深地、缓慢地吸气后,马上按下药罐将药物释出,并继续深吸气。第四步,屏息10秒,或在没有不适的感觉下尽量屏息久些,然后才缓慢呼气。若需要多吸一剂,等待至少一分钟后再重做第二、三、四步骤。用后,将盖套回喷口上。用清水漱口,去除上咽部残留的药物。

气雾剂的注意事项还包括:阴凉处保存:避免阳光直接照射及40℃以上高温;避免损伤罐体:药罐内有压缩气体,避免撞击,即使是空罐也不可试图将它戳穿或烧掉。

(2)准纳器的四步吸入法:欲打开准纳器,用一手握住外壳,另一手的大拇指放在手柄上,向外推动拇指直至完全打开。握住准纳器使吸嘴对着自己。向外推动滑动杆发出咔哒声。一个标准剂量的药物已备好以供吸入,在剂量指示窗口有相应显示。不要随便拨动滑动杆以免造成药物的浪费。尽量呼气,但切记不要将气呼入准纳器中。将吸嘴放入口中,由准纳器深深地平稳地吸入药物,切勿从鼻吸入。将准纳器从口中拿出。继续屏气约10秒钟,在没有不适的情况下尽量屏住呼吸。缓慢恢复呼吸。关闭准纳器,将拇指放在手柄上,往前拉手柄,发出咔哒声表示准纳器已关闭,滑动杆自动复位。准纳器又可用于下次吸药时使用(如图4-9)。

(3)滴眼液的使用:第一步清洁双手,将头部后仰,眼往上望,用食指轻轻将下眼睑拉开成

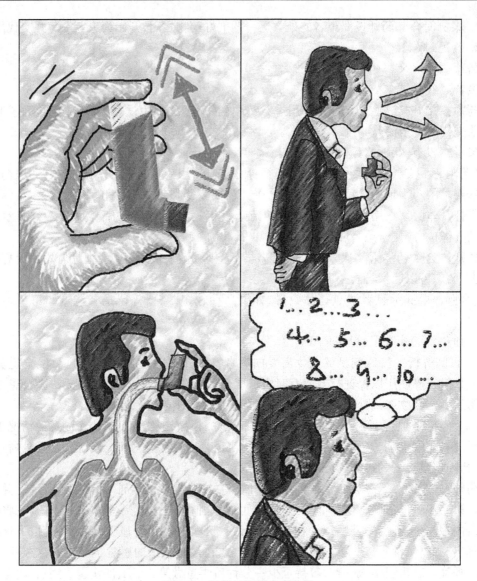

图 4-8　气雾剂使用 4 步法图

一钩袋状。第二步将药液从眼角侧滴入眼袋内,1 次滴 1~2 滴。第三步轻轻地闭上眼睛 1~2 分钟,同时用手指轻轻压住鼻梁。第四步用药棉或纸巾擦去流溢在眼外的药液(如图 4-10)。

(4)鼻喷剂的使用:首先取下瓶盖。首次使用喷鼻剂之前,手持鼻喷瓶,用食指和中指按住喷头的两侧翼快速用力按压到底,然后放松,重复操作,以便启动排气泵直至释放均匀细小的气雾,即可开始使用。将头略向前倾,将鼻喷瓶口插入一侧鼻孔,确保瓶口与鼻腔成直线,以便喷剂充分扩散,将两手指按住的喷鼻剂侧翼快速用力(若压力过小或过缓可导致药液喷出时形成滴状而不能形成雾状)按压到底然后松开,行喷鼻腔内喷雾一次。喷压一个剂量后,用鼻子深吸气几次,以免药液流出鼻孔。不要立即用鼻孔呼气。如果需要一次用两喷,在另一个鼻孔重复操作一次。每次用完后盖好瓶盖,以免瓶口堵塞(如图 4-11)。

(四)综合案例与分析

1. 案例简介　门诊患者退药纠纷,某患者拿已取走的吸入剂,来找药房。

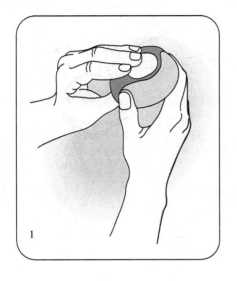
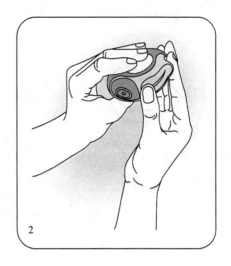

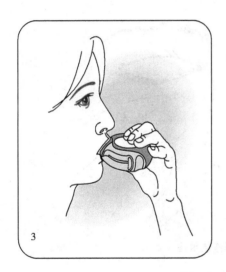
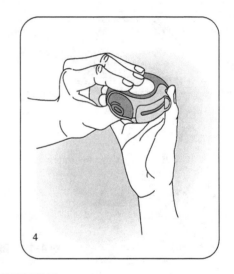

图 4-9 准纳器的使用

2. 沟通过程

场景 1

患者："你们发给我的这个药是空的,什么也没有,你给我换一支。"

药师甲："您这个药已经拆封了,药房有规定,取走的药不能退。"

患者："你们的药有质量问题呀！不能用还不能给退呀！"

药师甲："您这退药我做不了主,得等明天领导来再给您解决,您看行么?"

患者："啊？有这么大质量问题的药你们都做不了主,还让我跑几趟呀！太不像话啦。"

患者去医务处投诉。

场景 2

某患者拿已取走的吸入剂,来找药房。

患者："你们发给我的这个药是空的,什么也没有,你给我换一支。"

药师检查患者拿来的装置发现并无质量问题。

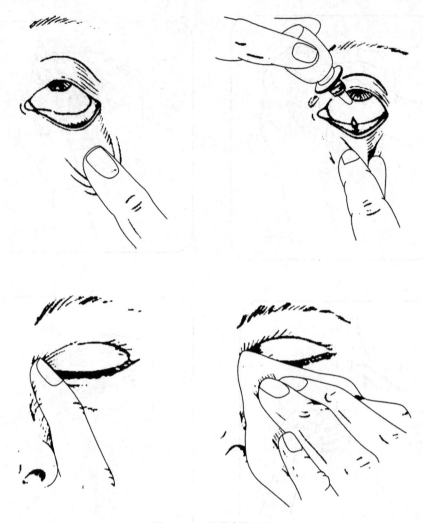

图 4-10　滴眼液使用法

药师乙:"这个吸入剂经我检查没有问题呀？麻烦您给我演示一下您是如何操作的?"

患者操作,药师发现并无问题。

药师乙:"您操作和吸入的方法没有问题,您是如何判断没有药的呢?"

患者:"吸进去一点感觉都没有呀!"

药师乙:"这个药每次吸入的量是很少的,一部分患者就是没有感觉。这种情况您千万不要多吸。"

(药师乙拿出一张黑纸,完成一次正常吸入剂装量,将喷口磕在黑纸上,给患者看白色的细粉就是每次吸入的药物。不是药物装量有问题。)

患者:"哦,是这样呀,我记住了,谢谢你!"

3. 案例解析　药师甲遇到患者提出的问题,没有进行分析,而是直接认为药品有质量问题,但是自己又无权限解决问题,整个交流中,药师表面看来未出现任何交流问题,但是仍造成患者不满直至投诉。药师乙遇到患者提出的问题,并没有直接肯定或否定患者的结论,而是从专业的角度一步步进行分析,是否患者操作不当,还是其他环节出现问题,最后用患

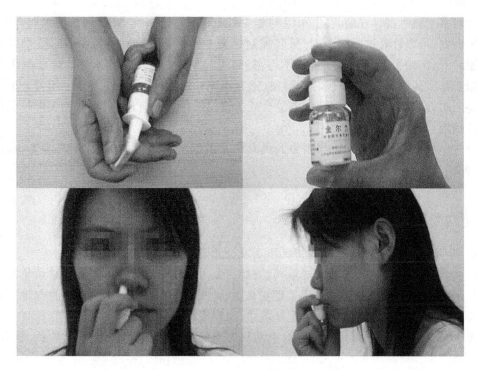

图4-11 鼻喷剂的使用

者可以接受的简便方法验证吸入器内有药,打消患者的顾虑,避免产生纠纷。药师在解决门诊的退药纠纷时,应该详细询问患者的退药原因,结合专业知识仔细分析,最终化解矛盾解决纠纷。

（五）处方点评中的沟通

处方点评是根据相关法规、技术规范,对处方书写的规范性及药物临床使用的适宜性(用药适应证、药物选择、给药途径、用法用量、药物相互作用、配伍禁忌等)进行评价,发现存在或潜在的问题,制定并实施干预和改进措施,促进临床药物合理应用的过程。实际上,在处方调剂之前药师已经进行了处方的审核工作,如果遇到问题应该及时修改更正,留存在药房的药方应该都是适宜的,但是目前药师处方审核工作并非十全十美,还会存在遗漏的问题,如处方点评中发现的问题在实际的药物治疗行为中已经发生。有些时候单张处方难以发现的问题,可能通过整体的处方指标分析发现问题,例如门诊注射剂使用百分率,抗生素处方使用百分率,基本药物使用百分率,通过综合指标的判断来纠正医生整体的不正确的用药习惯和观念等。门诊目前处方点评主要是事后点评,通过点评进行合理用药分析,超长预警,提高医院整体用药合理化水平。

因此处方点评后的沟通对象主要是医疗机构内部的专业人员,如开具问题处方的医师,医务部门,医院感染办公室,医院信息系统管理部门等。沟通的形式很多种,针对零散个别医生出现的处方问题,可以进行谈话,进行问题处方的深入分析,纠正个别医生的不合理用药行为。

针对某一科室医生普遍出现的处方问题,可以与科室领导取得联系,进行问题深入分析后,进行合理用药讲座,集中纠正问题。

　　针对多个科室都存在的问题,可以与相关科室联系进行全院讲座,例如围术期合理使用抗生素问题,可以针对这一问题,与医院控制感染办公室、医务处协作,邀请感染学专家、药学专家讲课,组织手术相关科室进行学习,提高医院整体的合理用药水平。除了组织讲座,还可以制作宣传教育材料,下发相关科室,或在医院管理系统内网张贴,便于相关人员自学。定期将问题处方结果上报药事管理委员会或主管院长(书面或口头),听取相关部门意见,研究整改措施。

　　总之,以合理用药为目的,与相关人员及科室进行沟通,采用当事人乐于接受的语言和方法解决问题。

思考题

　　1. 药师发现不合格处方,哪些情况下不宜让患者自行找大夫修改处方?

　　2. 如果遇到听力有障碍的患者取药,药师可以采用哪些方法告知患者正确的使用方法?

　　3. 试分析以下案例中药师出现了哪些错误,如果你是药师应该如何解决这起退药纠纷?

　　某患者拿着取走的某品牌胰岛素 N 笔芯,来到窗口,投诉药品有质量问题。

　　患者:大夫你这个胰岛素的笔芯有毛病! 你看都浑浊了,还有个东西在里面,是不是有质量问题?

　　患者举着一个胰岛素笔芯(某品牌胰岛素 N 笔芯)交给窗口药师,药师看确实有浑浊,而且里面确实也有东西。

　　药师:好像是有问题,我给您拿支新的。

　　药师拿着一新的注射液,发现性状和患者拿的一样,也有浑浊。

　　药师:这支好像也有问题,可能我们这批药都有问题,真对不起,您看您留个联系方式,等我们来了新药再给您换,您看行么?

　　患者:那我不要了,你给我退吧! 你们这么大医院,这药的质量怎么这么差呀。

(毛　璐　甄健存)

第五章　住院医嘱审核、调剂、点评与沟通

学习要求

1. 掌握住院医嘱审核、调剂、点评及沟通相关的技能。
2. 熟悉住院医嘱审核、调剂、点评过程中的沟通特点。
3. 了解住院医嘱审核、调剂、点评与相关沟通的流程。

第一节　概　　述

近年来,随着我国卫生事业的发展,医院药学工作已经逐渐向"以患者为中心"的药学服务模式转变。围绕住院患者实施有效的药学服务,需要由专科临床药师以专精的药学技术知识,直接参与临床患者的疾病诊断和药物治疗方案的设计与执行过程;而调剂岗位药师通过对住院患者用药医嘱进行审核、调剂、配发、点评、监测等活动,为患者用药起到把关与防控风险的作用,提高医疗质量与水平。开展药学服务的对象包括医师、护士、患者及家属,每一个服务的环节实施过程都需要沟通,因此了解围绕住院医嘱相关工作流程与沟通对象特点,有助于建立良好的人际关系,提高药学服务效率和效果。

一、住院医嘱的特点

住院医嘱属于处方的一种,但又与处方有所不同。住院医嘱一般可分为长期医嘱和临时医嘱。相较门诊患者,住院患者通常危重者多,病情变化快,注射用药特别是静脉给药占比例高,药疗医嘱联用品种多;且随着医师根据患者住院期间的病情变化和临床检验指标适时调整医嘱,存在常变、多变的特点。

与门、急诊处方相比,住院医嘱审核的内容也相应有所不同,主要包括《处方管理办法》、《医院处方点评管理规范(试行)》规定的药物临床使用适宜性,包括用药适应证、药物选择、给药途径、用法用量、药物相互作用、配伍禁忌等评价,而类似处方的规范性审核较少涉及。

住院药房的药师,既要提供精准的药品物质保障,还要开展高质量的药学技术服务。由于供应的药物品种相对门诊用药要增加很多,相应的管理也更加细化;对于住院医嘱调配前的实时审核工作,要求相关药师具备更高的专业知识和技能,既要对患者的病史有足够的了解,还要对更多的药物有更深的掌握。

二、住院医嘱的处理流程

住院医嘱由医师开具后,需要经过审核、调剂、配发,以及点评等各个环节,基本的工作模式如图5-1所示。其中需要与服务对象进行沟通的环节主要有四个方面:专科临床药师对病区医嘱的实时审核、药房药师对住院医嘱的实时审核、药房药师对住院医嘱的调配发放、临床药师对医嘱的事后点评等。

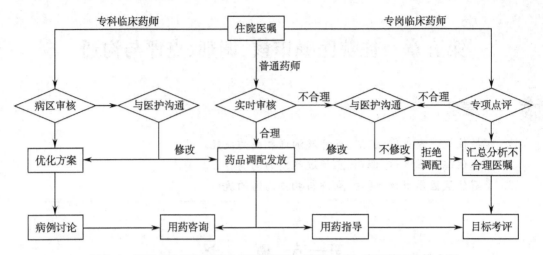

图 5-1 不同岗位药师围绕住院医嘱审核、调剂、点评、沟通的工作模式图

不合理或存在问题的医嘱,需要药师及时与开方医师沟通、联系,采取适宜的应对和干预措施,避免潜在的用药安全隐患。经过药师实时审核后,合理医嘱进入调配发放药品流程,并指导临床合理用药。由于实时审核工作中时间紧、工作环境限制,加上药师业务能力差异的存在,实时审核难免存在疏漏,所以根据卫生部规定医疗机构开展处方医嘱点评工作要求,每月还要回顾性抽查一定数量的医嘱,对实施审核未能发现的问题医嘱再次进行反馈、考评,目的是规避或减少其重复发生,为保障用药安全起到切实的把关作用。

三、住院医嘱流程涉及的沟通对象

围绕临床提供的药学服务体现在住院医嘱的审核、调剂及点评的各个环节中,每一个环节都直接涉及药品的合理使用,并影响到患者的药物治疗结果。在药品调剂过程中,能够起到风险把关作用,调配发放出正确的药品,准确提供用药信息,需要药师与医生、护士及患者建立良好的沟通。在此期间,不同环节需要沟通的对象各有不同,医嘱审核中发现不合理医嘱后多与医师联系进行干预;药品调配发放过程需要沟通的基本上以护士为主;开展用药咨询和合理用药教育则需要与患者及家属面对面。因此按照各个环节工作的流程要求,与沟通对象建立良好的人际关系,准确把握不同沟通对象的需求特点,有的放矢提供优质高效的药学服务。

第二节 住院医嘱审核与服务

一、住院医嘱审核工作实践

根据卫生部 2007 年颁布的《处方管理办法》规定:药师应当对处方用药适宜性进行审核,审核内容包括:规定必须做皮试的药品,处方医师是否注明过敏试验及结果的判定;处方用药与临床诊断的相符性;剂量、用法的正确性;选用剂型与给药途径的合理性;是否有重复给药现象;是否有潜在临床意义的药物相互作用和配伍禁忌;其他用药不适宜情况。办法中指出处方包括医疗机构病区用药医嘱单,所以药师在调配发放住院医嘱药品前,应当按照要求对住院医嘱进行严格审核。

(一) 住院医嘱审核工作模式

住院医嘱分为长期医嘱和临时医嘱,存在常调整、多变化的特点,其中采用静脉给药途径较多,是审核中关注的重点。医师会根据患者住院期间的病情变化和临床检验指标适时调整医嘱,所以药师在进行医嘱审核时需要对患者的病史有足够的了解,对药物的特性有更深地掌握。通常的医嘱审核内容包括医嘱的规范性,药物过敏情况,药物使用剂量、频次和浓度,药物的给药途径,药物相互作用和配伍禁忌,重复用药等。患不同疾病的住院患者,其医嘱用药有各自的特点,药师在医嘱审核中也有不同的关注点。如外科病区的患者主要为手术相关用药,内科病区患者多为系统治疗用药,肿瘤患者主要为化疗方案用药。

在住院医嘱审核过程中,通常以人工审核为主、计算机软件审核为辅,按照规范完善的医嘱实时审核流程进行。实践经验丰富、专业素质较高的药师会被安排担任调剂岗位临床药师,带动全体住院药师规范开展医嘱审核工作。由于时间节点紧、需要审核医嘱条数多,药师通常先借助计算机合理用药软件对住院医嘱进行初步审核后,再进一步开展实时审核,对于不合理或存在问题的医嘱,及时与开方医师或所在科室的护士沟通、联系,采取适宜的应对和干预措施,避免潜在的用药安全隐患,并确保住院患者用药方案的及时执行。药师审核发现不合理用药情况,及时联络医师,共同探讨、修正,形成干预共识,同时对存疑义问题,也可经过进一步查找相关资料进行确证。这一规范的反馈、干预制度和流程,使药师围绕住院医嘱开展的合理用药工作,真正落实到患者用药的起始阶段。

(二) 静脉用药集中调配医嘱审核工作模式

静脉用药集中调配(PIVAS)医嘱通常来自住院患者的用药治疗方案,也属于住院医嘱。但因其采用静脉给药方式,相应的风险因素增加,所以更需要给予重点关注。根据《医疗机构药事管理规定》第二十九条规定:"肠外营养液、危害药品静脉用药应当实行集中调配供应。"实际工作中为方便临床,提供更加全面的药学保障,有些三甲医院根据保障需求、院内策略配置等实际情况,开展了静脉用药全部集中调配,导致药师要在单位时间内完成大量的医嘱审核工作。

对 PIVAS 医嘱进行实时审核,是 PIVAS 药师的主要职责,是静脉用药集中调配过程中确保药物安全有效最重要的环节,也是临床药师的专业把关作用在 PIVAS 岗位中充分的体现。PIVAS 医嘱须审查合格后方可开始调配过程,否则应及时与医师沟通解决。PIVAS 医嘱审核不仅包含常规针剂医嘱审核的内容,如药品名称规格、溶媒种类、载体量、给药频次、药物配伍禁忌及相互作用这些方面的审核,而且更加注重特殊配制药品的审核,如全静脉营养液、中药注射剂、化疗药物等,关注不同静脉药物特有的性质。例如药师开展静脉营养液医嘱审核时,依据患者所患疾病的种类,结合其各项检测指标和营养状况,综合评估静脉营养液医嘱,以达到为患者提供适当的营养物质和热量。PIVAS 医嘱审核时不仅需要关注药物的自身因素,还需针对不同人群的患者进行审核,特别是针对老人、儿童、妊娠期妇女等特殊人群。特殊人群有特殊生理特点,机体各系统、各器官的功能有变化,对药物的吸收、分布、代谢、排泄差别很大,在不同阶段对药物的反应也不同,因此特殊人群 PIVAS 医嘱审核的重点是选择合适的药物,准确计算用药剂量,用药量变化时关注药品使用的疗程和间隔时间,以提高药物治疗效果,减少药物不良反应。

药师实际工作中通过审核 PIVAS 医嘱的各个关注点,能够及时发现临床不合理用药,参照常规医嘱审核建立规范的反馈干预制度和流程,并针对 PIVAS 医嘱的特殊性制定专用联络信,增加溶媒不适宜、全静脉营养液等审核要点的提示。建立与医师的互动机制,及时将发现的问题反馈给医师,共同探讨、修正不合理用药,对存在疑义的问题进一步查找相关资料进行确证,确保正确的 PIVAS 医嘱进入排药、配制阶段。

静脉用药集中调配工作流程见图5-2。

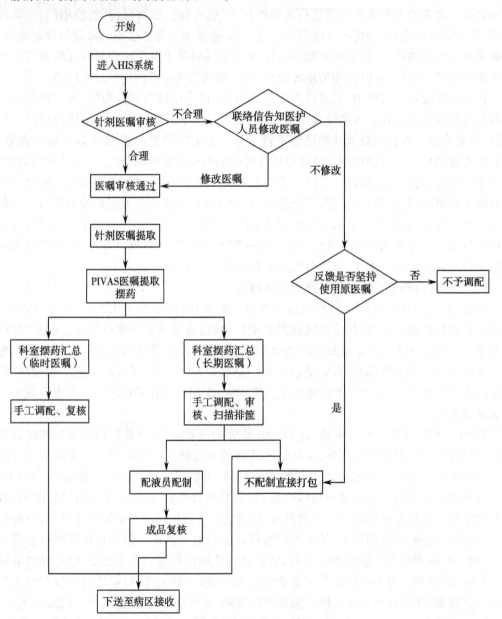

图5-2　静脉用药集中调配工作流程

(三)专科临床药师住院医嘱审核工作模式

专职专科的临床药师,日常活动相对固定在病区,工作中每天对所在科室患者的住院医嘱进行审核分析,以保障临床患者合理用药。发现临床用药中可/需优化医嘱,临床药师会随时与临床医护沟通,优化治疗方案。为最大程度地降低临床用药风险,临床药师需要掌握每日床位入住变化情况,了解新入院患者基本信息、入院诊断、检验检查信息、现病史、既往病史、既往用药史、药物过敏史和药品不良反应(ADR)处置史等,分析药物治疗方案的制订依据;在审核相关用药医嘱时,结合患者适应证、禁忌证、药物品种选择、重复用药、给药方法、用药疗程、潜在药物相互作用、ADR 相关问题等方面分析是否存在可/需优化医嘱,如果发现可/需优化医嘱,则需要及时与医生沟通取得共识,提出治疗方案优化建议,并观察优化后药物治疗的有效性和安全性。

住院医嘱审核工作流程见图 5-3。

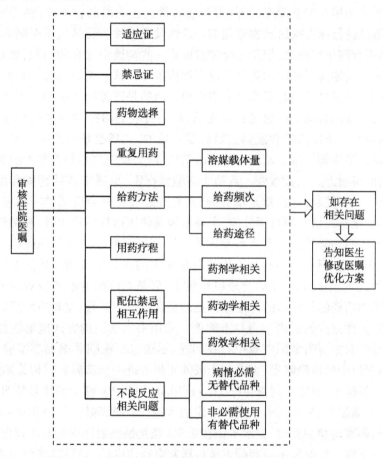

图 5-3 住院医嘱审核工作流程

二、药学服务技能

在医嘱实时审核工作中,对发现的不合理用药进行干预是促进用药持续改进最关键的环节。药师不仅要对不合理医嘱进行干预,更要注重追踪干预的结果,力求医师、护士、患者和药师形成良好互动,共同防范用药风险,有效提高临床合理用药水平。

(一)药学服务特点

开展住院医嘱审核的工作人员,有普通的住院药师,有专业素质较高的调剂专岗临床药师,还有具备一定的临床知识和临床思维的专科临床药师。住院医嘱中有普通住院医嘱,还有 PIVAS 医嘱。工作中联系的主要对象是开具医嘱的住院医师,间或也有需要与当班护士沟通的时候。药师与医师的沟通方式可以采用当面讨论、电话沟通、联络信送达、网传信息等。实践经验丰富的调剂专岗临床药师,在带动药师群开展医嘱审核过程中,起着带教、把关、联络作用。而规范完善的医嘱实时审核操作流程,能够及时发现许多临床不合理用药的情况,提升了合理用药工作的效率和准确度。

(二)审核干预的技能

药师在日常的医嘱审核工作中发现不合理用药或存有疑义之处,可以及时通过书面、电话或面对面的反馈方式与医师和护士沟通,提出存在问题以及进一步的建议,及时调整医嘱,规避可能带来的用药安全隐患,最终保障患者接受正确的药物治疗;必要时还可在相关工作完成后,继续进行深度探讨药物使用的合理性及安全性。药师进行医嘱审核时,需要及时向临床反馈不合理使用现象,但是也会经常面临一些沟通中存在的问题,如是否能够为医护人员平等地接纳、如何让提出的调整建议不被排拒等。这就需要药师在与医师沟通之前,做好相应的准备:摆正自己的心态和位置很重要。药师是医师的助手和合作伙伴;医师的目标是治愈患者;药师的目标是让患者得到更适宜、更有效的治疗,尽量减少和避免治疗过程中可能出现的意外。所以药师和医师的目标是一致的,立场也是一致的。有的医师对药师存在偏见,这就需要药师们用真诚赢得他们的信任,因为真诚之心是人与人沟通的基础。

选择恰当的沟通方式也很重要。目前大多数情况下,医嘱审核后药师和医师之间的交流通常是由药师一方发起,并且常是单方向的,导致医师有时会出现排斥心理,感觉这种审核带来的更多是没有人情味的负面效应,主要原因是使用措辞经常欠佳,相关建议会被认为是硬性要求,报告问题会被认为存责备意向等等。而能更好反映药师和医师之间合作关系的应是多做双向交流,但也需要有与工作量负荷相应的人员配置做基础。专科临床药师在病区工作,医师、护士之间面对面的交流机会较多,但是对药师的临场应对和语言技能要求也更高;药房工作的药师与临床的沟通最常见的是在电话中进行,这种方法更容易加大双方间的距离感,需要注意控制话语节奏与准确度。采用书面交流的方式能够明显提高审核干预的效率,有助于对方清晰掌握医嘱中存在问题,尽快修正医嘱并书面签字确认,既共同协作规避了药物管控中的风险隐患,也有利于医师和药师进一步掌握巩固相关知识。

例如,有一组医嘱:卡铂注射液40ml(0.1g/10ml)用0.9%氯化钠注射液500ml稀释,静脉滴注。药师查询说明书,要求卡铂注射液应加入到5%葡萄糖注射液250~500ml中静脉滴注。同时,药师查询相关文献,提示卡铂在0.9%氯化钠注射液中相对不稳定,容易转变成顺铂,导致含量下降。住院药房的药师审核后通常会利用电话、填写联络信的方式通知病区医师进行修改,换用5%葡萄糖注射液作为稀释载体;如果有深化沟通的必要,可以带着药品说明书及相关文献到病区找主管医生沟通,建议参考联络信上的内容修改医嘱,确保用药安全有效。这种情况下,医生通常会欣然接受建议,马上修改医嘱,有时还会向药师表示感谢。

(三)优化方案的技能

临床药师参与住院医嘱审核是参与临床药物治疗过程的重要内容,发现可/需优化医嘱并提出治疗方案优化建议,及时与医生沟通优化治疗方案。专科临床药师在病区临床参与药物治疗时,应牢记自己是治疗团队中的一员。特别是在专业划分很细的专科病区,药师更多的应当以医师为主体,起到合作者/助手作用。药师除了需要拥有扎实的专业基础知识之外,还需要有很重要的准备,即具备良好的专业沟通能力、能见机行事选择合适的沟通方法。以高度的敬业精神,借助心理分析、寻找切入点、虚心请教等方式,慢慢渗透接近并形成与临床医师之间的良性沟通,达到互相认同,紧密合作,进而共同携手开展"以患者为中心"的医疗服务工作。而通过沟通、交流,了解医师用药的出发点和目的,有助于药师更有针对性地为医师和患者提供药学服务。医师可以更多地侧重于病情的鉴别、诊断、手术方法等,临床药师则运用药学知识配合医师,共同研究药物治疗方案,做好医师的用药参谋。只有医师和临床药师的密切合作,才能够确保临床用药的科学性和安全性。

临床药师在病区的工作中,发现医师用药有不妥之处,大多采取请教的态度、以探讨的方式与其沟通。有些时侯临场应对技能强的药师,更多地采用点到为止的做法,既表达了自己的用药见解,又能使医师感受到充分的善意,能够平静地接受而不会心存芥蒂。例如,在查房中发现有些上消化道出血或门静脉高压患者正在使用第 3 代头孢菌素,但专科临床药师继续追踪、阅读病历后,发现这些患者实际上并没有感染迹象。而按照国家《抗菌药物临床应用指导原则》及相关规定,第 3 代头孢菌素类被列为特殊科室或特殊疾病预防使用的抗菌药物。这种情况下,临床药师并未直接指责医师用药不合理,而是以请教的态度与医师探讨上消化道出血或门静脉高压与感染的相关性,当医生提及考虑到患者有呕吐现象,需防止吸入性肺炎而预防性使用抗菌药物;药师又借机进一步将交流话题涉及第 1 代、2 代头孢菌素类的效果,国家相关规定以及临床是否认同等。交流过后不久医师就修改了医嘱。

第三节　住院医嘱调剂与服务

一、住院医嘱调剂工作实践模式

医嘱审核通过后,由药师按照医院制定的规范流程为患者调配发放药品。近年来随着自动化调剂设备的引进,药品调配发放模式有了较大变化,门诊采用的整包装发药设备,住院患者口服药品的单剂量单顿次包装,静脉用药的集中调配,都显著提高了药品调配的准确率,同时也在一定程度上减少了药品调配环节的差错发生率。即使统领统发的药品,实施病区调配和下送模式后,也减轻了护士工作负担、减少了用药错误的发生。

在保证准确快速地调配发放药品过程中,相关工作流程的持续完善与落实非常重要。在西药和中成药调配发放过程中,药师按照"四查十对"原则再次核查医嘱、核对药品,保证将正确的药品发放给正确的患者。对于毒、麻、精、放等特殊管理药品,药师应按照相关管理办法调配发放以确保无误。中草药饮片的调配发放,则按照"十八反、十九畏"等中医理论核对医嘱、药品。药品的调配发放须经双人核对,并严格落实双签名制度。

PIVAS 药品调配发放与常规医嘱发放不同,按照住院患者单剂量单顿次药品保障模式,需要在计算机软件的辅助下完成,按照每病区、每患者的单组次打印标签。首先根据各病区医嘱汇总单调配药品,并核对药品厂家、规格、数量、效期及药品完好性,完成粗排。之后进入排药复核,将每组医嘱药物与溶媒匹配,按批次单剂量单顿次调配;排药审核时,药师还需要再次核对排药筐内的药品、输液与标签的一致性,确保药品正确无误,输液与标签的药品用量、用法、给药途径和配伍正确适宜。发现没有问题,按照静脉组次用药传递入净化配制间进行输液配制;发现不合理问题,应将药品与相应的标签列为不予配制的打包药品中,排药结束后通过联络信及时联系临床医师,告知不合理原因,等待临床反馈意见;若临床坚持使用,应为药房提供联络信的书面反馈意见。

二、药学服务技能

（一）用药指导

用药指导贯穿于临床药学工作的全过程中，也是药学服务的重要环节。住院医嘱调剂与发放过程中，药师的主要交流对象为护士，所以药品调剂中发现的问题或特殊要求需要与护士沟通交代，做出清晰的用药指导。在此过程中，药师须秉持"交代清晰、重点突出、通俗易懂、耐心细致"的原则，根据不同药物、不同科室、不同人员调整交代的内容和表达方式，因为交流时间相对短暂，应当本着清晰、简洁的原则，较多采用口头或贴简明提示签等方式，准确提供药物的用法用量、用药时间、注意事项、储存条件等信息。

有些医院还会有患者或家属因出院带药而到窗口取药，其性质与要求等同于门诊处方调配。专科临床药师为病区患者做用药指导过程中，自身必须具备较好的沟通技巧，保证用药指导的顺利进行。这时的患者因为生病而容易产生情绪波动，有的患者还会对治疗药物有抵触情绪，尤其是儿童，大多对药物采取抗拒态度。面对这种情况，临床药师如果没有一定的交流技巧，患者不但不能积极配合治疗，甚至会出现相反的效果，耽误治疗。与此同时，在提倡服务意识并为患者提供优质服务的同时，也应当强调药师需要加强自我保护，注意避免诱发药患摩擦与纠纷。

在开展 PIVAS 的大多数医院里，一般采用药学人员和护理人员相互协调的管理模式，共同完成药物配制工作。在 PIVAS 新工作组合的磨合过程中，针对护士和药师在工作中产生的一些矛盾，需要搭建协调配合的氛围，经常就工作流程、常见问题进行沟通，做到工作前沟通、工作中配合、工作后协调，药师与护士之间借助不断地交流达到逐步的融洽，从而更好地做好 PIVAS 工作。

（二）用药咨询

医疗机构必须设置相应的药物咨询服务窗口，并建立完善的流程和服务内容，以满足患者对用药知识的需求。用药咨询是临床和患者用药过程中必不可少的环节，也是药师与临床医护人员、患者交流沟通的重要部分，在药品调剂部门设置药物咨询岗位，是为患者提供药学信息服务的必要举措。围绕患者治疗方案提供的药学信息咨询服务，是药学专业人员都应当掌握的一项重点技能，咨询的一般内容涉及药品名称、适应证、用药方法、用药剂量、疗程、不良反应、贮藏、有效期、价格等；但有些住院医嘱相关的一些咨询更加具有深度，药师的岗位历练和积累决定了知识储备、技能技巧，也决定了提供咨询的水平。

药师开展咨询工作时，要通过良好的语言表达能力与人际沟通技巧，将自身掌握的药学专业知识，有效地传递给询问人员。相应的准备工作，要掌握常见用药咨询的问题类型、明确提供用药咨询的标准步骤，还要以同情关怀的态度，根据咨询者的个性需求针对性的回答问题。根据咨询对象的要求不同，药师的沟通方式也不同。医生则可能需要对药物信息有较详细的解释，这可能包括信息来源；护士可能需要一个简洁、明确的答案；患者需要用通俗的语言来获取信息，并可能需要解释用药知识之外的常识。

临床药师在用药咨询中承担着更重要的角色，面对的咨询服务对象有病区患者、临床医护人员及其他药师、亲戚朋友等人群，提供的药学信息具有深度。医生的咨询一般比较专业，需要药师与医生密切合作，以谦逊平和的态度，充分发挥药学专长，认真准备、准确回答医生提出的药物信息、不良反应、配伍禁忌、药品规格、剂量、价格等方面的咨询，协助医师为患者选择更适宜的药品,规避用药风险、防范用药错误,减少药品不良反应,降低患者因用药不当造成的经济费用负担,推进合理用药。做一名合格的临床药师,必须不断学习新理论、新知识,以科学、专业、严谨的态度,深入浅出地回答患者提出的问题,对患者应耐心、亲切、和蔼、周到,认真交代用药注意事项,仔细讲解药物副作用及不良反应,指导患者合理用药。药师不能随便在患者面前贬低医师,避免医患纠纷。能及时回答的问题当场给予解答;若无十分把握,应查完资料后及时告诉患者。药师要遵守医德,保护患者的隐私。

例如:某患者,女,59岁,因"活动后胸闷"入院。经进一步检查诊断为:冠心病,不稳定型心绞痛;高血压3级(极高危)。静脉输注单硝酸异山梨酯时诉头痛不能耐受,医生将医嘱改为口服片剂,仍不耐受,予停用此药。可护士已经把药和其他并用药发给患者,其中单硝酸异山梨酯片与厄贝沙坦片颜色大小形状极其相似,护士也不太肯定,咨询药师。药师马上从包装铝箔新拆分出的两种药裸片拍成照片作为依据,并积极去病区帮助辨认,遂成功剔除单硝酸异山梨酯片。护士和患者非常感谢药师的及时帮助。

第四节　住院医嘱点评与服务

一、住院医嘱点评工作实践模式

工作环境、时间与人员模式的限制,决定了实时审核并不能发现所有的不合理用药,而事后回顾性的处方点评可对实时审核过程起到查漏补缺作用。住院医嘱点评是药品调配发放后对药物应用的回顾性再评价,对医嘱的实时审核也是一个补充与完善,是提高合理用药水平、防范用药风险的重要方式。《处方管理办法》第四十四条规定:"医疗机构应建立处方点评制度,对处方实行动态监测及超长预警,登记并通报不合理处方,对不合理用药及时干预"。2010年卫生部颁布的《医院处方点评管理规范》中对处方医嘱点评的内容进行了明确规定,围绕药物使用安全性、有效性、经济性、适当性的原则,针对28项内容进行处方医嘱点评,并将其具体分为"不规范处方、用药不适宜处方、超常处方"三大类。住院医嘱的点评工作中,通常会将静脉用药的医嘱列为重点。而随着PIVAS工作量不断增加,不能保证充足的审核时间,加上医嘱审核药师的业务水平参差不齐,难免存在不合理用药审核疏漏,因此需要进一步加强住院医嘱的事后点评,提升药师工作技能。

(一)住院医嘱点评工作模式

虽然医院不断强化处方医嘱的实时审核,但由于药师水平差异,工作负荷的增加等原因,难免会有一些不合理用药问题未能实时审核出来。因此有必要对处方医嘱开展再评价,以及时总结反馈、避免问题再次发生。此外,在实时审核并采取干预措施后,因临床患者的特殊需要或医师的坚持,往往还存在着超剂量使用或超说明书用药等情况。虽然不予调剂、配制,但有时应临床要求仍然先行打包下送,以免引发矛盾。对此类医嘱需重点进行点评、追踪和干预,力求分析原因,协助医师共同寻找解决方法,确保个体化用药的最佳效果,同时规避纠纷隐患,保证用药合法有据。

2012年,卫生部在新的《北京市医疗机构处方专项点评指南(试行)》中发布了专门的静脉用药集中调配医嘱点评指南,为静脉用药集中调配点评工作提供标准化方法,引导点评流程及判断标准的一致性。指南中制定有点评依据、实施方案、点评要点和标准记录表,如具体点评 PIVAS 医嘱时的抽样标准,以需要进行静脉配制的单人单组次医嘱为一组,每月采用全样本抽样或随机抽样的方式抽取 PIVAS 医嘱点评。

　　PIVAS 医嘱点评包括 9 项:未使用药品规范名称开具医嘱;药品的剂量、规格、数量、单位等输入有误;溶媒不适宜;载体量不适宜;给药途径不适宜;给药剂量不适宜;给药频次不适宜;有配伍禁忌或者不良相互作用;其他超说明书用药。其点评内容与普通处方医嘱的不同之处在于:药物的配伍不仅包括药理性,还包括物理性、化学性;溶媒种类、载体量是否适应符合说明书要求;全静脉营养液的能量提供、各成分浓度是否合理。

　　住院医嘱点评工作流程见图 5-4。

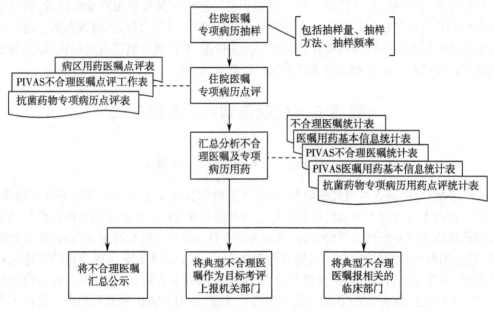

图 5-4　住院医嘱点评工作流程

(二)专项病历点评工作模式

　　《医院处方点评管理规范》中规定:"专项处方点评是医院根据药事管理和药物临床应用管理的现状和存在的问题,确定点评的范围和内容,对特定的药物或特定疾病的药物(如国家基本药物、血液制品、中药注射剂、肠外营养制剂、抗菌药物、辅助治疗药物、激素等临床使用及超说明书用药、肿瘤患者和围术期用药等)使用情况进行的处方点评"。各医院在实际工作中视工作安排确定专项方案,可以是重点药物、重点科室、重点疾病、重点医生等。临床药师主要负责临床科室的病历点评工作,并指导调剂岗位的药师对其所负责区域的医嘱进行实时审核和回顾性点评工作。

　　对于医嘱及病历点评中发现的不合理问题,药师汇总分析后通过电话联系、联络信发放、到病区与医师沟通讨论等多种方式,从技术层面干预,寻求解决方法。确认存在不合理问题时,提供充分的依据给医师要求修正并避免类似问题再次发生,体现药师的用药把关作用。若遇临床反映具有循证医学用药证据的问题,可协助收集相关的材料证据及临床解释,反馈到机关相关部门,建议通过文献评价、专家论证、试验室验证等方法,提出合法使用的裁定。对于被临床医师无正当理由拒绝改正或屡屡出现的不合理用药,则通过月度考评上报,以机关行政干预手段进行纠正,提升用药安全隐患的防范力度。在住院医嘱的审核、点评与干预工作实践中,以专科专岗临床药师带动药师群体,进行全程把关控制,通过审、纠、调、改系列的药学保障工作,显著提高住院患者的用药质量,保障患者安全用药。

二、药学服务技能

（一）点评干预

在住院医嘱点评工作中,点评干预同样是必不可少的环节,也是促进用药持续改进的关键步骤。只有实现点评和干预互相渗透,才能有效地提高医院合理用药水平。点评结果的干预以技术干预为主,调剂岗位的药师在每月的点评过程中,将发现的问题通过书面联络信和口头联络方式及时反馈给医师,针对不合理问题与医师进行探讨,交流相关资料和信息,避免同样的问题再次发生,减少用药安全隐患。对于部分屡发且不予以改正的不合理用药现象,则采取行政干预手段,上报管理部门通过考评通报的形式促进问题纠正。不管是技术干预还是行政干预,在干预的过程中,最重要的仍然是做好沟通。药师应借助沟通让医生意识到,列入考评进行通报不是目的,医生和药师的共同目的是保障患者安全用药。如有医师违反医嘱原则、药物说明书要求以及国家法律法规等规定的,药师应坚持原则、实事求是、依法办事。但是,对不合理用药现象进行干预,一定注意在追求患者安全用药目的的同时,也不可损害医师的自尊心;不能将医师视为对立面,而是要视医药护为一个团队。因此,当发现医师用药有不妥之处,应该采取请教的方式、探讨的态度与其沟通。最终形成审核、点评、改进交互促进的良性循环,确保患者合理用药。

（二）病例讨论

临床药师主要负责临床科室的病历点评工作,调剂岗位的药师对其所负责区域的医嘱及专项病历进行回顾性点评工作。对点评结果出现的问题不仅仅进行干预,还要通过多种形式进行交流。在病区,通过病例讨论、合理用药讲座、制作合理用药小卡片等形式与医生、护士进行交流;在药房,临床药师通过病例讨论、讲座授课、一对一互助等形式提高调剂药师的专业理论水平及临床用药的点评能力。掌握与医、护人员沟通的技巧,要让医生了解药师开展药学服务不是重复医生、护士的临床业务,而是对其工作的补充。在医疗实践中,医、护、药各有工作侧重点,医师是以正确的诊断、治疗为患者服务,护士是以正确的护理方式、方法为患者服务,药师是以正确的选药和合理用药为患者服务。与医生、护士采取相互尊重、平等交流、通力合作的态度,一方面能发展和谐的团队合作关系,另一方面可提高业务水平,更好地为患者服务。

第五节　住院医嘱审核、调剂、点评中的沟通

审核、点评的目的是降低药物的不合理使用率,所以通过良好的沟通追求提高用药干预的成功率至关重要。由于医生在药学专业知识上的局限性,以及多年的临床实践中存在的一些习惯用药和经验用药,导致医嘱不合理用药现象时有发生。药师需要利用自己的专业知识,做好医生的用药参谋,帮助医师提高合理用药水平。与此同时,由于药师的专业知识水平和业务技能参差不齐,也需要持续学习,提高审核及点评能力。处方审核、点评是医院质量考评的有机组成,医院管理部门有必要对人员配置、工作流程进行改进并定期公布审

核、点评结果,通报典型不合理处方等多种手段,敦促全院医生提高合理用药水平。

一、沟通的作用、原则、特点与技巧

在住院医嘱审核、调剂、点评的过程中,药师面对的药学服务对象不仅仅是患者,还有医生、护士及药师同行。药师与医务人员、患者实现有效沟通,是为患者提供优质全程药学服务的最大保证,是医院药师实施"以患者为中心"服务的必经之路,是与患者建立和谐药患关系的需要。药师充分发挥主动性,在沟通中学习和总结,不断地提高自身素质和工作能力。

（一）沟通的作用

1. **传递信息途径**　药学服务的主要职能是参与临床药物治疗方案设计;参与日常查房、会诊、病历讨论,提出用药意见;审核医师医嘱或处方,调整用药意见;查阅资料,提供明确、可靠、清楚的用药信息;对医师、护士、患者、民众宣传合理用药,向患者交代正确用药与安全用药指导。药师通过与患者的交流还可以及时发现药物新的不良反应。因此,药学服务的过程是收集、传递信息的过程,沟通则是收集、传递信息的重要途径。

2. **提高工作效率**　有效的沟通能促进药师与医护人员间的紧密合作,使医师、药师、护士之间的信息准确、迅速地传递和接收,从而大大提高医疗服务的工作效率。

3. **提高医疗质量**　药师通过与患者沟通,详细了解患者的用药史,向患者说明药品正确的用法、用量,提高患者对药物的了解程度,可以增强患者战胜疾病的信心,提高用药的依从性,避免一些药物不良反应的发生。通过交流还可以根据患者的经济情况,运用药物经济学知识向患者推荐疗效好、费用低的药品。药师与临床医师和护士密切合作,收集和分析并互通患者药物治疗中的信息,能大大提高患者用药的安全性。

4. **改善医患关系**　据资料显示,近年来医患纠纷增长迅猛,但真正由医疗事故构成的约占3%,绝大多数医患纠纷源于医患沟通不够或医疗服务过程中的不足,因此增进医患沟通是消除或缓解医疗纠纷的有效途径。

（二）沟通原则

1. **服务礼仪**　《医疗机构药学工作质量管理规范》中明确药学工作人员的服务礼仪:

(1)要尊重和诚信对待服务对象(患者、其他医务人员)和同行;

(2)仪表端庄、整洁,符合职业要求;站姿、坐姿要符合工作场地和服务对象的要求;

(3)与服务对象见面应问候,迅速、正确、礼貌地回应服务对象,包括接、打电话;

(4)语言文明、态度和蔼、亲切自然地接待服务对象;

(5)耐心热情地回答服务对象的问题,尽可能地提供方便,帮助解决问题,首问负责不推诿。

2. **基本原则**

(1)平等对待,相互尊重:对待患者不论民族、性别、社会地位、经济条件、学历等的不同,都应一视同仁,平等对待。

(2)尊重与保护患者的隐私:沟通中尽量围绕与病情有关的情况进行了解,对一些隐私性的问题,只要不影响治疗,不宜穷追到底才罢休;对于患者不愿意告诉的问题,也应适可而止,要充分尊重患者的隐私权。

(3)沟通中不做治疗结果的保证或承诺:治疗过程中患者最关心的是治疗的效果或结果。一般情况下,患者的期望值比实际要高一些,这也是治疗依从性积极性的一面,在沟通过程中要把握好分寸,既要提高患者的治疗依从性,又不能把期望值提的很高,治疗失败后引起纠纷,但是又不能使患者失去信心,导致放弃或拒绝治疗。因此,沟通中不宜对治疗会达到什么样的效果做出保证或承诺。

(4)对医师的治疗方案不做评述:作为药师,不干预医师的治疗方案,在与患者沟通中针对患者对医师的治疗或者在用药方面提出的疑问,采用迂回策略,不做决断性评述,可以借鉴新闻发言人的一些技巧。对用药方面医师出现失误的问题,应该与医师进行沟通,不宜当着患者的面进行对或错的评述。

(三)沟通障碍与应对

药师与临床医生、护士的良好沟通,是保障住院医嘱调配正常运行的重要环节。药师与医生的沟通内容包括不合理医嘱的修改、药物配伍禁忌等,与护士的沟通内容包括临床退药、患者药品欠费、医嘱输入错误等。医、药、护之间良好的沟通,有利于多方面达成共识,进而促进完善各项制度;医、药、护之间相互学习,密切配合,增强了团队凝聚力与战斗力,使医院整体发展水平更上一个台阶。住院药师与临床各科室之间和谐有效的沟通,对提高医疗工作效率及临床治疗效果有积极作用。沟通是一门学问、一门艺术,实现药师与医生、护士有效的沟通,是一个需要不断学习并在实践中不断探索的过程。

1. 沟通障碍的相关因素

(1)个体因素:药师对沟通的重视程度及其本身的专业知识、沟通能力是沟通障碍的主要因素。我国医院药房还停留在保证药品供应等日常事务性工作上,没有足够的时间和精力与患者进行沟通,同时也缺乏适宜的场所和环境进行沟通,这大大影响了药师与患者沟通的主动性。同时,药师普遍缺乏医学和药物治疗学知识,面对医护人员和患者时信心不足,缺乏为患者服务的意识。另外,药师的沟通技巧、语言文字能力不强,对沟通网络、方式的选择不妥也会给沟通过程造成障碍。

(2)人际因素:沟通是信息的"给"与"受"并进行反馈的双向过程,有效的信息沟通要以相互信任为前提。例如在药学服务实践中,与经常习惯性用药的医生沟通时,他们会对药师说:"我一直以来都是这样用的"或"大家都这样用,并未出现不良反应"等,此时就需要在沟通中表达互相理解、协作的意愿。药师、医师、护士之间全面有效的合作基础是良好的人际关系,药师与患者之间的沟通也要有足够的信任,但是相互不理解、不信任所产生的沟通障碍不容忽视。

(3)组织结构因素:组织结构因素包括组织规模、沟通环节、沟通渠道、沟通方式和平台、沟通反馈机制等等,药学服务中以用药指导和用药咨询模式为主,缺少互动沟通模式,药师下临床、开展药学查房也只是停留在初级阶段,没有建立完善的程序和制度,建立良好的沟通组织结构、开通合适的沟通渠道将有助于药师与医护人员、患者之间形成一种良好的沟通气氛。

上述种种沟通障碍广泛存在于药学服务全过程,分析这些障碍的目的在于寻求有效沟通的策略,改善和提高沟通效率,使沟通达到预期的效果。

2. 常见沟通障碍的应对

(1)明确沟通目的:日常的药学服务工作其实就是一个沟通的过程,药师需要与临床医师、护士、患者进行密切联系,而沟通是建立人际关系的起点,是建立相互信任的重要手段,故有效沟通是实施药学服务的基础。

(2)提高药师沟通积极性:药学模式在由原来的"以药为本"向"以人为本"转变的形势

下,药剂科应把事务性工作和专业技术性工作区分开,对药学人员的岗位和职责进行细分,使药师有时间和精力与患者交流,并建立相应的激励考核机制。药师应转变服务观念,以良好积极的心态与医护人员和患者沟通。

（3）强化沟通技巧

1）增强倾听技巧:全部沟通中的近一半时间要用在"听"上,要认真倾听,仔细、完整地接收和理解信息,避免信息歪曲。同时也要尽量使发言者放松,集中倾听对方的信息,不打断发言者,表达对信息的兴趣,通过信息反馈、姿势、表情等方式肯定自己的意见、询问问题等,都能很好地改进倾听效果。

2）提升语言沟通能力:在进行语言沟通时,应多使用一些艺术用语,如礼貌性语言、解释性语言、安慰性语言、鼓励性语言等。在沟通过程中,要善解人意、尊重对方隐私、关注情感差异,个性化地处理谈话方式和内容,尽量用通俗易懂的语言表述,充分运用生活中丰富、生动的例子或比喻。表达时需要注意的是:①语言要准确、清晰可辨,可减少和克服沟通时的失误和困难;②语义要明确,交谈中词要达意,避免产生语义误解;③语法合乎要求,交流层次清楚简单明白;④语调适当、平和轻柔,使人感到清晰可近。建议制定药师与患者沟通的基本用语如"您好"、"请稍等"、"请别忘了按时服药"、"请问你需要什么帮助?"、"别着急,您慢慢说"、"我再与您核对一遍"等。

3）善于运用非语言沟通方式:面对面的沟通过程中,有65%是以非语言信息传达的。非语言信息包括沟通者的身体语言和语音声调等,声调包括了说话的高低音调、声音大小、速度快慢和语气,如"××先生您好"相同的文字使用不同的语调,给别人的感受是不同的。身体语言则包括了面部表情、目光、头与身躯的姿势和手势等。相同的文字、声调、不同的身体语言差别会很大,非语言信息比语言信息更能打动人。

（4）改善沟通环境:改善沟通环境首先要营造一个相互信任、有利于沟通的氛围,其关键是要建立良好的团队合作关系,平时可以多开展一些群体活动(学习、竞赛、聚会等),鼓励药师与医护人员之间的相互交流、协作,强化团队协作意识,促进人际关系和谐。针对患者的沟通可以提供适宜的沟通场所,如设立用药咨询室。咨询室的位置应靠近药房,便于患者询问。在咨询室内,外界干扰比较小,药师与患者进行面对面的交谈,沟通的内容可以更广、更深。

（5）拓宽沟通渠道:通过药师下临床,开展药学查房增进与医生和护士的联系,还可以定期参与会诊、病例讨论、组织学术会议等等,建立与医护更密切的联系;同时,充分利用各种途径加强与患者的交流,针对患者定期开展药物知识讲座,设立用药咨询电话,建立宣传栏,提供新药介绍、用药常识、药品价格等信息,对出院患者进行用药跟踪指导等。

（四）沟通技巧

住院医嘱审核、调剂与点评工作以合理用药为中心从多方面、多环节展开,如何深入彻底解决问题,需要药师多联系多沟通,并灵活运用语言及非语言等交流技术。对患者和医务人员强调运用不同的语言。对于医务人员的语言需运用医疗术语,简洁明了,说服力强,做陈述时要有充分准备。对于患者避免使用医疗术语和复杂句子与词汇,且要求语言精练、含义清晰、语速适中、语调平和。对患者有指导性的语句要含义清楚,例如,"用250ml温水送服"不要说成"用足量的水送服"。

1. 与患者的沟通技巧 药师提供药学服务需要熟练掌握许多专业知识和技术,还应学习掌握与患者的沟通交流技能。良好的沟通主要目的在于及时发现和处理所有与药物治疗相关的问题,沟通的成效很大程度上取决于药师是否熟练掌握沟通交流技能和善于运用。

(1)互动式/开放式问题技巧:避免应用传统的药师"说"、患者"听"的交流方式,应让患者积极参与到整个咨询过程中。在患者参与交流时,需采用特殊的、开放性的问题来探寻患者对药物的了解程度,沟通者在沟通之前要明了沟通的"5W1H"(who,what,where,when,why,how),即知道为什么要沟通、沟通什么、和谁沟通、什么时候沟通、什么地点沟通以及怎么沟通。常用"5W1H"的开放式提问,患者对这样的提问方式无法简单地用"是"或"否"来模糊回答,而是需要用描述性的语言具体回答,便于药师发现问题。

(2)主要问题法:适用于药物咨询。"主要问题"一般包括3个部分:"医生告诉你该药是治疗什么疾病的"或"该药帮你解决哪些问题";"医生告诉你怎样服用"或"具体服药方法是什么";"医生告诉你服药后可以有哪些改善"或"药物治疗后要达到怎样的目标"。通过问答,可以了解患者对药物作用、服药方法的知晓度,发现患者用药过程中存在的各种问题,并采用相应的方法加以处理。

(3)探查症状的"七个主要症状问题":患者出现病情改变,药师应探查是疾病本身的进展还是ADR。借鉴七个具有针对性和开放式的问题,可以帮助药师判断新出现的症状是否与药物治疗有关。"七个主要症状问题"包括"开始时间:症状是什么时候开始的";"持续时间:出现这个症状多久了";"背景:这个症状在什么情况下发生的";"性质:感觉如何";"数量:你注意到有多少次";"治疗:怎样做会好一些";"相关症状:还有什么其他症状"。例如,患者,男,43岁,职业经理人,因高血压、稳定型心绞痛,3个星期前开始服用酒石酸美托洛尔片。查房时向医生反映最近睡眠障碍,每晚醒来几次,医生考虑患者因职业原因,精神压力大给予改善睡眠的药。药师怀疑其与用药有关,进行了如下的对话:"这种症状什么时候开始的?","两个星期前";"你出现这个问题多长时间了?","两个星期以来一直这样";"这个症状在什么情况下发生?最近工作压力大吗?","突然的,没有任何原因,工作跟往常一样。","以前有过吗?","以前很少失眠";"还有其他不适吗?","总感觉没有力气,不想做事"。药师的提问全面覆盖了七个主要症状问题,迅速得出结论,患者的症状可能与酒石酸美托洛尔有关,因该药相对于水溶性强的阿替洛尔更易通过血-脑屏障导致中枢神经系统副作用,建议医生不加用改善睡眠的药,将酒石酸美托洛尔换成阿替洛尔,患者症状改善。

(4)慢慢来/互动技巧:在病房对患者进行用药宣教时,药师总是急于将全面的用药信息"灌输"给患者,但往往适得其反,患者由于医疗知识欠缺等原因,真正记住的信息很少或只记住一些信息"碎片"而漏掉关键的信息,因而不要急于求成,要遵循学习规律,逐渐增加患者信息量;采用互动式沟通技巧,及时了解患者对信息的掌握程度。

(5)沟通障碍应对技巧:多数情况下,药师与患者之间的沟通并不能很顺利地进行,往往需要克服很多沟通障碍才能将有效沟通进行下去,沟通中存在的障碍一般分为两种:功能性障碍、情感障碍。功能性障碍有易于识别和相对易于处理的特点,如患者说难懂的方言、听力差、视力差等,可以通过找他人翻译、避免嘈杂、大声讲话、放大字体等方式解决。情感障碍具有难以识别和难以处理的特点,更需要具有一定的沟通交流技巧并经专门的沟通技能培训才能从容应对和处理。因患者的心理较健康人更加复杂,往往表现出愤怒、敌意、悲伤、沮丧、害怕、焦虑、窘迫等情绪,影响患者的用药态度,沟通交流时可以采用"反馈性反应技巧":第一步是倾听、观察、鉴别、分析患者的情感状态;第二步是采用"一句话反馈法",将患者的情感状态用语言描述成一句话反馈给患者。反馈语句的基本结构包括:"你似乎有些沮丧……(迷惑……)"或"我可以看出你有些沮丧……(迷惑……)"等,实践表明该沟通技巧使患者感受到药师真心关注他们的疾苦,懂得他们的感受,从而很容易取得患者的最大信任,有利于药师帮助患者有效解决相应的情感问题。

(6)应对ADR的"四象限模型"交流法:实践发现,ADR往往是患者在与药师沟通中普遍关注的问题,并且因为担心ADR而拒绝服药,这是导致患者用药依从性差的主要原因之一。不同药物所引起不良反应类型不同,四象限模型是指高/低的事件概率与高/低的严重程度(强度)之间的两两组合模型,该模型将不良反应类型具体划分为高发(发生率)低毒(毒害)、高发高毒、低发高毒、低发低毒四种类型,每一象限类型都需要药师采用特定的沟通交流应对技巧,帮助患者克服各种心理障碍,改善用药依从性,从而提高治疗效果。例如:使用红霉素导致的胃部不适属高发低毒,沟通时应重点告知患者药物作用及如何处理不良反应;癌症化学药物治疗(化疗)导致的心脏毒性等属高发高毒,应采用情感投入的沟通方法,即注重患者的心理感受采用换位思考、主动沟通和先引后导的方法,给予患者治疗信心;口服避孕药引起的脑卒中属低发高毒,应注意评估患者对可能不良反应的感知程度,避免患者只注意"这不太可能发生"而忽略毒害特征;对不良反应低发低毒的药物,患者可能产生药物对他没有多大作用的感觉,沟通中注意确认患者看法、帮助患者树立治疗信心。

(7)结束交流:作为有效沟通的一部分,结束部分可以检查整个沟通交流工作的有效性,因而不容忽视。该环节重点在于引导患者再次回顾所有信息,以强化记忆,同时检查患者所掌握信息的完整性和准确性,及时对不完整信息进行补充,对错误信息进行矫正,检查患者是否真正能够按宣教内容实际操作,如服药方法、使用用药装置等。

总之,高质量的有效沟通交流可以保证药学服务的及时性、有效性。直接与患者接触及对药物治疗结果负责将成为今后药师的主要任务,因此人际交流技巧、药物史询问、患者咨询及强化顺应性监护都将成为药师的"职业工具","药患沟通"将逐渐形成独具药师职业特色的技能。药师坚持运用高水平、专业化的药患交流和临床实践技巧,将会取得最佳的患者治疗效果。

2. 与医务人员的沟通技巧 在住院医嘱审核、调剂及点评工作中,药师不仅与患者交流,还要与药房内其他药师、医生、护士等医务人员交流。形成良好的协作关系,培训提升各个专业人员在一起融洽工作的能力,能够保证患者治疗,加强药物治疗监测效果,促进交换患者信息、及时有效的解决药物治疗中的问题。但协作关系的发展受医务人员的个人和职业特征、实践内容及交流的实质和范围影响,药师与其他医务人员交流中还面临着一些困难,包括争取话语权、改进缺乏信任、沟通基础不足、沟通环境受限等。所以发展药师与其他医务人员的协作关系,较为重要的改善策略包括增加沟通的频率和内容、处理矛盾、向同事表示同情以及在与同事相处中表现出坚定与自信。

(1)增进沟通:不同级别的医务人员在和药师沟通中,各有不同的问题、关注点和优先要处理的事情,这些可以通过将焦点集中在患者身上来克服。患者是所有医务人员共同关注的目标,药师提出任何建议时,应当将怎样更有利于患者治疗作为表达的基本出发点,从而减少对某个医务人员个人行为过多的注意,相应地减少可能的对抗和争论。药师要努力增加和其他医务人员沟通的频率,积极推动药学服务。可以通过组织有关药物信息、药学服务项目、共同感兴趣主题的研讨会来强化人际交流;也可以通过书信、传真、电话咨询的形式开展沟通。但是在准备书面沟通的时候,应该谨慎用词以确保信息不被误解。药师可以通过以下实践增加与医疗专业人员沟通的频率和内容:

1)使用和医生较为接近的专业水平语言(而不是患者的语言);

2)引导讨论内容,使始终围绕患者;

3)充足的提前准备,保证能够及时准确地解答问题;

4)多花些时间向医务人员解释问题所在,并引用数据和参考资料来支持,而不只是告知他出了一个错误;

5)给出医务人员多种可供选择的方法与考虑依据,而不是只提供一种建议。提供医务人员在知情后做出决定的自主性,而不能让他们感到自己被强行要求;

6)提供适当的信息服务,例如目前药物相关的问题、潜在的药物滥用和误用的警告、药物相互作用等信息,并能够共享患者资料以及医生写的患者治疗方案;

7)监测患者治疗,为相关的其他医务人员提供关于患者治疗进展的反馈;

8)提供恰当的文件,记录药师在患者药物治疗中采取的相关步骤;

9)积极地谋求与医务人员的会面,主动介绍自己和可提供的服务;

10)与医务人员逐步形成定期交流,收集药学服务的反馈信息,并探讨关于沟通与合作的问题。

(2)处理矛盾:增进沟通可以减少矛盾的发生频率,但是在药师与其他医务人员合作过程中,矛盾总是不可避免的时有发生。药师需要使用解决矛盾和协商的技巧来解决产生的矛盾。矛盾经常在药师提供建议或提供其他医务人员预期之外的服务时产生。在提出建议时避免产生矛盾的方法包括:

1)用清晰、简洁、有节奏组织的语气来传递真实信息;

2)清楚地解释该建议降低风险或改进患者治疗的方式;

3)显示通融、承认自己的理解不足;

4)尽可能避免批评性语言;

5)提倡并鼓励反馈,以确定他人是否理解,并积极回应提问和评价。

此外,通过鼓励定期的会面、创造沟通的机会来保持沟通,可以降低矛盾发生的概率。尽管电话和书面交流可以在避免矛盾的时候使用,但当面沟通还是更好的解决问题的方式。

(3)与医务人员的移情换位作用:和对待患者一样,药师也可以通过移情作用增进与同事之间的关系。通过让他人知道药师已经理解了他的观点,可以减少紧张关系,从而以一个更加平等的合作关系来更好地解决问题。例如一名护士打电话给药师核对一次漏发的药物,护士的首要目标是让患者及时得到药物,她可能非常焦急,非常关心患者,并担心要为这次漏发药物所引发的问题承担责任。如果要是在回应她的询问时,自卫性地责问她为什么没有将医嘱传下来,或是向她抱怨自己是如何繁忙,那么沟通中就一定会发生冲突。此时,药师可以从护士的角度出发,让她知道她的需求可以得到尽快处理。然后药师可以着手询问一些可能有助于解决问题的情况,并提出可能的解决方案。

(4)在医务人员面前保持自信:药师的自信态度有助于与医务人员发展更好的合作关系。如果药师在沟通中表现出自信的态度,并给予对方足够的尊重,自己的观点得到认可,同时也让其他医务人员知道他们的意见也得到了同样的关注。要将沟通的焦点集中在患者的问题上,讨论焦点也应该围绕着患者,而不应是任何一个同事。

二、沟通常见问题与应对

（一）与医生沟通

在住院医嘱审核、调剂及点评过程中，沟通中最常见的问题主要体现在 PIVAS 用药。由于 PIVAS 在国内实施仍为起步阶段，临床医生、护士对其缺乏更多的了解，PIVAS 药学人员虽已接受培训但仍较为缺乏经验积累，工作中与临床科室之间缺乏沟通协调的问题不断出现。实施静脉药物配置中心后，通过强化药师实时审核及回顾性点评技能，形成双重审核把关，并注意与医生沟通的技巧，规范了不少曾在临床长期存在的不适当医嘱。

如将维生素 B_6 与地塞米松混合使用（配伍禁忌）；盐酸胺碘酮注射液使用 0.9% 氯化钠作为稀释溶媒（溶媒选择错误）；注射用盐酸万古霉素 1g 使用生理盐水 100ml 稀释（药物浓度过大）或注射用厄他培南 1g 使用生理盐水 100ml 稀释（药物浓度过小）；尼可刹米注射液一次使用量 1.875g（超剂量用药）等。

案例分析

案例：补钾医嘱的规范要求为 1g 氯化钾用 5% 葡萄糖 500ml 为溶媒。但是住院患者治疗中经常出现以 0.9% 氯化钠注射液为溶媒的补钾医嘱。审方药师经常沟通，但屡屡出现，因而将相关文献查询结果进行系统的归纳。药师携归纳后的材料文件与医生沟通讨论时，得到医生认可；同时医生又提出，有些糖尿病患者和手术后处于应激状态（血糖偏高）的患者不能用葡萄糖，此时如何处理？药师与医生探讨，25g 糖（5% 葡萄糖 500ml）对血糖的影响，相当于 2 个中等苹果的含糖量缓慢静脉给药（大约为 1.3 小时）；而机体有些必须依靠葡萄糖供能的重要器官组织如中枢神经细胞、红细胞等，每日需要 100~150g 糖，远大于静脉给糖量；且葡萄糖体内的利用与补钾速度有关，一般补钾速度不超过 0.75g/h（10mmol/h），而机体利用葡萄糖的能力为 5mg/（kg·min），只要输注葡萄糖的速度不超过机体利用葡萄糖的能力，对患者的血糖就不会产生较大影响。由于说明书中未提及手术或应激状态的补钾方式与普通补钾是否有实质差别，药师建议，若医生不放心糖尿病患者的血糖问题，可以配合使用正规胰岛素（中性胰岛素），比例为每 2~4g 葡萄糖对冲 1 单位胰岛素。

分析：本案例经过药师耐心细致的信息交流后，医生非常认可，并顺利修改了医嘱。进一步思考，在住院医嘱审核、点评及调剂中，发现不合理医嘱后实施沟通的难点，在于如何让医师顺利接受并迅速采纳不同的意见。药师对治疗方案持不同意见时，要及时与医师沟通，采取建设性的态度，不是单纯为纠错而纠错，也就是说要注意提供"有建设性的不同意"，不仅要勇敢地把自己的意见表达出来，也要在表达时体现出高度诚意，尊重对方并考虑对方的立场；即使医师不采纳，在尊重其选择的同时也不可放弃，积累资料并寻求适当的时机再有理有据地提出，尽早就发现问题达成共识。相反若是"破坏性的不同意"则会伤害团队成员之间的信任和默契。

（二）与护士沟通

药学人员与护理人员在多年的医疗工作中都形成了自己相对独立的工作模式，不论在工作性质、工作环境、工作时间、工作态度上存在着一定的差异,如果不能全面协调好相互之间的关系,就会出现在工作中不配合、不补台,各自为战的局面,造成差错事故和医疗纠纷的发生,静脉用药医嘱执行更是高风险区域。虽然《静脉用药集中调配质量管理规范》要求由药学专业技术人员来完成,但由于药学人员数量不足,更多的还是护理人员从事加药混合配置工作。在日常工作中,常出现个别护士因粗心输错用药剂量、退药退错日期等情况,导致输液错配、多配等,但是护士坚持认为是药师审方把关不严,想把责任推给药师;而药师坚持自己按照医嘱调配,没有任何责任。双方由于理解不够、缺乏沟通技巧,导致花大量时间反复多次核查,既浪费时间,也不利团结。应注意协调药、护关系,通过学习提高专业素质与责任感,有效达成服务质量安全共识,保证静脉输液的质量,降低给药错误。在出现差错时,实事求是地总结经验教训,既不袒护也不推诿。

近年来提倡实施的 PIVAS,是将医-药-护-患密切关联的全新药物治疗流程模式,但由于要在单位时间内完成全院住院患者的指定静脉用药医嘱的输液溶配,具有高强度、高压力、高风险,且服务关系具有放射性及多重性,药、护人员承受的工作量、劳动强度和心理压力等均明显加大。为此,营造良好的药护之间互相学习的氛围,让他们用心去体会各自的职责。药师要主动向护士学习与医、护、患之间的沟通技巧及临床护理治疗方面的知识,及时将一些工作中的改动情况主动与护士沟通,提高工作效率。双方充分发挥各自的业务优势,既要分工明确,又要互相协作、配合,以确保静脉输液成品质量。总之,全面科学地协调好 PIVAS 药、护之间的关系,发挥各自的优势,相互团结,相互学习,取长补短,最大限度地调动他们的工作积极性,是确保患者用药安全和医疗持续发展的关键。

(三)与患者沟通

随着 PIVAS 的建立,临床已经从个人领药冲配输液、转换到直接将 PIVAS 冲配好的成品输液给予患者静脉滴注。因此,当患者在使用药品过程中发生疑似药物致身体不适而引发医疗纠纷时,患者首先会对药品的质量问题产生疑虑。这时,药师需要依靠自身专业知识及适当的沟通技巧,积极协助临床医师、护士处理 ADR 投诉。在患者出现不良反应投诉时,药师在沟通解释中起了举足轻重的作用。

案例分析

案例:某患者,女,50 岁。因反复肛门部异物脱出于 2012 年 1 月 10 日来院就诊,要求手术治疗。患者无药物过敏史,六年前有子宫肌瘤手术史,无其他疾病史。入院后完善各项检查,1 月 11 日在联合麻醉下行"混合痔 PPH 术"顺利,术后予加替沙星注射液和头孢曲松/他唑巴坦联合抗感染、卡巴克络止血、七叶皂苷钠消肿及补充能量等对症治疗,期间未出现任何身体不适。1 月 12 日再次静脉滴注加替沙星注射液0.4g,输液过程中出现恶心,后呕吐胃内容物 1 次,即停药,予甲氧氯普胺 10mg 肌肉注射后逐渐好转。患者情绪激动,怀疑该输液组药品有误或质量存在问题;对医师、护士解释为药品不良反应提出质疑并发生争论,并要求封存药品。医师沟通无果后联系药师协助解释。药师了解患者用药史、不良反应发生经过并与各方进行核实,利用药品不良反应关联性评价标准分析并得出关联性结论为"很可能",依据是:患者用药及反应发生时间顺序合理,停用后反应好转,同时有文献资料佐证,并已排除原患疾病等其他因素影响;同时耐心地向患者及其家属解释:这种合格药品在正常用法用量下出现的与用药目的无关的反应,与药物质量无关,也不是医疗事故,是药品的特殊性质决定了其难以避免的客观存在;并进一步向患者解释静脉配置过程中,有四道核对工序以保证临床用药准确无误。此后患者及其家属情绪好转,并积极配合医师对症治疗,换用头孢曲松/他唑巴坦继续抗感染治疗。用药期间未再出现胃不适。

分析: 在本例沟通时,药师注重将专业知识与适当的沟通技巧相结合,很好地从以下几方面做了工作:

(1)首先查看药房调配工作的流程是否有缺陷或疏漏,以及同组输液是否存在配伍禁忌,溶媒以及浓度选择是否得当。

(2)有效地收集患者信息,了解患者的疾病史、用药史、过敏史等。美国食品药品管理局(FDA)提示,糖尿病患者禁用加替沙星,因为加替沙星有增加血糖、肾功能减退等副作用,说明书上有明确指示。

(3)核查护士是否按医嘱执行,对特殊药物前后输液续接时是否更换输液皮条或进行冲管、滴注速度是否遵照相关规定进行。

(4)与患者沟通前,时间允许的情况下准备药物说明书、文献信息等相关资料,从而在向患者解释时更具说服力。本案例查阅资料时有篇244例加替沙星不良反应报告的分析,其ADR发生时间最快者为首次使用加替沙星5秒,最迟为连续使用9天后发生;消化系统损害69例,占28.48%,临床表现为恶心、呕吐、腹痛、腹泻。将这一系列的数据告知患者,增加患者对不良反应的认同感和对药师的信任度。

(5)与患者面对面沟通时,注意控制场面。首先以温和的话语平复患者的激动心情,然后寻找适当时机加以劝说和解释。并寻机告知药品不良反应的定义和相关的药学知识,并解释医院各个工作流程、相关服务标准等,引导消除误解疑虑,促使患者积极配合医师治疗。同时也借机向临床医、护人员强化开展药品不良反应监测的相关知识。

(四)常见系统性问题与应对

医院信息系统不完善,药师获取患者信息不全面:有时医嘱传送过程出现问题,数据不准确,增加了核对工作的压力,引起误解及抱怨。医院信息分成各个系统,工作繁忙时候无法及时了解患者各种检查结果及病程记录,导致药师审方有一定局限性。有时因院内各个系统间联结不畅,导致医院信息系统数据传输的不确定性。出现医嘱传送不全或不准确。加大了核对工作的压力,随之引起误解及抱怨。例如某住院患儿,医嘱为青霉素与头孢地嗪联用,药师审方发现后,查其入院诊断为胃肠炎,便判断其联用不当。但在与医生沟通时得知患儿虽因"肠胃炎"入院,但同时"扁桃体Ⅲ度肿大",且入院后持续高热,应用头孢地嗪3天未见明显好转,故而联用青霉素。药师及时纠正了判断。这里药师通过与医生的良好沟通,弥补了信息系统资料掌握不全面地问题,及时得到医生提醒,了解到患儿的整体情况,纠正了判断。

对于特殊患者人群的要求,在沟通过程中,对于确因病情需要必须使用的非常规超剂量和(或)超浓度用药,医、药、护意见出现重大分歧时,本着"以患者为中心"的态度努力想办法解决问题,必要时由上级相关部门协调采取系统的办法,借助各部门的配合协同解决。

案例分析

　　案例: 重症监护室医生经常出现,并被审方药师不断发送医师联络信的不合理医嘱是:注射用亚胺培南西司他丁钠 1g,用 5% 葡萄糖注射液 100ml 稀释静脉滴注。而说明书提示该药每 0.5g 用 100ml 溶剂,制成 5mg/ml 液体,缓慢滴入。药师积极与科室医生、护士沟通,说明该条医嘱的浓度为 10mg/ml,超过了说明书要求的配制浓度要求;但因监护室的危重患者有入液量限制,无法满足该药配制浓度要求。多次沟通仍无效果,审方后的医嘱干预成功率长时间徘徊在低线。药房负责人建议监护室领导将该药使用情况上报机关管理部门专项研究。同时药剂科领导安排负责质量控制的临床药师进行溶解度试验,将注射用亚胺培南西司他丁钠 1g 用 0.9% 氯化钠注射液、5% 葡萄糖注射液稀释成不同浓度进行观察,结果表明浓度过高时,5% 葡萄糖注射液配制成品放置后易析出难溶性微粒,出现混浊,而 0.9% 氯化钠注射液配置的成品无浑浊。此后经药政监管部门协调各方专家召开专项会议讨论,达成一致意见:该药在监护室住院患者使用、以 0.9% 氯化钠注射液稀释、采取恒速泵入方式控制给药速度时,药师可不将其认定为不合理医嘱。

　　分析: 这一案例存在的问题属于超说明书用药,最终的协调解决有效规避了用药风险,协调了医、药、护关系,减轻了审方药师的负担。问题存在时间长、涉及法规制度的执行,涉及人员面广,最终是由上级相关部门协调,采取了系统的解决办法,借助各部门的配合得以协同解决。

思考题

　　1. 请对下面这条住院医嘱进行审核,长春西汀注射液 30mg/5ml 加入 0.9% 氯化钠注射液 100ml 中。如何处理该条医嘱并采取哪些措施与医生沟通?说明书规定,长春西汀注射液 20～30mg 加入 0.9% 氯化钠注射液或 5% 葡萄糖注射液 500ml 内,给药浓度不超过 0.06mg/ml,否则会增加出现溶血反应的风险(体外实验)。

　　2. 消化科某患者静脉滴注奥美拉唑注射液(注射用奥美拉唑钠 40mg + 0.9% 氯化钠注射液 100ml)后,在同一输液器内连续输注葡萄糖酸钙(葡萄糖酸钙注射液 + 5% 葡萄糖注射液)时,发现于莫菲滴管两药交汇处药液颜色变为红色。护士电话咨询药师,药师应如何解释并提出建议?

　　3. 患者,男,33 岁,因"腰椎间盘突出症"入院,予以 0.9% 氯化钠注射液 100ml + 地塞米松 10mg 静脉滴注,当药物进入体内 0.5ml 时,患者感胸闷、气急、心悸,出现面色苍白、大汗、意识丧失。血压 70/40mmHg,减慢滴速不能缓解,立即关闭液体,吸氧,给予葡萄糖氯化钠注射液静脉滴注约 2 分钟后缓解。护士咨询药师,药师应如何解释原因并做好沟通工作?

　　4. 请对下面这条住院医嘱进行审核:注射用盐酸万古霉素 1g 用 0.9% 氯化钠注射液 100ml 稀释。药师应采取哪些措施或方法与医生沟通共同解决这个问题?说明书规定,万古霉素 500mg 以至少 100ml 的生理盐水或 5% 葡萄糖注射液稀释,静滴时间在 60 分钟以上。

药师与医生护士沟通:建议1g万古霉素用200ml以上溶媒稀释,输注速率应小于10mg/min。因为万古霉素快速推注或短时间内静滴可使组胺释放,出现红人综合征、低血压等副作用;该药品有静脉刺激,可能引起血栓性静脉炎,应十分注意药液的浓度和滴注速度;该药品在国外有快速静滴引起心跳停止的报道。但医生认为该患者有心脏疾病,液体入量受限,溶媒载体量无法保证。

5. 患儿,女,14个月,以上呼吸道感染收入院,常规每日给予5%葡萄糖100ml,内加维生素C 1g,维生素B_6 0.1g静脉点滴。一日患儿于早晨8:10输液,9:10患儿出现寒战,四肢抖动,口周发青(此组液体已输入5天,此时此组液体输入约80ml),测量体温37.8℃,脉搏170次/分钟,立即给予更换输液器及液体,地塞米松3mg静脉推注、异丙嗪7.5mg臀部肌肉注射,患儿症状于10:00缓解。患者家属情绪较激动,怀疑该输液所加药品有误或质量存在问题,与医师、护士发生争执。此时在科的临床药师应如何建议(封管留样检测所输药品)并与患者做好解释沟通工作?

(黄翠丽　郭代红)

第六章 药物咨询与沟通

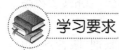 **学习要求**

1. 掌握药物咨询要点及沟通主要方法。
2. 熟悉药物咨询沟通中常见障碍及应对方法。
3. 了解药师获取情报资料的途径和方法。

药物咨询是药学人员利用药学专业知识和工具,针对医务人员、患者及其家属等提出的药学问题提供相关信息的服务。药物咨询是医院全程化、个体化药学服务的重要内容之一。不同岗位的药师在各自所属范围内开展咨询服务,如门诊药房药师为门诊患者开展用药指导,住院药房药师为临床提供药物信息咨询,临床药师为患者和医务人员提供药学信息服务等。通过药物咨询,向临床提供咨询服务,有利于加强药物治疗监测,有效解决药物治疗中的问题;向患者提供咨询,有助于提高患者的用药依从性和生活质量,包括减少用药差错,减少药物不良反应,提高治疗效果,帮助患者提高用药安全意识,减少不必要的医疗费用等;此外,药物咨询有利于促进药师专业知识的积累和更新,提高药师的业务水平,成为药师发挥专业技能和塑造良好专业形象的平台。

药师与医务人员、患者及其家属交流的信息主要与疾病和药物治疗有关,围绕患者合理用药而展开,这种沟通具有医学和药学的专业性质。人际沟通是复杂的社会活动,在运行过程中会受到各种社会因素的影响,药物咨询沟通也不例外,如何针对医务人员、患者及其家属提出的咨询问题与其进行有效沟通并为其提供有用信息、可靠真实的服务、可行且愿意接受的建议等,是药师应学习的重要内容。

第一节 药物咨询

一、明确咨询问题

(一)咨询群体

药物咨询群体主要包括医务人员、患者及其家属,不同群体用药咨询内容重点有所不同。

1. 患者及其家属 主要针对药物的疗效和作用进行咨询,包括药物的一般知识(如主要成分、规格、储藏、有效期等);药物的正确使用方法(用法、用量、用药时间等);不良反应和注意事项;药物的相互作用和联合应用;特殊患者(老年人、儿童、孕妇和哺乳期妇女及肝、肾功能不全患者)的用药;饮食对药物的影响等。

2. 医务人员 主要围绕药物临床使用的问题进行,一般都带有一定的专业性,包括配伍禁忌、药物的选择与联合应用、药物间或药物与食物间的相互作用、药物不良反应、替代药品、特殊人群的剂量调整、皮试剂使用等。

（二）常见咨询内容

医务人员、患者及其家属咨询的问题可能涉及药学知识的方方面面,有些问题需综合多方面信息并运用多种药学技能才能作出解答,常见咨询问题包括:

1. 药物的一般知识　①药品名称,包括药品商品名、别名等;②药品成分、规格;③药品有效期等;④生产企业、价格、是否进入社会医疗保险报销目录等信息。

2. 药物的正确使用方法　①服药与用药的方法:包括如何正确外用滴眼剂、眼膏剂、滴耳剂、滴鼻剂、喷鼻剂、肛门栓、阴道栓等制剂;特殊剂型用法解释与演示(缓释制剂、控释制剂、气雾剂、膜剂、贴膜剂及透皮贴剂等);如何正确服用药物(包括药物是否需溶解、稀释、混合、振摇及饮水量等);如何避免漏服药物,漏服药后补救措施;②用药方案:包括首次剂量、维持剂量,或每日用药的次数、疗程等;③服药时间:如餐前、餐中、餐时、餐后、睡前服用等;有时辰药理特点的药物服用时间等。

3. 药物不良反应和注意事项　咨询用药后可能出现的不良反应,出现不良反应后如何处理,如何避免不良反应等。

4. 药物贮存方法　如何正确贮存药品,特别是贮存条件比较特殊的药品,冷处、阴凉处、冷暗处及遮光、密封、密闭贮存条件的控制等。

5. 药物之间的相互作用,合并用药或药物与食物、饮料间的相互作用。

6. 特殊人群(老年人、儿童、孕妇和哺乳期妇女及肝、肾功能不全患者等)剂量调整。

7. 配伍禁忌　药物的选择与联合应用、替代药品,服药后预计药品作用的起效时间、持续时间等。

（三）需特别关注的患者咨询群体及问题

与医务人员不同,患者往往缺乏专业知识,对药师提供的药学信息甄别判断能力有限,故药师针对患者咨询问题提供药学信息的准确性、通俗性有更高的要求,以免误导患者,影响药物疗效,甚至导致药源性疾病发生。患者中有些群体,如老年人且记忆力下降的患者、用药后出现药品不良反应的患者、用药后疗效不明显的患者、精神疾病患者及特殊环境的工作人员(如高空作业、机械操作、纺织工、驾车司机、运动员)等,由于其年龄、疾病及从事行业特殊性,其咨询问题时尤应引起药师重视,避免由于沟通问题导致理解偏差发生药物不良事件,甚至引起药患纠纷;此外,情绪激动或有争执的患者,由于其处于一种特殊情绪状态,针对其咨询问题进行沟通时尤其应注意方式、方法,以提高沟通效果,避免由于沟通问题进一步激发医患矛盾。

此外,药师在接到患者咨询的问题时,应先初步判断其紧迫性、严重性及对专业水准要求等。有些情况需予以特别关注,相关咨询问题必须马上解决,如个人无法解答,应迅速组织咨询团队集体解答,必要时和临床医师沟通,确保患者用药安全有效。这些情况包括:

(1)患者同时使用 2 种或 2 种以上含同一成分的药品。

(2)患者正在使用的药物中有配伍禁忌或配伍不当(必要时联系医师)。

(3)说明书外的适应证或使用剂量、使用方法(需医师再签字确认)。

(4)患者用药后出现不良反应,或所咨询药物患者既往曾发生过不良反应。

(5)近期药品说明书有修改(如商品名、规格、适应证、剂量、有效期、贮存条件、药物不良反应),或患者所咨询药品近期发现严重或罕见的不良反应;或国家食品药品监督管理局发布的《药品不良反应公告》中的药品。

（6）咨询药物为麻醉药品、精神药品。

（7）咨询患者合并用药较多且依从性不好。

（8）咨询药品被重新分装，而包装的标识物不清晰。

（9）咨询使用需特殊贮存条件的药品。

（10）咨询药品临近有效期。

（11）特殊剂型（气雾剂、栓剂、透皮贴剂、胰岛素笔芯等）相关问题咨询。

（12）咨询需要进行血药浓度监测的药品。

二、解决问题的途径

（一）药物咨询问题解决途径

1. 提供咨询服务方式

（1）现场咨询：门诊药房设立咨询窗口、咨询专区或咨询室，主要供门诊患者在上班时间进行用药咨询。临床药师参与查房过程提供的咨询服务也属于现场咨询。这类咨询服务方式优点是能与患者零距离交流互动，及时准确掌握患者咨询要点。

（2）电话咨询专线：咨询专线有助于促进药学服务的范围和速度。医务人员可使用内部专线进行信息咨询。患者离开医院后遇到用药问题，常会使用药袋上或宣传栏上注明用药咨询专线进行咨询。

（3）其他方式：随着计算机、智能手机及网络的发展，产生了许多新的、快捷的咨询方式，如E-mail，微信或微博等方式，这些新型咨询方式优势在于使用便捷，传递的信息量大，不受时间空间限制，可以较好地保护患者的隐私并较全面地收集资料，同时药师有充足的准备时间，可以在查询文献资料的基础上做出详细、确切的解答，以实现对咨询者更广泛的帮助和指导。

2. 药物咨询问题解答

（1）现场解答：药师对医务人员或患者咨询问题应尽量现场给予解解，特别是比较紧迫需马上解决的问题；对于患者所提药学问题，在做好口头解答基础上，可给予相关纸质材料。

（2）事后答复：如医务人员或患者咨询问题不是特别紧迫，且药师不能当场解答，可留下相关人员联系方式，药师通过查阅资料及和同事讨论，给出准确答复，但应避免时间过久。

（二）药物咨询常用文献来源

各种药学信息纷繁复杂，且药学知识更新很快，药师应充分利用各种文献资源，并训练针对多种药学知识甄别及综合能力，在较短时间内对各种咨询问题给出准确答案。

1. 工具书　利用工具书检索时药品名称要标准化，可参考中国药品通用名称、常用工具书的索引等。应选择较权威的工具书，如国内的《新编药物学》，国外的《马丁代尔药典》（Martindale）、《美国药典》（USP）、《治疗学的药理学基础》（The Pharmacological Basis of Therapeutics）等。

（1）药物的理化及药剂学性质查询：《默克索引》（Merck Index）有化学物质和药物的结构、性状、溶解度、比重、熔点、沸点、合成、治疗分类等资料。而《马丁代尔药典》有灭菌方法、稳定性、配伍禁忌等项。

（2）药理作用和临床应用查询：治疗药物详细药理机制可从《治疗学的药理学基础》查到。《马丁代尔药典》药理内容少，但临床实际应用资料较多，且有临床文献依据。

（3）给药方法、剂量、药动学资料查询：药品说明书中可查到相关信息，此外，《马丁代尔药典》、《美国药典》、《医师用药参考》(PDR)等亦可参考。

(4)药物过量中毒查询:《医师用药参考》及《Drug Facts and Comparisons》中可查药物过量中毒处理一般原则;《马丁代尔药典》中有相关文献及病例报告。

(5)配伍禁忌查询:《马丁代尔药典》可查理化性质,从而进行分析;《注射药物手册》(Handbook on Injectable Drugs)亦可参考,且有参考文献。

(6)药物不良反应查询:《药物副作用年鉴》(Side Effects of Drugs Annual)是有关药物不良反应的权威著作,索引完备,更新及时。《马丁代尔药典》中有药物不良反应概述、病例及参考文献。《梅勒药物副作用》(Meyler's Side Effects of Drugs)亦可参考。

(7)妊娠及哺乳期妇女用药查询:《Drugs in Pregnancy and Lactation》每个药物项下均标出药物对胎儿的危险等级(FDA 颁布)分类;《新编药物学》附录中收载对妊娠的危险性等级药物及哺乳妇女慎用药物。

(8)各国药品上市情况查询:可查各国药品集、国外药讯、药典及马丁代尔药典等。

2. 光盘 包括 Micromedex、Medline 和中国生物医学文献光盘等,其特点是信息量大,检索方便。

3. 期刊

(1)中文期刊:包括《中国药学杂志》、《中国医院药学杂志》、《中国药房》、《药物不良反应》、《中国临床药学杂志》、《中国临床药理学杂志》及《中国新药与临床杂志》及《中国新药杂志》等。

(2)英文期刊:刊登包括临床药学在内的药学信息,药师可了解国外最新的临床药学动态,为工作提供借鉴。重要期刊包括:《Clinical pharmacy》、《American journal of health-system pharmacy》、《American journal of hospital pharmacy》、《Drug intelligence & clinical pharmacy》、《Journal of clinical and hospital pharmacy》、《Journal of clinical pharmacy and therapeutics》、《The journal of pharmacy and pharmacology》等。

4. 网上检索 网络资源逐渐成为药学信息最重要来源之一。搜索引擎是互联网上最重要的应用之一,药师能够在浩如烟海的互联网信息中找到各种药学信息,但需用专业眼光进行甄别,常用搜索引擎如百度(http://www. baidu. com)、Google(http://www. google. com/)等。此外,药师可在权威医学药学专业网站和一些公共网站寻找相关药学信息。

5. 药物咨询常用的参考软件 PASS 系列软件(四川美康公司)、中国药品手册(美迪医讯)等。

知识链接

医药学专业网站和公共网站

1. 权威医学药学专业网站 权威政府或专业药学网站,如国家卫生和计划生育委员会网站(http://www. nhfpc. gov. cn)、国家食品药品监督管理局网站(http://www. sda. gov. cn)、中国药学会网站(www. cpa. org. cn)。权威综合的英文网站,如WHO 网站(http://www. who. int/en)、美国 FDA 网站(http://www. fda. gov)、美国医院药师学会网站(http://www. ashp. com)等。专业文献网站,如美国国立医学图书馆(http://www. nlm. nih. gov)、万方数据资源系统(http://www. wanfangdata. com. cn)、中

国医院数字图书馆(http://www.chkd.cnki.net)等。提供继续教育服务,及较为专业医药学知识网站,如好医生网站(http://www.haoyisheng.com.cn)、37℃医学网(http://www.37med.com)、健康网(http://www.healthoo.com)等。

2. 公共网站　这些网站是面向广大百姓普及健康知识或是替患者求医问药的,同时提供健康常识,实验室检查数据解释等服务,如三九健康网(http://www.39.net)、人民健康网(http://www.rmjkw.com)等。

第二节　药物咨询中的沟通

一、沟通的主要方法与要点

1. 对话及讨论　对话及讨论是药物咨询最重要的沟通方式,也是解决用药问题最直接有效的方法,其沟通迅速,药师和咨询者可以充分交换意见,交流信息,从而根据咨询者反应调整交流信息,取得最佳沟通效果。

药师和咨询者对话及讨论用药问题时,药师应充分意识到互动应该是患者和药师之间信息、情感、信念和想法的交流,而不是完全由药师主导的课程,要让咨询者有提问和讨论的机会,药师应对其表现关心,并考察其认知程度。由于每一个患者都是一个独立的个体,具有不同的需求,因此,药师回答其咨询问题时除应注重科学性外,交流方式方法也应个体化,即应依据咨询者的性格特点和咨询的内容而定。

在和咨询者特别是患者对话及讨论药物问题时,应做好以下几个方面:①尊重对方、平等交流。交流时应认真聆听,让咨询者感觉到药师对其问题关注和重视,并仔细核实各个细节。②注意语言表达。语言应通俗,尽量使用短句,避免过多使用专业术语,这样患者才可能更好地领会交流内容。交流中应注意态度和蔼,语言文明,避免使用刺激患者或对患者不尊重的语气、语调和语句。③促进情感交流。提倡微笑服务,药师在交流中表现出亲近和自信的神情,可以提升患者的信任感,进而增强患者对药物治疗的信心与依从性,提高患者的满意度。恰当运用肢体语言可以有助于患者缓解紧张的情绪,有助于药患之间的信任关系建立,从而能顺利地进行交流。同时,注意观察对方的表情变化,从中判断其对问题的理解和接受程度。④消除心理屏障。药师对患者的用药咨询应持鼓励态度,设法打开患者的心扉。多采用换位思考方式,并留意患者情绪状态及对沟通的心理感受。当患者描述病情症状和用药感受时,药师要表示同情与理解,认可患者所说的事实,这样患者才会解除戒备,放松心情,愿意向药师倾诉更多的与病情诊治有关的问题。⑤关注患者对于口头信息的理解及记忆能力。由于多数患者难以记住超负荷的冗长信息,药师和患者交流信息也不可过多。

药师除面对面接受咨询外,还可以通过电话进行开展咨询。电话咨询可扩大药学服务的范围并提高解决咨询问题速度,对于不能到达药房的患者、或是在药房咨询不能获得隐私保护的患者尤其有用。

电话咨询在进行常规的药物咨询有时比面对面的会谈更为高效,特别是通过设立专用咨询电话。但电话咨询由于缺少了非语言的沟通,有时会给交流带来一些障碍。电话咨询过程应注意以下一些方面:①以友好的问候开场:药师在讲话时应该尽量微笑,以通过声音来传达友好的态度。药师应该进行问候并且表明自己的药房、姓名和身份。②立即解决患者的问题:如果患者需在电话中等待,药师应该告知患者等待原因,之后在恢复对话时应该感谢患者的等待。③避免中断:药师应该尽量确保在与患者通话时不被打断,并且尽量避免注意力分散,以保证可以将注意力都集中在咨询者身上。④保护患者隐私:药师应该确保对话不会被药房中其他患者听到。同时还应该关注患者所处的环境,包括是否和家人或朋友在一起,特别是讨论隐私性问题时。⑤弥补非语言沟通的减少:由于在电话沟通中缺少非语言交流,药师应该注意患者的声音语气和讲话节奏,以此来鉴别患者的关注点和没有理解的地方。药师可以通过良好的语言表述和变化多样的措辞来弥补。此外,如果因为书写或思考停止对话时,药师也应该发出一些声音和暗示让患者明确药师仍在线。⑥积极的口气结束谈话:药师应尽量以积极的语气来结束通话,尤其是当问题仍未解决时,例如,"我已经尽全力帮忙,请再打电话来"。药师应该在确定患者已经结束谈话后再挂电话。⑦记录:和其他形式患者咨询一样,电话咨询也应记录在患者的档案中,包括发现的问题、建议以及干预措施,这样将有助于今后随访及资料总结。

此外,对话及讨论中应注意非语言沟通。非语言沟通是指除说话或文字以外的交流形式,包括面部表情、眼神交流、肢体语言、碰触以及语音语调等。非语言沟通实际上是在语言沟通中体现出来的,由于是潜意识和不假思索做出的,因此很难控制。肢体的行为提供一种非语言的信息,包括整体的外表、着装、身体活动、面部表情、眼神交流、碰触。身体活动比如举止和坐姿表达对他人的尊重和礼貌与否,而面部表情传达一种情感,如高兴、悲伤、害怕、生气、厌恶等。眼神交流可以引起他人注意,表达是否感兴趣。说话语音和音量等也可传递出情感,需注意的是过低的语气可能反而使咨询者感到窘迫。药师的肢体语言会向患者表达出他是否乐意提供信息和帮助。为了真正表示出对患者的关注和乐于帮助,药师需通过多种非语言暗示,包括面部表情,眼神交流,身体活动和姿态,语音语调以及外表等。非语言的信息相对于语言表达更让人觉得可信,如果药师在咨询中表现得着急、口吃、傲慢、粗鲁或不耐烦,患者会感到药师并不是真正地关心他的健康,从而影响咨询效果。

2. 书面信息　书面信息可以作为对话及讨论的辅助内容。研究发现多数咨询者特别是患者更希望书面信息与口头信息相结合解答其咨询问题。在进行对话和讨论同时给予咨询者书面信息,比单纯的口头交流更有效。书面信息可以通过多种形式提供给咨询者,包括处方标签、辅助性标签、信息单、小册子或者是袖珍书籍。药师应该仔细检查给咨询者的书面信息,确保与口头交流内容不相矛盾,且可对口头信息起到强调或补充作用。

咨询者特别是患者咨询问题时,除希望得到问题答案之外,往往希望得到更多的有关其疾病及用药的信息,尤其是关于不良反应、用药警示及药物是如何发挥作用等问题,以减少其对药物使用、作用等方面的困惑。对此,药师应意识到虽然书面材料可提供更大量的相关信息,帮助患者释疑解惑,但在提供相关材料时,也不能过量。若信息过量反而可能会导致患者出现焦虑情绪,影响药物治疗。

3. 视听辅助　向咨询者提供视听资料也是药物咨询沟通的一种重要形式。由于视听资料更加形象直观,对多数人来说会更加有趣,也更容易理解,特别是对一些特殊患者,例如对听力障碍患者以图表或图片形式展现信息能促进其对药物使用方法的理解。此外,录音带或者录像带尚可帮助患者改变对用药及疾病的态度,比如,患者看了别的患者正确使用吸入器的录像后,不仅会知道正确用药的方法,也会由于看到与其病情相似患者解决了相似的用药问题,从而增强其正确用药的信心。

视听资料涵盖内容众多,包括录像带、录音带,以及针对某种药物或给药装置等使用的漫画书(例如吸入及注射装置)。虽然这些资料制作成本较高,但可重复利用,且可节约药师和患者交流时间,实际上是一种效果/成本比值较高的交流形式。

在针对患者药物咨询的沟通过程中,向患者提供视听资料应和对话讨论等沟通方式相结合,方可取得最佳沟通效果。

4. 互联网及手机　随着互联网和手机的普及,E-mail、微信或微博等已成为药物咨询的重要渠道,这些方式也相应成为药师和咨询者沟通的重要手段。使用 E-mail 沟通不仅节约了时间,而且可以在全天的任何时候进行,通过微信或微博更可以实时和药师互动,并可互传资料,有助于药师或咨询者获取更全面信息。但 E-mail、微信或微博等互联网沟通方式和传统的对话及讨论方式比较,其交流的信息总量有所减少。此外,如何保护患者隐私也是需要高度关注的一个问题。

通过 E-mail、微信或微博等进行药物咨询沟通,药师应及时接收信息并作出回应,如果2个工作日之内没有回应,咨询者满意度将会大大降低。

二、沟通常见障碍与化解

药物咨询主要解决医务人员、患者及其家属所遇到或关心的药物相关问题,由于药师提供的相关信息具有一定的专业性,同时咨询对象生理、病理、心理状态及专业水平各异,因此药师在和咨询者沟通中,会遇到不同的问题,既有专业性问题,也有社会学问题,需要实行个体化咨询沟通,结合咨询者具体特点化解沟通中遇到的困难,从而全面、准确解决其咨询问题。

(一) 与患者及其家属沟通常见障碍与化解

1. 咨询积极性受挫导致未进行咨询或咨询无法深入　患者及其家属对药物使用或多或少会存在一些疑问,但由于各种原因向药师咨询得较少;此外,部分患者虽向药师咨询,但由于一些原因,其咨询无法深入,导致这类药物咨询沟通障碍原因主要包括药师因素和环境因素。

(1)药师因素:受传统药学工作模式的影响,部分药师缺乏为患者服务的意识,对患者态度冷淡,打击了患者主动交流的愿望。此外,由于我国药学教育体制的原因,不少药师缺乏医学和药物治疗学知识,面对患者时信心不足,从而影响了与患者沟通的主动性。同时,在目前的医疗体制下,药师对药品的治疗结果仅负有限的责任,其主要任务是提供质量合格的药品,因此许多药师认为,药物治疗结果与自己无关,因而缺乏与患者沟通的动力。药师这些负面行为或情绪均可能影响患者及其家属和药师交流的意愿,或深入咨询。

针对以上因素导致药师和患者沟通障碍,可从以下几方面予以化解:①建立激励制度,进行量化考核。由医院或药剂科组织评选每月或每季度的服务模范,年度考核成绩中加分;对患者态度冷淡漠不关心者、与患者发生争执者、受到患者投诉者以及发生用药事故者,要按事件严重程度在考核成绩中扣分。②规范药师的工作仪表,加强药师的道德修养。药师应着装整洁,佩戴胸卡(胸卡的内容应清晰可见),言行举止得体,以增强与患者的亲和力。③通过培训使药师掌握一定的沟通技巧。沟通作为一种社会活动,仅有专业知识远不能满足实际工作的需要,因此,药师还应掌握一定的社会学、心理学、伦理学、交流学等知识。此外,制定药师与患者沟通的基本用语,如"您好""请稍等""您的问题是不是这样?""还有不清楚的地方吗?""有疑问时请随时与我们联系""祝您早日康复"等。④建立药患之间相互尊重、平等交流机制。地位平等、相互尊重是良好沟通的基础,药师不能因为患者的疾病而对其歧视,也不能将患者的隐私随便告诉他人。⑤强化药师聆听的能力。由于药师和患者的信息不对称,因而患者需要药师的帮助。在沟通中如果药师能用复述问题或点头等表示自己在认真听取,使患者感到自己受到重视,则可激发患者进一步沟通的意愿;相反,如果药师在交谈中显得心不在焉,只会使谈话草草结束。

(2)环境因素:隐私是否被侵犯是影响药物咨询中沟通的重要因素。患者在感到旁人观察或偷听其谈论疾病时,往往会感到不适,从而影响其向药师咨询问题的意愿或深入程度。

实际生活中的隐私往往难于被完全保护,但至少应让患者心理上感觉其隐私不会被他人窥视。在隐私不易被窥视的场合(例如在靠近候诊区的一个办公室内)比在一个开放式的无隐私保护场合(例如靠近拥挤的等候区的一个角落)进行药物咨询会取得更加良好的效果。因此,设立用药咨询室是一种可行的办法,在咨询室内,外界干扰比较小,患者会觉得更安逸轻松,药师可与患者进行面对面的交谈,还可以使用多种咨询途径,沟通的内容可以更广、更深。

2. 患者不能很好地领会理解药师提供的药学信息,导致沟通效果不佳 其原因可能是多方面的,既有药师因素,也有患者因素。

(1)药师因素

1)语言文字使用不当:药师在回答咨询问题时如语言使用不当,将会导致患者理解困难。因此,药师语言表述要清晰,避免使用模糊不清的说法,同时减少专业术语使用,尽量将专业词汇转化成患者容易理解的词语。例如患者经常关注的药物不良反应发生风险,药师如果使用"很常见"或"很罕见"这样较为专业的用语,患者往往会高估不良反应发生的可能性,因此可使用数字化的描述(如说成十万分之一),或者将药物治疗的风险和日常生活中每天可能发生的风险(如道路交通事故)来进行比较,这样可以帮助患者更好地理解不良反应的发生率。

2)交流方式选择不当:由于工作繁忙,药师经常会采用口头灌输方式或者简单地给患者提供书面资料就将咨询患者打发走。由于这些口头或书面的信息往往是事先准备好的,药师未考虑患者接受这些信息的能力,也未针对其特点选择咨询交流方式,因此可能导致沟通交流效果不佳。

药师需要识别患者学习能力及需求程度,选择可行的咨询交流方法。对视力残障的患者更适宜口头信息交流;失聪患者更适宜分发印刷资料进行交流;对于文化水平较低的患者或家属往往很难记住沟通的内容,对这类患者则不宜选用印刷资料和其交流沟通,而视听辅助及示范将成为最有效的沟通方式,同时口头交流时也应尽量放慢语速并使用更容易理解的词汇。此外,为了更好地和患者沟通,药师必须学会从患者的角度了解药物的使用,并意识到不同患者群体可能对信息和咨询有不同的需求,而不同病情的患者可能对药物治疗可能有不同的看法。

(2)患者因素:老龄、文化水平低、精神和智力低下等可能导致患者理解记忆障碍,从而导致药物咨询过程发生沟通障碍。对这些患者,药师需要更多的时间和耐心为其解释信息,同时,药师还可采用以下方式帮助患者理解相关信息:①简单解释。药师在不丢失必要信息情况下,尽量应用简单的语言,对一些不好理解的词使用其他词语代替。可以鼓励患者提问,患者在提出自己需求的同时也会提供很多有用的信息。药师和患者谈话时语速要慢一些,并适时重复和总结。②家庭成员参与咨询。必要时让患者的家庭成员或朋友共同参与咨询,保证信息能够准确地传达到患者,患者的疑惑通过其家属或朋友与药师实时沟通解决。③充分利用各种咨询方法和辅助工具。如多媒体电脑教育系统等可以为患者提供直观形象的用药指导;对老年患者提供信息时,药师应该考虑到患者具体情况,尽量为他们提供容易使用和理解记忆的材料(如用大字体打印的药品标签)。④注意交流反馈。咨询过程中,药师每隔一段时间可让患者重复交流内容,确保其理解交流的信息。但药师在向患者寻求反馈的时要避免使患者困窘,要找到一种合适的提问方法,并让患者明白其理解错误的责任主要在药师而不是患者。

情绪因素也是导致患者不能很好理解药物咨询内容重要因素,特别对于情绪激动或有争执的患者,由于其处于一种特殊情绪状态,对药师提供的信息的理解可能出现很大问题,甚至出现偏差,引起药患纠纷。药师和其沟通中尤应注意方式方法,确保其充分理解并接受咨询问题答案,包括:①控制个人情绪。当面对一名情绪激动的患者或处于争执时,药师必须处理好自己和患者的情绪,避免造成相互关系的紧张。②允许患者发泄情绪。药师首先应给患者机会让他释放自身的感受。药师聆听患者的叙述,表达对患者情绪的理解,这可以使患者更为坦率和冷静。如果患者极端生气或激动,导致情绪无法平静,则可将药学咨询推迟进行。③提供解释和建议。一旦药师控制了事态,药师再对患者咨询问题做出解释,并尽量给出简单明了的信息。

(二)与医务人员沟通常见障碍与化解

医务人员具备一定的医学专业知识,因此药师应有特点的与医师进行沟通咨询。医务人员特别是临床医师咨询药学问题往往专业性较强,药师在和其沟通中遇到主要问题是如何让医师充分认可药师所给出的信息,对此,药师应注意以下方面:

1. 在医疗专业人员面前保持自信,药师的自信态度也有助于与医疗专业人员发展更好的合作关系。自信的态度既是尊重对方,也能获得对方尊重,更能确保药师观点得到认可。

2. 确保沟通的焦点集中在患者的问题上,让医师意识到药师提供的信息是为确保患者利益,而不是充当医师用药监督者。

3. 使用和医师同等水平的语言,和医护人员沟通应采用专业的表述方式。

4. 给予医师几种可供选择的方法,而不是只提供一种建议,允许医疗专业人员在知情后做出决定,不要让他们感到自己被要求这样做。

5. 勤奋好学,谦虚谨慎。遇到无法马上解决的问题,不能不懂装懂,应诚恳表示抱歉,并尽快查找答案,解决问题,从而取得临床信任。

第三节　案例解析

1. 案例简介　黄某,女,70岁,诊断患有2型糖尿病。药师刚给她调剂一张处方,格列吡嗪控释片5mg,一天1片,之后她来到药学咨询室。

2. 沟通过程

药师:"您好,我能帮助您什么吗?"

患者(无精打采):"我想咨询你一些问题。"

药师:"好的,请坐。"

患者(忧心忡忡):"医师说我用饮食控制血糖不起效了,要我现在开始服用药物。"

药师(看了看她的病历):"黄女士,不用担心。很多人在你这个年龄都患了糖尿病。只要你规律地服用药物,控制饮食,你就会没事的。"

患者(高兴了一些):"谢谢,医生给我开的药会不会有很多副作用?"

药师:"任何药物都会有些副作用的。你以前用磺胺药有过敏吗?"

患者:"没有。"

药师:"那就好,这个药和磺胺药有交叉过敏可能。服用这个药最主要副作用是低血糖,你需要定时定量饮食,不要剧烈及长时间运动,同时不要饮酒,这样会减少低血糖的发生。我这有一份这类降血糖药物用药注意事项(药师给患者一份纸质材料,材料上列出磺脲类药物最主要不良反应及相关注意事项),我把其中特别要注意的地方给你解释一下(解释略去)。当然,如果你用药过程中出现其他特别不舒服的情况,要及时和我或给你开药的医生联系。"

患者:"非常感谢。我吃药时还要注意什么吗?"

药师:"这个药是控释片,你不能破坏它的剂型(药师观察到患者出现一丝不解),它通过缓慢释放药物,可以保证控制你一天血糖保持平稳,所以你一定要整片吞下去,千万不要把药片研碎服用。"

患者:"好的。"

药师:"刚才谈话内容你都理解了吗? 还有什么问题吗? 这有一份糖尿病患者健康教育材料,它会告诉你生活中需要注意的一些事项,良好生活习惯对你血糖控制很有帮助。上面有我电话号码,你有什么疑问可及时和我联系。"

3. 案例解析　这是一例患者向药师咨询格列吡嗪药物不良反应和用法的案例。整个过程药师比较良好地和患者进行了沟通,首先药师观察到患者对糖尿病存在恐惧,药师适时对其进行安慰,缓解了其情绪,提高了其进一步咨询意愿;接着患者咨询格列吡嗪不良反应时,药师对其作了较为准确回答,并给患者分发相关纸质材料,为避免患者对所使用药物不良反应的过度焦虑,药师未将药品说明书中的所用不良反应列出,而是列出主要不良反应,同时药师交代患者如有不舒服之处及时和医务人员联系,从而确保患者出现一些罕见严重药物不良反应时能及时得到处理。接着在患者咨询用法时,药师意识到使用了太多专业词语,改用通俗语言和患者沟通,确保患者理解了相关信息。最后,药师确认患者理解了沟通内容,及时进行相关健康教育,并提供进一步沟通途径。

思考题

1. 当你遇到一位 85 岁老年患者咨询降压药物用药问题,沟通中应注意哪些方面?
2. 遇到不能马上解决的药物咨询问题,你应如何应对?
3. 针对患者及医师咨询问题,药师如何提高咨询效果?

(林翠鸿)

第七章 患者用药教育与沟通

 学习要求

1. 掌握患者用药教育方法与要点。
2. 熟悉如何制定患者教育计划及实施。
3. 了解患者用药教育常见沟通障碍与应对。

第一节 患者用药教育

一、患者用药教育的目的与意义

患者的用药教育是确保患者安全有效治疗的一个重要手段,也是临床药师开展临床工作的一项重要任务和很好的切入点。临床治疗过程中,如果患者的治疗依从性不高,对于药物治疗重要性的认识程度不足,或者缺少对药物使用过程中注意事项的了解,以及未按要求对那些治疗窗较窄的药物进行必要的浓度监测等,均可能使患者的治疗效果达不到预期的目标;更有甚者,还会由于药物使用不当而引起多种不良事件的发生。因此,有效的患者用药教育对于改善患者的预后就显得尤为重要。

1. 患者用药教育的概念　患者用药教育是指对患者进行合理用药指导,为患者普及合理用药知识,目的是增加患者用药知识,预防药品不良反应,提高患者用药的依从性,并降低用药错误的发生率。

2. 患者用药教育的意义　对患者进行用药教育是药师工作职责中的一项内容,通过直接与患者及其家属或公众交流,解答其用药疑问,介绍药物和疾病的知识,提供用药咨询服务。目的是提高患者对药物治疗的依从性并减少用药相关问题。通过收集与患者用药相关的信息,直接为患者提供用药指导。药师为患者提供用药教育时既要热情、又要持有科学、严谨的态度,此外还要有较强的沟通交流能力。

3. 用药教育方法与方式　患者的用药教育的对象可分为公众用药教育、门诊患者用药教育、住院或专科患者用药教育。用药教育可有以下多种形式。

用药讲座:如妊娠期和哺乳期安全用药等;慢性病的用药指导,如高血压、糖尿病、抗凝、和传染病的防治及缓解疼痛等。

用药咨询:包括为住院及门诊患者的咨询服务等,通过口头讲解,是最基本也是最主要的教育方式。针对患者的病情,讲解疾病过程症状处理、用药目的、使用方法、注意事项。对特殊患者(药品的用法、用量处于调整阶段、需要特别关注的特殊人群患者)应加强随访,追踪用药教育的效果。

书面宣教:对于有一定文化程度的患者,采取健康教育小册子、宣传卡片、图文像册等书面形式,将教育内容交给患者自己阅读,对于需进行书面教育的患者,应给予必要的解释,使患者正确理解教育的内容。此教育方式内容全面，又可节省时间，是一种较好的用药教育方式。

二、患者用药教育的内容

为了更好地开展药学监护计划，解决患者用药过程中的相关问题，药师可以利用各种资源制作患者用药教育材料。

（一）制定患者教育计划及实施

1. 制定个体化的患者教育计划及实施　药师可以根据患者的需要、能力及个人资源制定个体化的患者教育计划。

（1）了解患者及家属的教育需求　通过与患者交流收集信息和确定需求，应该评估出患者目前的知识水平及任何需要教育干预的问题。影响患者健康行为的各种因素，如患者对疾病的认识，年龄、个性及知识水平等因素。虽然家属不常参与，但家属对患者的态度和行为有着非常重要的影响，特别是需要家属协助下才能更好地遵循医嘱的人群，如老年人和儿童，接受血液透析或腹膜透析的患者。

（2）建立教育目的和目标：必须与患者讨论这些目的及目标，以确保他们理解并接受，制定的目标必须是可行的。

例如，患者宣教的目标可以是：在教育结束时，患者将知道用药的原因，并且能说出用药的剂量及时间；患者将相信高血压带来的后果很严重，他/她能够遵医嘱用药来控制血压；患者将有规律地用药。

（3）选择适当的教育方法：药师在选择所用的教育方法时应结合患者实际情况，根据教育目标选择最有效的教育方法，并考虑学习的内容。在保证教育效果的同时，还应考虑患者和药师的成本及时间。

（4）实行教育计划：将选择好的教育方法和资料整合到教育计划中，制定好教育的开始时间，持续时间，以及何时进行评估。与患者讨论教育目标并对实现目标的时间形成一致意见，还要安排随访，评价目标的完成情况。

（5）评估：提前做好评估的计划和方法，并且与患者沟通。应针对教育的目标进行评估。如要使评估容易些，那么教育目的和目标就必须简洁而清晰。评估可以通过观察患者（例如：使用吸入剂）、采访患者（在患者再次取药时或者随访咨询中）或者让患者完成问卷调查等方式进行。

2. 为特定的患者群体制定教育计划　患者是个体化的，但是很多患者的用药问题是类似的，可以选择特定的患者群体，为他们制定一个共同的有针对性的教育计划。特定的患者群体包括使用的药物需要密切监护的患者，如使用治疗窗窄的药物（华法林或地高辛等）的患者；依从性不好的患者（如糖尿病或高血压患者）；需要改变生活方式的患者（如对饮食有严格要求）等。

制定特定患者群体的教育计划应该与制定个体患者的计划一样，包含相同的要素，只是起始步骤包括选择目标患者群及找到他们面对的共同话题。应将患者对教育的需求和其他临床治疗的需求一起考虑，这样可以帮助药师找到最好的方法将患者纳入到教育计划之中（例如：患者需要克服最初的抵触情绪，提高对治疗或用药问题的认识，并且有对教育的需求）。

在为目标患者群体选择教育资料时,药师应选择多种教育方法及资料,以满足不同患者的需求。多种方法并用是最有效的,因为没有哪一种单独的方法能在所有场合对所有患者有效。即使为患者群体制定了教育计划,还是要考虑到每一位患者的特殊需求,并使得教育计划能满足他们的这些特殊需求。例如,肾科需要做肾脏穿刺的患者,在实施前开展肾脏穿刺前须知的宣教,肾穿后一旦病理结果明确,大部分患者需要使用糖皮质激素治疗方案,也就是肾穿患者有一个共同的糖皮质激素知识教育需求。

（二）患者用药教育材料的制作

1. 患者用药教育基本内容

（1）疾病基础常识:指导患者应该以患者能够理解的方式来进行,使用亲切的语言使患者感到宽慰,根据患者医疗需求和受教育程度提供浅显易懂的口头和书面信息,如为什么需要治疗,怎样合理地接受治疗,治疗的益处等。

（2）药物基本常识:包含用药安全理念、如何服用药物等,可采用的方式有用药宣教单张、特殊剂型用药教育材料(如,滴鼻剂及滴眼剂教育、肛门栓剂及妇科栓剂的教育、外用霜剂教育、缓控制剂教育、喷鼻剂教育、透皮贴剂教育)等。

2. 患者教育讲课课件的准备及讲授 向患者群体讲解合理用药,它不仅能为大众提供很好的信息,还能提高大众对合理用药的知晓度和认知度。在准备课件时,记住先告诉患者你要介绍什么,然后开始介绍,最后告诉患者你已经向他们介绍了哪些内容。为了增加讲解的趣味性,可以适当地准备药物模型或小手册等道具或添加视听辅助。讲授时与听众尽可能互动,多鼓励患者提出问题予以解答或选择已讲过的内容进行提问或相互进行讨论,从而加深患者对讲解内容的认识及理解,从中评价患者掌握程度和效果。

3. 制作书面教育材料 不论药师是自己制作印刷资料,还是使用已经印刷好的资料,都要考虑所使用的文字表述及其难度、可读性、印刷字号以及资料的编排、内容、传播的途径等。书面教育材料包含,特殊剂型用药宣教、药品宣传单张、特殊人群宣教等。

例如制作用药单张要素包含:①这是什么药品及作用是什么;②如何服用及忘掉服药该怎么办;③是否会与某些食品或饮料相互作用;④是否有与其他药物的相互作用;⑤如果怀孕,计划怀孕或哺乳怎么办;⑥疗程一般多长时间;⑦常见的副作用及注意事项;⑧如何贮存。

4. 患者教育资料的评价 药师能自己制作资料,但是可获得的资料种类越来越多。在着手准备制作资料前,药师应先搜索看是否已经有现成的可以采用,所以药师在采用这些现成的资料之前对他们进行评价是否合适。

在患者教育中,进行口头咨询再辅以多种教育方法将更加有效。所以,药师必须具备口头咨询的专业技术,而良好的沟通技巧是有效的咨询的关键。

第二节 患者用药教育中的沟通

一、沟通的主要方法与要点

对患者用药教育中的沟通,总体的原则是"量体裁衣",药师应结合不同疾病、药物特点、患者群采取不同的个体化沟通方法。

1. 依据患者的年龄、性别不同，教育的侧重点不同　以药师对肾科使用糖皮质激素的患者进行患者教育为例，说明针对不同人群或伴随情况不同，药师对患者教育的侧重点也不同。中老年人常伴有糖尿病、高血压病史或家族史，使用激素后更容易发生类固醇性糖尿病（或已有糖尿病加重）、高血压（或血压更难控制）、骨质疏松、自发性骨折、抑郁和失眠等不良反应，因此教育的重点在于加强对血糖、血压、骨密度的监测，更要注重人文关怀，减轻患者的焦虑情绪。

对于青少年患者，家长最担心的是激素是否会影响孩子的生长发育，儿童长期应用确实可导致生长发育迟缓，但对于已基本发育完善的青年，这种影响甚微。

使用糖皮质激素的患者合并疾病、合并用药不同，教育的侧重点也不同。对病情较重、体质较弱者，合并使用免疫抑制剂的患者，教育的重点在于感染的预防；已发生感染的患者重点在于避免感染加重或感染播散。有胃痛、胃十二指肠溃疡、消化道出血病史的患者，或联用非甾体抗炎药、华法林等可能加重胃黏膜损害的患者，教育的重点在于强调饭后服药，注意观察消化道出血症状，必要时加用胃黏膜保护剂或抑酸剂。

大剂量和长时间使用糖皮质激素的患者更要加强教育：由于激素的不良反应与其使用剂量和时间密切相关，因此，对于大剂量和长时间使用糖皮质激素的患者，重点在于加强严重不良反应的防治教育，强调复诊的重要性。

2. 下面按整个诊治过程的特点来简述沟通要点

（1）门诊患者用药教育：因门诊药房工作特点一般只介绍患者的处方药物的名称、规格、作用、用法用量及注意事项等，若是药物咨询门诊则结合专科用药及疾病特点对患者详细解答。药师都会对患者进行必要的说明，包括向患者简单介绍目前需要解决的主要问题及并发症的情况，以及对应药物使用的目的，药物使用的注意事项，药物治疗方案进行调整的原因，对于需要进行血药浓度监测的患者，还会有特别的提醒监测内容及时间（专科用药门诊如抗凝门诊可参照本书相关章节）。

（2）在刚入院时药师与患者的沟通：目的是通过交流沟通让患者了解临床药师在其治疗过程中所能提供的帮助，同时赢得患者对临床药师的充分信任，以便日后工作的开展；另外也可以初步评估患者对疾病及药物的认知水平、接受能力、服药依从性等，为下一步进行药学服务做好铺垫。具体内容可参照"药物重整"相关章节。

（3）在明确治疗方案或药物治疗方案有调整时沟通：药师都会对患者进行必要的说明。包括向患者简单介绍目前需要解决的主要问题及并发症的情况，以及对应药物使用的目的，药物使用的注意事项，药物治疗方案进行调整的原因等。

（4）在治疗过程中出现可能与药物相关的问题时沟通：在药物治疗过程中患者可能存在不适的临床表现，有些可能是疾病因素引起，有的可能是药物的毒副作用相关。若由非疾病因素引起时，需要药师的介入，发挥专业特长，协助临床甄别是否存在药物不良反应。

（5）患者出院教育：为保障患者出院后安全有效地使用药物，药师会根据治疗方案，针对出院患者提供患者出院用药指导单，上面详细且通俗地介绍患者出院后所带药物的名称、规格、作用、主要不良反应、用法用量及注意事项等。必要时让其复述注意事项，以最终确认患者的掌握程度。对于需要进行血药浓度监测的患者，还会有特别的提醒。

二、常见沟通障碍与应对

（一）患者对疾病认识不足导致的沟通障碍

患者余某,38 岁,男性,因"反复双下肢浮肿 2 月余"入院。查甘油三酯 1.82mmol/L;总胆固醇 7.87mmol/L;低密度脂蛋白 5.72mmol/L;总蛋白 42.1g/L;白蛋白 23.1g/L;肌酐 110umol/L;24 小时尿液蛋白定量 4719mg/24 小时。为明确病理类型指导治疗用药,建议行肾穿刺活检术,当医师向患者解释肾穿的获益和风险时,患者开始不同意做肾穿,只同意激素治疗。经医师和药师共同对患者进行反复细致的沟通,向患者解释肾病综合征不同病理类型,对治疗方案选择是不同的。后来患者同意进行肾穿刺,病理提示:示弥漫增生性肾小球肾炎。予甲泼尼龙 52mg/每日一次和吗替麦考酚酯 250mg/每日二次治疗,辅以利尿消肿、调控血压等对症处理,病情缓解。过后患者带着歉意说,"原来如此,我以为医院搞创收呢"。本案例告诉我们,让患者对疾病有一个较为全面了解,以便配合治疗不是一件容易的事。药师应在经常的接触中关怀患者、反复沟通并观察沟通的效果,以促进临床成效。

（二）患者对药物认识不足导致的沟通障碍

患者简某,38 岁,女性,因"确诊狼疮性肾炎Ⅳ型 9 年余,双下肢浮肿 1 周"入院。诊断为:狼疮性肾炎(Ⅳ型 CKD2 期);系统性红斑狼疮。SLEDAI 评分:18 分,重度活动。考虑患者狼疮复发,患者既往应用环磷酰胺累计量已达 26g,既往用吗替麦考酚酯不能耐受,患者骨质疏松,激素用量不宜过大,予以甲泼尼龙琥珀酸钠 250mg 静滴、每日一次冲击治疗;后续贯甲泼尼龙片 12mg,每日一次;来氟米特 30mg,每日一次以及羟氯喹 100mg,每日一次,辅以对症治疗。经上述处理,症状、体征好转出院。

临床药师经了解到该患者既往长时间服用糖皮质激素和免疫抑制剂,因不能耐受而停用吗替麦考酚酯。对药物治疗产生畏惧和抗拒心理,认为医师"把她治坏了",本来治疗疾病,却又增添了新的问题。患者因长期服用激素引起骨质疏松予阿仑膦酸钠治疗。针对这些情况药师对该患者进行药物不良反应的沟通,并告诉患者阿仑膦酸钠是目前治疗骨质疏松比较有效的药物。一周只用服用一次,很方便。但是这个药物吞咽的时候对食管有刺激,为尽快将药物送至胃部,降低对食管的刺激,必须在每天第一次吃饭、喝饮料或吃其他药之前的半小时,用一满杯白水送服,药物吞下后 30 分钟内不能躺下,要保持坐或者站的姿势。

药师常到床边多次与患者交流,关心患者,后来患者逐步配合治疗,出院后一直规律随诊。可见对药物不正确的服用将影响药物疗效,甚至增加不良反应的产生。

（三）患者对药物治疗方案理解不当导致的沟通障碍

患者张某,24 岁,女性,因"反复双下肢紫癜样皮疹 1 年余,颜面浮肿 1 月"入院,诊断:乙肝病毒相关性肾炎,毛细血管内增生型。拟定治疗方案为口服恩替卡韦片 0.5mg、每晚睡前服,联合缬沙坦降低尿蛋白治疗。

患者知道缬沙坦是降压药,不清楚为什么血压不高要服用此药。针对这些情况药师对该患者进行用药教育,告诉患者缬沙坦是一种降血压药,还有肾脏保护作用,包括降低尿蛋白、保护肾小球足细胞、延缓肾小球硬化等。血压正常的慢性肾脏病患者也可以应用,可延缓慢性肾脏病进展。所以这类药物对于患者的疾病治疗也是非常重要的。现在患者尿蛋白量较多,需要针对性治疗,但要注意服药期间自己可以监测血压,可一周测量 2~3 次,记录下来在下次就诊时告诉医生。药师与患者沟通后患者表示理解。

（四）患者因药物毒副作用导致的沟通障碍

患者,男性,18 岁,诊断为肾病综合征微小病变型（MCD）,使用足量激素方案治疗 2 周后病情缓解,患者自行将激素减量,8 周后完全停药。停药 1 个月余复发,并伴发疱疹样皮炎。入院后予甲泼尼龙静滴 10 天后好转,改口服泼尼松。患者因已出现皮肤紫纹的不良反应,且由于患者是青少年,家属因为对激素的认识不足,尤其害怕影响患者的生长发育,故抵触患者继续服药,用药依从性较差。

药师告诉患者激素对 MCD 疗效明确,完全缓解需至少维持 4 周的足量服药,再缓慢减量,疗程 6 个月;减量或停药太快会易致复发;儿童长期应用可能影响生长发育,对成年人影响甚微;如皮肤紫纹、性情改变等不良反应,停药后可恢复。患者及家属表示理解。2 月后门诊随访:病情完全缓解,泼尼松减至 30mg/d,除皮肤紫纹和满月脸外,无明显不良反应。

第三节 案例解析

1. 案例简介 患者梁某,46 岁,女性,9 个月余前无明显诱因下出现颜面、双下肢浮肿,晨起明显,无尿量减少,活动后可稍缓解,当地诊断为肾病综合征,予泼尼松 30mg 口服每日一次及利尿等治疗后,水肿症状可逐渐缓解,激素服用 1 个月后,剂量调整为 20mg 隔日一次口服,1 周前停用所药物后,再次出现双下肢水肿,行肾穿刺活检明确诊断为肾小球轻微病变型肾病综合征。予皮下注射低分子量肝素钙（0.4ml 每日一次）、口服阿托伐他汀片（20mg 每晚睡前）、呋塞米片（20mg 每日两次）、螺内酯片（20mg 每日两次）、华法林钠片（3mg 每晚睡前）治疗。

2. 沟通过程 患者为农村中年妇女,文化程度较低,病情表述多为其女儿转达,经济条件一般。药师了解到该患者既往外院中西医结合治疗方案不规范,患者过往未行肾脏穿刺活检,未曾服用华法林,且患者家住外地要求尽快出院,目前 INR 值还没达到目标范围,主管医师也非常担心。药师了解情况后对患者和患者女儿做了宣教。

药师:"您好! 我是李药师。您要求尽快出院吗?"

患者女儿:"是的。我妈想回当地医院继续治疗。"

药师:"您母亲服用的药中,有一种蓝色药片,是抗凝药华法林,如果剂量过低则抗凝效果不足,过高则引起出血。"

患者女儿:"那怎么知道是否过高或过低呢?"

药师:"INR 是抗凝效果的重要指标,医生通过化验血液来决定所应该服用华法林的剂量。INR 目标值通常为 2~3。"

患者女儿:"明白了。"

药师:"目前 INR 值还没达到目标范围,出院后一周必须到当地医院复查 INR 值达标情况,并电话告知医院主管医生检查结果。若看不懂检验结果,可让当地医院的医生联系我们。"

患者女儿:"好的。还要注意什么吗?"

药师:"我随后再和您交代饮食的情况。"

3. 案例解析 这是一例服用华法林患者出院时 INR 值还没达标的用药教育。患者为农村中年妇女,文化程度较低,特别需要家属的理解与支持。故本例教育对象不仅是患者,还需特别教育患者女儿,让患者及家人了解服用华法林注意事项及在使用过程中监测内容及时间,同时给患者家属华法林小册子,以便其回家再次学习。教育患者了解药物在使用过程中监测内容,通过告诉患者监测的指标,不仅使患者对自己疾病状态有更全面的了解,更提高了患者的医学常识,有助于患者主动配合医生治疗。

思考题

1. 药师要为一种药物制作宣教单张,请描述制作宣教单张的几点要素。

2. 评价本章中所提及的各种教育方法的利与弊。

3. 实践性作业:在病区见习,与带教老师一起接触 1~2 名患者及家属,了解其疾病及心理特点,结合所学知识,制作出沟通方法和要点,在指导老师带领下实施,并写出体会。

(劳海燕)

第八章　药品风险管理与沟通

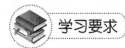 学习要求

1. 掌握药品不良反应监测与用药错误的管理及沟通方式。
2. 熟悉说明书外用药及其沟通。
3. 了解用药风险管理的理念。

　　"风险"（risk）一词的由来，最为普遍的一种说法是，在远古时期，以打鱼捕捞为生的渔民们，每次出海前都要祈祷，祈求神灵保佑自己能够平安归来，其中主要的祈祷内容就是让神灵保佑自己在出海时能够风平浪静、满载而归。他们认识到，在出海捕捞打鱼的生活中，"风"即意味着"险"，因此有了"风险"一词的由来。现代意义上的风险一词，已经大大超越了"遇到危险"的狭义含义，而是指在某一特定环境下，在某一特定时间段内，某种损失或破坏发生的机会和可能性。即在某一个特定时间段里，人们所期望达到的目标与实际出现的结果之间产生的距离称之为风险。风险是客观存在的，人们对它的理解也是多种多样的，其基本的核心含义是"未来结果的不确定性或损失"。

　　风险管理是识别面临的风险并选择最有效的方法来处理这些风险的过程。风险管理过程包括风险识别（risk identification）、风险评估（risk assessment）、风险控制（risk control）、风险审核（risk review）、风险管理效果评估和风险沟通（risk communication）4部分。

　　疾病诊疗过程是一个高风险活动过程，它贯穿于诊断、治疗与康复的全过程，用药风险是引起医疗风险的主要诱因之一。不同国家对药品风险管理也给出了不同的定义，美国食品与药品管理局（FDA）将药品风险管理定义为贯穿于药品整个生命周期之中，是一个包括药品质量风险评估、控制、沟通和审核在内的系统过程。欧盟的药品风险管理是一系列的预警和干预活动，以确认、描述和阻止或最小化药品的相关风险，包括风险交流和风险最小化干预活动的有效性评估。总的来说，药品风险管理就是药物流行病学理念在药品监督管理层面上的最直接体现，是贯穿药品整个生命周期的一个持续过程。

第一节　药品风险管理

　　药品从其研制、生产、流通、使用等全过程都存在着安全风险因素。由于药品是一个系统工程的产品，药品风险从产生来源上又可分为药品源性、医疗源性和患者源性三类。其中，药品源性主要指药品在研发、生产及供应过程中存在的风险；医疗源性主要是指医师、药师或护士在用药过程中产生的风险，这一风险包括了意外风险（即药品不良反应）和人为风险。医疗源性的人为风险常由于医务人员的不合理处方或用药错误而产生，如用药不对症、超剂量、不适宜给药途径、药物不良相互作用等；患者源性的用药风险涉及患者对用药风险的认知水平和用药的依从性等。另外，近些年来由于超药品说明书用药而引发了一些事件，同样与药品风险有关。所有这些都与患者用药安全紧密相关，本节将对此分别进行阐述。

一、药品使用中的风险

药品使用过程中的风险是医师、护士、药师和患者在用药过程中产生的风险。下面逐一对其风险点和预防措施加以阐述。

（一）医生在药品处方环节的风险

1. 风险点

（1）用药指征不明确，无适应证用药或超说明书适应证开药；

（2）联合用药（药物相互作用及配伍禁忌）、重复用药及超剂量开药；

（3）违反禁忌证开药；

（4）说明书外的给药途径；

（5）疗程过长或过短；

（6）针对特殊患者，未能做到个体化给药；

（7）不熟悉药物的药代动力学特点，导致对患者治疗方案的制定错误；

（8）药物滥用或过度使用，如抗菌药物、激素或输液治疗；

（9）责任心不强，如医疗文书书写错误、潦草、不规范以及医嘱错误转录等；

（10）未与患者进行有效沟通，未做知情同意。

2. 预防措施

（1）强化药学培训：一方面临床医生自身要不断学习，不断更新药品知识，另一方面临床药师要积极配合临床开展药学服务和用药咨询；

（2）纠正不良用药习惯：医生要改变"重医轻药"的观念，避免经验性用药导致的用药错误，特别是对特殊人群的用药特点和要求应明确，做到个体化给药；

（3）对说明书外用药加强管理；（具体见本节第四部分）

（4）结合诊疗指南、临床路径等，制定用药规范。

（5）用制度和技术手段规范行业行为，自觉抵制行业不正之风。除了遵守国家相关法律法规的要求外，医院应建立处方点评制度，对超常用药进行公示，对超常用药医生、药品进行动态监测，公示、通报监测结果。

知识链接

临 床 路 径

临床路径是由管理者、临床医师、护士和医技等多学科专家共同参与，针对某一特定单病种的检查、检验、诊断、治疗、康复和护理所制定的一个诊疗标准化模式，是一个有着严格工作顺序、有精确时间要求的规范化的医疗护理照顾计划，是流程管理在单病种诊疗中的体现，是持续改进医疗质量的新的管理模式。

（二）护士在药品使用中的风险

1. 风险点

（1）患者身份辨认错误；

（2）错发、漏发、迟发药品；

(3)给药频次或给药间隔不适宜;

(4)溶媒选择错误;

(5)未能在更换另一组液体前按要求冲管;

(6)未能注意使用某些药物的特殊要求,如避光使用、滴速限制等;

(7)护士执行无菌操作不严格或无菌观念淡薄而造成污染;

(8)未对患者进行必要的用药提示。

2. 预防措施

(1)护理工作应有高度的责任心和严谨的工作作风。坚持"三查七对"制度,按时执行医嘱,对不确定的医嘱应及时与医生沟通确认,确保患者用药安全。

(2)进一步发挥临床药师的作用,加强对护理人员合理用药知识的宣教。重点讲解药物配伍的一般规律,并根据药物理化性质、药理作用特点预测配伍的可能性,结合配伍禁忌表综合全面分析,决定配伍方案。

(3)对有特殊使用要求的药品进行归纳总结,明确其使用的注意事项。

(三)药师在药品使用中的风险

1. 风险点

(1)调剂发药错误;

(2)处方/医嘱审核未能及时发现用药问题;

(3)未对患者提供必要的用药教育;

(4)专业知识不足引起的用药建议出错或缺少针对性;

(5)与医务人员或患者沟通不到位而导致用药问题。

2. 预防措施

(1)树立以患者、临床为中心的药学服务理念,特别关注老年人、儿童及孕产妇等特殊人群的用药安全,做好用药交代和说明。对于有特殊使用要求的药品要为患者做详细讲解,以避免用药风险。

(2)加强业务学习,更新知识结构。药师对用药知识的掌握不仅要"全",同时还要"专"和"细",另外加强临床知识和技能的学习与培训,全面了解疾病的发生、诊断和治疗过程,掌握与医护人员沟通的技巧,以便进行有效的沟通和交流。

(3)药师要主动并及时了解患者与医护人员在药物信息方面的问题和需求,提供包括就临床用药中的实际或潜在的用药问题及时向有关医护人员提出警示、解决方案,向护理人员提供药品配置、储存等相应药物信息与咨询服务。

(四)患者在药品使用中的风险

1. 风险点

(1)用药知识缺乏,特别是缺少安全用药的相关知识。如盲目相信广告,或迷信单方、秘方;误补、误用或用药不对症;凭自我经验用药等。

(2)用药依从性差。依从性差的主要表现有很多,如患者自行调换药品、自行调节输液速度、自行改变药品剂量、错服、漏服、随意停药等等,这种不依从性的结果是直接导致治疗中断、治疗失败或增加药品不良反应的发生率甚至导致患者死亡。

2. 预防措施　影响患者用药依从性的因素是多方面的,如患者与医生之间缺乏很好的沟通、用药方案的复杂性、制剂相关因素、药物不良反应、患者的主观因素、社会因素、缺乏用药指导等都会影响患者的用药依从性。预防和改善患者用药依从性的措施有：

(1)医务人员应与患者建立信任,加强有效沟通与交流;

(2)加强对患者健康教育和安全用药知识的宣教;

(3)简化治疗方案;

(4)降低医疗费用;

(5)联合护理干预;

(6)开展用药依从性的评估和管理;

(7)实施慢病管理;

(8)鼓励患者对病情和用药相关问题及时与医务人员主动沟通交流,鼓励患者主动报告药品不良反应,不要擅自停止用药或改变治疗方案。

(9)关注特殊人群用药依从性问题。如老年人可能服用多种药,治疗方案可能更复杂,而老年人更容易遗忘,很容易出现药物错服、漏服的情况。医务人员及患者家属要做必要的提醒,在家庭中用药还可建立各种提醒装置等;儿童比成人更容易罹患疾病,又不能及时表达感受,用药风险更大,儿童的用药应由成人重点监护,药品应保存在儿童无法触及到的地方。医生要注意儿童用药剂量的准确性,药品生产厂家也应增加儿童专业剂型的生产,提高患儿服药的依从性。

二、药品不良反应监测与药物警戒

(一)药品不良反应的定义及分类

1. 药品不良反应定义　药品不良反应(adverse drug reactions,ADR)是指合格药品在正常用法用量下出现的与用药目的无关的有害反应。该定义排除有意的或意外的过量用药及用药不当引起的反应。

2. 药品不良反应的分类　药品不良反应有多种分类方法,按其严重程度可分为轻度、中度和重度;按发生率可分为十分常见、常见、偶见、罕见和十分罕见;按反应类型可分为副作用、毒性反应、继发反应、过敏反应、特异质反应、药物依赖性、致畸作用、致癌作用、致突变作用和后遗效应;临床通常按其与药理作用有无关联而分为三类:A 型、B 型和 C 型。A 型不良反应是药理作用增强引起的,与用药剂量有关,一般容易预测,发生率高,死亡率低;B 型不良反应与用药剂量无关,发生率低,死亡率高;有些不良反应难以简单地归于 A 型或 B 型,有学者提出为 C 型不良反应。C 型不良反应的特点是发生率高,患者用药史复杂,没有明确的时间关系,潜伏期较长。

(二)药品不良反应监测制度

我国为了完善药品不良反应监测工作,在《药品管理法》、《药品不良反应报告和监测管理办法》、《药品和医疗器械突发性群体不良事件应急预案》、《药品召回管理办法》、《药品生产质量管理规范》、《药品经营质量管理规范》、《药品注册管理办法》、《医疗机构制剂配制质量管理规范》、《医疗事故处理条例》、《医疗机构药事管理规定》、《中华人民共和国执业医师法》、《疫苗流通和预防接种管理条例》等法律法规中明确提出"国家实行药品不良反应报告制度",药品生产企业、经营企业和医疗机构必须严格开展药品不良反应监测,执行药品不良反应报告制度。这标志着我国的 ADR 监测工作正式步入了法制化的轨道。

（三）药品不良反应评价与控制

《药品不良反应报告和监测管理办法》要求医疗机构经常对药品不良反应进行分析、评价，并采取有效措施减少和防止药品不良反应的重复发生。省、自治区、直辖市药品不良反应监测中心应及时对药品不良反应报告进行核实，做出客观、科学、全面的分析，提出关联性评价意见，并将分析评价意见上报国家药品不良反应监测中心，由国家药品不良反应监测中心作进一步的分析评价。根据分析评价结果，国家食品药品监督管理局针对新的、严重 ADR 发布警戒信息，或采取责令修改药品说明书，暂停生产、销售和使用的措施；对不良反应大或有其他原因危害人体健康的药品，应当撤销该药品的批准证明文件并予以公布，不得再行生产或者进口、销售和使用；已经生产或者进口的，由当地（食品）药品监督管理部门监督销毁或者处理。

（四）药物警戒的定义及主要工作内容

1. 药物警戒的定义　2002 年，WHO 明确药物警戒的定义是：发现、评价、认识和预防药品不良作用或其他任何与药物相关问题的科学和活动。也就是说，所有与药物安全性相关的环节与因素，都被纳入药物警戒的范围。旨在尽早发现上述相关产品所发生的各种风险信号，及时采用防范措施，最大限度地减少药品给患者带来的危害。

2. 药物警戒的主要工作内容

（1）早期发现新的药品不良反应及其相互作用；

（2）发现已知药品不良反应发生的增长趋势；

（3）分析药品不良反应的风险因素和可能机制；

（4）对风险/效益评价进行定量分析，发布相关信息，促进药品监督管理和指导临床用药。

（五）药物警戒与药品不良反应监测

从药物警戒的定义或职责范围可以看出，它与目前全球广泛推行的药品不良反应监测既有区别又有内在联系，区别在于药品不良反应监测对象是针对上市后药品等所发生的各种不良事件，而药物警戒关注的则是药品的整个生命周期，包括上市前新药的设计、药品的构效关系、药动学、药效学及其代谢性相互作用、毒理学、复方制剂的处方组成、临床前的各项研究以及上市后的监测等。可以说，ADR 监测是药物警戒内容之一，是后者强有力的基础，而药物警戒则更为广泛，更为深入具体。

三、用药错误的管理

用药错误（medication errors，ME）是医疗差错（medical errors）中的主要因素之一。美国食品药品监督局（FDA）定义 ME 为任何可预防的，由于不适当用药或患者用药伤害事件。在药物治疗中，由于疏忽或不能控制的因素引起的非常规的行为，以及由此导致不能达到预期结果或者产生伤害的行为均被认为是差错。

（一）用药错误的含义及分类

1. 用药错误的含义　用药过程是一个十分复杂的过程，通常需要经历很多步骤，例如诊断、选药、处方、医嘱转抄、审核处方、调配、核对、发药、保存、剂量换算、稀释配制、按时用药、观察效果、监测体内浓度、监测不良反应、调整用药方案等，每一个步骤都有可能产生差错。用药错误通常包含以下五个方面的含义：

（1）用错患者:指将药物用错患者。这类错误容易发生在药房药师发药和护士给药的环节中,药师和护士通常在短时间内处理多个患者的发药和给药工作,流程的遗漏和个人疏忽都可能导致用错患者。

（2）用错药物:指给患者用了与他治疗无关的或对于患者不适宜的药物。这类错误最常发生在医生开医嘱时,由于不了解药物特性或患者其他相关疾病特点可能导致医生开错药物,其中禁忌证用药对患者可能产生严重的危害。药师调配时看错药名,或护士对医嘱理解错误,也可能产生用错药的后果。

（3）用错剂量:指用药剂量过大造成中毒或剂量过小延误治疗时机。这类错误可发生于医生、药师、护士和患者的所有环节,计算错误、书写差错、转抄医嘱错误、理解错误等都是常见原因。

（4）给药途径错误:指口服、注射、外用等给药部位或方法错误。医、药、护及患者都可能错误理解给药途径,医务人员不了解新药的剂型特点也是常见原因。

（5）用错时间:指错误的用药时间、间隔和疗程。处方医生没有清楚地交代,药师没有给予必要的书面及口头指导,护士不重视严格的给药时间,患者不了解按时、按疗程用药的重要性等,均可导致用药时间错误。不按照正确的时间和疗程用药也是患者最常犯的错误之一,患者通常容易忘记服药,或者自认为症状减轻就停止用药,往往会导致不能达到药物应有的疗效。

2. 用药错误的分类

（1）按药物治疗环节分类:通常按药物治疗环节分为处方/医嘱开具错误、处方转录错误、处方调剂错误、给药错误。

（2）按技术类型分类:美国卫生系统药师协会(ASHP)防止医院用药错误指导原则中按错误发生的技术类型进行分类,如处方错误、遗漏、给药时限错误、越权、剂量错误、剂型错误、制备错误、服用错误、药品失效、监测错误、依从性错误和其他错误等。最可能造成患者伤害的包括服药方式不当,例如错误地粉碎药片,给药途径不当(混淆静脉注射和肌内注射)、或给予错误的药品等。

（3）按用药差错的严重程度分类:美国用药差错报告系统依据错误引起后果的严重程度将其分为9级:

A级:客观环境或条件可能引发错误(错误隐患);

B级:发生错误但未发给患者,或已发给患者但患者未使用;

C级:患者已使用,但未造成伤害;

D级:患者已使用,需要监测差错对患者的后果,并根据后果判断是否需要采取措施预防和减少伤害;

E级:错误造成患者暂时性伤害,需要采取处置措施;

F级:错误对患者的伤害可导致或延长患者住院;

G级:错误导致患者永久性伤害;

H级:错误危及患者生命,需采取生命支持措施;

I级:错误导致患者死亡。

（二）用药错误报告

1. 国外的用药安全报告系统　美国、加拿大等国家已经建立了初步的用药安全报告系统,如 ISMP—Institute for Safe Medication Practices(美国,加拿大等)、NPSG—National patient safety agency(英国)、ISMN—International Medication Safety Network(全球)。上述几个报告系统的工作内容相似,首先是一个用药错误收集系统,收集药物的不良事件报告,主要是用药错误,整理分析其中严重的事件,提出安全用药实践的推荐意见和策略。其次,向医疗机构提供关于用药安全的建议和策略。第三,为药厂提供药品包装和说明书的修改建议,因为很多用药差错都是由于药品的包装和说明书引起的。另外对于严重的事件,要进行根源性的分析。

2. 我国用药安全实践　在我国,中国药学会医院药学专业委员会在 2005 年发布的《优良药房工作规范》中,倡导建立用药错误报告系统,并制定了用药错误报告表。2012 年,由原卫生部(现国家卫生和计划生育委员会)医管司主办,药物不良反应杂志社、首都医科大学宣武医院承办的合理用药国际网络(INRUD)中国中心组临床安全用药组和临床安全用药监测网成立,旨在收集、分析、整理、发布临床安全用药信息;报告严重药品不良反应/事件、用药错误、药品损害事件;编发《临床用药安全信息》简报;协助开展药品安全事件的现场调查;开展面向专业人员和公众的安全用药宣传、教育与培训;开展临床用药安全的科学研究。INRUD 中国中心组的成立标志着我国正式开始了全国范围的用药错误上报工作。北京大学医学部-美国 JCI 医疗质量研究所主办、北京大学第三医院药剂科承办的《用药安全时讯》等也在用药安全实践中发挥了重要的作用。

四、药品说明书外用法

近年来,医生在临床用药过程中常发现自己处于进退两难的处境,一方面患者病情需要使用某种药物,另一方面该药品说明书又无该适应证,这就涉及"药品说明书之外的用法"的问题。

(一)药品说明书外用法的定义及原因分析

1. 说明书外用法的定义　美国医疗机构药师协会将说明书外用法定义为:药品使用的适应证、给药方法或剂量不在美国食品药品管理局(Food and Drug Administration,FDA)批准的说明书之内的用法。它的具体含义包括给药剂量、适应人群、适应证或给药途径等与药品说明书中的用法不同的用法。

2. 药品说明书外用药的现状　在 2001 年,美国国家疾病与治疗指引系统(National Disease and Therapeutic Index)中抽取的 7.25 亿份医嘱中发现有 1.5 亿份(21%)为超说明书外用法。2012 年,在全球门诊儿童说明书外用法现状系统评价中纳入欧洲、美国、以色列、中国 4 个国家 20 个横断面研究的合计 526 万条医嘱中发现,说明书外用法平均发生率在初级医疗机构占 19.5%,三级医疗机构占 26%。其同年所做的全球住院儿童说明书外用法现状系统评价纳入欧洲、亚洲、南美、北美共 29 个横断面研究的 4.17 万条医嘱中发现,各病房超说明书外用法发生率中位数分别为新生儿 ICU 52.5%;儿科 ICU 43.5%,普通儿科 35.5%,儿科手术病房 27.5%。可见,在国内外医院中说明书外用药非常普遍。

3. 药品说明书外用法的原因分析

(1)临床医学在探索中不断发展,必然导致药物使用中不断有新的发现和经验积累。药品说明书更新一般滞后于学术前沿水平,说明书外用法不可避免。

(2)药品说明书有其自身科学性、规范性与内容缺陷的不确定性,同一种药品不同厂家药品说明书不统一。

（3）特殊人群的随机对照临床试验难以实施,导致缺乏特殊人群的使用说明,使儿童和孕产妇等特殊人群的说明书外用法情况更普遍。

（二）药品说明书外用法的风险

目前,全球对药品超说明书使用立法的国家有美国、德国、意大利、荷兰、新西兰、印度和日本,除印度禁止说明书外用药外,其余6国均允许合理的说明书外用法。在明确责任的国家中,主要责任仍由医务人员承担。有10个国家的政府部门或学术组织发布了与说明书外用法相关的指南和(或)建议。2010年,我国广东省药学会印发了"药品未注册用法专家共识",在我国首次对"药品未注册用法"做出规范。但该共识仅是一份通则与呼吁,没有详细交代对药品未注册用法可能产生的危险或不良反应,尚需医疗机构开展说明书外用法的系列研究,制定规范。多数国家明文规定药品需要通过严格验证药物安全性和有效性的各项临床试验,方能把药物的适应证写进药品说明书。药品说明书内用法必须经过较严格的临床试验评价,而说明书外用法则没有这样的"质量控制",故药品用法超出说明书的范畴越大,其使用的安全性和有效性就越没把握。药品说明书具有法律效力,而说明书外用法不受法律保护。另外,说明书外用法因未经临床试验证实,患者使用风险大,增加了医疗风险。即使有的说明书外用法有循证医学证据支持,使用过程中也应与患者签署知情同意,患者愿意共担风险,但一旦发生患者伤害事件,如何界定是个棘手问题,值得商榷。

（三）药品说明书外用法的管理策略

1. 医疗机构监管要点　　包括:①获取说明书外用法相关信息与证据支持;②患者知情同意;③经伦理委员会和(或)药事管理委员会批准;④记录说明书外用药的原因及疗效;⑤监测说明书外用法的不良反应。

2. 医疗机构明确说明书外用法的管理机构或组织　　医疗机构内由药事管理与药物治疗学委员会主导,下设立由医院药学、临床医学、临床微生物学、医疗管理等多学科专家组成的小组,负责对收集、汇总的说明书外用法进行评价。药学部对说明书外用法进行监测及后续评估。

3. 临床科室自主向药事管理与药物治疗学委员会申请备案,同意备案后制定说明书外用法指引,临床按指引用药。医生作为"说明书外用法"的主体,需要不断增强法律意识及自我保护意识,严格遵守院内关于说明书外用法的原则和分级管理规定,把好安全用药关,保障患者利益,减少用药不当的纠纷。

五、特殊管理药品和高危药品管理

（一）特殊管理药品的定义和分类

《中华人民共和国药品管理法》第三十五条规定:国家对麻醉药品、精神药品、医疗用毒性药品、放射性药品,实行特殊管理。管理办法由国务院制定。上述药品通常被称为特殊管理药品。所谓特殊管理药品,并不是指它们是特殊药品,而是指它们在研制、生产、经营、使用等方面有其特殊的要求,在购、销、运、存过程中应采用非常规范严格的方式、方法进行管理。除对麻醉药品、精神药品、医疗用毒性药品和放射性药品实行特殊管理之外,《中华人民共和国药品管理法》第一百零四条规定:国家对预防性生物制品的流通实行特殊管理。此外,属于药品类的易制毒化学品(如麻黄素)、兴奋剂(如蛋白同化制剂,肽类激素),国家也实施一定的特殊管理。此外,对于特殊人群(如运动员、妊娠期)的相关用药也实施相应的特殊管理。

（二）特殊管理药品的管理制度

1. 麻醉药品和精神药品管理 医疗机构使用麻醉药品和精神药品时,凡是管制范围内的各种制剂,必须向麻醉药品和精神药品定点批发企业购买。对临床需要而市场无供应的麻醉药品和精神药品,医疗单位可以持《制剂许可证》和《印鉴卡》申请配制制剂,经所在省、自治区、直辖市药品监督管理部门批准后自行配制。

医疗机构储存麻醉药品和第一类精神药品应实行专人负责、专库或专柜加锁、专用账册、专册登记,有防盗措施,并建立批号追踪制度。

门诊药房要设立固定的发药窗口,并要有明显标识,并由专人负责麻醉药品、第一类精神药品的调配。处方的调配人、核对人应当仔细核对麻醉药品、第一类精神药品处方,签名并登记;对不符合规定的麻醉药品和精神药品处方,拒绝发药。

手术室、病区麻醉药品、第一类精神药品应实行基数管理,由专人负责、专柜加锁严格管理。

麻醉药品和精神药品的处方也要特殊管理。包括医师开具处方和药师调剂处方资格、处方格式和颜色管理、处方剂量管理和处方保管等,在此不加以赘述。

2. 医疗用毒性药品管理 医疗单位供应和调配毒性药品,应凭医师签名的正式处方才可进行;药品零售企业供应和调配毒性药品,凭盖有医师所在的医疗单位公章的处方才可进行。每次处方剂量不得超过2日剂量。

调配处方时,必须严谨认真,剂量准确,按医嘱注明要求,并由配方人员及具有药师以上技术职称的复核人员签名盖章后方可发出。对处方未注明"生用"的毒性中药,应当给予炮制品。如发现处方有疑问,须经原处方医师重新审定后再行调配。

3. 放射性药品管理 医疗单位使用放射性药品,必须符合国家放射性同位素卫生防护管理的有关规定。所在地省、自治区、直辖市的食品药品监督管理局,应当根据医疗单位和医疗技术人员的水平、设备条件,核发相应等级的《放射性药品使用许可证》,无许可证的医疗单位不得临床使用放射性药品。

放射性药品使用后的废物(包括患者排出物),必须按照国家有关规定妥善处置。

4. 易制毒药品管理 药品类易制毒化学品具有双重属性,合理使用能解除患者病痛,如果管理不当流入非法渠道,就有可能引起严重的公共卫生和社会问题。国务院《易制毒化学品管理条例》明确规定对药品类易制毒化学品实行特殊管理。2010年,卫生部发布了《药品类易制毒化学品管理办法》,围绕防止药品类易制毒化学品流入非法渠道,对生产、经营、购买等环节有针对性地提出监管要求,进一步提高生产经营准入门槛,落实企业管理的责任,强化日常监管和信息通报。

5. 兴奋剂管理 体育运动中的兴奋剂是指国际体育组织规定的禁用物质和禁用方法的统称。国际奥委会现规定的禁用物质有五大类:刺激剂、麻醉剂、蛋白同化制剂(合成类固醇)、利尿剂、肽和糖蛋白激素及类似物。禁止使用的方法有两类:一种是血液兴奋剂,另外一种是药物的、化学的和物理的篡改方法。国际奥委会规定,无论使用禁用物质或方法成功还是失败,只要是使用了或企图使用这些禁用物质或方法,就是不折不扣的违禁行为。

2004年,我国正式颁布了《反兴奋剂条例》。2005年,联合国教科文组织全体会议通过了《反对在体育运动中使用兴奋剂国际公约》(以下简称《公约》)。2006年8月17日,国务院正式批准了该《公约》,我国成为该公约的亚洲第一个缔约国家。《公约》于 2007 年 2 月 1 日生效。

(三) 高危药品的定义及分类

高危药品(high-alert medications)系指一旦发生使用错误,则会对患者造成严重伤害,甚至可能危及生命的药品。高危药品作用各异,有的高危药品本身毒性并不大,但对使用剂量或使用方法有严格要求。

2003 年,美国的医疗安全协会(the Institute for Safe Medication Practices,ISMP)第一次公布了高危药物目录,并在 2007、2008 年进行了更新,2008 年高危药品目录见表 8-1。

表 8-1　2008 年 ISMP 公布的 19 类高危药品

序号	高危药品类别
1	静脉用肾上腺素受体激动剂
2	静脉用肾上腺素受体拮抗剂
3	吸入或静脉全身麻醉药
4	静脉用抗心律失常药
5	抗血栓药物,包括华法林、低分子量肝素、注射用普通肝素;Xa 因子抑制剂;直接凝血酶抑制剂;溶栓药物;糖蛋白 IIb/IIIa 抑制剂
6	心脏停搏液
7	静脉用和口服化疗药
8	高渗葡萄糖注射液(20% 或以上)
9	腹膜透析液和血液透析液
10	硬膜外或鞘内注射药
11	口服降糖药
12	静脉用改变心肌力药
13	脂质体药物
14	静脉用中度镇静药物
15	儿童口服用中度镇静药物
16	静脉、透皮或口服吗啡类镇痛药物
17	神经肌肉阻断药
18	静脉用造影剂
19	肠外营养

(四) 高危药品的管理制度及风险措施

高危药品在临床使用中具有高风险性,医疗机构对高危药品的管理应贯穿于药品库房保管、医师开具处方、电脑录入、药师调剂和交付药物、护理人员给药等整个医疗过程。

1. 高危险药品应设置专门的存放药架,不得与其他药品混合存放。高危险药品存放药架应标识醒目,设置黑色警示牌提示牌提醒药学人员注意。

2. 高危险药品调配发放要实行双人复核,确保发放准确无误。

3. 药学部门各调剂室需对高危药品实行严格的数量管理,做到每日账物相符。加强高危险药品的效期管理,保持先进先出,保持安全有效。

4. 高危险药品使用前要进行充分安全性论证,有确切适应证时才能使用。

5. 定期和临床医护人员沟通,加强高危险药品的不良反应监测,并定期总结汇总,及时反馈给临床医护人员。

6. 新引进的高危药品要经过药事管理委员会的充分论证,引进后及时将药品的信息告知临床,指导临床合理用药和确保用药安全。

六、药品质量缺陷的处理

医院的药品包括从市场购进的药品及本院自配的制剂,药品的质量好坏将直接影响其使用的安全性和有效性。质量不合格的药品不仅会严重损害患者健康、造成医疗隐患或引发医疗纠纷,而且还会造成医疗资源的浪费。医院药品质量管理的职责在于通过遴选、采购、贮藏、分发、使用合格的药品,监测用药,处理药品质量问题,保证用药安全及医疗和患者的安全。

（一）遴选环节

国家卫计委等八部委出台的《关于做好常用低价药品供应保障工作的意见》中要求,"卫生计生和中医药管理部门要采取措施,鼓励各级医疗机构提高常用低价药品使用量,并将使用情况纳入绩效考核内容。人力资源社会保障、卫生计生部门应当加快推进医疗保险付费方式改革,调动医疗机构和医务人员主动节约成本、优先使用低价药品的积极性。"

同种药品因产地(国别)、生产工艺、生产技术、生产条件不同可能造成质量的差异。医院药师应该关注药品质量(效价)与疗效的关系;药品质量(生物利用度)与治疗方案的关系;药品质量(处方组成和生产工艺)与制剂配伍依从性的关系;药品质量(杂质含量)与不良反应的关系。

近年来,随着国务院部署整顿和规范药品市场秩序、药品安全专项治理等,药品抽检力度加大,严打制假售劣行为,市场秩序有所好转。医院药师是药品质量的最后防线,药师的责任是关注并监测上市药品的质量,合理选用药品。而且临床用药品种呈动态特征,为保持其科学性、先进性、经济性和公平性,应由医院药事管理组织对药品品种进行遴选、更新。

（二）采购环节

1. 经药事管理组织讨论批准纳入本院处方集和基本用药供应目录的药品方可购入,药品的采购由药学部门具体负责实施。

2. 获准采购的药品需从协定的、有资质的经销商处购进,事先应严格审查经销商资质,索取"药品经营许可证"、"营业执照"、"药品经营质量管理规范认证证书"复印件并加盖公章备案。对经营特殊药品(如低温保存,毒、麻、精神药品)的经销商,还需查验其保存及运输设备;供应商应经药事管理组织审核批准,并定期与供应商签订"药品供应与质量保证协议"。

3. 临时采购药品,即非本院处方集收载的,应符合严格的审批、采购程序,以保证临时购进药品确为临床必需且质量可靠。

（三）保管环节

1. 药库　药库应进行区域划分，并设置相关的功能区，如药品待检区、合格区、不合格区；药品养护人员应当做好药库温湿度监测和管理工作；药库在调配药品时应遵循近效期先出的原则，并做好药品有效期检查。

2. 药房　药房硬件设施达不到药品储存要求会使药品质量受到影响，药房管理欠缺造成药品过期失效也会威胁患者的生命安全。因此，药房应配备与药品储存条件相关的仪器设备；定期做好药品的养护；药品拆零区域应建立相对独立的洁净度空间，并定期消毒，保证符合卫生学的要求。

3. 病房　药柜药品基数不合理，会造成部分药品长期积压；药品效期管理不落实，会造成药品过期；药品未严格按照说明书要求储存，会造成药品质量隐患；麻精药品管理不到位、药品数量不清、不能做到账物相符等都是可能存在的风险点。对此，医院应组织病房相关人员学习国家《药品管理法》、医院《病区小药柜管理制度》及相关知识，各科临床药师应协助病区建立药品保管制度。

4. 患者　患者是药品流通的终端，无论是住院患者还是门诊患者，都应当注意药品的储存保管条件，防止药品失效或变质从而影响患者身心健康或加重病情。特别是对于住院患者自带药品，要注意预防其可能存在的质量隐患。

（四）可疑质量问题的处置

药库及各药房人员在药品储存、核发过程中，发现药品质量问题，可按如下办法处置：

1. 发现质量可疑的药品（如注射剂颜色变化、溶液内有异物、成分异常析出，花片、裂片、缺片，乳剂或乳膏油水分离等情况），应立即停止调配与发出，及时上报科主任，调查原因。

2. 患者对药品质量进行投诉时，药师应认真了解药品质量情况，核实、核对药品，填写"医院药品质量登记表"中各项内容和意见，药师签字后，患者签字确认，将药品及表格一起交给药库。

3. 库管员收到退库药品时应进行核实，并核对"医院药品质量登记表"各项内容，并在"药库药品质量登记本"上进行登记和编号。同时，库管员还应及时向各药房管账人员通报有问题药品的质量反馈情况，及时联系药品质量投诉人，反馈药品质量情况及办理退还药品事宜。

（五）药品召回

药品召回，是指药品生产企业（包括进口药品的境外制药厂商，下同）按照规定的程序收回已上市销售的存在安全隐患的药品。

1. 药品召回的分级　根据药品缺陷引起的损害程度，我国召回的药品可分成3级：第一级是最严重的，消费者服用了这一类药品将危害身体健康，或者严重延误病程，甚至导致死亡；第二级是危害较轻的，消费者服用了这一类药品可能不利于身体健康，或者延误病程；第三级是一般不会不利于身体健康，但若服用，可能不利于身体的康复，如因标签、标示有错误，不能完全反映药品的内容等情况。召回级别不同，召回的规模、范围也不一样，召回可以在批发层、零售层进行，也可以在消费者层次进行。

2. 召回的启动和程序　我国药品召回制度的启动方式可以分为两种：一是依靠申请，药品的生产企业和经营企业在发现其生产或销售的药品存在缺陷时，应当及时向药品监督管理机关报告;二是依靠职权,药品监督管理机关得到消费者举报或者从其他渠道得到药品有缺陷的信息,应当责令生产企业做出报告。

药品召回启动后,可以按照以下程序进行:首先,药品监督管理机关收到企业报告或消费者举报后,应立即对药品是否存在缺陷进行评估,并根据药品上市时间,进入市场的数量、流通方式和消费者群体等资料评估危害程度,评定等级。第二,认定药品有缺陷并应当召回的,生产企业应立即实施;认定药品虽然有缺陷但可以不召回,而生产企业为了自己的信誉,主动自愿召回,药品监督管理机关应当鼓励。在药品监督管理机关作出评估报告之前,生产企业勇于承认问题,并主动自愿召回自己生产的药品的,药品监督管理机关可以宽大处理,可以减轻对其的行政处罚。最后,由政府主管部门根据企业的召回评价报告,决定何时结束召回,并书面通知生产企业,结束召回程序。

第二节 药品风险管理的沟通

药品风险管理是反复评价、不断改进的一种药品安全管理模式,这一模式使药品安全管理水平呈螺旋式上升的趋势,而风险沟通则是贯穿风险管理各个环节的工具,在一定程度上决定着风险管理的最终结果。不恰当的风险沟通会引起公众负面情绪,破坏信心;良好的风险沟通则能够为焦虑的公众提供信息支持,平复公众的紧张情绪,鼓励合作,帮助拯救生命。

对于风险沟通的定义,世界各国说法不一。美国国家科学院对风险沟通作过如下定义:"风险沟通是个体、群体以及机构之间交换信息和看法的相互作用过程;这一过程涉及多侧面的风险性质及其相关信息,它不仅直接传递与风险有关的信息,也包括表达对风险事件的关注、意见以及相应的反应,或者发布国家或机构在风险管理方面的法规和措施等。"加拿大卫生部则认为在公共健康领域,风险沟通可定义为:"发现和传播潜在的或已经出现的健康风险信息,以便于患者和医疗卫生专业人员在治疗时使用最佳方案,包括确定了传播内容的沟通方式和沟通渠道。"

药品风险沟通涉及了政府相关部门、药品生产企业、药品销售企业、医疗卫生专业人员和公众(患者、消费者等)各方。其中,政府相关部门和药品生产企业是风险沟通的主要责任方,而药品销售企业、医疗卫生专业人士和公众等则是沟通的主要对象。风险沟通包括这些所有相关方之间的沟通。

一、沟通的主要方法与要点

(一)国外药品风险沟通的方法

1. 美国 美国 FDA 运用多种方法向公众交流药品安全信息,对于具体的目标群体(如:医疗卫生专业人员或患者)运用特定的风险沟通方法。FDA 一直致力于评估其风险沟通工作,在收到药品风险信息后,根据数据的可靠性、评估的风险等级、事件的严重程度、药品使用与不良反应间的关联度、药品使用范围等因素,综合考虑决定采取何种具体的信息沟通方法。目前 FDA 使用的主要沟通工具、沟通的内容及沟通的对象见表8-2。

美国药品风险沟通有着较高的透明度,比如通过 Med Watch 就可以方便获得产品的临床使用信息以及医务工作者、公众上报的关于用药错误和医药产品的损害信息。2007 年 6 月,FDA 成立了风险沟通咨询委员会(Risk Communication Advisory Committee)。该委员会的主要职责是:①提供更好的用药建议;②提供再评估相关实验数据给 FDA 和公众;③与相关人员沟通风险-效益信息,以便公众可以更科学地自行判断和使用药品。

表 8-2　美国 FDA 风险沟通方法汇总表

风险沟通的工具	内容	目标群体
处方药药品标签	安全有效使用该药品的重要基本信息	医疗卫生专业人员
直接面向患者的处方药标签	安全有效使用该药品的重要基本信息	患者
非处方药标签	安全有效使用该药品的重要基本信息	消费者
公共健康咨询	对新出现的药品安全事件的信息和建议或其他重要的公共健康信息	公众
患者信息专栏	对于特殊药物的重要信息用通俗的语言进行简明的总结。当需要沟通重要信息(通常是紧急的药品安全事件)时还包括警告信息	患者和(或)消费者家属及相关公众
给医疗专业人员的建议信	对重要的紧急药品安全事件进行总结,并要有发现该事件的背景信息,并指出对于临床决策的建议	医疗卫生专业人员

2. 加拿大　加拿大卫生部指出,风险信息沟通有其特殊性,不正确的沟通方法可能会引起不必要的争论和花费,会使风险管理过程更为复杂,严重时会降低公众对政府的信任度。所以,特别强调有策略的沟通方法。

实际工作中,加拿大卫生部主要通过以下方法进行信息沟通:

(1)要求生产商传播卫生专用信件和公共沟通中的相关信息,并将这些信息发布到加拿大的医药产品自报系统(MedEffect)的网站上。

(2)在加拿大卫生部网站和 MedEffect 网站上发布公共警告、公共咨询、国外产品警戒信息更新和产品召回通知等信息,同时通过新闻通讯社和 MedEffect 电子公告向公众传送新的产品安全信息。

(3)通过加拿大不良反应时事通讯向医疗卫生专业人员提供不良反应信息,时事通讯刊登在加拿大医学协会杂志和 MedEffect 网站上,并以电子公告的方式通知订阅者,为药品广告中的风险信息沟通提供指导。

此外,对于沟通工具的选择,加拿大卫生部采取了分级的做法,根据风险沟通的紧迫程度,将风险信息分为高、中、低三级,不同级别的风险信息将采用不同的沟通工具进行沟通。具体信息见表 8-3。

表 8-3　加拿大卫生部风险沟通方法汇总表

风险级别	沟通工具	沟通内容	沟通对象
高	公众警告	可能引起严重不良反应或死亡的重要信息	患者消费者及其他信息发布机构
高	产品召回通知	被召回药品名称、全面的质量信息、药品分布区域及召回的原因	医疗卫生专业人员、公众、经销商及其他信息发布机构

风险级别	沟通工具	沟通内容	沟通对象
中	公众咨询	会引起不良健康后果或引起严重不良健康后果的概率较低的信息	患者、消费者及其他信息发布机构
中	给医疗卫生专业人员的建议信	某种上市药品安全性和有效性的紧急信息	医疗卫生专业人员
中	给医疗机构的通知	医疗机构药品或只限于特定医生使用的药品的安全性和有效性的紧急信息	医疗机构
中	公共沟通	面向公众的上市药品新出现的安全信息，语言更为通俗	患者、消费者及其他信息发布机构
中	国外产品警戒	未在加拿大获得授权产品的警告信息，并以表格的形式公布以获得的国外产品的详细信息	患者、消费者及其他信息发布机构
中	信息更新	信息的性质不适于通过公共咨询和公共警告进行发布	医疗卫生专业人员、消费者、患者
低	不良反应时事通讯	发布加拿大卫生部收集到的潜在的不良反应信息	医疗卫生专业人员
低	健康护理	一系列关于健康和安全的信息，并用通俗的语言叙述，目的是告知公众产品的风险和效益信息，将风险最小化	患者、消费者及其他利益相关者
低	情况说明和记者招待会	以清晰简洁的形式发布信息。提供有关某个事件、程序或服务的信息。情况说明书主要回答经常被询问的事件、程序或服务	患者、消费者及其他信息发布机构

（二）我国药品风险沟通的方法

虽然与发达国家相比，我国的药品风险管理起步较晚，但是我国政府也意识到了风险沟通的重要性。《中华人民共和国药品管理法》、《药品不良反应报告和监测管理办法》和《药品召回管理办法》中均对国家及地方食品药品监督管理局、药品生产企业、药品经营企业和医疗卫生机构在反馈、收集和处理药品质量问题与不良反应信息中的责任做了明确规定。同时，我国也初步建立起了信息发布工具，比如在网站发布一些风险管理信息、定期出版《药品不良反应通讯》、《药物警戒快讯》和《中国药物警戒》等。另外，各个医院药剂科也会定期刊印自己医院的药物相关信息比如《用药安全时讯》、《医院药学集萃》、《药讯》等。

但从总体来说，我国的风险沟通制度还不完善，风险沟通还没有自成一个体系，更没有与之相配套的法律法规。政府与药品生产企业之间，政府与公众之间，药品生产企业与医师、药师、患者之间的信息沟通渠道还很不健全。而且，我国对风险沟通时机的认识还停留在事后沟通阶段，特别是一些重大药品安全事件，都是在危害发生之后才进行沟通。

由于各国的社会人文环境不同，法律法规区别也较大。因此，在药品风险管理中信息沟通方式会有所侧重。我国在药品风险管理方面正处于上升阶段，公众的药品风险意识还不强。因此，在信息沟通方面还应考虑国情，逐步完善信息沟通机制。风险信息可发布在政府网站,对于紧急风险信息也可通过其他公众媒体及时送达给目标人群。发布内容可以采取行政措施的相关信息,更重要的是那些目前尚无确切结论的风险信息应及时传送给公众。无论采取何种沟通方式,都要考虑三个要素:①企业应是责任主体;②风险信息应有效及时传送给用药人群;③风险信息应有效及时传送给开处方医生。

(三)药品风险沟通的要点

1. 明确药品风险沟通的责任方 政府处于风险信息沟通链的中间环节,应作为决策者控制全局。政府一方面接收风险信息,经过风险评估,决定控制策略;另一方面发布风险信息,根据评估结果,针对不同目标人群,使用不同的沟通工具来传送信息。

药品生产企业作为药品的生产者应为风险沟通的责任主体,应主动自觉地通过不良反应报告系统、上市后监测等途径收集信息,上报有关部门,并视具体情况将部分信息输出给医师和患者。

药品销售企业和医疗卫生机构是发现风险信号的主要场所,也应为风险沟通的责任方。其应通过政府网站、药品说明书、药品专业培训、专业文献、大众媒体等获取信息,经过整合,通过指导患者用药将信息传递给患者;同时,其应第一时间接收风险信息,将其反馈给有关部门和药品生产企业。

2. 建立畅通有效的风险沟通渠道 顺畅的风险沟通离不开一个有效的沟通网络平台。FDA 和加拿大卫生部都建立了一系列的风险沟通工具,尤其是加拿大,多达 11 种,并对每种沟通工具应发布的信息内容及沟通的对象发布的平台都做了相应的规定,保证了风险沟通工作平稳有序地进行。更重要的是,这些信息的发布平台都具有一定的权威性,从而保证了信息的可信度。

3. 提高公众的参与性、消除认知差异 公众是风险信息的接受者也是信息的验证者,掌握着风险沟通中最有价值的信息,药品风险管理要准确、及时、有效就离不开风险沟通中公众的参与。但我国公众对药品风险认识普遍不足,对出现风险的药品往往持全面否定态度,政府应该通过多种途径(如官方网站、大众媒体、宣传手册、社区教育等,必要时也可组织大规模的宣讲)正确引导公众意识,纠正公众对药品风险的错误认识,让公众认识药品风险是药品自身无法克服与避免的性质,并使公众明白,上报风险信息不是为别人而是为自己作贡献。

4. 增强国际间的药品风险沟通 全球化是世界发展的趋势,信息沟通尤其如此。另外,我国风险沟通制度刚刚起步,通过与国际间的风险沟通,可以更好地吸取发达国家的经验,结合实际大大提高我国的风险沟通水平。

二、沟通常见问题与应对

由于目前各国主要关注上市后药品的风险沟通,此处主要讨论医院药品风险管理沟通中的常见问题与应对。在此过程中,临床药师是药品风险沟通中必不可少的组成部分。有效的风险沟通需要将风险信息解释成对方能理解的语言,这一点在药品的风险沟通中需要特别注意,临床药师在与患者沟通过程中一定要把相关信息转化成患者能够听懂的语言。

(一)预防用药错误发生可能的对策

临床用药过程中的许多错误是在药师与患者沟通交流的过程中被发现的,并且都得到了及时的纠正。这就要求药师在做好用药教育以及用药咨询的同时,也能促进患者积极地参与到自己的药物治疗当中。

当药师做用药教育的时候，要展现和告知患者他近期正在服用的药物的名称、用法用量、注意事项等，同时也要允许患者有机会反馈他所接收到的关键信息，包括每种药是治什么病的、怎样服用、可能会有的不良反应等。在此过程中，药师最好应该鼓励患者能自己列出平时的用药情况，以及在用药方案改变时或是身体有不适的情况下能主动咨询药师。用于患者用药教育的纸质材料应留给患者作为参考，材料的书写包括内容要保证患者能看懂。在此之前，药师还要查看患者的病历关注其有无听力、视力、表达等方面的障碍。

（二）用药错误发生后的沟通

1. 与患者的沟通　当用药错误发生后，药师与患者最开始的沟通对于整个事件的解决有着至关重要的作用。在药师解决问题的同时也要允许患者表达他们自己的观点或是感受，比如有的患者会关注用药错误在短期或者长期内会对他们的身体造成什么影响等，这种信息反馈的过程有助于药师进一步了解患者，从而制定具体的解决方案。另外一种情况是，患者发现自己用药的错误并且知道怎样解决，他们更关注的是这种错误为什么会发生以及以后怎样预防这类错误的再次发生。此时，药师应该让患者感受到自己非常重视这个错误并且正在努力地解决，一些推脱的行为比如电脑出现故障了、护士医嘱执行错误、医生开具处方不规范或是自己太忙了等都是不可取的。一句真诚的陈述比如"这种错误很少发生，碰巧发生在您的身上，我们正在全力地解决"。都会使沟通更加有效。除此之外，药师隔段时间还要再次与患者进行沟通，及时更新相关信息。最终，药师应该把这次用药错误事件的沟通及处理过程形成书面材料记录下来，一是作为自己工作质量的担保，同时也便于用药错误的报告。

2. 与医护人员的沟通　用药错误发生后药师也应对医生、护士和其他服务人员提出警戒，看他们在此事件中有无涉及一些原始错误（处方书写不规范、药品名称规格或用法书写错误、药物相互作用、护士用错药等等）。在此过程中，药师可能会倾向于回避与其他专业人员的沟通，因为会感到尴尬或是会感到自己的专业能力受到质疑。然而，如果不报告的话，医生或是护士就会认识不到自己的错误，这对患者也是一种不负责任的行为。而且，在患者因某些用药错误导致身体损害的情况下，药师更需要与医生配合实施积极的治疗。

（三）药品说明书外用法的沟通

在临床用药过程中，医嘱或处方与药品说明书不符的情况普遍存在，虽然药品标示外使用的存在有其合理性，但是，也会带来更高的药物安全风险，特别是对于儿童、老年人等特殊人群。此外，由于我国对药品标示外使用没有明确立法和出台相关的指导意见，药品标示外使用也可能给医疗机构和临床医生带来更多的法律纠纷，因此药师与医师以及患者的有效沟通在此过程中也是非常有必要的。

1. 处方审核　药师在处方审核的过程中如果发现存在说明书外用法，要第一时间与处方医师进行沟通确认其处方开具是否准确，不排除医师处方开具错误的情况。当医师确认处方无误后，药师可参照《药品未注册用法专家共识》，充分考虑药品不良反应、禁忌证、注意事项，权衡患者获得的利益大于可能出现的危险，保证该用法有合理的循证医学证据，是当前治疗的最佳方案。

在说明书外用法前临床医师还应对患者进行会诊，如科内会诊、科间会诊、全院大会诊、院外会诊等，在此过程中，临床药师是必须要参加的。确定治疗方案之后，临床医师要向医院药事管理与药物治疗学委员会和伦理委员会提出申请,经充分研究后做最终决定。

2. 患者知情同意 用药前临床医师和药师还要充分尊重患者的知情同意权,与患者进行深入的沟通,要向患者说明说明书外用法的依据、利弊、有无其他可替代的医疗方法以及可替代医疗方法的利弊、对可能出现的不良后果的预防与处置措施等,在患者对这些内容表示理解并签署知情同意书后方可进行说明书外用法。

3. 药品说明书外用法后的随访 临床医师和临床药师在患者使用说明书外用法后要对其身体状况进行追踪,做定期的随访,对药物疗效进行认真分析与评价,同时也要与患者做好沟通交流,询问说明书外用法后其身体有无出现任何不适。医院职能部门应根据药物疗效与不良反应情况决定是否继续允许说明书外用法。

(四)药品不良反应的甄别

药品不良反应监测是每位临床药师的基本工作,因此药品不良反应的诊断和沟通是临床药师必备技能之一。那么在患者特别是住院患者用药过程中,发现/甄别药品不良反应大致分六个步骤:

1. 追溯用药史 用药史是药源性疾病最重要的诊断依据,但常被漏掉或忽略。药师要做到与患者有效的沟通,比如询问患者:"您最近这段时间用过哪些药?""何时开始用药?""这种症状是何时开始出现的?""最近身体有什么异常表现?""最近的化验指标有什么异常吗?"等等。

2. 确定用药时间及剂量 与临床症状发生的关系药品不良反应的症状发生与用药时间及剂量有着一定的相关性,临床药师在诊断过程中要注意观察这种相关性:在开始应用一种新的药物之后出现/在一种药物剂量增加后出现;减量后症状减轻或消失;停药后症状消失;再次开始用药后症状重新出现。

3. 询问既往药物过敏史和家族史 以前用药有无过敏反应?以前用药有无出现不适?家里其他人有无用药后出现不良反应的?

4. 排除药物以外的因素 药品不良反应发生的原因有药物方面、机体方面、给药方法以及其他因素。除了考虑药物的剂型、剂量、质量和药理作用等药物因素外,药师还要考虑能否排除药物以外的因素。比如患者疾病状况包括原发病、并发症、继发病,患者自身营养状况,种族差别,性别年龄个体差异等。在给药方法上是否存在如误用、滥用等现象,给药途径、用药持续时间、药物相互作用、减药或停药等因素也都是药师要与患者沟通交流的内容。

5. 进行必要的实验室检查和相关试验。

6. 进行药物流行病学调研。

(五)面对患者不良反应投诉时的沟通

在患者出现不良反应投诉时,药师在沟通解释中起到了举足轻重的作用。在沟通过程中,药师应注重专业知识与适当的沟通技巧相结合,相关沟通要点有:

1. 药师首先应检查自己的工作是否存在失误或缺陷,比如药物的适应证和用法是否正确,同组输液是否存在配伍禁忌,溶媒的种类及浓度的选择是否得当等。

2. 在接到患者投诉时,药师应有效地收集和整理患者信息,了解患者的疾病史、既往用药史和过敏史等。看其是否存在该药的禁忌证,有无受合并用药的影响,是否有过同类药物过敏史等。

3. 查看护士是否按医嘱执行,操作是否规范。比如对特殊药物前后连续输液时是否更换输液管路或进行冲管,滴注速度是否按规定控制,滴注环境是否符合要求等。

4. 药师在与患者进行沟通前,如果时间允许,可从药品说明书和文献资料中获取相关信息,在向患者解释时能从循证医学和循证药学的角度来说明药物治疗的合理性,使之更具有说服力,增加患者对药品不良反应的认知和对药师的信任。

5. 在与患者进行面对面沟通时,药师应掌握适当的沟通技巧。话语一定要平和,来平复患者的激动情绪,了解患者的心理,寻找适当的时机和切入点来加以解释和劝说。告诉患者药物相关信息的同时,也要让其了解到医院在设身处地地为他解决问题,消除患者的误解。

第三节　案例解析

(一)利托君错发为米多君

1. 案例简介　一名怀孕 26 周的患者因先兆流产就诊于某医院,医生处方盐酸利托君 2 盒用于安胎,门诊药房调剂药师错将药品拿为盐酸米多君,发药药师亦未审核出错误,将盐酸米多君错发给患者。患者服药后出现早产征象,入院后由病房护士发现患者所用药品有误,通过进一步调查发现为门诊药品发药错误。最终患者入院次日产下龙凤胎(6 个月后随访,两婴儿生长发育均未见异常)。

2. 案例解析　此案例为药品调剂错误,两药名称相似(听似)。参照美国国家用药差错报告和预防协调委员会(NCC-MERP)用药差错分级,该差错导致患者暂时性伤害,需要进行治疗或干预,应属于级别 E。

盐酸利托君用于预防妊娠 20 周以后的早产,盐酸米多君用于治疗直立性低血压,两者适应证不同。而且盐酸米多君妊娠分级为 C 级,只有权衡利弊后才可用于孕妇。

在医院管理与系统方面,主要有以下因素对本次用药错误的发生产生影响:调剂的标准操作规程是否完善,人员管理是否合理,工作量是否存在超负荷,调剂工作环境是否有干扰,是否有匹配的应急预案。

在人员方面,主要有以下因素可能对本例错误产生影响:药师是否按照标准操作规程来开展工作,药师的专业培训是否充分,管理是否得当,药师是否对两药风险有足够认识等。

3. 干预措施　在用药错误导致患者身体损害的情况下,药师更要与临床医生以及护士积极配合,做好沟通交流,提供药物相关信息对患者实施救治。同时医院要针对因药品听似、看似及药品调剂过程中疏忽而导致的用药错误,制定一些干预措施:比如采用自动化调剂设备来相应减少调配错误;处方上同时打印药品通用名与商品名;建立药品调剂与核对的标准操作流程,确保双核对的独立性;保证听似、看似等高风险药品的标识与分辨清晰等。

(二)一起"药品说明书外用法"的诉讼风波

1. 案例简介　某胃癌患者在甲医院做根治手术,术中医生为其使用了一种化疗药物叫做"氟尿嘧啶植入剂"。患者家属随后在医院手术病历中看到了关于该药物给药方法的记载:"撒布在肝十二指肠韧带旁和腹腔干旁"。患者及其家属由此向当地法院提起诉讼,其诉讼理由为:甲医院在使用化疗药物时未遵照药品说明书指定给药方法(注:氟尿嘧啶植入剂说明书标明给药途径为植入给药);甲医院擅自改变给药途径未取得患者及家属授权;甲医院改变给药途径属于试验性临床治疗,未经安全性论证,医生此项操作方法未经医院授权。

鉴于此,患者及其家属认为甲医院存在违法医疗行为。

2. 案例解析　此案焦点为:医生将植入式给药变为撒布式给药,改变了说明书指定的给药途径。《新药审批办法》界定:改变给药途径的药品属于新药范畴,需要进入新药申报程序,重新进行新一轮的临床试验和安全性试验,待获得新的批准文号之后,方能上市使用。

说明书外用法现象具有主观性、随意性和不确定性,成为临床用药安全的一大隐患。临床医师在没有获得足够的安全性和有效性数据的情况下,贸然超适应证应用,这无疑是一种冒险行为,给自身和患者都带来了极大风险。

3. 干预措施　药师在处方审核的过程中如果发现存在说明书外用法,要第一时间与处方医师进行沟通确认。在此过程中必须充分考虑药品不良反应、禁忌证、注意事项,权衡利弊,保证该用法有合理的循证医学证据,是当前治疗的最佳方案。用药前,临床医师和药师还要充分尊重患者的知情同意权,书面告知患者药品未注册用法的性质和该用法可能出现的各种不可预测的危险,并在患者表示理解后签署知情同意书。

思考题

1. 试阐述药品不良反应与用药错误的区别,请分别举例说明。

2. 药品说明书外用药是把"双刃剑",请查阅文献后以小组讨论的形式,说明国内外药品说明书外用药的管理有何异同。

(赵荣生　劳海燕)

第九章 应急状态药学服务与沟通

学习要求

1. 掌握应急状态药学服务的内容及沟通的主要方法。
2. 熟悉应急状态药学沟通的常见问题与应对。
3. 了解急诊药房药学服务的特点。

应急状态(emergency condition)是指突发性的现实危机或者预期可能发生的危机,在较大空间范围或者较长时间内威胁到公民生命、健康、财产安全,影响国家政权机关正常行使权力,必须采取特殊的应急措施才能恢复正常秩序的特殊状态,如自然灾害、事故灾难、公共卫生事件和社会安全事件等发生时的状态。该状态下往往会迅速出现大批伤势复杂、伤情严重的伤员,对药品种类和数量的需求十分复杂,此时药学人员能够提供全面的药学服务并能够在服务中很好地与治疗团队成员及伤员进行沟通,对及时挽救伤员的生命至关重要。

第一节 应急状态药学服务

一、急诊药房药学服务特点

(一)服务对象的特殊性

急诊药房是医疗机构应对紧急状态的一个重要场所,与其他药房相比,急诊药房服务的患者多为中毒、外伤、交通事故、重症等需要急救的患者,其特点主要体现一个"急"字,表现在:病情急,家属心情急,抢救过程紧急,所需药物发挥作用来得急,治疗后病情变化急。急诊药房的服务对象主要是急诊患者,也可能是急诊患者的家属,急诊药房在繁忙的高峰期时,若因情况紧急影响药师的服务质量,甚至仅出现不耐烦话语时,一些患者的不满就会基于混杂的就诊秩序和急躁的个人情绪而升温。为了避免此类矛盾的发生,这就要求急诊药师要从患者的角度出发,对他们赋予高度的同情心,急患者之所急,想患者之所想,尽量满足患者所需,及时做好安慰工作,工作质量不受患方负面情绪的影响。在危重患者及家属陪同人员面前,急诊药师要沉着、冷静,以稳定的情绪为他们服务,减轻患者、家属焦急和恐惧的心理。

同时,随着社会的发展和医学知识的普及,患者的自我保护意识不断增强,越来越多的患者要求参与医疗过程,希望能自主地掌握和了解自己的生存权和健康权。但患者的医药学知识毕竟有限,要使患者正确认识药物的作用以及在药物的选择、使用上做到准确合理,就要求急诊药师从专业的角度来帮助患者,达到合理、有效、经济使用药物的目的。

(二)药品品种的特殊性

急诊药房主要承担急诊患者的用药供应、突发公共事件的应急性药品供应及药品质量控制工作,服务的对象主要是病情危重、变化快,随时有生命危险的患者,所以对药品品种的要求也具有一定的特点,包括中枢兴奋药(呼吸兴奋药)、抗休克的血管活性药、降压药、强心药、解毒药等常用急救药品。解毒药品涉及5大类,如金属中毒解毒药:依地酸钙钠、二巯丙醇等;有机磷中毒解救药:阿托品、解磷定;氰化物中毒解救药:硫代硫酸钠注射液、亚硝酸钠注射液;蛇药类:季德胜蛇药片、抗五步蛇毒血清注射液、抗蝮蛇毒血清注射液。由于急救药品的特殊性,急诊药房在药品摆放区域设有急救药品专区,挂急救药品标识牌,并按急救的用途分类摆放,治疗同种疾病的系列急救药品摆放在一起,并定位编码,不能随意调换。例如:心三联(利多卡因、阿托品、肾上腺素)、呼三联(洛贝林、尼可刹米、多沙普仑)、止血三联(维生素 K$_1$、酚磺乙胺、氨甲苯酸),便于急救时快速取药。药师应对每种急救药品的作用、规格、包装、位置均充分掌握,确保在调配该类药品时忙而不乱。

(三)药品的可及性

急诊药房所配备的药品种类、数量等应和急诊医疗基本配套,但有些药品只有在紧急特殊情况下才会用到,这就要求每位急诊药房的药师要充分了解药房贮备的药品情况,每日对自己负责的药品状况及排放顺序进行检查和整理,并对药品效期和质量给予核查。为保证药品在有效期内使用,急救药品在摆放时按效期顺序摆放,效期近的摆放在前面且首先使用,确保抢救药品在使用时安全、有效。此外还需根据不同时期新的治疗方法、流行病学趋势、预防突发性疾病的需要,及时调整急救药品的种类和数量,避免造成药品过期而浪费。例如:到春夏之际蚊虫叮咬、毒蛇咬伤严重,药房增加季得胜蛇药、抗蝮蛇毒血清等药数量,春季呼吸道、肠道门诊患者陡增,此时要做好退热、止泻药品的供应工作。

急诊药房24小时有人值班,随时可调剂急诊用药。急诊药房就是让真正需要急诊的患者,在急诊情况下得到高质量、及时的、有效的急诊用药。

为提高应变中药品的保障供应能力,医院每年组织1~2次应急药品供应演练,从演练中总结经验教训。当出现突发公共事件时,急诊药房首先依据突发事件的不同性质、地区情况、灾害的损失程度,组织相关人员对救治任务、编制和工作量进行科学分析预算,进而确定使用的药品品种和数量。一般包括:镇痛药、抗微生物类药物、麻醉药、中枢兴奋药、抗休克用血管活性药、促凝血药、利尿药、血浆及代用品、镇静药、外用消毒剂、生物制剂及防疫药品等。设立应急药品专用储备库房,专库专用。充分利用计算机先进技术,设计急救药品数量警戒线,若低于警戒线数值,立即报警提示补充药品;同时根据实际发生的情况和变化,主动准备好用量少但是必需的药品,如将用药信息提供给药库,由药库与药品配送企业及多家兄弟医院联系,相互交流,互通信息,共同启动应急预案,保障应急药品及时到位、保障供应。

(四)急诊药师的专业技术能力和服务水平

1. 急诊药师要将急救医学和药学知识相结合 急救中涉及多方面的医学知识和药学知识,急诊药师要具备一定的临床急救医学知识和丰富的药学知识,掌握一些临床诊断、用药经验,培养临床思维,在工作中领悟并在实践中提高急救医学学科的药学监护。急诊药师是急救团队的重要成员,在医、药、护三位一体的医疗团队服务中,药师是正确选用药品的建议者和监督者,同时也是安全、合理用药的服务者。药师必须熟悉急救药品的药理作用、用法和用量、不良反应、注意事项、配伍禁忌等,同时应注意不断地收集信息,及时了解国内外药学的最新信息和发展动态,掌握新理论、新知识、新技术提高自己的专业知识及工作能力。

2. 急诊药师的服务内容

(1)服务于患者:随着医院药学科学技术水平的提高和服务内容的拓展以及药学管理的深入,药学人员不仅要有高度的责任心、广博的医药知识、丰富的实践经验、还需要具备与患者及相关科室沟通的知识和能力。作为急诊药师应具备良好的职业道德,爱岗敬业和精益求精的精神。作为急诊窗口调剂人员,除了快速、准确地调配药品,还要以真诚和信任的态度接待患者,态度和蔼,主动热情,解答问题细致、周到、耐心,准确地向患者介绍药物相互作用,药物禁忌证及注意事项。值班期间,急诊药房药师除为全院提供药品服务外,还可能需要回答来自院外的药物咨询。

(2)服务于临床:在急救过程中,如有必要,可深入急救现场,增强与医、护人员的合作,提供直接的、负责的与药物有关的监护。例如根据患者肝肾功能、年龄、身体状况及抗菌药物使用指南、药物毒理和药理等,为急诊医生和护士提供患者用药建议和原则。保障患者合理用药,保证高质量的药物治疗水平,与医护人员共同在急救岗位上做好工作。

在平时的工作中,可与患者直接进行交流,对患者用药进行指导,同时可参与临床病例讨论,为医师提供治疗药物相关信息,观察患者用药后的疗效、不良反应和相互作用,提供必要的给药调整方案,保证用药的合理性,降低药品费用。如药房缺某种药品时应及时通知各科医师,以便及时调整治疗方案,关于用药问题与医师多交流,保证医疗质量,减少患者用药不合理事件的发生。

对临床科室进行急救、应急药品储备的指导和监督。急救药品的管理措施能够直接影响到患者急救的效果。对于危重患者来说每一分每一秒都是至关重要的,需要尽力去争取,所以必须保证急救药品时刻处于很好的备用状态。针对各个科室、各个病区的不同特点,准备相应的应急、抢救药品。急救药品平时要有足量准备,能应急于大批量的伤员抢救所需,急救车专人保管,每天清点,及时补充。为保证药品质量,应建立药品三级质量控制及考核标准,统一建立《病区急救等备用药品质量检查记录表》,药学人员与护理部质量监控成员一起对病区药品管理情况进行检查,将不安全因素降到最低。

(3)急诊药师在应急状态下的作用:在应急状态下,急诊药师应为全国或地区储备库选择药品,确保正确的包装、运输、标记和分发药品;对患者进行用药教育,确保患者正确使用分发的药品;为医护人员提供在应急状态下正确使用药品的建议,如不良反应、禁忌证、替代药品的效果评估等;与医师及其他医务人员合作,参与患者的药物治疗。

二、突发公共事件中的应急药学服务

突发公共事件是指突然发生,造成或者可能造成重大人员伤亡、财产损失、生态环境破坏和严重社会危害,危及公共安全的紧急事件,包括自然灾害、事故灾难、公共卫生事件和社会安全事件等,需要采取快速应急处置措施予以应对。突发公共事件的发生往往具有不确定性,产生的后果不可预测,为了最大程度地减少突发公共事件对公众健康造成的危害,保障公众身心健康与生命安全,多部门合作至关重要。药师是治疗团队中的重要角色之一,应该运用所掌握的药理学、药剂学、药动学、药物治疗学等知识主动参与到临床救治工作中,充分发挥自身作用,做好全方位的应急药学服务,协调与医师、护士以及其他相关专业技术人员之间互补合作的良性临床用药与干预制约关系,共同承担起保障患者安全用药的重任,确保患者得到最好的治疗效果。

（一）保障药品供应及药学信息服务

突发公共事件往往会迅速出现大批伤势复杂、伤情严重的伤员,对药品种类和数量等方面的需求十分复杂。药品是救助伤员的物质基础,能否及时、有序、合理地提供药品保障,是减少人员伤亡的关键因素之一。实践证明,药品保障是否及时、准确与药学信息的提供是否及时、准确有直接关系,做好伤病员救治过程中的药品保障工作,对降低伤亡率和伤残率意义重大。因此,药师应根据各类突发事件时伤员的特点,为临床提供最及时、公正、实用的信息,充分发挥药学信息在灾难来临时的作用,从而更好地保障重大公共突发事件中的药品供应。

1. 保障药品供应　药品保障是应急救助的重要组成部分,应予以高度重视,考虑到突发公共事件情况特殊,需求的药物品种、数量与平日不同,药学部门应根据实际情况,制定应急药品目录、筹建应急药品库房及加强应急药品保管、提供药品调剂信息和药品安全信息、提高捐赠药品的利用率,从而保证药品的供应。

（1）制定应急药品目录:突发公共事件的性质不同,对医疗队及后方应急储备的药品品种和基数要求也不同,应在国家已制定的药品应急保障预案基础上,根据突发事件的特点,从安全、有效、方便和经济的角度出发制定医疗队应急药品目录。药师要收集相关信息,为制定目录提供依据,同时要密切观察突发事件的动态变化,对收集到的情报进行科学分析,及时掌握临床用药信息,根据分析结果补充修订应急预案、调整药品储备、采购数量、品种。如5.12汶川地震,破坏强度大,造成的人员伤亡数量多,其致伤特点,特别是在早期救治,以外伤为主。药品保障应以止血类药物、升压抗休克药、手术麻醉用药、抗破伤风药物、输液及抗微生物类药物等为主。同时,应考虑到此次救灾任务的时间性及部分未伤人员的医疗保健工作,作用于心血管系统、消化系统、中枢神经系统等药物、解热镇痛药物、肾上腺皮质激素类药物也要被考虑进入目录。

（2）筹建应急药品库房及加强应急药品保管:药品储备是保障药品应急的关键之一。在储备重大突发事件药品时,要立足于平时与救灾相结合。储备药品要坚持"效果明确,性质稳定,使用方便,经济适用"的原则,根据其应急作用,按携行、运行、留守移交、定量、定位、定人、定车的要求进行管理、单独存放,以便随时取用,对消耗和损坏的药品应及时加以补充。

药品仓储条件、管理状况、冷链衔接及信息通畅均为应急药品保障的重要环节,管理不佳及仓储条件不合理都将直接或间接危害生命健康。因此,应急药品要妥善存放保管,需要有应急药品专用储备库房,实行专库存放。应急药品库房的设备和条件要求应符合《药品经营质量管理规范》的相关规定,实行专人管理,选择有经验、有责任心的药师专职负责;专册登记药品,消耗后及时补充;定期检查,更新补充。药学人员要担负起日常管理、检查和指导责任,做到专人保管、责任到人。具体保管人员应熟悉应急药品数量、质量、摆放位置情况和管理方法,严格应急药品的管理手续,独立建账,做到账物相符,收支有据,验收入账;及时登记统计,同时应建立效期卡。

（3）提供药品调剂信息:突发事件情况紧急且复杂,药品短缺和药品积压两种现象并存,缺乏实用而强大的专业信息交换平台,导致药品调剂不畅,抢救人员对新增加的药品供应不清楚。药师应通过报告、电话咨询、制成宣传页或网页等多种形式,向医护人员及时提供较全面的药物供应信息。

（4）提供药品安全信息:突发公共事件中,如果药品短缺,医务人员治病心切,对药品来源的合法性有可能放松警惕。一些所谓的偏方、秘方制剂、没有进口批文的进口药品和刚刚进入临床试验的药品,很容易趁虚而入,导致发生药品供应安全问题。药师要利用目前较完整的信息查询管理系统,包括 SFDA、卫生主管部门等发布的消息,通过多种途径收集药品相关信息,严格把关药品安全性。

(5)提高捐赠药品的利用率:紧急情况下的药品捐赠会非常常见,但是,许多药品捐赠没有发挥其应有的作用,甚至造成浪费。目前,已有许多不合适的药品捐赠报道,如汶川地震中捐赠药品适应证与伤员特点不符,造成浪费等。药品捐赠需基于分析,药品对质量的要求与食品、衣物等捐赠物品的要求不同,错误的药品使用是非常有害的。药师应结合突发事件的特点制定捐赠药品基本目录,按照目录中发布的药品捐赠,明确捐赠与接受捐赠药品的流程与管理,加强对捐赠药品品种、质量与数量的把关与控制,通过这些措施和办法,有序地做好捐赠与接受捐赠药品的工作,并向临床提供相关药品信息,减少不必要、不合理的使用。

2. 药学信息服务　为了保障药品的供应,必须重视突发事件中的药学信息服务,主要包括合理用药的信息服务和药品信息保障服务两方面。

(1)合理用药的信息服务:在突发事件中,一些平时很少接触的药品成为主角,一些治疗方案不断更新,一些原来使用范围很小的药品突然成为或有可能成为大规模群众性用药。因此,合理用药相关的信息服务至关重要很大,重点有以下几个方面:

1)用药选择信息:药品选择至关重要,如果药品选择上发生错误,会极大地干扰整个治疗体系的运行。例如,2003 年发生的传染性非典型肺炎(SARS)流行初期有“衣原体说”,导致阿奇霉素、罗红霉素成为主力药品。随着之后“冠状病毒说”的出现,治疗方案也随之改变。药师要对疾病相关医学研究进展及时学习,针对疾病变化制定用药指南并修订,同时针对一线医疗人员的用药进行培训,才能使药物的选择更加合理。

2)用药方案评价:用药方案合理性应该在实践中进行再评估,并及时进行总结。例如消毒剂的过度使用问题和感染 SARS 时激素疗法所致的股骨头坏死等,都不仅仅是一个简单的技术问题,还涉及短期风险和长期风险的评估。药师需要对用药指南运行情况进行分析和反馈,同时可向临床提出用药方案建议。

3)用药信息宣传:参与突发事件处理的药师应及时将用于预防及治疗药物的名称、用法用量、疗程、特别注意事项等信息汇总归类,通过各种形式向相关人员宣传,尤其要关注最新药品的相关信息;同时针对捐赠药品,编辑处方集,为临床救治提供最及时、公正、实用的药物信息。如 H7N9 型禽流感发生时,药师应该向医护人员提供全面的抗病毒药物信息,包括抗病毒药物有神经氨酸酶抑制剂奥司他韦和离子通道 M_2 阻滞剂金刚烷胺和金刚乙胺,奥司他韦成人剂量每日 150mg,儿童剂量每日 3mg/kg,分 2 次口服,疗程 5 天;金刚烷胺成人剂量每日 100~200mg,儿童每日 5mg/kg,分 2 次口服,疗程 5 天,治疗过程中应注意中枢神经系统和胃肠道副作用,肾功能受损者酌减剂量,有癫痫病史者忌用等。

4)药品不良反应的收集:急救过程中,在救治人员有限的情况下,医生、护士往往容易忽略药物不良反应的预防。此时,药师可积极承担这项工作,收集可能药物的不良反应信息,并进行整合分析,找出解决方法,并通过药讯、快讯、报告等方式提供临床一线医护人员,协助医生护士安全用药,并做好药品不良反应的上报工作。

(2)提供药品信息保障服务

1)药品政策信息服务:突发事件中的药品政策信息主要包括一些正常条件下已经完善、

突发事件中具体涉及的政策信息和一些针对性比较强的、与突发事件相关的专门制订的政策信息。如药品捐赠政策、专利强制许可和药品价格信息。

2）药品储备信息服务：药品储备信息包含药品分布信息储备和药品储备信息活动。药品分布信息储备是将药品在各地的库存分布情况进行汇总，它是优化应急体系资源配置的最佳途径，可以在一定程度上缓解基层单位药品库存不足。以群体中毒抢救为例，依靠医院大量储存解毒药是不现实的，解毒药会过期失效，一个医院也许多年都没遇到使用机会，大量储备可能导致宝贵医药资源的浪费，但不储备又会耽误抢救时机。因此，通过药品储备分布信息，并依靠网络建立国家级的突发公共事件应急调剂中心和分布全国的网点，可以最大限度地进行资源整合。药品储备信息活动是一个系列，包括储备药品品种遴选、储备药品基数的确定、生产和储备体系的布点选择，以及储备点的配送能力分析等四个环节。

3）药品生产信息服务：药品生产信息服务，是指针对已经有成熟生产工艺的罕用药、低利润廉价药、军用等特殊用药以及普通药品中需求量大、工艺复杂、原料受制约等品种，进行信息汇总，对相关药品定点厂家的生产能力进行分析，为决策者提供参考。在这一前提下，采取相应措施，确保应急药品储备耗尽后，后续生产能力可以发挥作用，从而保证药品供应的可持续性。

4）药品配送信息服务：药品配送直接关系到药品供应的准确性、及时性、充分性和经济性。药品配送方式复杂多样，按药品流向，有纵向、横向，也有逆向或交叉。药品随着信息流动，信息流有序，则药品配送有序。据了解，一些军队医院赴汶川医疗队的药品配送主要采用自带、医院后续补充以及当地补充等方式。事实证明，与药品配送相关的信息很重要，有的医疗队始终不知道当地补充这一方式，不得不从后方长途搬运。

（二）深入临床促进合理用药

2003 年，美国医疗机构药师协会（American society of health-system pharmacists，ASHP）发表了《ASHP Statement on the Role of Health-System Pharmacists in Emergency Preparedness》，文中阐述了药师在突发事件中的作用。认为医疗系统中的药师在突发事件中应该履行职责、参与涉及药品的全过程；药师应在应急药品的发放管理以及患者的药物治疗方面发挥关键作用；为全国或地区储备库选择药品，确保正确的包装、运输、标记和分发药品；确保灾难发生时，医务人员能够获得合理使用药品的相关信息；应该与医师及其他医务人员合作，参与突发事件有关的诊断、治疗指南的制定及患者的药物治疗；对患者进行用药教育，确保患者正确使用药品。突发事件中的药学服务具有紧急性、阶段性、突变性、多样性等特征。因此，突发事件时，药师应快速进入应急状态，深入临床，保证患者用药安全。主要包括以下几方面：

1. 协调药品供应与临床需求之间的矛盾　突发事件发生时，患者数量激增，药品需求量巨大，特别是一些抢救药品会严重短缺。为第一时间获得临床对抢救药品的需求信息，确保应急药品的储备数量，临床药师应与病房保持密切联系，对短缺药品及时上报并提出合理建议，提供同类疗效相同的药品目录，供医疗一线参考以便及时合理调整临床抢救预案，为病员抢救争取宝贵时间。

2. 药师在临床治疗中的作用　突发事件发生时，全国甚至各个国家派出的医疗队均参与临床治疗工作，往往因专业技术水平的差异或用药习惯不同，导致患者的救治结果差异很大，制定和遵循规范的治疗方案至关重要。此时患者最需要的是合理用药。药师，特别是经过规范化、专科化培训的临床药师精通药理学、药剂学、药动学等知识，掌握药物治疗特性，对一般疾病的治疗原则较熟悉，同时具备根据不同病理生理情况优化药物治疗方案的能力。此时，临床药师可根据药学知识及药品资源信息，结合突发事件的特点给予药物选择的建议，在前线药品可利用资源有限的情况下，使药品资源保持最佳利用状态。药师可及时地将药品（特别是捐赠药品）的适应证、使用方法、不良反应和注意事项等信息编写成处方集提供给医护人员使用；同时临床治疗中的普遍性问题及解决方案可尽快编写成药讯，迅速发放到相关病房。这些药学治疗方案和通讯在突发事件的特定条件下，会极大地提高临床的治疗效果和用药安全。

3. 实施全程药学监护　在突发公共事件发生后，面对大量的伤病员，医生忙于抢救工作，往往难以兼顾到每位伤病员的治疗细节变化。此时，临床药师在为伤病员提供全程的药学监护，使每位患者都能得到适宜的药物治疗过程中至关重要，药师不仅能促进药物的合理使用，提高药物疗效，减少药物不良反应，还能预防某些药源性疾病的发生，提高患者的生命质量。临床药师要坚持深入病房，了解患者的病程进展和药物治疗情况，利用自身在药物知识方面的优势参与临床治疗方案的制定，与临床医生协作共同设计出具有针对性的、合理的、简单易行的药物治疗方案和个体化的药物治疗方案供给临床使用（如根据药敏结果合理选用抗菌药物，在针对老龄、婴幼儿、孕妇、哺乳、过敏体质、多病多药及危重患者等特殊人群的药物选择上提出合理的建议），并根据患者的病情变化跟进、调整。同时，参加危重病例的抢救、会诊及病例讨论，针对治疗过程中出现的问题与临床医生一起商讨，综合考虑后对患者用药提出建议；并跟踪其临床疗效，评估可能发生的 ADR 及提供应对处理措施。药物治疗过程中，对使用的药物治疗窗窄、药物治疗方案复杂、病情危重的患者需要监测血中药物浓度，使临床医生确认患者是否接受了足够量的药物治疗，并依据患者个体的情况调节用药剂量，实现给药个体化，以达到预期的治疗效果。同时密切观察药物疗效，发现不良反应，及时检查患者、护士对治疗方案的执行情况，并提出处理方案，此外开展用药指导，在发现治疗方案有所欠缺或患者情况有所变化时及时参与修改治疗方案。临床药师不仅需要主动参与到医生的诊治过程中，还应该积极参与到护士的治疗工作中，解决治疗工作流程中所涉及的药物使用问题。如静脉药物配制过程中所遇到的溶媒问题、配伍问题，药物调配过程中的给药时间、给药速度问题等，以确保患者的用药安全。

4. 患者用药教育　在突发公共事件发生后，患者出现的应激性症状增多，因此在用药过程中，需由临床药师对所有的患者专门查房，对患者服用药品进行指导，提醒、帮助伤员依从药物治疗，并观察患者在用药过程中可能会出现的不良反应。临床药师应了解病区内患者的病情变化，换位思考，认真指导患者正确使用药物（如胰岛素、控缓释片、止痛药等药物的正确使用），包括使用方式、服药时间、服药剂量、服药顺序、注意事项、潜在的药物相互作用等信息，使每位患者得到最适宜的药物治疗。

（三）其他药学服务

1. 用药心理指导　临床药师对灾后患者用药指导，已经不能只停留在用药方法的指导上。面对重大的突发事件，患者往往会产生心理问题，如焦虑、惊恐、抑郁、紧张、烦躁等消极的情绪，导致对药物治疗的依从性非常差，甚至放弃治疗，从药物疗效的角度来看，心理因素会在很大程度上影响药物疗效。因此，临床药师应关心患者，做好心理疏导，帮助其从突发的重大打击中解脱出来，以保证患者用药的依从性，从而提高药物治疗的效果。

2. 控制感染 为避免和减少交叉感染的发生,临床药师可协助医院感染控制部门,通过非药物手段控制病房环境、加强院内环境管理,降低感染发生率,特别是耐药菌的感染发生率。

3. 卫生保健、科普教育 突发事件后,只要做好灾区消毒、污染物清理及隔离工作,传染病的流行是可防、可控的。因此,不需要因过分担忧而造成防疫药品的紧张。临床药师在完成本职工作的基础上,可协助防疫人员进行卫生保健科普教育(如勤消毒,保持饮食、饮水及生活环境卫生等)。

第二节 应急状态药学服务中的沟通

一、应急状态下沟通的主要方法与要点

(一)非语言沟通

非语言沟通是以非语言行为——人体语言作为载体来进行的人与人之间的信息交往。它是通过眼神、动作、表情、姿态等方式将信息传递给对方,具有较强的表现力和吸引力,可跨越语言不通的障碍。在药患纠纷等应急状态下,适当地运用非语言沟通的技巧,可以增加药患间的有效沟通。

1. 适宜的目光接触 患者生病后会产生焦虑、恐惧、愤怒、烦躁等一系列心理变化。当与患者发生纠纷时,要考虑到患者的这些心理变化。与患者进行交谈时,适宜的目光接触可以缓和患者的情绪,最能体现出彼此间的平等关系和表现出对患者的尊重,从而进行有效的沟通。

2. 面部表情 面部表情是药患沟通中最丰富的源泉,可以表示一个人的真正情绪,也可以掩饰实际情绪。尽可能地控制会给患者造成伤害的面部表情,如不喜欢、厌恶等;当患者情绪激动,满腹牢骚时,适当微笑可以缓和气氛,获得患者的信任。

3. 身体语言 身体语言能反映出对他人的态度或自身的放松程度。当患者交处方时,药师的身体应向前微倾,这样会让患者有一种被主动接纳及被尊重的感觉。收处方时药师应主动伸出双手,让患者感受到服务的热情。以上这些肢体语言都可以缓和患者排队等候的烦躁情绪,避免药患纠纷的发生。

(二)倾听

倾听是一种艺术,认真的倾听能让患者有一种被尊重的感受。药患纠纷发生时,患者及其家属会与药师发生争吵,在没清楚事情的原委时,此时药师可以认真的倾听患者的想法,可以用复述问题或点头等方式表示在认真倾听,激发其进一步表达的意愿;应注意不要轻易打断患者的谈话或强行改变话题,可适时回应谈话的内容,把话题引向正确的方向。沟通的要点不仅是自己说了什么,更重要的是对方听明白了什么。

(三)语言沟通

语言是交流的工具,药学人员必须善于运用语言艺术,达到有效沟通。应急状态下恰当的语言沟通是药学服务中最有效的方式之一。

1. 面对面交谈 适用于应急状态下药师与患者及其家属的沟通,及临床药师与医护人员的沟通。交谈时应注意把握以下几个关键环节。

（1）相互尊重，平等交流：药师同医务人员的合作首先应当明确以患者为中心，患者首先是一个平等的社会人，然后才是一个需要帮助的人。药师向医师提供治疗方案时，可以建议的形式提出，对于自己掌握的知识要敢于发表自己的看法和意见。在与患者交流时，要选用适当的称呼和礼貌的语言，体现出对患者的尊重，使患者感到温暖。

（2）注意语言规范化：药师与医务人员交谈时，当涉及药物治疗、疾病诊断实验室数据分析等方面内容时，应用科学、严谨求实的语言。而在与患者的交谈中，应使用通俗易懂的语言，少用专业性术语。

（3）重视移情：所谓移情是指像他人看到的一样感受这个世界，即不仅能理解他人的话语，更能理解这些话语背后所表达的心情。当药师向患者展现移情时，患者可以看到药师的关心，缓和患者的情绪。突发事件发生时，受害者不仅在身体上受到了创伤，心灵上也同样会受到伤害，药师此时可担任心理辅导师的角色，向受害者展示移情，安抚受害者的情绪。

2. 电话沟通　电话沟通具有方便、快捷的特点。适用于应急状态下信息的上传下达。尽管电话沟通缺乏视觉反馈，但有效地利用电话中说话的语调、语速以及言词等的选择，也可以使沟通有效地进行。电话沟通应该注意转接电话的时间要短，回答问题要亲切，自然，迅速，询问的目的性明确，说话的态度友好，表达准确。

3. 紧急会议　突发事件发生时，紧急会议起到上传下达的作用，可以使药房内部人员之间及不同的医疗专业人员一起制定解决方案，及时交换信息，提供最佳的药学服务。

4. 电子沟通　电子沟通是以计算机技术与电子通信技术组合而产生的信息交流技术为基础的沟通。它是随着患者和医疗专业人员使用电脑和因特网的增加，产生的一种新的沟通方法，包括电子邮件、计算机网络、闭路电视等。其中电子邮件沟通的优点是快速，可以在工作时间内发送，同时节约了时间，并且可以在全天的任何时间进行，但交流的信息总量会减少。药师在使用这种方法进行沟通时应当确保能定期地接收和回应信息。

医院内网是医疗专业人员使用的另一种电子沟通方式，可以生成患者的电子病历，在医疗专业人员之间共享，围绕患者的干预展开讨论。它还可以增进医疗专业人员之间的交流，如药师可以通过这样的交流提醒医师某患者使用的非处方药物以及用药是否依从等问题。

电视会议和网络信息也是进一步的电子交流方法，它增进了患者和医疗专业人员更频繁的交流。

二、沟通常见问题与应对

（一）与外部部门之间的沟通

突发事件包括重大公共卫生事件（重大传染病疫情、群体性不明原因疾病、重大食物和职业中毒）和重大公共事件（地震、水灾等）。在其应对工作中，需要临床医学与公共卫生医学之间的密切合作。同时也需要药学工作者的药学服务，那么药师在向这些特殊情况提供药学服务时，需要注意哪些沟通问题呢？

1. 获取信息　突发事件常常伴随着人员伤亡，药品保障是否及时、准确与药学信息的提供是否及时、准确有直接关系，做好伤病员救治过程中的药品保障工作，对降低伤亡率和伤残率意义重大。医院药学部门应从多渠道获取药品信息，并根据医院制订的应急药品目录及时采购和协调药品的储存和使用，以保证药品供应。如与药品供应商沟通不当，将会导致应急药品不能及时准确地送达，或是造成药品的堆积，从而影响伤员的救治。

2. 提供信息　对于重大传染病疫情,事件发生时应立即启动应急预案,在保证药品供应的同时,还应及时上报疾控部门,协调配合临床医务人员与公共卫生工作者,为其提供药学信息。

3. 响应与报告　对于群发性药害事件,立即启动应急预案,及时报告医务处、相关的医院领导、卫生行政部门、药监部门,并会同供货商进行善后处理。如果属于较大或重大药害事件,必须第一时间及时和医务处联系,并立即通过院内网络、电话、或书面通知等形式通知相关临床科室停用该厂家、该批号的药物,督促、协助临床医务人员处理、报告不良反应。各医疗科室在获悉有关药害事件信息时,应立即向领导小组办公室报告,重大药害事件信息需在 2 小时内上报,不得隐瞒、缓报和谎报。

4. 药品捐赠　紧急情况下的药品捐赠会非常有用。然而有许多药品捐赠非但没有起作用,还导致了一些问题。捐赠的药品经常与紧急状况的需求不同,如疾病和医疗水平不相关。不必要的药品捐赠是一种浪费。因此,药学人员应与捐赠者进行良好的沟通,为捐赠者提供药品选择的准则及注意事项。

（二）药学部内部之间的沟通

在日常工作中,药学部各部门药师如临床药师,药房药师,调配药师,采购药师可以通过面对面交谈,学术会议等进行交流沟通。应急状态下,如突发事件发生时,采购部门要及时收集药品信息,制定应急药品目录,保证药品供应;药房部门要保证充足的药学技术人员随时提供药学服务,并接受应急召集。临床药学应急人员要参与临床救护,参与疑难病症会诊,向医护人员提供药物信息咨询,对患者的药物治疗提出合理化的建议,制定正确的药物治疗方案。

（三）与患者之间的沟通

据文献报道,绝大多数药患纠纷源于沟通障碍导致的患者不满意。门诊发药窗口是药师和患者沟通的主要途径,常见的沟通问题如下。

1. 患者因对药师工作不了解而引起的沟通问题　门诊药学工作是患者来院就诊的最后一道程序,患者及家属心情急躁,而我们的药学服务也需要一个时间过程,在这种情况下,沟通技巧不到位,就很容易引起矛盾。遇到此种情况时,药师首先倾听患者的抱怨,尽量不要与患者发生争执,然后详细地向患者解释自己的工作流程,希望能得到患者的理解。

2. 患者对疾病认识不足引起的沟通问题　在门诊患者中,疾病种类繁多,患者对自身疾病的认识有限,经常一次用药未达到预想的效果就全盘否定整个医疗过程。我们应该运用合适的沟通方法,使患者正确理解所患疾病与使用药品的关系。这时如果我们的药学人员没有耐心,责任心不强,服务不到位,沟通就会出现障碍。

3. 忽视了非语言沟通引起的沟通问题　很多患者都无法容忍取药窗口的长时间等候,患者因而变得情绪暴躁,很容易与药师发生争执,此时药师若表情冷漠、态度生硬、不够耐心,会进一步激化矛盾,甚至引起不必要的纠纷。因此适宜的眼神交流,微笑的服务,以及恰当的肢体语言都能向情绪不稳定的患者传达友好的信息。

4. 药师忽视倾听回应引起的沟通问题　在发生发药差错的紧急情况下,患者感觉自己的健康受到了威胁,情绪会十分激动。此时很难听进药师为自己发错药而做的解释,任何理由对患者来说都是借口。这种情况下,首先安抚患者,倾听患者的想法,态度真诚,待患者情绪稳定后再以专业知识向患者详细解释。

（四）与医护人员之间的沟通

由于不同医疗专业人员和药学人员有不同的问题、关注点和优先要处理的事情，这些问题都可以通过将焦点集中在患者身上来克服。由于患者是所有医疗专业人员共同关注的目标，药师提出任何建议时，都可以表达为将怎样有利于患者治疗，这样可以减少对抗和争论。

1. 与医护人员所关心的问题、优先权不同引起的沟通问题　药学服务的出现可能会扩展到医生和护士的传统工作范围，因而可能会阻碍他们与药师的合作。如临床药师参与临床危重患者抢救时，医生会认为药师仅仅关心如何降低成本，减少药物滥用，而不是确定最佳的疗效。因此在进行用药指导时，对于自己掌握的知识要敢于发表自己的看法和意见，要坚定而自信地与临床医生进行沟通，同时也要耐心听取医生的用药依据，斟酌判断。

2. 与医护人员的电话沟通引起的沟通问题　在紧急状态下，电话沟通方便快捷。如病区护士与药师，护士因粗心输错用药剂量、退药退错日期等情况时有发生，导致输液错配、多配等。护士把责任推给药师，认为其审方把关不严；药师则坚持自己按照医嘱执行，没有任何责任。双方都不肯让步导致问题僵化，事后不得不花大量时间再次去核查。当发生病区药品发放错误或配置错误时，药师要主动与病区护士进行沟通，紧急情况下可进行电话沟通，详细讲明出错的原因，及时纠正错误，减少损失。差错解决后，药师可与病区护士进行面对面交谈，制定减少发药差错的措施。

3. 与医护人员的单方向沟通所引起的沟通问题　药师与医护人员的交流通常是由药师一方发起，并且常常是单方向的，起不到交流沟通、解决问题的作用，因此需要医疗专业人员的共同努力，建立双向交流的合作关系，共同为患者提供医疗服务。

第三节　案例解析

（一）灾后药学服务

1. 案例简介　患者，女，45岁，已婚。因汶川地震埋在废墟中24小时，致左下肢外伤，于当地行截肢术，术后3天送入某三甲医院治疗。入院时截肢残端伤口红肿，无流液及脓性分泌物，有轻压痛和幻肢痛，双面颊蝶形红斑，既往有系统性红斑狼疮（SLE）史，余无异常。

2. 沟通过程　临床药师在药学查房时，发现患者双眼流泪，情绪紧张、惊恐、焦虑、忧郁，情绪低落，注意力不集中，不愿与人沟通，并发现每天给患者分发的口服药物有部分仍原封不动的放在床头抽屉里。

3. 案例解析　地震连同截肢的特殊经历使患者遭受了身体损伤和精神损伤的双重打击，由于创伤来得突然，患者缺少心理准备，一时难以接受，情绪变得非常悲观，对生活失去了信心，所以拒绝交流，不配合治疗。针对该患者的情况，临床药师用坦诚的态度与之交谈，对她遭遇的灾难深表同情和理解，鼓励她说出心中感受，让她把积聚在心里的问题宣泄出来，并说明精神因素和药物依从性对疾病预后的重要性，鼓励患者振作精神，争取早日康复。刚开始患者也只是哭泣，并不愿多说话，也听不进去任何建议，但临床药师坚持每天对患者进行询问、观察，并激励她勇敢地面对生活。渐渐地，患者开始愿意和临床药师交流，诉说她内心的恐惧和绝望，经过多次沟通后，消除了患者的紧张和焦虑，表示愿意配合治疗。之后为使患者能更加积极地配合治疗，临床药师针对患者的治疗用药进行教育和指导，解答用药疑惑，并对她进行全程药学监护。告知患者口服药卡马西平治疗患肢痛，一定要按时服药，饭后服用可减少胃肠道反应,服药后可能会出现头晕、嗜睡和疲劳等不适;泼尼松为激素类药物,治疗 SLE,不能自行停用或减量,服药后可引起饮食增加、激动、失眠,并发或加重感染等,服药期间出现不适要及时告诉医护人员。开始服用泼尼松 20mg 一日 2 次,患者双颊红斑加重,局部瘙痒,并反复发热。临床药师与医生结合实际情况,共同探讨后,予增大激素量至泼尼松片 20mg,加甲泼尼龙注射液 40mg,并使用羟氯喹 0.2g,一日 2 次,调整治疗方案后,SLE 病情趋于稳定。但 6 天后出现白细胞减少,临床药师分析不排除药物因素导致,建议停用羟氯喹和卡马西平,7 天后白细胞逐渐恢复正常。后该患者又相继出现病毒感染、泌尿系感染、口腔念珠菌病等,此时,患者对出现的各种感染表现出担心和焦虑,临床药师发现后,及时与她进行充分沟通,告知患者 SLE 本身就是一种自身免疫性疾病,在疾病活动时免疫力下降,且大剂量激素也可导致免疫力进一步下降,因此感染的出现正是由于免疫力下降引起的,经治疗后会有好转,患者表示理解。后经临床药师和医生共同商讨后,给予注射用阿昔洛韦治疗疱疹病毒感染,注射用头孢他啶治疗大肠埃希菌所致尿路感染,氟康唑片口服治疗口腔念珠菌病,最终各种感染均治愈,激素剂量逐渐降低,病情趋于稳定,患者对此表示十分感谢和满意。

(二)与急诊患者的沟通

1. 案例简介 患者,男,52 岁,因"恶心、呕吐、汗多、昏迷,出现瞳孔缩小症状"被送往某医院急诊科救治,诊断为:有机磷农药中毒。给予催吐、洗胃、导泻、解毒药物等多项综合治疗。既往有轻型 2 型糖尿病史。

2. 沟通过程 临床药师第一次与患者接触时,刚说到是临床药师来为他介绍一些用药知识时,他就变得十分恼怒,情绪激动地大喊:"你们出去!我知道你们是干什么的,你们就是来卖假药的!"对临床药师表现出极度的不信任。

3. 案例解析 针对这种情况,临床药师就需要主动变成一个聆听者,先让患者诉苦,然后和他聊家常,让他感觉到我们是在真正的关心他,帮助他,一连 3 天,虽然他没有完全接受,但已经把药师当成了他的倾诉者,不再抵触。经过聆听后,临床药师得知患者曾经被社会上的药品推销员骗过,患者可能把临床药师当作药品推销员了。在这之后,临床药师开始了真正的自我介绍,告诉他临床药师不是药品推销员,不会向他推荐任何新药,临床药师的工作就是针对医师为他开具的药物,告诉他如何正确服用,如何避免不良反应,一旦出现不良反应如何应对,以保证他用药安全。之后临床药师每天对患者进行询问、观察,并进行用药指导,对药物治疗方案进行解释。如患者有轻型 2 型糖尿病史,入院前一直是通过控制饮食和加强运动来进行控制的,这次住院药物中毒住院后发现血糖控制不好,故医生给予加用口服降糖药格列本脲,临床药师对患者进行用药指导时发现患者表情沮丧,与患者交流后得知,他觉得现在开始服用降糖药,他的病就会越来越严重,他就会像其他糖尿病患者一样出现这样那样的麻烦。针对该患者的顾虑和担忧,临床药师给患者讲解 2 型糖尿病可能出现的并发症以及严密控制血糖的必要性,并告知患者加用药物比单纯饮食控制能更好地控制血糖。患者听完后,其沮丧的心情逐渐消失了。同时,药师针对患者服用的降糖药进行指导,告知患者格列本脲有导致低血糖的风险,让患者了解低血糖的临床症状以及如何防范和处理低血糖发作,还告知患者关于格列本脲的其他一些不良反应,并说明这些不良反应是罕见的,但是希望患者能识别出来,以便遇到类似反应时能够及时告诉医务人员。此后,患者的血糖很快得到控制。患者开始接受药师、信任药师,并积极配合药师的工作,用药依从性明显提高,患者很快康复出院,出院后仍经常联系临床药师,咨询糖尿病用药相关知识。

（三）化解药品不良反应引发的纠纷

1. 案例简介　患者,女,66岁,因"结肠弥漫大B淋巴瘤术后1月余"入院,入院后完善相关检查,排除化疗禁忌,给予行R-CHOP方案化疗。

2. 沟通过程　患者在住院期间,静脉给予化疗药物利妥昔单抗时,出现了烦躁不安,头皮瘙痒、手脚冰凉、寒战等输液反应,发现后立即给予对症处理,之后向患者及其家属解释发生输液反应的原因时,发现患者面色苍白,神情惊慌和害怕,根本听不进去,其家属也听不进去解释,情绪变得激动,对治疗中出现的问题非常不满,认为使用了价格昂贵的药,应该给药后立即好转,怎么才给药病情就变严重了,嘴里还不停地在责怪医护人员,之后担心患者病情会进一步恶化,拒绝继续治疗。

3. 案例解析　该患者第一次来化疗,之前听别人说化疗会有很多的毒副作用,心情有点紧张,因患者性格内向,平时不爱说话,化疗前医护人员并未与她进行过多交流。当输液反应发生后,患者及家属情绪变得激动,主管医生请临床药师针对用药出现的输液反应与患者进行沟通。临床药师走到患者病床边,关心地询问患者用药后症状是否有好转,告知患者要注意保暖(针对睡觉冰凉可以在被子中放个暖水袋取暖),安慰和鼓励患者,让她放松,不要过于担心,陪伴患者,和她聊天,分散她的注意力,缓解她的紧张情绪。1小时后患者症状消失,情绪慢慢稳定,之后临床药师耐心地向患者及家属解释出现此反应的原因,并不是病情加重,患者及家属表示理解,不满的情绪有所缓解,但仍然对治疗方案有所顾虑,不愿继续治疗。临床药师并未放弃,每天对患者进行询问,观察,并主动与患者进行交流,鼓励她多说说对自己病情及治疗的看法,消除患者心中针对治疗方面存在的疑虑,向患者及家属讲明化疗的重要性和必要性,介绍周围成功病例现身说法,以减轻患者的心理压力,增强患者的治疗信心。患者及家属开始信任临床药师,态度也发生了变化,渐渐地,患者终于说出了自己的一个小秘密:患者之前担心一次给予的化疗药过多,害怕用药时间越长副作用越大,故在给予化疗药物利妥昔单抗时自行调快了输液速度,之后才出现不适症状的。得知了这一信息,药师就婉转告诉患者这样是不正确的,应该按照医生规定的滴速给药,自己有了什么想法应该先与医生沟通,经同意后再做。临床药师把意见反馈给医生,共同讨论后考虑患者之前给予利妥昔单抗时出现输液反应很可能与调快给药速度有关,可以尝试给患者再次用药,经过临床药师一番沟通及之前所做的药学服务,患者及家属表示愿意接受继续治疗。化疗前临床药师仔细向她们讲解治疗方案、方案中化疗药物可能出现的不良反应及应对方法,降低患者对化疗毒副作用的恐惧,如使用化疗药物期间可能会出现胃部不适、恶心、呕吐等胃肠反应。医生在化疗前会预防给予止吐预处理,并告知患者化疗期间清淡饮食也可减少胃肠反应发生率等,如果出现也不用担心,医生会给予止吐药,并且化疗结束后不适症状会消失等。之后给予放慢滴速继续之前的方案治疗,临床药师一直在病床边监护,患者未再出现上述输液症状,化疗顺利完成。在患者第二次来化疗时,诉经上次治疗后症状感觉明显好转,患者家属对自己之前的态度主动向主管医生表示道歉,并向临床药师表示感谢。通过临床药师的药学服务与沟通提高了患者的用药依从性,减少了不安全因素的发生,使患者顺利完成治疗。

（四）处理对药品质量的质疑

1. 案例简介　患者,女,住院期间在静脉输注注射用头孢孟多时,自己的输液袋中看到有不溶性颗粒,因患者的床位靠窗,透过阳光,不溶性微粒清晰可见。

2. 沟通过程　患者找到护士,要求护士给予合理的解释,否则要求重新配置。护士在与患者进行简短的沟通后,患者未得到满意的答案,坚持不继续输液。病区护士联系了配置药师。配置药师向护士大致了解情况后,和患者进行了如下对话。

药师:"您好,我是静脉药物配置中心的药师,我叫某某,有什么能够帮助您的吗?"

患者:"为什么其他人的输液都是透明,而我的这袋中却含有杂质,是不是这药品有问题,这要输到血管中,肯定会出问题,希望你能给出合理的解释。"

药师:"(仔细检查了一下输液袋,确实看到一不溶性微粒)您好,根据我的经验,这是没有溶解的药物,我们在进行输液配制时,并不是直接把药品打进去的,而是首先在小瓶中溶解,待完全溶解后,再混合到输液袋中。其次,不同的药物,其溶解时间和溶解度是不同的。药物的溶解度与温度有关,在运送到病区的过程中,由于温度低,可能会出现结晶析出。"

患者(焦躁的情绪逐渐缓和):"我听说其他有医院用过期输液的,所以担心我的会不会也是这个问题。"

药师:"我们的每袋输液都需要四名药师检查核对并签名(展示给患者看)。保证每一袋输注给患者的输液都是安全的。"

患者(患者疑虑逐渐消除,此时不溶性小颗粒逐渐变小):"那好吧,我现在放心了。"

药师:"好的,如果有什么问题再联系我们。"

3. 案例解析　在本案例中,患者文化程度较高,可以很好地理解和接受医务人员的解释,同时从患者的言语中可了解到患者的心理状态,患者需要的是对此事件的满意答复。所以药师可以根据自己的药学专业知识详细地向患者解释造成该现象的可能因素。针对患者提出的每一个疑惑,药师都要有理有据,自信果断地向患者解释,增强患者对药师的信任,以便进一步的沟通。

本案例中的药师,在面对患者时,首先进行了简短的自我介绍,让患者了解到药师的专业身份,从而不会感到是病区护士的不负责和推脱。其次,在处理疑似药品质量问题时,应做充足的准备工作,如药品的规格、性状、理化性质、不良反应等。然后再找原因确认是否是药品的质量问题,如确系药品的质量问题,首先应安抚患者,承认责任,尽量减小患者的损失。

（五）弥补差错

1. 案例简介　某日上午十一点半,门诊取药窗口,排队等候取药的患者很多,药师,女,某某,看到排队取药的患者很多,心情急躁。患者由于赶时间,催促药师赶快调配自己的药品,忙乱之中将奥司他韦颗粒当做胶囊发给了患者。中午休息时,这位药师突然想到了这张处方,努力回忆后仍不能确定是否调剂正确。

2. 沟通过程　药师向部门负责人汇报了情况,立即启动了部门应急预案,向处方医生查询患者的联系方式,但患者并未留下联系方式,于是到公安局求助查找患者联系方式。同时,药师及时向科主任汇报。在找到患者后,患者已服用药物,药师便将患者请回科室,安抚患者并礼貌地接待,详细询问了患者服用情况,并向患者解释了两种药物药理作用是相似的,只是剂型不同,所以从药学专业知识角度并没有影响。同时,药师将两个药品的说明书拿给患者看。听到药师的一番解释后,患者表示能理解。药师将自己的联系方式留给了患者,并告诉患者,若感到任何不适,可随时联系。事件结束后,药师定期地对患者进行了电话随访,并可根据患者的病情,向患者提供了一些治疗的科普素材或治疗新方案。事后,患者向药师表达了感谢。

3. 案例解析　药师方面:事件发生后,经了解这位药师刚参加工作经验不足,最近身体不适,经常在半夜咳嗽,休息不够,导致白天精神不足。但无论如何,药师也要牢记"四查十对"。

客观因素:由于近日看病高峰,门诊排队人数众多,药师工作非常繁忙,想减少患者的等候时间,所以出现了"忙中出乱"。

沟通要点:事件发生后,这位药师及时地采取了应急措施,挽回了不必要的损失。在与患者进行沟通时,药师恰当地运用了沟通技巧,主动承认自己的错误,真诚地对待患者,得到了患者的信任与理解,使发药差错得以解决。

(六)处理差错引发的纠纷

1. 案例简介　患者,男性,因上呼吸道感染就诊于某院,医生处方罗红霉素胶囊。当日门诊窗口十分繁忙,门诊调剂药师将药品调剂为格列吡嗪,发药药师也未能审核出错误,将格列吡嗪发给了患者。患者服药时发现药品不对,遂跑到门诊发药窗口理论。

2. 沟通过程

患者(愤怒,理直气壮):"你们把我的药发错了。"

药师 B(微笑):"您好! 先不要着急,慢慢讲,和我说下具体情况。"

患者(稍平和):"我昨天来窗口取药,你们把药发错了,我吃药时才发现。"

药师 B(微笑略带同情):"由于昨天不是我发给您的,我让昨天的发药药师过来确认一下。"

患者(愤怒):"本来就是你们发错了,还不想承认啊!"

药师 B(微笑):"我们只是按规章确认一下,也是在保障您的利益,请稍等。"

经当日发药药师回忆,的确将药品发错。

药师 B(略带愧疚):"不好意思,您的药的确是我们发错了,给您带来的不便请谅解。请问您服用了吗? 有没有什么不适感。"

患者(理直气壮):"我……我昨天吃了,感觉很不舒服,头痛。"

药师 B(语气温和但坚定):"格列吡嗪是一种降糖药,如果您血糖正常,服用后可能会感到头晕,但不会对您的身体有其他影响的,如果立即停止用药,头晕症状会缓解的。如果您不放心,我们可以帮您测一下血糖。我们并不是对您不负责任,这是我们的联系方式,如果您感到任何不适,可随时来找我们。"

患者(疑惑,但情绪平和):"其实我昨晚只吃了一片便发现了,不过还是帮我测下血糖吧。"

药师 B(微笑):"好的。"

3. 案例解析　作为药师,要学会根据患者的表情分析患者的心理状态和性格,根据不同的患者采取不同的沟通技巧。在本案例中药师 B 看到患者愤怒的表情后,首先通过微笑来缓和患者的情绪。在听到患者愤怒且理直气壮的语言后,选择主动倾听患者的问题,以进一步缓和患者的情绪,并让患者的不满情绪发泄出来。经过仔细的核查发现是自己的错误时,药师 B 并没有为错误找任何借口,而是主动承认错误,并及时的关注患者的身体状况,根据自己的药学专业知识,解决患者的困扰,让患者感觉到药师并没有推卸责任,而是在为患者着想。

? 思考题

1. 结合急诊药房的特点,作为急诊药房的一名药师,在应急状态下如何进行药学服务?

2. 作为一名临床药师,在发生重大突发事件时能够提供的药学服务有哪些?

3. 在应急状态下遇到服药依从性差、不配合治疗的患者,作为临床药师应如何与患者进行沟通和交流?

4. 总结突发事件中患者可能出现的情绪状态,针对不同患者应该如何进行沟通,从而利于药学服务的开展?

5. 作为药师,如何才能在应急状态下体现自身价值,提高药师地位?

（夏　泉　谈　超　许杜娟）

第十章　患者信息获取及用药评估与沟通

 学习要求

1. 掌握患者信息的各项内容、方法及其记录方式。
2. 熟悉获取患者信息时与患者及其他医务人员沟通的方法。
3. 了解患者信息对药物治疗的重要性。

第一节　患者信息获取

一、概　　述

（一）准确获取患者信息的重要性

有史以来，药师几乎没有直接监护患者的责任，所以也就不需要患者的第一手资料，也没有获取相关用药知识的工作需求，因此一直以来都是依赖其他医护人员来获取患者的药物治疗信息或者用药史。对于新时代的药师，详细的患者用药史是优化药物治疗和规划用药方案的基础。用药史也能帮助药师了解患者对于药物在治疗自身疾病中的作用，例如患者是否有能力依从用药方案；药物治疗的有效性；以及确认患者在用药后是否有产生副作用，过敏和药物不良反应等。

由药师以外的医护人员得到的用药史往往缺乏一些重要信息比如药物过敏，处方药和非处方药的使用内容，非药物保健品的使用内容，免疫接种史和用药依从性等。不完整或不正确的用药史可导致中断治疗，不必要的治疗，重复治疗，或治疗不正确（不适当的过低或过高的剂量），进而对患者产生伤害。因此，在任何允许的情况下，最好由药师来获取和记录患者的用药史，然后将此信息反馈给医疗团队的其他成员。

（二）获取信息的方法

患者的用药信息可以通过多方面获得，但是最直接和最准确的信息获取方式还是药师亲自与患者面谈。面谈的过程中不单可以取得用药史，还可以促使药师和患者之间建造亲和力。由此可见，面谈是一个富有创造性的过程，虽难以界定方法的合适与否，但是成功的面谈不仅需要以患者为中心的沟通技能，还必须了解和避免常见的沟通障碍。

面谈时，应该是以比较笼统的问题做开头，然后随着面谈进行，在药师获得一些必要信息后可变得比较有针对性。举例来说，一个良好的开放性问题是让患者自己来描述每天都服用哪些药物。这个问题能让患者描述他/她的服药习惯，这样可以给药师提供针对性提问的线索。而这里提到的，更直接和有针对性的提问方式，是要求患者更细节化地描述他/她所服用药物的大小，形状，以及颜色等等相关内容。每个患者的知识水平和表达方式都不同，所以药师要灵活掌握面谈的节奏，带领患者完成面谈。

面谈时，药师应避免询问有引导性的问题，或多个问题同时询问，或过多的是非性的问题(即答案为是/否)。举例说明:如"您服用的肺结核药物是否有让您的尿液变成红色?"很可能使患者认为该药物就是应该把尿液变成红色,如果他/她的尿液没有变色的话,那么肯定是有地方出错了。当药师需要探索患者是否有药物相关的影响时,应该采用询问一些笼统的启发式的问题,比如"你对于你服用的肺结核药物是否能耐受? 自从开始服用后,你有没有注意到有什么不同或不寻常的反应?"当然,也要避免在有限时间内快速询问了一系列的问题之后,患者没有充足的时间来回答。因此,在提出下一个问题前,应先给患者充足的时间来回答之前的每一个问题。当面谈接近尾声时,也容易出现提出一系列的关闭式的是/否问题,比如当药师想询问比较具体和有针对性的问题时,使用"你是否有服用任何药物来缓解头痛? 你有用任何眼药吗? 你有服用任何治疗心脏疾病的药品吗? 你有服用任何药物来改善你的呼吸吗? 你感冒时会服用任何药物吗? 你有没有服用过青霉素?"等来提问,这种类型的是/否问题会产生比较片面的答案,并可能削弱信息的流动,因此尽量鼓励患者多谈论他们用药习惯和相关感受。

二、开展面谈前的准备工作

(一)准备患者面谈的两种方式

在药师准备患者面谈时,有两种截然不同的方法可供选择。一种方法是先查阅患者的所有资料例如病史和用药史,然后把面谈集中到几个重点上,然后在面谈过程中发现和解决具体问题。这种方法通常用于药师手头上已经获取到一些患者信息,这些信息通常是医生和护士在对患者的问诊过程中所了解的。这种方法的优点是,药师在面谈前对患者已经有一定的了解,并有所准备,在面谈过程中再探索和解决具体问题更有针对性;并且药师在跟患者互动之前,已经具有这方面的知识,会在互动过程中更顺畅。该方法的缺点是,如果药师变得过于集中在已经获得的信息中的某几点问题,那么在面谈中发现的其他重要信息可能会被忽略。

另一种方法是在查阅任何患者医疗记录之前先面谈患者。这种方式可能更适用于社区药师,因为以社区患者为主要服务对象的药师很少有机会能够全面了解患者的信息,只有笼统的印象或了解,因此社区药师常常在不知道患者及其病史的情况下需要进行有效的面谈。这种方法的优点是当药师面对每个患者和其病史时是持有完全公正的态度的,这个方式也更能让药师在探索患者用药史的各个方面的强度相等。这种方法的缺点是,对于面谈没有太多经验的药师,可能较为困难和过程太过于耗时。

两种方法各有优缺点,针对不同环境结合使用常可获得良好的面谈效果。

(二)观察和了解患者以及周围的环境

密切观察患者及其周围环境,挖掘有关患者健康状态的重要信息如经济状况,饮食习惯等将有助于药师判断具体用药方案的成效。例如,如果患者使用降压药物可能没有达到预期的效果,则可能的原因是患者拒绝减少盐的摄取量或其他饮食上的限制;抑或是患者由于经济问题没有能力购买更昂贵但疗效也更确切的药物;再抑或是患者难以理解复杂的药物治疗方案。

我们通常可以通过患者的穿着来判断一个患者的生活质量和社会经济状况。如果一个患者的外观蓬头垢面或者穿着邋遢,可能表明该患者病情太严重,以致没有精力注意穿着打扮。其他一些可以探测到患者生活方式的线索还包括化妆,发型,助听器和手表。患者穿戴的首饰的质量和类型也可以提供有关患者的社会经济水平。

仔细观察患者穿戴的种类、数量、磨损程度、整洁程度以及衣服是否合身、破旧程度和是否是过时的穿戴也可表明患者可能有经济困难而无法按照治疗方案承担药费。鞋子和衬衫袖子的磨损程度可能暗示有中风或其他创伤引起的身体损伤。不合季节的穿着，如长袖和宽边帽子，可能表示患者有光敏性或企图隐瞒自杀、创伤或手术而导致的瘢痕。鞋、脚趾等部位有损坏可能表示患者有痛风或其他关节病。超大的服装可能表明近期体重减轻；反之，太紧身的衣服可能表明近期体重增加。注意皮带是否扣在平时扣着的部位或者患者是否有刻意放松或拧紧它。宽松的居家拖鞋或者没有绑紧的运动鞋可能表明近期有下肢水肿的现象。如果患者的甲状腺功能减退，可能会穿得过多；反之，甲亢患者可能穿得过于少。但是不要过分解读以上关于病患穿戴的观察意见，我们应该在评估患者其他背景资料时把这些归为参考意见。

仔细观察住院患者的房间。花卉及其他植物，问候卡和儿童的手绘画等可以表明，患者有家人和朋友了解该患者的病情，并能提供社会支持。图书、报纸、杂志等可表明患者有一定的文化水平，并能提供有关患者的兴趣爱好等信息。阅读材料、填字游戏、手工艺品、针织等也可表明患者感觉良好，有精力从事这些业余活动。

患者房间中的食物有多种潜在的含义。食品礼篮，表明社会支持，但对于限制饮食的患者可能会有潜在的问题。剩余的饭菜可能表明患者并不感到饥饿，或者不喜欢医院的食物。许多药物会抑制食欲，使食欲减退。而患者家属从家里带食物更能表明其不喜欢医院的食物或家人和朋友正试图提供特殊的食物以激发其食欲。对于糖尿病患者，应注意房间里是否有需要患者限制食用的食物。对于低盐饮食的患者，应注意房间里是否有含盐量高的食物。对于限制液体摄取的患者，应注意房间里是否有汽水或水。因为不恰当的膳食可能是使治疗方案失败的关键因素。

（三）面谈时可能会遇到的困难

有些患者进行面谈时会特别困难，比如顽固的患者，啰唆的患者，思维逻辑有障碍的患者，或患者的语言表达能力有限，有听力障碍的患者，患有失语症的患者，性格急躁的患者，或者患者在隔离病房因而可能很难接受面谈。虽然这些类型的患者可以让药师，甚至是很有经验的药师都会觉得困难甚至恐惧，但是我们仍然要努力从他们身上获得准确的用药史。

对于这些患者，药师还是可以采取多种干预措施。对于顽固或者啰唆的患者，最好的办法是牢牢掌控面谈的节奏，提出定向的问题让患者提供相关信息，并且学会如何重新设计问题让啰唆的患者能提供出准确有用的信息。脑子糊涂或失语症患者可能无法提供任何具体的信息，这种情况下，应该和患者的家人或朋友进行面谈。在与有听力障碍的患者沟通时，确保患者的助听器（如果有的话）是开启的；提出问题时也应该清楚而明确，必要时可通过书面书写来确保沟通信息的准确性。对于急躁的患者，药师应当给患者解释获取准确用药史的重要性，并努力在合理的时间段内有效地获得信息。

药师在隔离房间（例如，呼吸道隔离，肠道隔离，传染病隔离）面谈患者时，采用的方法和面谈其他任何住院患者都相同，只是要注意采取必要的预防措施（例如，使用口罩，穿隔离衣，手套）。隔离房间的外面通常会标注进入房间之前需要哪些防护措施，但请注意，这些预防措施可能会造成沟通障碍。大多数被隔离的患者其实会特别渴望接受面谈，因为隔离让患者失去了许多和他人交流的机会。

三、获取信息的内容

获取用药史的面谈中需要掌握的信息包括患者基础信息,饮食习惯,社会关系,现在和过去的处方用药史,现在和过去的非处方用药史,现在和过去所服用的非药物保健品,药物过敏史,药物不良反应史,免疫接种史,用药方案依从性史。所获得的信息应尽可能完整并有细节描述。

(一)药品名称

患者可能无法记住所有所服用药物的名称。这样的情况下,尽可能获得每个药物的详细描述,包括剂型(如片剂,胶囊,液体,外用制剂)、大小、形状及剂型的颜色等,以及患者可能记得的或者可以看出的该剂型上刻有的任何单词、字母和数字等。如果患者不能记住药物的剂量,药师可以通过患者提供的其他细节来识别药物和(或)剂量。然而在这种情况下,需要清楚地记录患者的描述,并注明药物可能是一个特定的商品名。例如,患者不记得药品的名称,但是描述所服用的药片是粉红色的,椭圆形。该描述和埃索美拉唑(耐信)40mg 片剂比较吻合。

用药史是药师之间,药师和其他医疗人员之间沟通的重要文件。许多医生,护士和其他医疗人员通常都知道药物的商品名,但不太熟悉通用名。因此,当患者口述的是一个药品的商品名,药师应在记录中写下该药品的商品名和通用名。如果患者口述的是一个药品的通用名,药师记录时应只写通用名。对于复方制剂,应记录复方制剂中所有活性成分的通用名。

(二)需要时才服用的药品

对于需要时才服用的(PRN)处方药和非处方药,药师应该记录使用此药品的适应证以及患者实际使用药品的目的,并尽量量化。例如,"有时"可以指每隔几个月服用一次至每天服用一次或多次,这都取决于患者自身的理解,无法进行准确的决断。患者可能无法形容某药品的使用频率,但或许可以描述他们买药或找医生开处方的频率,这些都给了药师获取患者使用药品频率的间接指标。另一种量化的方法是询问患者多久买一次药来衡量。

(三)基础信息

患者基础信息包括患者的年龄,身高,体重,种族或民族,学历,职业和生活方式等。生活方式的信息包括患者的住房情况(如宿舍,私人住宅,公寓,住所,流落街头),与患者生活的人(如配偶,小孩,老人的亲属,亲戚),及患者的工作和工作类型(即白班,夜班,轮班时间表,兼职,全职)。所有的因素都会影响有关处方药和非处方药,用药的剂量和治疗方案的选择。例如,需要操作机械工作的患者就需要选择排除某些药物治疗,因为如果选择的药物会使他们昏昏欲睡,或是患者工作中的休息时间如果不定时或者没有太多休息,会很有可能不愿意服用,例如利尿类药物或是治疗过敏的药物。

(四)饮食习惯

患者饮食习惯信息包括特定的饮食限制和服用的任何膳食补充剂,兴奋剂,或镇静剂。例如,糖尿病患者可能遵循减少碳水化合物的饮食,其他患者可能会遵循营养师推荐的低脂肪,低钠,低热量,低纤维,或高纤维的饮食。饮食习惯信息是用药史的重要组成部分,因为如果患者不依从医生推荐的饮食限制可能会导致某些药物治疗无效(例如,高血压患者可能不依从盐限制的饮食)。患者可能会自行用非处方药与膳食补充剂等,而这些都有可能与医生开具的处方药和治疗方案产生不良的相互作用。

（五）社交生活习惯

社交生活习惯,主要包括烟草,酒精等。药师需要记录使用的持续时间,每次消耗量,使用频率及每次的使用原因(在此注意药师记录需要客观,不作任何判断)。确定酒精饮品的种类,数量,和使用期限。评估烟草使用时,注意记录患者在什么年龄刚开始吸烟,和在什么年龄戒烟。因为吸烟对药物代谢有重要的临床影响,会影响到患者戒烟后数周至几个月后,所以需要注意患者大约何时停止吸烟。在医院工作的药师应对这些问题特别敏感。患者有时只是在住院前几天开始戒烟,因此当被问到是否吸烟时,他/她们可能认为自己不抽烟。

（六）现服用的处方药

1. 获得患者目前所服用的所有处方药物的完整列表,包括药物的名称和剂量,给药方案(规定的和实际的情况),治疗持续时间(开始日期),患者所服用药物的目的和效果。获取患者现在服用的处方药信息能够帮助药师评估治疗方案的有效性和安全性。

2. 获得医嘱规定的给药方案,并注意患者服用各剂量的常规时间。如果医嘱规定的给药方案和患者实际使用的药物的时间之间有明显差异(例如,患者应该每天服药四次,但实际服用一天两次),记录下此差异,并尝试跟患者确定不按照医嘱规定使用药品的原因。患者有时会改变给药方案,以配合他们的作息时间和生活习惯,或者为了节省药物以减少长期用药的费用。

3. 确定患者何时开始服用该处方药物和服用此类药物的原因。确切的日期很重要,尤其当需要确定不良反应或过敏性反应是否是因为某种特定药物引起的;或者当需要确定某个药物是否对疾病提供了有效的治疗或控制。例如,血压控制不佳的患者可能声称他/她依从医生制定的降血压药物治疗方案,这时是否继续或停止用药取决于患者是从何时开始服用目前的药物。如果患者刚开始服药一周,那么该方案可以继续保持不变。但如果患者已经服药2个月,那么该方案需要做调整。有些患者可能因为忘记或误解了医生当时的交代而不知道他们所服用药物的适应证,此时药师应当记录患者所提出的服药原因,如果有任何差异的话,应该跟医生澄清。

（七）既往处方用药史

有关过去的处方用药史,获取的信息越多越好,包括名称和描述、用量、治疗方案与实际用药方案、日期和治疗时间、服药原因和治疗效果等。既往的处方用药史有助于药师了解患者曾经服用的药物,无论治疗结果是成功或失败,无论是治疗当前或过去的医疗问题,这方面的信息有助于药师对于新的药物治疗方案给出建议。对于过去服用的药品,患者不可能记住所有的这些细节,所以尽量记录患者所记得的信息,但应避免过分"拷问"患者。

（八）现服用的非处方药史

获得患者目前所服用的所有非处方药的名称和剂量、推荐和实际用药方案、日期和治疗时间、服用药物的原因以及治疗效果。这些能够帮助药师评估医嘱规定的治疗方案和患者自行服用的药品是否存在相互作用;患者是否在用非处方药来减轻某种处方药物引起的不良反应;以及判断非处方药是否本身就是患者主诉和疾病的原因。

（九）既往非处方药用药史

有关患者过去的非处方用药史,获取越多信息越好,包括名称和描述、用量、处方与实际用药方案、日期和治疗时间、服药原因和治疗结果。既往的非处方用药史有助于药师洞察患者的病史。与处方药品一样,患者不可能记住所有的这些细节,所以尽量记录患者所能够记得的信息,但是避免过分"拷问"患者。

(十) 非药物保健品的使用

在美国,约7%的美国人服用非药物保健品(如草药,多种维生素,顺势疗法药物,偏方)。在中国,保健品的使用也越来越普遍。然而,大多数人不会与他们的医生讨论这些治疗方法。可是,这些非药物保健品又很有可能与普通的药物引起相互作用,有一些甚至有显著的副作用。因此,记录这些保健品的用法也是很重要的。

获得患者目前和既往所服用的所有非药物保健品的名称和剂量、使用方案(规定的和实际的情况)、使用持续时间(开始和结束日期)和效果,还有服用此类保健品的原因。例如,如果患者表示他/她正在服用一种保健品来增强免疫系统,应询问患者是否有人曾经告诉他/她免疫系统功能不好,患者是否较大多数人更容易感染疾病。

(十一) 药物过敏

许多医生、护士、其他医疗人员和患者可能都无法鉴别药物过敏和药物不良反应之间的区别。但尝试区分这两种反应是十分重要的。一旦患者有药物过敏史,那么这位患者可能不会再用到此药物或类似的药物。但如果该反应仅仅是一个普通的不良反应而非过敏反应,那么患者可能因为不必要地禁止使用该药物而延误治疗。询问过敏史的第一步是询问患者是否有对任何药物过敏,然后按照患者的回应,再探测问题的细节。当一种药物已被确定为引起患者过敏性反应的原因,应继续询问患者有关过敏反应的时间或日期、反应的症状、严重程度以及干预措施等详细信息。同时,询问患者在第一次过敏反应之后,是否再接触到此药物,或是否在服用同类药物时也发生过类似反应(例如"在你发现你对青霉素过敏后,有没有再服用过任何抗生素?")。

(十二) 药物不良反应

在和患者讨论药物过敏时经常会带出一些药物不良反应,因为这些曾带给他们不好的感受,他们有时宁可不要再服用。因此这样的问题往往会引出患者曾经经历过的不良反应的具体说明。如果有,确定该药物的名称、剂量、服药的原因、该反应发生的时间、不良反应的细节以及针对该反应做出的处理(例如,终止用药,减低剂量,用另一种药物来治疗不良反应)。

(十三) 用药依从性

用药史面谈中一个重要目标就是为了确定患者是否能够遵循医嘱规定的或推荐的用药方案服药。患者的用药依从性是评价医嘱规定的或建议的药物治疗方案是否有效的重要信息。药物可能是有效的,但如果患者不遵循医嘱规定的治疗方案,那么药物治疗可能就是无效的。而依从性不好又可能会导致额外的住院和不必要的药物治疗方案。

依从性很难通过直接提问确定。患者知道他们应该按照医嘱规定服药。当被一个权威的专业人士比如药师提问时,患者极有可能会说他们是遵循医嘱服药的,即使他们并没有那么做。因此,评估患者依从性时要用小心试探的方式。药师可以通过患者描述如何服用药品得到依从性好不好的线索。很多患者可以描述他们服药习惯的细节(如,早餐一起床就把这一天所需服用的药物都准备好,把药品瓶子放在一个特殊的位置,在日历上做标记等),而相比之下,有些患者可能无法描述任何的服药习惯,甚至回想不起药物的颜色或形状。因此,相比那些只能模糊描述药物和服药习惯的患者,可以准确描述自己服药习惯的患者的依从性通常会更好。

富含同情心的交谈可以帮助药师获取更准确的患者依从性信息。当药师也承认给药方案是复杂难懂的,定期服用药品是困难的时候,患者更容易对药师坦诚,并真实地描述他们的困难与实际的用药习惯。评估患者的依从性时,药师应保持客观态度,这种态度也会鼓励患者信任药师和坦白是否做到了坚持遵医嘱用药。

四、信 息 整 理

用药史的细节应当由药师记录然后传达给医护团队。药师在患者病历中记录用药史时,建议使用 SOAP 格式(Subjective 主观,Objective 客观,Assessment 评估,Plan 规划),这种格式能把信息整理得很好,但缺点是不易使读者一眼找到具体的信息。自由格式虽然可以把信息整合到任何一种药师认为最适合的结构,但相较于其他格式,采用自由格式时重要信息更有可能被遗漏掉。不管用哪种格式来记录信息,全面记录用药史的每个部分是最重要的。因为记录患者目前没有服用任何处方药和记录患者目前正在服用许多处方药同等重要。

第二节　患者用药评估

一、药 物 重 整

(一)概述

1. 实施药物重整工作的重要性　根据卫生保健组织认证联合会(Joint Commission on Accreditation of Healthcare Organizations、JCAHO)的定义,药物重整(Medication Reconciliation)是比较患者目前正在应用的所有药物方案与药物医嘱是否一致的过程。也就是在入院和出院时,对比入院前和出院后患者的用药,并且从临床角度评估用药不一致是否合理,从而避免用药差错,如漏服药物、重复服药、剂量错误和药物相互作用等。这些药物可以是处方药、非处方药、替代治疗药物(如天然药物)、保健品等。药物重整是目前西方国家在医疗保健领域正在逐步完善和规范化的一项工作,体现了医师、护士和药师真正践行"以患者为中心"的服务理念,同时大大减少了用药差错。药物重整的工作模式可以让临床药师完全融入药物治疗的每一个环节,并且通过详细的表格记录和流程安排,实现药师工作规范化和标准化。

众所周知,在为患者提供医疗服务的每一个环节的转换(如入院、转科和出院)都有可能会需要开具新的医嘱或者重开已有的医嘱药物,这时就有可能产生药疗偏差(medication discrepancies),即患者应用的药物(种类、服用途径、剂量疗程等方面)与医务人员的处方医嘱存在偏差。如某些慢性病的患者在家中可能长期服用某些药物,也可能服用某些保健品,或者存在其他一些与用药有关的问题。当患者因急症入院,医生需要给患者开新的药物时,如果不能全面彻底地掌握患者目前已经服用的药物,就很可能发生重复用药、药物相互作用、药物过敏之类的问题,而药物重整服务可以显著降低药疗偏差。由此可见,为了保证用药安全,有必要开展住院患者药物重整服务。通过药物重整,对患者所用的药物有准确的记录,可以避免患者进入下一阶段治疗时发生用药错误。药师把患者用药清单及给医生的意见都记录在专门的表格上,供主治医生参考,切实保障患者的用药安全。

2. 药物重整中药师的作用与价值　一般来说,医生、护士、药师等医务人员均可以进行药物重整。但是,由于专业知识水平不同、分工不明确和医务人员之间的合作等因素,导致药物重整效率低下和执行不利,难以有效保障患者的用药安全。而由药师进行药物重整服务,可以更全面、详细而准确地获取患者的用药记录,尤其在药物辨识、药物相互作用及发现用药偏差等方面。例如,患者告诉医生某种其他专科的药物服用情况,不了解这些药的医生或者护士可能就按照患者所说记录下来。但是,由于药师对药名、剂量、药物外观等都很了解,对患者所说情况的准确性就会做出初步的判断。还有如药物的过敏反应,药师往往会详细记录过敏的症状到底是窒息,还是仅仅有些头痛等,这样就不会发生因为很轻的药物过敏而不敢用某种救命药的情况。因此,药师应当在设计和管理以患者为中心的药物重整系统中发挥领导力,作为实践者和用药专家,教育患者和其他医疗人员了解药物重整工作的意义并且积极进行实践。

(二)药物重整的实施

1. 准备工作　为了保证药物重整工作的效果,药师在访视患者之前,需要做一些准备工作,要熟悉药物重整工作的重要环节及具体流程,并且要提前熟悉患者的具体情况,以便更好地沟通与交流。

(1)药物重整的工作环节:药物重整的工作环节主要包括患者入院、转科及出院时,即患者有新医嘱生成或更改医嘱时。药物重整时需要关注的药物范围包括处方药、非处方药、维生素、营养保健品及替代治疗药物(如天然药物)等,药师需要完整而准确地记录患者的用药清单。

(2)药物重整的工作流程:药物重整工作主要分为"三部曲",即收集准确用药史(Collecting)、将此用药清单与入院或转科时的医嘱或出院带药医嘱进行比对(Checking)、与医师或其他医务人员沟通(Communication)及解决任何可能出现的用药偏差。如果可能的话,药师需要提前了解患者的病历资料,主要是住院首页的内容,尤其需要关注既往疾病史、过敏史。同时,需要设计好书面化记录表格,便于记录与患者面谈的内容,并方便进行用药医嘱比对,另外书面化的记录也可方便医生参考。

2. 药物重整工作中的沟通礼仪　为了保证药物重整工作的顺利进行及树立药师在患者心目中的职业形象,药师在与患者面谈的过程中一定要注意相关的礼仪。推荐在药物重整过程中采用 AIDET 的沟通工具,从而更好地与患者交流。

(1)问候患者(Acknowledge):药师问候患者应该面带微笑,可以直接呼叫患者的姓名进行问候,这样既可以起到确认患者身份的作用,又能让患者感受到被尊重与舒适感,有利于减少其由于疾病而带来的不安情绪。

(2)自我介绍(Introduction):自我介绍是药师与患者建立互相信任关系的基础。在问候完患者之后,药师应该主动向患者进行自我介绍,并告诉患者访视的目的,这样也有利于患者更好地配合工作。

(3)过程时长(Duration):即向患者解释你需要多长时间来完成整个访视过程,时间长短要尽量符合患者的心理预期。如果患者希望缩短时间,药师在询问时,就应该注意有的放矢,简明扼要,从而达到最好的沟通效果。

（4）解释（Explanation）：即告知患者你接下来要做什么，需要获取的具体信息，并且一定要提前询问患者有什么疑虑或问题。另外，在交流中，药师应注意语言通俗，避免运用让患者感到费解的专业术语。同时，要多与患者交流，随时解答患者的用药相关问题。

（5）致谢（Thanks）：即在面谈过程中或在获取全部信息之后表达对患者的感谢，并礼貌询问患者还有什么方面可以提供帮助，必要时药师可以给患者留下自己的联系方式，方便患者随时咨询，体现药师的专业价值。

在实践中可能会出现一些沟通问题，比如药师在向患者介绍想了解患者入院前的用药时，由于在之前可能主管医师或护士都已经问过患者相同的问题，有些患者会表现出不耐烦或拒绝与药师继续交流。此时，药师可结合自己的专业特点，即在用药方面的知识更专业而全面，解释询问之前的用药情况是为了更安全用药等来劝说患者。经过这样的解释之后，大多数患者还是愿意和药师继续交流的。

3. 药物重整的主要内容　关于用药史与过敏史的获取，可参见本章第一节相关内容。在此仅就药物比对（Checking）进行阐述。药物比对是指将药师通过询问获取的患者用药史与患者目前的所有用药医嘱或新医嘱进行比对。在入院环节，药师需要比对患者病历首页中医生已经记录的用药史是否准确，同时将患者住院期间仍在服用的自带药品与入院时新开具的用药医嘱进行比对，并一定要及时与主管医生沟通用药相关问题。同时，还要比对病历首页中患者的过敏史是否准确，对于经药师判断的仅是常见副作用的过敏史或是由于患者心理作用而记录的过敏史，可建议医师删除或修改。在转科环节，药师需要将患者入院用药清单、转科前的用药医嘱及转科后新开具用药医嘱进行比对。出院环节的药物重整，主要将患者入院用药清单、目前用药医嘱及出院带药医嘱进行比对，要关注出院带药和患者自用药品是否有重复，或者是否有不良的药物相互作用。

通过药物比对发现的用药相关问题（详见下节），是需要及时与医师进行沟通的，建议采用面对面的交流方式。为了达到好的沟通效果，在沟通之前一定要收集所有必要的用药信息，最好提供资料佐证；交流时要注意以患者为中心，立足患者的最佳治疗；提出问题之前要给医师提供有临床意义的背景信息；清晰地表述患者目前的用药问题，并提供可供医师参考的解决方法；最后还需与医师确认最终的解决方案。

二、用药相关问题

用药相关问题（Drug Therapy Related Problem，DRP）是指与药物治疗相关的潜在或实际上已经对患者最佳治疗结果产生影响的问题。药师通过药物重整发现的用药相关问题主要见于以下情形：

（一）过敏史相关的问题

常见的有病历记录中的既往过敏史不准确，即患者没有某药的过敏史而被错误记录。过敏反应的具体表现记录有误，如患者只是在过敏原检测中查出对某种药物或物质过敏，而实际上并未发生过真正的过敏反应，这时是需要进行标注的。另外，辨别过敏史相关的用药问题时，要注意交叉过敏问题，如磺胺类、非甾体抗炎药、阿片类等。如某患者曾对阿司匹林严重过敏，医师给患者选用了布洛芬进行止痛，患者告知药师用了布洛芬之后出现了眼睑浮肿，同时感觉皮肤瘙痒，这时患者就发生了交叉过敏。由此可见，药剂师经过询问患者，得知的准确的过敏史信息对于患者合理用药非常重要。

（二）重复用药

重复用药是指患者同时使用两种或多种相同类别或化学结构的药物，一般发生在患者就诊于多个医师或住院期间转科时。药师通过药物重整可以充分运用自己的药学专业知识辨别重复用药的情况，从而减少潜在的用药安全不良事件的发生。一些常见的 OTC 药物在使用中很容易发生重复用药，并且一旦发生重复用药常会引起不良的后果，如 NSAIDs 药物在重复用药时可能引起消化道出血，感冒药中的对乙酰氨基酚在重复用药时可能造成肝损害。然而，由于药师有时对于患者的临床情况及治疗目标并不是十分了解，在某些理论上为重复用药的情况也许是医师从临床治疗角度考虑的理由，这时药师在与医师沟通时，就要灵活掌握交流的方式，要告知医师发现的潜在用药风险，但并不能由此完全否定医师的治疗，可以结合最新的临床治疗指南和医师进行深入的讨论，确保患者的用药安全和最佳治疗结果。

（三）不恰当的选药

是常见的用药相关问题之一，常见于潜在的处方遗漏、过度的药物治疗及潜在的不恰当用药。处方遗漏常发生于转科环节，如患者服用的治疗甲状腺的药物左甲状腺素，在转科后由于医师忽视了患者的该病史而未予及时开具。过度的药物治疗通常是因为患者药物治疗没有得到充分的重新评估，而继续之前的药物治疗。潜在的不恰当用药是指没有充分考虑患者的特殊状况而开具了不恰当的或可能对患者造成伤害的药物。如某患者，老年女性，存在肾功能不全情况，医师开具芬太尼贴剂 1 贴（药物释放速度为 $50\mu g/h$）为其止痛。该患者之前从未用过吗啡类药物，这时药师应想到该剂量的芬太尼 1 贴相当于 160mg 吗啡，这样使用是有风险的，可建议医师从小剂量吗啡口服用药开始，逐渐加量。

（四）药物相互作用

主要包括药物-药物相互作用、药物-疾病相互作用、药物-食物相互作用及药物-实验室指标等之间的相互作用。按照相互作用的结果可分为 ABCD 四种类型，A 型主要是指无临床意义的相互作用；B 型是指药物相互作用的影响尚无结论；C 型是指可能会影响治疗效果或可能引起不良反应，但是可通过个体化剂量调整等方式加以避免，如非诺贝特和普伐他丁合用可增加横纹肌溶解的风险；D 型是指可能产生潜在的严重不良后果的，也无法通过个体化剂量调整等方式避免的药物相互作用，如 β 受体阻断剂与维拉帕米合用，可引起低血压及心动过缓。其中 C 和 D 型的药物相互作用是药师在实践中需要特别予以关注的。

药物相互作用可发生于任何年龄段的人群，但是常见于老年患者。因为老年患者机体功能退化，基础疾病增多且常同时使用多种药物，因此更容易发生药物-药物相互作用和药物-疾病相互作用。药物-药物相互作用主要由药代动力学方面的相互作用，常见于药物吸收和代谢的环节，药物吸收环节的药物相互作用可通过间隔服药加以避免，如合用 PPI 类药物与胃黏膜保护剂时，由于 pH 的改变影响胃黏膜保护剂的作用，这时可采用两药服用时间隔至少一小时的方法。药物代谢环节的相互作用，主要是由于肝药酶 P450 系统引起的，在临床中也十分常见，可通过换用同类药物中的其他药物的方法加以避免，如奥美拉唑与氯吡格雷的相互作用，可通过换用同是质子泵抑制剂的药物泮托拉唑加以避免。

第三节　患者信息获取及用药评估中的沟通

一、沟通的基本方法与要点

1. 先敲门,经容许后进入病房介绍自己,说明来意(核对患者的用药史、过敏史,回答患者对于新使用药物的问题等),取得患者同意后开始提问。确认患者姓名、年龄等基本信息;选用合适的称谓来称呼患者,如张先生,李女士。

2. 尽可能在私密的环境里确保患者感觉舒适或方便的情况下,用尊敬、放松、自信、舒适、专业的态度与患者交流。有的患者有吸烟、酗酒、吸食毒品等等习惯,我们应该如实记录而不去评判行为本身的对错。

3. 倾听尊敬对方,尽可能减少环境和其他容易转移注意力的事情,如噪声、手机铃声等,和对方保持合适的交流距离,尽可能采用通俗易懂的语言提问,以友好、开放、从容的态度专注地聆听,并适时给予鼓励和肯定。关注对方的语音语调、停顿、迟疑等细节,这些细节有可能提示对方在回忆问题、或在试探药师的反应,甚至是回避真实的答案。

4. 观察和评估肢体语言能提供大量的信息。俯身与对方保持平行或稍低于对方的视线会显得更为友好;合适的距离,友好、鼓励、感兴趣的目光交流,简短的语言引导都有助于有效深入的沟通。

5. 避免使用专业的医学术语和患者交流。药师要学会用简单易懂的语言来解释专业的医学词汇,避免使用如"通用名"、"精二类药物"、"减充血药"、"利尿剂"、"抗组胺"、"抗炎"、"OTC"等专业词汇,有研究表明大多数患者不能正确理解这些专业词汇表达的意思,甚至造成误解。

6. 明确交流的目的,药师要能够把握谈话的话题、深度和时间。开始交流时,多用开放性的问题,比如,"您目前在使用什么药物呢?","您在入院前在其他地方(药店、诊所、别的医院)接受过什么治疗吗?","您对使用的药物有什么问题吗?"等。鼓励患者自由讲述他们对药物和治疗的疑惑,从而让患者了解到药师对他们的问题是感兴趣的并乐于提供帮助。期间用点头、鼓励的眼神和简短的话语如"嗯","还有吗?"鼓励患者尽可能完整地回忆和回答信息。有些患者能够很清楚明了地告诉药师他目前正在使用药物的详细情况,而有些患者可能就开始讲述自己的诊疗过程而偏离了药师的提问。对于后一种情况,药师需要适时调整谈话方向并控制时间。在交流了开放性问题后或者对方总是偏离话题时,药师可以提一些有针对性的或只需回答"是与否"的问题来完善整个内容,如"除了上面几种口服药之外,您还有用吸入剂、眼药水、外用的贴膏或者其他的保健药品吗?""您的降压药物是每天都规律服用的,还是按照血压情况来决定是否服用的?"

7. 及时小结和反馈有两方面作用,一是核实信息,确保信息传递的准确性;二是药师能够在回顾时及时发现错误和遗漏。

8. 在结束谈话前,对患者的配合表示感谢,并再一次询问对方对于药物还有什么问题或需要提供什么帮助(从我们的经验看约有一半的患者会提问或需要其他帮助),如果是药物相关,药师可以及时回答;如果需要其他医疗人员帮助,药师也可以及时传递患者的需求,从而在整体上提高患者的治疗感受和满意度。

知识链接

开放性问题举例：

1. 您在服用处方药(需要医生处方才能买到的药品)吗？

2. 您在服用非处方药(不需要医生处方就可以买到的药品)吗？

3. 您在服用保健品(如复合维生素或中药保健品)吗？如果有,是什么,是怎样服用的？

4. 您有药物过敏史吗？

5. 您服用某种药物后有呼吸困难或出现皮疹的情况吗？

6. 您以前服用药物后出现过很难受的情况吗？如果是,当时是什么状况？

7. 您通常是怎样服用这些药物的？

针对性问题举例：

1. 除了这些,您还服用其他处方药(需要医生处方才能买到的药品)吗？

2. 除了这些,您还服用其他非处方药(不需要医生处方就可以买到的药品)吗？

3. 除了这些,您还服用其他保健品吗？

4. 您是什么时间开始服用这个药的？

5. 您是什么时间停止服用这个药的？

6. 您是什么时间发现自己对这个药物过敏的？

7. 您发现自己对这个药物过敏后,当时采取了什么应对方法？

8. 您在哪个医院(诊所,或药店)取药？

9. 您服用抗过敏药来治疗过敏反应吗？

10. 您忘记过服用药物吗？

11. 您自己减量或者加量服用药物吗？

12. 您可以演示一下您是怎么使用这个吸入器的吗？

二、案例解析

(一)药物重整的非有效沟通案例

药师:"张女士,您好,我叫刘××,是今天住院部药师。可以花费您几分钟的时间核实一下您入院前的用药情况吗？同时,您有任何和药物相关的问题,我将为您提供解答。"

患者:"好的。"

药师:"首先,您有药物过敏史吗？"

患者:"目前为止没有发现。"

药师:"好的。您在入院前有服用什么药物吗？"

患者:"我入院前在服用三种药物。多种维生素片;阿仑膦酸钠每周服用一次,70mg;最近又加了雷尼替丁,50mg 一天两次,来缓解烧心的症状。这也是我住院的原因之一。"

药师:"谢谢您,回答得非常完整。您还有其他药物相关的问题吗？"

患者:"没有了,谢谢。"

药师:"谢谢您回答我的问题,祝您早日康复!"

(二)药物重整的有效沟通案例

药师:"张女士,您好,我叫刘××,是今天住院部药师。可以花费您几分钟的时间核实一下您入院前的用药情况吗? 同时,您有任何和药物相关的问题,我将为您提供解答。"

患者:"好的。"

药师:"首先,您有药物过敏史吗?"

患者:"目前为止没有发现。"

药师:"好的。您在入院前有服用什么药物吗?"

患者:"我入院前在服用三种药物。多种维生素片;阿仑膦酸钠每周服用一次,70mg;最近又加了雷尼替丁,50mg一天两次,来缓解烧心的症状。这也是我住院的原因之一。"

药师:"嗯,您是什么时间开始服用雷尼替丁的呢?"

患者:"大约三周前,但是好像没有什么效果。"

药师:"那您是什么时间开始服用阿仑膦酸钠的呢?"

患者:"大概有两个月了。"

药师:"好的,您能告诉我您是怎样服用阿仑磷酸钠的吗?"

患者:"我是晚上睡前和其他药一起服用的。放在床头我就不容易忘记服药。"

药师:"我知道了。我建议您以后把服用阿仑磷酸钠的时间改到早晨,起床后立即用一满杯水送服,接下来的30分钟内不要吃或喝其他东西,也不要躺着。"

患者:"哦,对了,我记得当时药师说过一些什么,但是我没有记住,也觉得不会有什么大问题。我之前晚上服药不对,是吗?"

药师:"嗯,这个药有食管刺激的副作用,个别人会很明显。早上空腹用一满杯水送服,同时保持上身直立就可以减少和缓解这个副作用。我怀疑您的烧心症状和您晚上睡前服用阿仑磷酸钠有关。"

患者:"啊,是这样的。能麻烦你转告医生这件事吗?"

药师:"没问题,我会和医生讨论,之后她会再来看您。"

(三)案例解析

药师在药物重整的过程中,不仅仅扮演信息收集的角色,而是要对患者的用药情况进行综合的评估,包括用药的剂量、频次、时间、方法、注意事项及可能出现的不良反应和药物相互作用等。

药师发现用药的问题应及时和医生沟通,以甄别患者的症状是否确实由药物引起或者是患者疾病发展的一个表现。

对于经验丰富并且能提供有效用药建议的药师,临床医生是很乐于听取建议并咨询药师药物相关的问题的。

 思考题

1. 如何获取患者确切的用药信息?

2. 如何和其他医务人员有效沟通用药相关问题?

3. 患者女,35 岁,髌骨骨折术后,无过敏史。药师询问患者后,了解到患者一直在服用口服避孕药优思明,目前住院用药为头孢唑林静脉滴注,按需服用对乙酰氨基酚止疼。请问药师如何进行药物重整?

（陶　骅　历　远　刘瑞凝　张海莲）

第十一章 药物个体化治疗与药学监护计划的制定与沟通

学习要求

1. 掌握药物个体化治疗与药学监护过程中的沟通要点。
2. 熟悉药物个体化治疗与药学监护的概念。
3. 了解药物个体化治疗与药学监护计划的制定与实施过程。

第一节 个体化给药方案与药学监护计划

一、个体化用药方案的设计

（一）个体化用药的概念

药物治疗的目标是在机体中产生治疗作用，并维持这种作用。为了获得最大疗效，最小毒副作用，常需对给药方案作必要的调整。简言之，给药方案指的是根据患者具体情况及药物药代动力学、药效学及药物遗传学特点拟定的药物治疗或试验计划。给药方案一般包括：确定合理的给药品种、给药剂量、给药途径、给药间隔、给药速度和给药时间，以保证患者得到安全、有效、合理的治疗。理想的给药方案应该努力减少毒副作用并避免无效治疗。

个体化用药的问题是临床药物代谢动力学中的中心环节，因为临床患者所患病种不同，并发症不同，患者本身的条件也各有差异，同时所用药物制剂，剂型日益增多，因而根据患者本身具体条件，适宜选择药物、用法用量、给药间隔时间等等一系列问题，都要认真给予考虑，才能达到临床上合理用药，提高用药的合理性，减少或避免因用药不当而产生的毒副作用以及药源性疾病的发生。

要实现个体化用药，首先要了解患者的药物体内过程的情况，必须按时采集患者的血样测定药物的含量。然而经常采取患者血液标本，不易得到患者的合作，最好用少量的血液测定出多种药物动力学的参数，以利于制定比较合理的给药方案。

（二）个体化用药的理论基础

1. **药物动力学** 又称药物代谢动力学、药代动力学，简称药动学，其英文单词 Pharmacokinetics 来自于动力学 kinetics 和希腊单词 pharmakon，pharmakon 的意思是药物和毒物。药动学是研究药物吸收、分布、代谢、排泄动力学过程及其在人类或动物中相应产生的药理、治疗或毒性反应的一门学科，涉及数学和生物化学技术在生理和药理领域的应用。药动学是一门多学科交叉融合的学科，它的核心内容是用数学的语言描述药物在机体内的动态变化。

临床药代动力学是药代动力学原理在对患者个体进行安全、有效的药物治疗过程中的应用，其主要目标是在患者的药物治疗中提高药效和降低毒性。因此，临床药代动力学是药代动力学与临床药学及临床医学相结合的一门科学知识，研究的对象是人体，对患病的机体以及正常人体用药后，药物在体内的变化过程，其主要研究内容包括：①对患者确定安全、有效的个体化给药方案，包括用药剂型、给药途径、用法、用量、给药间隔等；②可以重新审查给药计划；③对不良反应做出解释；④对正在进行的血液、腹膜透析患者有助于按计划给药，预防中毒的发生；⑤容易发现生物等效性和未知药物的相互作用；⑥根据生物等效性算出的有关特殊药物的动力学参数，可计算出给患者投药时的有用的数值。及时地进行血药浓度的监测，广泛地收集药学情报为临床提供科学的给药方案，进一步提高疗效，减少药物的不良反应，所以临床药物代谢动力学所肩负的任务是非常重要的，而它的研究是采用数学手段，如用图像、公式、参数等方法来描述药物在体内作用规律，因而可为用药方案的设计提供重要的参考依据。

2. 治疗药物监测（Therapeutic drug monitoring，TDM）　治疗药物监测虽然已经发展多年，但是在不同的书籍、文献中的表述不尽相同。比如，国际治疗药物监测及临床毒理协会（International Association of Therapeutic Drug Monitoring and Clinical Toxicology，IATDMCT）关于 TDM 的定义如下："通过实验室检测某种直接影响治疗过程的参数，并据此进行解析说明称之为治疗药物监测"。与此类似，日本 TDM 协会的定义是："通过监测反映药物疗效或者毒副作用的相关指标，对患者实施个体化给药的行为称之为治疗药物监测"。国内所采用的典型定义如下："治疗药物监测是指在临床进行药物治疗过程中，观测药物疗效的同时，定时采集患者的血液（有时是尿液或者唾液等液体），测定其中的药物浓度，探讨药物的体内过程，以便根据患者的具体情况，以药动学和药效学基础理论为指导，借助先进的分析技术与电子计算机手段，并利用药代动力学原理和公式，使给药方案个体化，从而达到满意的疗效及避免发生毒副作用，同时也可以为药物过量中毒的诊断和处理提供有价值的实验室依据"。

治疗药物监测是指通过检测患者血液或其他体液中的药物浓度，获取有关药代动力学参数，以制定合理的、个性化给药方案。药效通常与其作用部位的浓度相关，因此监测作用部位的药物浓度将非常有用，但是药物的受体位点通常难以观测或分散存在于机体的多个部位，因此直接测定位点的药物浓度非常困难。

治疗药物监测工作开展历经三十余年，为个体化药物治疗提供了客观的科学指标，为临床合理用药作出了重要的贡献。自 20 世纪 60 年代起，在临床药理学、药代动力学和临床化学基础上，结合现代分析检测技术，形成和发展起一门临床应用性边缘学科。20 世纪 70 年代中期欧美兴起，80 年代伊始形成被业内接受的治疗药物监测专业术语。

TDM 专业涉及临床药理学、药代动力学、生物药剂学、药物分析、分子生物学、药物治疗学及流行病学等多学科。运用临床药理学、药代动力学、生物药剂学的理论研究患者个体的特征及用药方案，解释药物的个体反应；运用药物分析和分子生物学技术分析检测体内药物及相应药理效应的生物标示物；运用药物流行病学方法揭示群体治疗效应规律，侧重于评价和解释药物群体治疗结果。所以，现代 TDM 定义是：根据临床药理学、生物药剂学及药物治疗学理论，结合药物分析及分子生物学技术，运用流行病学方法归纳总结，多学科交融进行药物治疗个体化研究和应用的一门药学临床学科。其研究对象为实施药物治疗的人体，药物治疗方案个体化是核心。

3. 群体药物动力学　群体药物动力学（population pharmacokinetics，PPK，简称群体药动学）是将经典药动学基本原理和统计学方法相结合，研究群体中药物浓度的变化规律及影响药物浓度的决定因素。群体药动学已经应用于临床,并成为治疗药物监测、优化个体给药以及新药临床药理评价的一个重要方法。其优势包括对人体药代动力学变异性原因的推定,用于调整用药方案;可以用来分析稀疏数据,在临床实际工作中,由于取血困难,往往一个患者只能采到有限的几个数据,如果采用传统的药动学方法则难于分析,但群体药动学方法可以利用这些稀疏数据进行患者药动学/药效学方面的计算。

群体药动学参数包括群体典型值、固定效应参数及随机效应参数。群体典型值指的是经典药动学参数,如 V(表观分布容积)、Cl(清除率)、$t_{1/2}$(半衰期)、k(清除速度常数)等。固定效应即确定性变异,指相对明确固定的影响因素,如年龄、体重、身高、肝肾功能、疾病状况及用药史、合并用药、吸烟、饮酒、环境、遗传因素等对药物处置的影响,可用参数 θ 表示,在回归方程中用来估算药动学参数的均值。随机效应即随机性变异,包括个体间变异、个体内变异。个体间变异指除确定性固定效应外,不同患者之间的随机误差。个体内变异指因不同试验研究人员、不同试验方法和患者自身随时间变化的差异。

4. 药物基因组学　药物相关基因多态性是造成个体之间药代动力学差异的重要原因,如 P450 酶系的 CYP2D6、CYP2C9、CYP2C19 等和 Ⅱ 相代谢酶药物转运蛋白的基因突变,使它们代谢药物的动力学参数发生巨大差异。随着对药物相关基因如细胞色素 P450 代谢酶、药物转运蛋白和药物受体等进行深入研究,探寻药物相关基因与药代动力学的关联性,揭开人体之间存在巨大差异的真正原因已经成为可能。不同人对同种药物的反应不同,药物反应在人类不同群体之间的差异和同一群体不同个体之间的差异都与遗传有关,因此"基因导向个体化用药"已成为个体化治疗的一个新方向。

据估计,在药物代谢和药物作用中有 20% ~ 95% 的差异由基因引起,虽然很多非基因的因素影响药物作用,包括年龄、器官功能、药物相互作用、疾病本身特性等,但至今已有很多关于药物反应存在个体间差异的例子是由基因序列变异引起的,因为基因变异影响了所编码的药物代谢酶、药物转运体系、药物作用点等。如 2010 年 3 月,美国食品药品监督管理局(FDA)发布黑框警告(用于警示药物的安全性),警示抗血小板药物氯吡格雷的使用风险,氯吡格雷并不是对所有中国人群都有效。原来患者服用氯吡格雷后,是否有效是由其体内的 CYP2C19 基因决定的,若患者的 CYP2C19 基因发生异常,常规剂量的氯吡咯雷无效,而且发生心血管事件的风险会大大增加。

其他影响药物作用的因素是可变的,但遗传因素却是恒定的,影响人一生对药物的反应。在人类基因序列中,初步已识别出 1400 多万个单核苷酸的多态性,有 6 万多位于基因的编码区,其中有些可引起药物的代谢和作用发生变化,有些可用来预测药物的临床反应。多数药物是由几种基因产物相互影响、共同决定其药动学、药效学,包括药物作用点(如受体)、药物代谢酶和药物转运体系。目前在药物基因领域中,决定药物作用的多基因因素显得愈发重要。

（三）个体化用药方案的制定方法

1. 参数法　药动学方法制定给药方案是以药物的疗效和毒副作用与药物体内药量或血药浓度成正比为前提决定的。运用药物的吸收、分布、代谢、排泄等药动学参数,估算患者血药浓度和体内药量,初步制定给药方案。然后再以治疗反应对所制定的方案加以验证得出合理的调整,使治疗方案得以优化。

2. 稳态一点法及重复一点法　当药物缺乏药动学参数而无法进行血药浓度计算时,为了能满足临床需求,既保证较少地抽取患者血样样本,又能保证可计算其药动学参数,1977年 Ritschel 提出了稳态一点法,又称 Ritschel 一点法。随后,在 1978 年又进一步改进此法,称为重复一点法。

稳态一点法是给予患者一个试验剂量,然后在药物达到稳态后,在药物消除相的某一时间点抽取血样,测定药物的血药浓度,然后根据给药剂量和测量浓度,按比例增加或减少给药剂量,使药物浓度达到目标浓度。需要注意的是,采用该方法的药物应该符合线性药动学特征,血药浓度与剂量成正比,且采血在血药浓度达到稳态后进行,通常在下一次给药前采血,所得的血药浓度即视为谷浓度。

对于药动学参数偏离正常值,如表观分布容积或消除速率常数发生较大变化,或群体参数变异较大时,应用稳态一点法误差较大,可用重复一点法。该方法只需采血两次,即可求出与给药方案相关的重要参数。需要注意的是,本方法仅适用于第一、二次给药,不能在稳态时使用,血管外给药时应注意在消除相采血。

3. 群体药物动力学方法　Sheiner 于 1977 年提出非线性混合效应模型(nonlinear mixed effect model,NONMEM 法),该法是用于临床常规监测稀疏数据,并进行群体分析的数学方法和模型。它集合了患者的原始药时数据,同时考虑到食物、遗传、合并用药及生理病理等因素,把经典药动学模型与固定效应和随机效应模型结合起来,可进一步求算出群体药动学参数。根据 Bayes′公式和 Bayesian 统计分析方法编成了 NONMEM 程序。它既以患者的药动学参数的群体值与具体患者的参数为根据,又依据血药浓度测定的结果,来调整与估算现在的的给药方案是否能使靶血药浓度在预定的范围内。

具体方法为:建立模型,确定计算某药物血药浓度的数学公式;然后,进行模型初始化,带入初始参数和数据;最后,对模型进行修改,应用非线性拟合程序,通过参数的修改,使 Bayes′公式得到最小值。Bayes′法取血时间不受给药方案的限制,在仅有一次血药浓度值条件下,即可拟合个体药动学参数;且当再一次测定患者血药浓度时,可以拟合以前的血药浓度测定值,重新拟合个体参数。Bayesian 反馈法能快捷、准确地获得个体药动学参数,制定合理的个体化给药方案,较常规剂量法、体重剂量法和经验法更有针对性且更加准确,可以用到治疗药物监测的药动学参数计算中。

二、药学监护计划的制定与实施

(一)药学监护的概念与发展

药学监护是目前医院药学领域最热门的话题,也是我国医院药师今后工作的重点和方向。药学监护一词翻译自英文"Pharmaceutical Care",简称 PC。国内也常译为药学服务等,我国台湾地区则称作药事照顾。药学监护发源于美国,Pharmaceutincal Care 一词最早由 Brodie 于 1973 年提出。Hepler 和 Strand 在 1990 年的一篇论文中对药学监护进行了全面的论述,自此药学监护逐渐被广泛引用和讨论,进而形成今天这样一个具有重要概念的名词。

纵观医院药学的发展,主要经历了三个阶段:①传统药学阶段:药师工作主要是药品调配,偏重于药品的物流和保障;②临床药学阶段:药师给临床提供药学专业服务,保障临床合理用药,主要内容是药师参与临床、治疗药物监测和药学信息咨询;③药学监护阶段:药师以改善患者生活质量为目标,承担对患者治疗全过程的监护责任。药学监护工作使得药师的职能发生根本性的转变,也体现了药师在专业领域上的重大飞跃。

在美国,每年可能有超过 10 万人死于药物相关不良反应,药物相关的死亡已成为美国第四大死亡原因。药害事件必须引起人们的充分关注。同时,随着人们对健康要求的逐步提升,医生和患者都已经不再满足于有药可用,而要求提高治疗质量,乃至提高生命质量。因此,需要药师提供基于患者个体化的合理用药服务,药学监护也就应运而生。

美国医院药师协会(American Society of Hospital Pharmacists, ASHP)对药学监护的定义如下:为了在提高患者的生命质量方面获得明确效果,药师直接并负有责任地给患者提供与药物治疗相关的监护。通过药学监护应起到三方面的作用:①发现潜在的或实际存在的用药问题;②解决实际存在的用药问题;③预防潜在的用药问题。

在这个定义中,首先明确药师提供的监护一定是与药物治疗相关。而其中包括到药物治疗中的各个方面:药物的选择,剂量,给药方法,药物的监测,药物治疗相关信息的提供以及患者教育和咨询等。另外,药师建议医生修改或停止某种药物治疗方案也是药物治疗相关的监护内容。

药师对患者的这种"监护",是在治疗团队中与医生提供的医学监护及护士提供的护理监护一起,通过多个专业共同服务患者,提供全方位的"患者监护"。ASHP 同时也强调,药师提供的监护一定是一对一地直接提供给患者个体。根据患者个体的疾病状态、合并用药、经济情况、治疗意愿等,药师为患者提供最有益于患者的药学监护。这就是药学监护阶段与临床药学阶段的区别,也是药师能展现更高的专业水平和技能的地方。临床药学阶段是药师从调剂、制剂岗位向临床用药的转变。而药学监护则提升了一个台阶,强调了直接针对患者个体的药学服务。

药学监护的目标与临床药学工作目标有所不同。后者是以疾病的治疗为中心,目的是保障临床的合理用药,也就是我们常说的安全、有效、经济、适当的用药原则。而 ASHP 对药学监护的目标确定为:药物治疗所获得的明确效果最终能改善患者的生命质量。其核心是患者的生命质量,这表明药学监护必须个体化。药师不能仅仅根据权威指南、临床研究、专家意见来提供药学服务,而忽视患者个体的实际情况。

目前,我国并未对药师的药学监护工作制定相应的法规,对药师在药学监护中应该承担的责任也没有规定。但 ASHP 明确提出,药师给患者提供的药学监护是"负有责任"的。当药师和患者构成了一对一的药学监护关系,如同双方达成了一个合约。患者信任并接受药师参与自己的治疗,药师则要以患者的最大利益为目标,用自己的专业知识和技能提供药学服务。因此,药学监护工作不能是随意的,和医生、护士一样,药师所提供药学监护应该进行记录和保存,并有完善的相关规定,以明确治疗团队中各个角色所承担的责任。遗憾的是,我国药师的药学监护工作仍在起步阶段,临床药师数量少,药学监护工作规模小,对于药师在药学监护承担怎样的责任也并未明确。药师要想在治疗团队中提升地位,淋漓尽致地发挥自身专业特长,必须从医生背后走到患者面前,勇于承担相应的责任。同时,药学监护工作也需要法律法规的进一步完善,确立好药师在治疗团队中的岗位和职责。因此,"责任"在药学监护中十分重要,既保证了患者的利益,又保证了药师的地位。

(二)药学监护方案的制定与实施

随着国内临床药学实践工作的展开,专科临床药师逐渐增多,在患者的药学监护内容上,根据不同专科的特点有所差异。在美国药学监护发展初期,也曾有人提出药学监护方案可能需要因人而异。但 ASHP 明确提出,药师在提供药学监护时需要遵循标准化的流程。

这个流程看似复杂和冗长,对于刚开始开展药学监护的药师难以立即掌握。但该流程十分严密和系统,使得我们在实践中能按照临床的逻辑思维方法,逐步分析、发现和解决问题,不仅培养我们的临床思维能力,也能使我们考虑问题更加全面。对于经验较少的药师,更应该熟练掌握并在实践工作中不断运用。图 11-1 显示了 ASHP 建议的标准药学监护流程。

收集并整理患者的个体化信息是十分重要的,通过对患者个体化资料的收集和整理,才能从中发现、解决以及预防患者的药物治疗问题。对患者资料的收集结果应当记录在药学监护的文书档案中,即书写药历。目前普遍采用的是"SOAP"格式,即主观资料(subjective information,S)、客观资料(objective information,O)、分析评估(assessment,A)、治疗方案(plan,P)。因此,我们收集资料也可按照主观资料和客观资料分类。

(1)主观资料:主观资料是指通过人的主观描述所获得的资料。其获得途径主要通过对患者、患者家属或看护人员进行药学问诊获得,有时也需要询问医生或护士等其他医务人员。因此要求药师具备一定的沟通能力和技巧,以获得尽可能完整、准确的资料。需要收集的主观资料大部分同临床医生类似,包括患者的主诉、现病史、既往史等,也包括相对简单的用药史、不良反应史等。但药师应该在此基础上,更加详细地询问和收集患者的药物治疗相关资料。

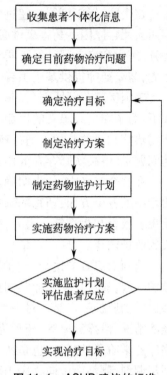

图 11-1　ASHP 建议的标准
药学监护流程

首先,是现阶段使用的药物。这部分需要收集的资料相对较多,包括目前正在使用或近期曾经使用的所有药品,以及可能会影响药物治疗的保健品、食品等。需要仔细询问并记录患者使用的药品的通用名,剂型,剂量,给药途径等。另外,容易被忽略的是需要询问患者使用药品的依从性如何,可以通过 Morisky 问卷等方法来进行评价。

表 11-1　Morisky 评价高血压患者的依从性问卷

检查因素	结果	
您是否有忘记服药的经历	是	否
您是否有时不注意服药	是	否
当您自觉症状改善时,是否曾停药	是	否
当您服药后自觉症状更坏时,是否曾停药	是	否

如果药师忽视了患者的依从性评价,则有可能在下一步确定目前用药问题时产生偏差,进而影响治疗方案的制定。因此,依从性评价是十分重要的。对于一些有特殊使用规定的药品,如要求空腹或餐后使用的药物,要求睡前使用的药物,或有气雾剂、准纳器、都保等特殊装置的药物等,药师还应仔细询问患者的使用是否正确,以免影响对疗效的判断。再者,询问患者现阶段治疗的效果,主要是患者自身对药物治疗效果的主观感受和观察。例如头

晕是否减轻？痰的颜色变化如何？体温测量情况如何？这些问题都是从患者描述中得到的答案,因此也应属于主观资料。

其次,要询问患者的不良反应史,其中包括药物过敏史。询问药物过敏史时,不能简单记录药物名称,还应将该药物引起过敏反应的情况询问并记录清楚。患者在描述过敏史时常可能存在错误,某些患者可能将药物出现的其他不良反应都称为过敏,还有的患者在出现过敏反应时可能错误判断是某种药物引起。医生和护士常常会忽略对过敏的情况追究便直接记录在病历中。这个错误记录就可能一直跟随患者。药师应当仔细询问后分析鉴别并详细记录。这样不仅能使得过敏史记录更准确,也能记录下过敏反应的严重程度。一个局部的皮疹和过敏性休克对患者的影响是截然不同的。不良反应史有助于我们在选择药物治疗方案时避免某些药物,减少不良反应的发生。我们都知道患者出现的不良反应很多是难以预测的,医务人员并不存在责任。然而,如果我们忽略不良反应史的询问,使得不良反应重复出现,可能就会存在一定过错。

另外,药学监护与其他药学工作有所区别的点是其最终目的在于提高患者的生命质量。药学监护不能刻板地按照基础理论、专业指南、循证研究来制定患者的治疗方案。药学监护必须做到个体化,这种个体化不仅仅需要考虑患者的疾病状态,脏器功能,药物遗传学等存在的差异,还需要了解患者的治疗意愿和期望。这一点在我国的医疗工作中是常常被忽略的。治疗意愿和期望会影响患者的依从性,药物的治疗效果,更重要的是这同样与患者的生命质量相关。

(2)客观资料:客观资料主要是患者的各种检查、化验,所得到的客观的资料。例如,医生的体格检查,患者的生命体征,实验室化验,影像学检查以及其他仪器的检查结果等。这些结果往往都是记录在案,通过查阅病历、检查报告单等可以找到。药师的工作主要是收集和整理这些资料,以便下一步评估和分析。

(3)确定目前药物治疗问题:当药师将患者的主观和客观资料收集好后,应当在 SOAP 药历中进行记录,以便分析患者目前存在的药物治疗问题。一般来说可分为以下几个方面:①药物治疗并无相应适应证,这个适应证可能并不限于说明书中的批准适应证,但药物治疗必须有合适的理由;②目前已诊断的疾病或存在的症状缺少应有的药物治疗;③对适应证所选择的药物不恰当;④药物的剂量、给用途径、疗程等用法不恰当;⑤不合理的重复用药;⑥对药物有过敏史或禁忌证;⑦药物已出现或有较高风险出现不良事件;⑧药物已出现或有较高风险出现与其他药物、食物存在相互作用,或影响实验室检查结果;⑨药物治疗后患者没有得到应有的疗效;⑩患者因药物治疗出现经济问题;⑪患者依从性差,或对现有药物治疗缺乏了解。药师可以根据以上问题,制定出审查清单,逐一审查患者是否存在相关问题,全面评估患者目前治疗方案。通过这样的方法将十分有利于患者获得个体化的最优药物治疗方案。

(4)确立药物治疗目标:药物治疗所期望获得的效果主要是:①治愈疾病;②消除或减轻症状;③阻止或延缓疾病的进展;④预防疾病或症状的发生。但对患者的治疗目标是因人而异的,因此需要根据患者疾病的状况,基本状态和脏器功能,经济能力,治疗意愿等情况来个体化确定治疗目标。有时根据患者治疗的各阶段不同,我们还需要制定阶段性的治疗目标。例如,对于一个因肺部感染而住院的慢性阻塞性肺病(COPD)患者,我们的药物治疗目标就是多个的。在抗感染治疗上,应争取治愈肺部感染,消除患者呼吸困难的诱因。而除了抗感染以外,还需要通过扩张支气管、平喘、化痰等治疗,减轻患者呼吸困难的症状。待患者达到以上目标,准备出院时,我们还要制定 COPD 的长期治疗方案,目的是延缓 COPD 导致的肺功能进行性下降。再如,针对一名急性髓系白血病患者,我们首要的目标是治愈患者的肿瘤。但患者因为经济原因,无法选择昂贵的造血干细胞移植,普通化疗又会出现白血病的复发,在治愈希望渺茫时,我们的治疗目标则转为延缓疾病进展,尽可能延长患者生命。如果患者仍无法承担化疗的费用,或多种化疗方案均无效时,则转为姑息治疗,以减轻患者症状,提高生活治疗为目标。

(5)制定药物治疗方案:药物治疗方案应当符合制定的药物治疗目标。并且考虑到患者的生命质量以及经济状况。在此基础上,治疗方案应根据现有的指南、临床研究结果、专业内共识等循证医学证据结合自身的经验来制定。因此,药物治疗方案也是个体化的。当多个治疗方案摆在药师面前时,既需要根据现有的临床证据,对其疗效、安全性进行评价,同时也要根据患者自身的治疗风险、生活质量、知识水平以及经济能力等因素权衡利弊,选择最适合该患者的治疗方案。例如,对于下肢静脉血栓患者,首选使用华法林抗凝治疗。但如果某患者对药物的理解能力很差,经常服用其他一些药物,也无法确定患者是否能正确服药并坚持定期监测凝血指标(International Normalized Ratio,INR 值),患者使用华法林的出血风险可能远高于普通患者,此时药师就需要重新评估患者使用华法林的利弊。这时,即使疗效可能不如华法林,但对患者更加安全的治疗方案也应作为考虑。在选择个体化治疗方案时,不仅仅是治疗药物的选择,对药物的剂量、给药途径、用药频次、治疗疗程等用法都需要根据患者的年龄、体重、体表面积、肝肾功能、依从性、合并用药等情况制定。

(6)制定药物监测计划:制定了药物治疗方案后,药师需要对患者进行用药监测,以确保该方案的疗效和安全性。因此监测计划也应从疗效和安全性两方面来制定。根据患者的药物治疗目标,确立疗效监测的指标和间隔时间等。根据药物的常见和严重的不良反应结合患者自身的情况以及合并用药等风险,确立需要重点监测的安全性指标和间隔时间。监护计划的制定也需要考虑执行的难易程度和成本,选择一个适合患者实际情况的指标和频率。

(7)实施药物治疗方案:当开始实施既定的药物治疗方案后,药师要始终关注是否按照制定的治疗计划进行,并做好相关记录。在药学查房时,应询问患者的服用药物的剂量、时间、方法等,并针对其中的问题做好患者教育,保证患者用药的正确性和依从性。对医生的用药医嘱,进行医嘱审查,并及时沟通和解决其中的不合理医嘱。护士是用药环节的一个关键点,涉及药品的领取、保存、配制、发放以及注射等多个环节。但目前临床工作繁重,护士的药学知识相对薄弱,用药过程中的一些问题值得药师关注。总而言之,药师需要关注药品从开立医嘱直至患者使用的各个环节,确保药物治疗方案不受其他因素的影响,保证最佳的治疗效果和安全性。

(8)监测药物治疗的效果和不良反应:根据药物监测计划,对患者在治疗过程中的症状、体征、实验室检查、辅助检查、药物治疗及非药物治疗的更改等资料收集整理。收集资料时应尽可能全面,并确保真实可信,不可道听途说。通过对资料的分析,评估患者是否达到了治疗的目标。如果达到了治疗目标,则可考虑患者的治疗是否结束或者制定下一阶段的治疗目标。如果未能达到治疗目标,则需要考虑是否需要更换治疗方案或者改变治疗目标。当患者出现不能耐受的不良反应时,则需要更换治疗方案,根据新的治疗方案情况,也需要评估是否需要制定新的治疗目标。例如:当肿瘤患者经过多种方案的化疗后,肿瘤控制仍然不佳,则可能考虑转为改善生活质量为目标的姑息治疗。或者患者使用一线化疗方案后,出现了严重的骨髓抑制进而产生并发感染,则可能考虑使用更为安全的化疗方案,但可能疗效也会受到影响,进而降低肿瘤治疗的疗效。当药物的治疗效果或不良反应提示需要更换治疗方案时,药学监护的流程则需要回到确立药物治疗目标或制定药物治疗方案继续按步骤进行。只要患者还需要药物治疗,药学监护的流程则一直循环下去,直至患者达到治疗目标,药物治疗结束。

第二节　实施药物个体化治疗与药学监护时的沟通

一、实施药物个体化治疗中的沟通

在临床药师参与实施药物个体化治疗过程中,需要参与治疗药物监测、用药方案调整、不合理用药干预、指导患者用药等工作。在这些过程中,药师需要有一定的药学方面知识的功底并具备临床上的一些实践性的经验,并通过比较好的沟通技巧,和医师、患者建立一种互为信任的关系,使专业药学信息能够被充分接纳。

(一)与医务人员的沟通

药师与医生应共同参与到个体化用药治疗过程中。我国的医疗体制及政策导致"医不识药,药不知医"的情况依然存在,尽管欧美等国实行临床药师制度已经有许多年了,但大量的临床药物不良反应案例有增无减,医药之间缺乏有效的沟通可能是重要的原因之一。每年,仍然有约10%的患者发生较严重的药物不良反应,其中约0.4%~2.0%更因药物不良反应危及生命。因此,提高医护人员对临床药学的认知度、药师参与临床用药方案的制定过程至关重要。

1. 加强药学特长　药师参与个体化用药的前提是应加强自身药学特长获得医生认可。药物的药动学特征和药物相互作用在临床药物治疗时容易被医生忽略,药学专业学生在临床实践中要注意这方面知识的积累和应用,适时提出自己的见解。在此基础上,药师与医生沟通过程中还需要掌握恰当的沟通方式并了解需要注意的问题。

2. 构建和谐关系　和谐的关系是沟通顺畅的前提,药师参与实施药物治疗前应与医生建立起和谐的关系。药师需要与医生沟通的主要原因是因为药物治疗方案中出现了一些错误或是需要解决的问题。因为通常需要围绕一个已经出现的问题开始沟通,可能使医生产生消极态度或抵触情绪。但有沟通技巧的药师可以把这些负面情绪变成正面情绪。提供药学服务需要与医生建立合作关系,药师需要抛开自身情绪把重点放在预防和解决药物相关问题上,共同的目的是为患者提供最好的照顾。这意味着药师与任何医生沟通的关注点应在于需要帮助患者解决或预防药物相关的问题,药师和医生的关系必须建立在相互尊重的基础上。在药师就患者用药问题与医生交流之前,可以与其先建立起融洽的关系。作为药师认识自己的定位及需要做什么是很重要的。作为药师应该扪心自问:你是一名医疗服务人员吗? 你有丰富的经验吗? 或你只是把自己视为一名调剂处方的人员? 如果你把自己视为一名有经验的医疗服务人员,那么自信、积极地与医生交流是建立和谐关系中至关重要的一步,能够使你在药物治疗决策中发挥更大作用。

3. 适时推荐药学新技术　药师应告知医生所提供的新服务项目,以及希望与之共同务力使患者受益。药师在解释每项新服务的好处时重要的是应强调这项服务能为医生做什么。例如,假设要开展一项新的治疗药物监测项目,那么应对医生指出这个监测项目能够帮助医生更好地判断这种药物在患者体内的暴露水平,从而帮助医生进行个体化给药方案的调整,药师应对医生指出,你了解他们有多忙,知道他们常常没有时间像他们希望的对患者的各方面情况进行全面评估后调整用药。通过提供此项服务并与医生合作,你可以帮助给出个体化用药建议并帮助与患者进行沟通。

4. 沟通前准备充分　与医生沟通前应做好充分准备工作。如果药师准备不充分,可能会使药师和医生沟通不畅。从事治疗药物监测的药学人员应关注并搜集与药物有关的最新研究动态,及时为临床医生提供有关信息。当发现患者的血药浓度异常波动时,应及时与临床医生或护士联系,共同寻找引起异常的原因等,以确保患者的用药安全。在联系医生前需要考虑以下几点:准备好必要的信息,包括你的推荐和理由,不仅包括药物和疾病相关信息还包括患者信息,如果可能的话准备好文献引用。明确要表达的内容,简明扼要,不要浪费繁忙的医生的时间。沟通的环节包括:表明自己、涉及的患者、遇到的问题以及你的建议,并提供其他相关信息。从患者处获取并准备好充分的信息,并准备好后备方案防止初始的建议未被采纳。

联系医生之前,考虑接下来的沟通策略。整个沟通过程应该关注问题或事件本身,而不是个人。保持谈话的焦点在于解决患者的问题,而不是指出所采用的药物治疗不合适。确保尊重对方的专业界限,这需要药师和医生双方面的努力。药师不要试图扮演医生的角色,也不要事后劝告医生。药师不要询问问题或对患者表现出兴趣,精神上和情绪上都要做好接受不同的结果的准备。比如,如果遇到阻力、愤怒、反感、抵触或是拒绝应该怎么说? 在多大程度上需要坚持提出意见还是放弃?

5. 沟通中常见问题　在制定给药方案过程中,药师通常需要与医生沟通的用药相关问题包括以下几种:①未给予药物治疗:患者需要药物治疗但却没有得到治疗;②药物选择不当:除了此患者用药错误,选择不当还可能意味着患者负担不起这种药物或对此种药物过敏、药物无效或不能耐受、或者患者存在肾或肝损伤而使药物的选择不当;③剂量过高:错误的剂量、频率或时间或药物相互作用可以使剂量过高,通常在进行治疗药物监测过程中可发现药物剂量上的问题;④预防性治疗的剂量:这可能源于错误的剂量、频率或给药持续时间,药物相互作用,或者在存储和使用过程中降低了有效剂量;⑤药品不良反应和副作用使患者不能容忍或无法消除:这可能来自不恰当的剂量或给药过程或药物的相互作用;⑥不必要的药物治疗:这可能包括没有用药指征的药物使用、成瘾或消遣性药物使用、非药物治疗或不治疗会更合适的情况、重复治疗或治疗另一种药物产生的可以避免的不良反应;⑦顺应性问题,这些可能发生在以下情况:患者不能耐受副作用、成本太高、太频繁给药或给药方案复杂、患者不能吞下或注射药物、患者不了解如何使用药物或药物如何产生作用,或患者不理解为什么需要药物或疾病的严重程度。

6. 自信和有效倾听　确保完整听完医生的决策理由,重复自己的理解,并准备好采取自信、肯定、毫无偏见的态度。在电话沟通时,要做好与一名护士或办公室的其他医生交谈的准备。你需要尊重你要进行谈话的医生,并考虑什么条件下需要直接与医生交谈。与医生沟通时可以采用这样的方式沟通:"我知道你的感受。我也有同感。但是我发现在文献中……",并且保持关注点在问题上。当医生拒绝接受你的建议,坚持不更改医嘱时,不要继续争论。简单地告诉患者发生了什么事,如果可能的话提出备选方案。当患者可能因按此治疗方案而受到伤害,但医生拒绝改变医嘱时,即使药师的建议是正确的,也不要试图以任何方式在患者面前贬低医生。药师只能坚持事实,与医生进一步沟通,明确提出建议。

7. 维护医师形象　一般来说,当需要就患者药物治疗问题联系医生时,患者很可能在场,我们在沟通时应注意不要危及医患关系。例如,医生为一名患者开了抑制食欲的药物,但他不知道患者患有高血压。应该告知患者需要打电话给医生并且强调打电话的重要性,需要和医生讨论治疗患者的高血压以及新的用药方案,强调药师本人明白开药医生可能出于某种原因并没有注意到患者患有高血压。

（二）与患者的沟通

尽管在实施个体化用药时,药师的重点是与医生进行给药方案方面的沟通,但是药师往往也需要向患者直接了解可能影响用药的其他信息。因为药师是站在药动学和药效学的角度,关注点与医生不同,因此医生建立的病历及诊疗记录里信息可能不够完全。

1. 收集患者个体化信息　患者的人口学特征、生理生化指标、合并用药、基因多态性等都是可能影响药物体内作用过程的重要因素,应该是药师关注的重点。例如,对于器官移植术后用环孢素 A 进行长期免疫抑制治疗的患者,药师需要记录:①患者的一般情况(姓名、性别、年龄、体重、种族等);②接受器官移植的时间;③用药剂量与方法;④末次给药时间与抽血时间;⑤脏器功能情况;⑥合并用药情况(当前的合并用药种类、名称,近期内用药的变更情况、临时用药情况等);⑦环孢素 A 的变更情况(产地、剂型、批号等);⑧其他(有无食谱变更、有无腹泻情况等)。收集全部信息并建立患者药历。药师应注意对患者表达关切,使患者了解提供这些信息与药物治疗方案之间的关系,取得患者的信任,使患者积极配合提供完整准确的信息。

2. 开展患者教育　在确定个体化用药方案之后,药师还需要参与患者血药浓度的管理及用药教育。在长期用药过程中,药师配合医生以通俗易懂的语言对患者进行药物的使用与血药浓度监测时的注意事项讲解,使患者理解这些事项对他们生命安全的重要性,并发给有关的文字材料,以备患者忘记时查看。

3. 做好结果解释　在与患者的沟通过程中,由于医学信息的不对称,患者往往不能有效地理解药师提供的信息。此时就需要药师评估患者对药物的理解程度,用易于理解的语言填补患者的信息差距。为了提高患者的理解程度,药师需要在沟通时注意以下几点:①重点突出。事先告诉患者"这是非常重要的"帮助他们记住接下来的信息。②解释为什么采用这样的药物治疗方案。例如,使用抗生素处方,告诉患者为什么即使症状消失了也有必要继续使用药物。患者应该了解药师和医生的指示背后的原因。当提供建议的理由时,患者更有可能感觉到建议的重要性。③给出确切的、具体的、明晰的指示。使用视觉教具、照片或海报的形式有助于患者进行记忆。④在交谈的开始和结束提供关键信息。患者在最初接受信息时精神更集中,通常还会记得最后讨论了什么。⑤结束时给患者机会反馈他们所理解的内容。这样可以确保已沟通清楚并且患者的理解是准确的。如果患者不理解,这表明你必须进一步进行沟通和教育。

二、实施药学监护时的沟通

药师实施药学监护是以改善患者生活质量为目标,并承担对患者治疗全过程的监护责任。这就要求药师开展药学监护工作时强化以患者为中心的理念，必须直接面对患者，解释患者提出的问题，讨论各种可能的选择，获得信息，并寻求合作、信任与认可，最终与患者建立一种全新的医患关系——"帮助患者达到治疗目标的伙伴关系"。为了达成治疗目标，药师与患者应该在信息、思想和情感上进行互动与交换，即沟通。纵观药学监护的流程，沟通贯穿始终，有效的沟通是药师完成药学监护职责的必要手段。

（一）与患者的沟通

1. 收集并整理患者的个体化资料　尽管药师在开展药学问诊前即可通过医师书写的病历和患者以往的诊疗记录获得患者的个体化资料，但由于医师或护士对患者用药史的询问和记录可能不完善，且这些记录可能是由不同的人员先后完成，记录信息的数量甚至用词都存在差异，导致所记录信息不完整甚至混乱。所以，任何一种记录都不可能包含患者实际用药的完整信息，药师必须通过与患者面对面交流才能获取患者的完整的个体化资料，尤其是药学人员所关注的用药相关信息。

由于目前国内临床药学工作还处于起步阶段，患者对药师的认识还停留在药品调剂方面，所以在确认患者身份后，药师应进行自我介绍，说明来意，如："您好，我是药师××，我和××医生一同工作，帮助解决您的用药相关问题，我需要收集您的用药相关信息，从而尽可能给您提供安全有效的治疗，我希望能占用您几分钟的时间来问您一些问题。"此外，为了消除患者的顾虑，药师应向患者强调其所获取的信息将会为患者严格保密。在正式问诊开始前，药师还可以与患者聊一些较轻松的话题，这样可以让患者感觉自在并拉近药师与患者的距离。

虽然患者的姓名、年龄、住址等基本信息在药学问诊前都已获得，但在问诊中药师应该通过与患者的交流确认这些信息。值得注意的是，药师在问诊中应关注患者的职业、文化背景、经济能力、医疗保险情况以及对药物治疗的理解程度与治疗期望。这些信息对药物治疗目标的确定、治疗方案和监护计划的制定与实施等过程均可能产生较大影响。

（1）患者的药物过敏史与吸烟、饮酒等习惯：大多数患者都知道"过敏"这个词，但真正能正确理解"过敏"一词含义的患者却是少数。例如，药师在询问患者是否对阿司匹林过敏时，很可能得到肯定的答案，但经过仔细询问过敏的具体症状时，则发现可能仅仅是胃部不适这样的副作用。所以，鉴于患者可能无法正确地区分其他不良反应和过敏，在询问患者过敏史时，药师应该询问患者的过敏史，具体的过敏症状，如："您知道自己对那些药物过敏吗？""您使用这种药物后会发生什么样的过敏反应？"如果没有得到肯定的答案，药师则应采取更宽泛的提问方式，如："您以前在服用某种药物时，出现过不舒服的情况吗？"

由于吸烟和饮酒均可能对患者正在使用的药物产生影响，所以在收集患者个体化信息时，药师应注意收集相关信息。吸烟与饮酒习惯均属于个人隐私，所以在询问患者相关信息时应避免对患者的习惯进行评价，而应向患者说明吸烟与饮酒对疾病和用药的潜在影响，如："您知道吗，吸烟和饮酒对您的疾病和药物治疗都会产生影响，所以我需要问您和吸烟喝酒相关的问题""您吸烟吗，每天能吸多少支，吸烟多少年了""您喝酒吗，偶尔喝一点儿还是在吃饭时都会喝一些，饮酒多少年了"。

（2）询问患者既往用药史和现阶段使用药物：在向患者询问所使用的药物时，应遵循一定的原则，即将患者用药按其所患疾病分别进行沟通，参考病历等诊疗记录对照患者回答进行核实。这种做法条理性强,有利于帮助患者回忆起所患疾病及使用药品的细节(如持续用药时间、依从性和不良反应等),覆盖面广,不易漏掉有用的信息。针对患者各种疾病所使用的每种药物的用药信息都应该包括以下信息:

1)患者使用的是何种药物:由于药品通用名专业性强,一般名称较长或拗口难读,患者一般很难准确记忆,而记忆大多数药品的商品名。但药品商品名繁杂,名称近似者多,极易发生混淆,药师在询问患者时应反复核实。有时,患者甚至无法记忆起药品的具体名称,只能笼统地说吃过"消炎药"或"感冒药",这就需要药师帮助患者回忆药品的外包装和药物的颜色、形状,或根据患者出示的药物由药师结合患者病史进行专业的判断。

2)患者是如何使用药物的:在这里,药师需要询问患者所使用的每一种药物的用药细节,如"您每天什么时间服用?""每次服用多大剂量(几片或几粒)?""这种药物您是饭前还是饭后服用?""这种药物您是从什么时候开始服用的,现在还在服用吗?""我知道按时服药是一件很困难的事,您也存在这方面的问题吗?"通常,经过对用药细节的询问,药师会发现患者可能在用药依从性方面存在问题。这时可以使用"Morisky问卷"对患者的用药依从性进行评估。如果发现患者存在依从性问题,应该明确其原因。导致患者用药依从性差的原因主要包括:患者因素、药物因素、周围人的影响以及患者与医务人员的关系,药师可以通过一系列的询问进行探讨,如:"您期望用药后获得什么样的疗效呢?""您还在担心您的疾病吗,对治疗计划您有什么看法?""是什么使您无法按治疗方案用药?""您是如何提醒自己按时服药的?""您知道一旦忘记服药应该怎么办吗?"

3)患者对药物治疗效果的感受:在药学监护过程中,我们应该充分关注监护对象即患者的感受。对药物治疗效果的评价也不应仅仅关注各种指标的改变。应该当面询问患者:"您觉得这种药物有效吗?""服用这种药物后,您感觉您的症状减轻了吗?"如果患者认为该药物无效,还应该询问患者为什么感觉无效,是否在某些时候或某种情况下会感觉有效或更无效。

4)患者用药后出现的不良反应:通过询问患者用药后的各种感受而非直接询问有何不良反应来发现问题,如:"服用这种药物后,您有什么特别的感受吗?"随后再根据说明书或文献报道的不良反应,有针对性地询问患者具体的症状,如:"当您服用这种药物时,是否感觉胃部不舒服?"如果在询问中发现不良反应,药师应注意收集不良反应的严重程度、发生频率、持续时间、采取的措施等相关信息,待后期制定治疗方案时加以考虑。

在对患者所患各种疾病及所用药物逐一询问后,药师还应询问患者是否还同时使用其他药物或保健品,如:"您平时有服用保健品的习惯吗?""如果感冒、头痛或胃不舒服时,您会自己去药店购买药物吗?"这样可以检查前面谈话中是否有漏掉的信息,也可以发现可能存在的药物相互作用或干扰诊断检查结果的信息。

2. 实施治疗方案与监测药物治疗效果和不良反应阶段的沟通　在前一节中,我们了解了药学监护的流程,在收集完患者的个体化信息后,药师应该对患者使用的每一种药物都进行评估,从中发现药物治疗相关问题。在确定药物治疗目标、制定药物治疗方案和药物监测计划阶段,药师应参考相关信息,与医师和患者共同制定出个体化的药物治疗方案与监测计划。在实施治疗方案与监测药物治疗效果和不良反应阶段,药师与患者的沟通重点则应涵盖以下几个方面。

(1)了解患者对自身疾病、用药目的和治疗方案的理解:在治疗方案开始实施后,药师必须了解患者能否正确理解自身疾病、用药目的和治疗方案。关于这些信息,医师在诊疗过程中可能已向患者做出过说明,药师可以通过询问患者来评估其对自身疾病和用药目的的理解程度,如:"医生是否告诉过您为什么要用这种药物"。面对这样的问题,患者极可能会表达其对自身疾病的关切并向药师提出问题,药师则可以确定患者是否存在理解偏差。同样,药师也可以通过询问患者:"医生告诉您这种药是怎么用的,您感觉按医生说的方法用药有困难吗?"来确认患者是否清楚如何正确使用药品。这也让患者作为药物治疗的参与者明确了其在用药过程中可能遭遇的困难,药师则可能从中了解到某些用药依从性问题的根源所在。如果患者无法正确理解相关信息,药师则需要通过用药教育来帮助患者。

(2)了解患者用药细节,监测药物的治疗效果和不良反应:在了解患者对用药方案的总体理解程度后,药师还必须通过与患者的交流来获知患者用药的具体细节。相关信息包括:患者所使用的每种药物的名称、使用剂量、时间、方法,尤其应关注患者在用药过程中是否存在困难使其改变了用药的方案。药师还应监测患者的治疗反应,即药物治疗的有效性与药品不良反应。药师可以先询问患者是否感觉到用药后对自己产生了帮助或药物的作用是否达到患者的心理预期,再询问一些具体的症状的改变,如体温、疼痛、眩晕等,从而评估治疗的有效性。在向患者了解用药后出现的药品不良反应时,药师应让患者描述具体的不良反应症状,而非仅仅提供不良反应的名称。药师在沟通中应向患者说明:"药品不良反应是少见的,但我们必须重视它,了解它们的主要表现,这样一旦发生可以马上给以适当的治疗。"具体沟通方法可参见"收集并整理患者的个体化资料"阶段的沟通介绍。这种沟通应该建立在患者对药师信任的基础上,药师应使用温和的沟通方式与语气,避免给患者带来强烈的受审查感。了解患者的用药细节,监测患者治疗反应,是药学监护的重要环节,通过与患者进行这三方面的沟通,药师可以发现并及时修正药物治疗中存在的问题。

(3)有针对地开展用药教育:患者用药教育是药师解决患者用药问题,实现治疗目标的重要手段之一。只有患者对疾病和药物的认知发生根本性的改变,他们对待疾病和药物治疗的态度和行为才可能发生相应的变化。在药学监护的不同阶段,无论是对患者既往疾病和治疗药物的了解环节,还是对新制定治疗方案和监护方案的执行阶段,药师都可以通过开展有针对性的患者用药教育来改变患者的认知与行为,提高患者的依从性,改善治疗结果。例如,某患者被诊断为幽门螺杆菌胃溃疡,医师为其处方了经典的三联疗法药物(奥美拉唑、阿莫西林、克拉霉素)用于治疗,但药师通过与患者沟通发现,由于对自身疾病和用药目的缺乏认知,患者用药3天后自觉症状有所缓解便自行停药。药师向患者讲解了胃溃疡是胃壁存在的缺损,其成因部分是因为幽门螺杆菌感染,奥美拉唑可以抑制胃酸,缓解症状并使溃疡面愈合,而采用两种抗生素联合治疗幽门螺杆菌感染则是提高溃疡病疗效的重要手段,不能因症状缓解便随意停药。通过药师的宣教,从根本上改变了患者对疾病和药物治疗的认识,促使患者严格按照医嘱完成了整个疗程。

通过前面章节的学习,我们已对患者用药教育有了一定的了解,其模式多样,主要包括健康讲座、一对一沟通、提供纸质信息、多媒体教学等。健康讲座是传统的患者用药教育模式,尤其适合在社区这样的环境中面对大量受众时采用。但由于在讲座模式下,患者处于被动接受信息的地位,药师无法关注个体,也不能针对患者的个体差异给予有效干预,故在进行药学监护时不宜采用讲座模式。一对一沟通虽然比健康讲座更费时,从服务患者人数上看效率较低,但其对改善患者对自身疾病、用药的理解和态度更为有效,更适合在药学监护中开展。然而,一对一沟通的缺点在于患者对口头信息的理解和记忆有限。因此,药师在开展一对一沟通时应辅以纸质信息或多媒体指导。在药学监护过程中开展患者用药教育,常见内容包括药物治疗方案的解释、药物的使用方法、提高患者依从性、药物安全性教育、药物的保存等,其关键在于药师应针对药学监护中发现的问题与患者或其家属进行交流,解答他们的用药疑问。例如,在收集个体化信息阶段,药师发现患者对沙美特罗替卡松粉吸入剂(舒利迭)的使用方法描述不清,极可能存在操作问题并造成投药失败。所以,在患者教育中,药师专门携带了演示道具,向患者仔细讲解了该药正确的使用方法,并要求患者给药师重复了正确的操作过程以保证患者正确用药。

(二)与医师和护士的沟通

1. 与医师的沟通　开展药学监护其目的在于发现、解决并预防药物治疗中的问题。因此,在进行药学监护时,药师必须明确其与医师和护士之间的关系应为合作者而非指导者或监督者。在监护过程中,药师应注重就药物治疗相关问题与医师进行沟通,交换意见,尽量防止潜在药物相关问题发生。在收集患者个体化信息阶段,药师应充分挖掘患者用药相关信息,利用药物整合等手段对患者所用药物进行梳理,并就整合结果与医师进行探讨,以使治疗方案安全有效。例如,在药物整合中药师发现某老年患者入院前一直服用硝苯地平缓释片(每日 1 次,1 次 1 片)控制血压,其血压一般保持在 120/80mmHg,入院后经医师问诊,未能获得该信息,并为其处方盐酸地尔硫䓬缓释胶囊(1 日 2 次)控制血压,服药后两日血压分别为 110/76、94/64mmHg。药师及时将这一情况反馈给医师,并建议继续按患者入院前方案控制血压,遂获得医师采纳。在药物治疗的实施阶段,药师还应对医师的用药医嘱进行审核,并及时沟通和解决其中的不合理医嘱。若发现患者依从性差源于治疗方案复杂,则应与医师沟通合理简化方案,改变药物剂型(改用缓控释剂型)减少给药频次,从而提高用药依从性。

2. 与护士的沟通　在药学监护中,药师同样不宜忽视同护士的沟通。护士是用药环节的关键点,涉及多个药品相关环节,但护士相对缺乏药学知识,药师应该从药品保存条件、配伍禁忌及给药注意事项等方面入手为护士提供药学信息,以改进用药。此外,药师还应关注护士用药过程,发现影响药物治疗的因素。例如,某非小细胞肺癌患者的治疗方案为紫杉醇和顺铂联合化疗。由于紫杉醇经 CYP2C8 和 CYP3A4 代谢,而顺铂能影响二者代谢能力,如果给药时先给予顺铂,再用紫杉醇将可能导致紫杉醇的清除率降低约33%,加重骨髓抑制。因此应先给予患者紫杉醇,间隔 1 个小时后再用顺铂。药师对该患者进行药学监护时,应关注护士的给药顺序,如有问题及时指出,并向护士和医师说明原因。

第三节　常见沟通障碍的化解与案例解析

一、常见沟通障碍的化解

(一)患者对药师身份缺乏认同所导致的沟通障碍

在开展药学监护的过程中,药师必须面对患者进行一对一的交流,获取和传递有效信息,从而向患者施加影响,达成药物治疗目标。而在实际监护工作中,药师与患者的沟通可能由于患者缺乏对药师身份的认同,导致沟通失败。例如,在收集患者个体化信息阶段,药师需要收集患者的大量信息,这将占用患者一定的时间,而这些信息可能在之前医师问诊时已部分涉及,患者对药师问诊的不理解将导致患者有不反应、不积极甚至抵触的态度,使药师无法收集足够的信息以确认患者是否存在用药问题,最终导致药学监护工作无法有效开展。

随着国内医院药学工作的发展,医院药师的工作模式也从以药品为中心的药品保障逐步向以患者为中心的临床药学服务转型。作为临床治疗团队的一员,专科临床药师在药学监护中的重要作用也正在逐步体现。但国内临床药学工作基础薄弱,无论在人才培养、相关法律法规健全程度还是药师在现有医疗服务体系地位方面都无法满足人民群众日益增长的健康需求,导致患者对药师的认知多停留在药品调剂方面。尤其是药师出现在病房,开展药学监护工作,对多数患者来说都是新鲜事物,突破了患者原有"医生看病、护士打针、药师发药"的住院治疗模式认知。而开展药学监护工作需要药师面对面与患者进行沟通,由于缺乏沟通技巧或专业水平不足,患者可能错误地将药师识别为一名蹩脚的实习医生,将原本对其药物治疗大有裨益的药学监护工作看作是烦琐医疗程式的重复,导致药师无法获得患者对其身份的认同,更无法同患者建立帮助和信任的治疗关系。

药师要获得患者的认同,应了解患者的需求、明确自身的定位、同患者建立帮助和信任的治疗关系。作为药物治疗的对象,患者希望能对自身所患疾病有正确的了解,并希望医疗专业人员能够提供药物安全性与有效性相关的信息。许多研究表明,有效的医患沟通可以提高治疗的效果。但在现有的医疗环境下,由于医师过于繁忙,患者往往无法从医师那里获得更多的信息。而且由于知识结构的原因,不是所有的医师都是药物治疗的专家,这也使得患者与医师在药物治疗方面的沟通往往并不全面。而药师作为患者药物治疗的帮助者,与患者的沟通则可以弥补医师与患者沟通的不足,帮助患者更好地使用药物。从药品保障的提供者到药物治疗团队的一员,药师应该明确自身在团队中的定位,即医师与患者之间的协调者。药师可以通过药学监护来帮助患者和医师分享信息并相互理解。从患者的角度出发,药师可以通过药物咨询和用药教育帮助患者了解自身疾病和药物治疗方案,从而提高用药依从性。对于医师而言,药师可以帮助医师更好地了解患者,从而制定个体化的治疗方案,提升药物治疗效果。同患者建立帮助和信任的治疗关系是一个不断累积的过程。在与患者的交流中,药师应表明身份,说明本次交流的目的,并简短地聊一些轻松的话题,让患者可以轻松地与药师交流。接下来,药师在收集患者个体化信息过程中应坚持为患者的利益着想,这样会传递药师对患者的关心并慢慢增加患者对药师工作的信心。在沟通过程中,要鼓励患者提问,双向交流的方式可以让患者感到并非是在被询问和质疑,而体现出药师对患者的关心,更进一步发展药师与患者的关系。移情、肢体语言等技巧可以更深层次地体现药师对患者的关切,回应患者的担忧,以确保药学监护满足患者真正需求。而药师提供信息的可靠性、对患者隐私权的尊重则进一步提升了患者对药师的信任。

(二)医护人员对药师不认同导致沟通障碍

其实,不仅患者缺乏对药师的身份认同,药师下临床开展药学监护与个体化药物治疗工作要得到医师和护士的认可同样任重道远。虽然自2006年以来,卫生部就要求二级以上医院必须配置专职临床药师,配合医护人员为患者提供合理安全用药的服务。但是在我国,临床药师的工作模式尚不成熟,医护人员对药师的职能认识往往还局限在药房调剂等工作上,易对药师的用药建议产生抵触情绪。

要改善医护人员对临床药师职能不认同的现状,首先应加强目前临床药师的专业水平。我国延续数十年的化学模式药学教育,造成了能够胜任临床药学工作的药师队伍严重匮乏。现有的药师队伍的知识结构需要不断更新,才能适应临床药学发展的需要。临床药师要具有丰富的药剂学和临床药理学知识,全面掌握药品知识,熟知药品之间的相互作用以及配伍禁忌、不良反应。另外还应刻苦学习临床医学知识,临床知识的欠缺是药师发挥临床药学服务的最大障碍,如能掌握更多的临床医学知识,使自身"熟悉药,略懂医"的特点和医生"长于诊断,又懂得使用药物"的特点结合起来,使临床药学服务更具有专业性。

此外,要重视药师与医师、护师之间的沟通。临床药学工作中,医师、药师、护师三者之间的关系密不可分,虽然工作职责不同,但都在为患者的早日康复各尽所能。药师同医护人员的合作首先应当明确以患者为中心,药师、医师、护士之间各有所长、相互平等。临床药师与医师的良好沟通是生存的重要技能。药师向医师提供治疗方案时,可以建议的形式提出。遇到自己不太清楚的问题时,应在详细查阅有关资料后再明确答复。对自己掌握的知识要敢于发表自己的看法和意见,但要注意方式、方法,以免医师产生误解。在临床医生面前,药师应该向医师学习各种临床知识,同时也要在药物知识方面展示风采,树立威信。药师与医务人员交谈时,当涉及药物治疗、疾病诊断、实验室数据分析等方面内容时,应用科学、严谨、求实的语言。护士是药物治疗方案的重要执行者,但因对用药医嘱的不理解,有时不能准确执行。临床药师可以在实际工作中逐步向护师介绍合理用药方面的知识,使他们对药物的配伍禁忌、给药途径、给药方法、给药时间有详细的了解,让他们认识到不合理用药的危害性,这样护师就能更好地执行医嘱,并在许多用药问题上愿意主动与临床药师沟通。

(三)患者对疾病与治疗方案缺乏正确认知所导致的沟通障碍

如今,人们每天都通过电视、广播、报纸和互联网等媒体不断接受着各种不完整、不全面的医学信息。从这些信息中,人们获得了一些"患者现身说法的事实"和"医学专家的专业观点",例如"吃绿豆可以治疗多种疾病,吃南瓜可以治疗糖尿病"。而事实上这些信息有的断章取义,有的甚至毫无依据,严重混淆了人们的视听。由于患者长期遭受疾病折磨,内心充满着对治愈疾病的渴望。患者及其家属的这种心理成为了接收外来错误信息的温床。一旦外在错误信息被植入患者及家属的心中,在与药师的合作与沟通过程中就可能受到这些错误认知的影响,导致沟通障碍。

这种根深蒂固的错误认知往往需要药师通过耐心、细致的沟通才能逐步化解。例如,某患儿因癫痫发作入院治疗。入院后,医师处方丙戊酸钠口服溶液治疗。药师与患儿家属进行沟通,患儿母亲对治疗方案极不认同,认为以前也采用过该方案,没有任何效果,拒绝接受该治疗方案。药师发现患儿母亲对西药治疗的误解很深,继续宣讲治疗方案可能适得其反,于是药师充分使用移情等技巧,以一个5岁孩子母亲的身份谈起了自己孩子的疾病治疗体会,让患儿母亲看到了药师对患儿的关心,慢慢打开心扉,说出了心里话,"是药三分毒,孩子得了这个病,一辈子得吃多少药?现在孩子小,每天吃5ml,大了还得加量,按每天5ml算,吃到60岁就是110L,比成年人的体重都沉!药物副作用这么大,这就是慢性自杀啊。"药师认真倾听患儿母亲述说,并鼓励患儿母亲道出了患者的治疗经历,原来该患儿罹患癫痫多年,由于患儿家属对癫痫和药物治疗缺乏正确的认识,认为西药毒性大,能少吃就少吃,只要不发作就可以不用药,导致患儿癫痫多次发作,遂认为西药治疗无效。而后在互联网上寻医问药,被"黑诊所"的所谓纯中药根治方法蒙蔽导致癫痫再次发作。发现患儿癫痫治疗失败源于其家属对疾病和药物治疗的错误认知后,药师向患儿母亲通俗地讲解了癫痫发病的原因和治疗方案,着重介绍了癫痫反复发作对患儿的危害和丙戊酸钠的副作用,帮助其权衡利弊,并介绍了治疗药物监测在癫痫药物治疗中的重要作用。通过前期的沟通,拉近了药师和患者家属的距离,加上药师的细心讲解,患者家属抱着试试的态度接收了治疗方案。在随后的药学监护中,药师保持与家属的沟通,并向家属讲解了治疗药物监测的结果和治疗方案的调整,逐步获得了家属的认可,治疗方案得到了顺利执行,患儿的癫痫也得到了有效控制。待患儿出院前进行患者教育时,药师又再次叮嘱了出院后坚持治疗方案,定期随诊并监测血药浓度。至此,药师已得到了家属的充分信任。出院后,患者家属积极配合治疗,患儿癫痫控制良好。

(四)缺乏适宜的环境所导致的沟通障碍

药师与患者进行沟通时所处的环境可能是两者沟通的另一障碍。在单纯的药品保障时代,药师的工作仅限于在药房进行药品调剂,药房封闭的空间和将药师与患者分隔开的窗口都使患者感觉药师不愿意与其沟通或难以接近。实际上,即使在病房,当药师走到患者床旁与患者面对面进行交流时,依旧会受到环境因素的影响。例如,药师在病房床旁与一位女患者进行交流,收集患者的个体化信息,发现患者对药师提问不置可否。随着患者的眼神指引,药师发现相邻病床患者家属正饶有兴致地听着药师与患者的谈话。该患者感觉自己的隐私没有保障,遂不再回答药师提问。实际上,当药师在病房与患者进行沟通时,许多患者都会有相似的感受,即在这样的环境中沟通,自己的隐私得不到保障。目前,国内医疗资源有限,大多数病房都不是单人间,缺乏私密的空间,可能给药师和患者的沟通造成了阻碍,导致患者与药师无法深入交谈。其实,相对目前门诊药房的环境而言,病房安静的环境已为沟通提供了一定便利。隐私并非意味着一定要有独立的房间,而是当正常听力范围内有其他人时,药师应采取措施保障患者的隐私,让患者感觉到自己的隐私受到药师的尊重。例如,药师在沟通开始前可以利用病房常见的隔帘为沟通创造相对私密的空间。有时,药师还可以通过调整自己所处的位置和控制说话声调这样简单的方法,让患者感到舒适和自然。

二、案例解析

(一)一例慢性支气管哮喘患者的药物个体化治疗沟通案例

1. 案例介绍 患者男性,23 岁,初中学历,有吸烟嗜好,因患有慢性支气管哮喘,处方服用缓释茶碱制剂,1 次 200mg(每片 100mg,共 2 片),一天 2 次给药。开始服药时经医生指导,开始戒烟。服药后,患者的哮喘得到了较好控制,并且未出现药物副作用,测定血药浓度为 13.5μg/ml。数月后,患者前来就诊,主诉近来出现咳嗽加重、痰液增多等症状,经询问服药剂量和频率没有改变,最近没有服用其他药物,怀疑药物未起到应有的作用。测定茶碱血药浓度结果为 7.8μg/ml,未达到有效血药浓度(10μg/ml)。药师据此判断患者体内茶碱未起到有效作用。有资料显示,吸烟者的茶碱清除率会比不吸烟患者高 1.5 ~ 2 倍。药师推断由于患者复吸烟导致茶碱清除率升高,从而使血药浓度下降。经询问,患者确实未坚持戒烟,经常忘记服药且未定期进行血药浓度监测(TDM),依从性较差。药师与患者进行面对面交流,发现该患者依从性较差,就对他讲述吸烟危害并采用图示方法讲解维持茶碱血药浓度的重要性,从而达到了较好的沟通目的。患者表示今后一定遵医嘱,按时服药并定期监测血药浓度。之后,药师建议调整给药剂量,具体方案为维持给药间隔不变,给药剂量调整为每次 300mg,1 天给药 2 次,并建议达稳态后再次监测血药浓度。数日后,测定结果为 14.6μg/ml,患者的不适症状得到缓解。

2. 案例解析 通过与患者进行面对面交流,药师了解到患者存在依从性问题:自制力较差,自我感觉病情好转便又复吸烟且未能按时服药;对于定期的血药浓度测定更是心存偏见,认为是医生为谋私利过度医疗。对于该类患者应多使用劝说性语言进行用药教育。患者一时不愿做的事,往往经过药师的劝说后可顺从。本案例中药师反复应用专业知识耐心讲解吸烟危害,强调戒烟是治疗该病的重要条件,不能长期持续戒烟无法取得良好的治疗效果及改善预后,会给患者带来经济和身体的双重折磨。这种劝说性语言和换位思考可有效引起患者的共鸣,达到较好的规劝效果。同时,采用图示法对患者进行茶碱的 TDM 宣传教育。由于该患者受教育程度较低,而 TDM 仅用语言描述则较为抽象,所以与他沟通时可采用图示法,即使用简单图形方式解释茶碱稳态血药浓度达标对治疗的作用。通过宣传教育使得患者认识到定期进行血药浓度监测的重要性以及 TDM 结果对制定下一步给药方案的重要作用,进而有助于提高患者依从性,使患者理解按时服药和定期监测血药浓度是为了保证茶碱起到有效作用,从而能够坚持按照医嘱规范用药和检查。这种沟通方式有利于加深患者对 TDM 的理解,有助于提高患者的依从性,收效较高。

(二)一例急性心肌梗死患者的药学监护沟通案例

1. 案例介绍 患者男性,55 岁,主因"发作性背痛 2 年半,加重伴晕厥 5 小时"入院。患者初始血压 87/64mmHg,临床诊断为冠心病,急性非 ST 段抬高型心肌梗死。治疗方案为:0.9%氯化钠注射液 36ml + 去甲肾上腺素 8mg 静脉泵入;给予中分子羟乙基淀粉(200/0.5)500ml 静滴,0.9%氯化钠注射液 32ml + 盐酸多巴胺 180mg 持续静脉泵入扩容升压治疗,替罗非班 50ml 持续静脉泵入抗血小板聚集治疗。后因血压升高不明显加快中分子羟乙基淀粉 200/0.5 和盐酸多巴胺的注入速度。血压稳定后下调多巴胺用量时,血压又开始下降,不能维持正常水平,对多巴胺产生耐受性。后在临床药师的建议下,加用生脉注射液 30ml + 5% 葡萄糖注射液 250ml 静脉滴注,每日 1 次,调节血管张力,辅助升压治疗。1 周后,患者血压稳定,康复出院。

2. 案例解析 急性心肌梗死并发休克是临床上非常棘手的问题,亦是药物治疗需要精心监护的特殊阶段。发生原因包括心排血量降低、外周阻力增加和低血容量等。在本案例中,由于患者的外周灌注严重不足,中分子羟乙基淀粉(200/0.5)的合理使用至关重要。药师根据患者体重计算出该药最大日剂量可达 2310ml,而医师实际处方剂量为每日 500ml,可能造成疗效不佳。此时,药师需要与医生沟通该药的正确、合理使用问题。然而,如果直接对医生说,"该药用法不正确,需要更改",可能会引起医生的反感,不能达到目的。毕竟,医生使用该药物时肯定也会考虑药物的使用剂量,可能是因为其他原因选择了较低的剂量。因此,临床药师需要换位思考,解决医生的疑虑。随后,在病例讨论会上,在医生主动为该患者的治疗效果寻找原因时,药师找到了切入点,提出增加中分子羟乙基淀粉(200/0.5)剂量的建议。而医师对患者心脏下侧壁心肌梗死表示担忧,担心输液过多,继续加重患者心脏前负荷。为了消除医师顾虑,药师根据自己的专业知识,查阅资料,找出调整用药剂量的依据,同时提出了用药过程中的监测点,包括过敏样反应、警惕出血现象(大剂量输注)等,获得了医师的认可,改善了患者的升压治疗。

在本案例中,药师还发现了另一个问题。患者血压恢复后,停用了去甲肾上腺素,此时血压又迅速下降,须提高多巴胺用量才能稳定血压。但是,长期使用多巴胺不利于患者的恢复。药师必须与医师合作,找到解决办法。首先需要找到病因,才能得到医生的信任,才能有效用药。结合心电图、心肌酶谱和心梗三联结果,药师认为患者目前无新的心肌梗死,心功能已逐渐恢复,血压仍下降的主要原因是血管调节功能尚未恢复,长期大量使用多巴胺,对其产生耐受性的结果。在向医生详细阐述上述事实和观点后,药师向医生推荐了中成药生脉注射液,用以辅助维持血压,协助降低多巴胺用量。在向医生推荐生脉注射液时,药师从传统中药知识中找到了用药依据,又从现代药学研究中找到生脉注射液升压作用的分子机制,说服了医生采纳了这个建议。实践证明,在使用了近半个月的生脉注射液后,患者最终不再需要输注多巴胺注射液,血压稳定出院。

思考题

1. 列出个体化用药方案的主要制定方法。

2. 试描述实施药学监护的步骤。

3. 当药师为患者制定药学监护计划时,应当从沟通中获取患者的哪些个体化信息?

4. 当一种药物具有常见的严重不良反应时,为帮助患者正确理解和处理这一不良反应,药师应该做什么?

5. 患者李某是一名癫痫患者,用药依从性差。经药师与医师沟通,计划实施治疗药物监测以制定个体化给药方案,但患者对治疗药物监测不理解,药师应如何与患者沟通?

（张　镭　张相林）

第十二章　抗感染治疗的药学服务与沟通

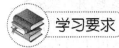 **学习要求**

1. 掌握抗感染药学服务的要点。
2. 熟悉抗感染治疗过程中药师与医、护、患的沟通技能与方法。
3. 了解感染性疾病的特点与常见感染性疾病的治疗方案。

第一节　抗感染治疗的药学服务

一、疾病与患者特点

（一）感染性疾病涉及多系统、多器官

由病毒、衣原体、支原体、立克次体、细菌、真菌、螺旋体、原虫、蠕虫等所引起的疾病均可称为感染性疾病。与之相应的，抗感染药物系指能杀灭或抑制引起人体感染的细菌、病毒和寄生虫的药物，包括抗生素、化学合成抗菌药、植物来源抗菌药以及抗厌氧菌药、抗结核药、抗麻风药、抗真菌药、抗病毒药、抗疟药、抗原虫药和抗蠕虫药等。由以上定义我们可以看出，引起感染性疾病的病原体多种多样，由其所导致的疾病更是累及身体各个器官，严重威胁着人们的健康。自1928年英国细菌学家弗莱明发现青霉素以来，抗感染药物挽救了数以亿万计感染性疾病患者的生命，在保障人类身体健康和生命安全、延长全球人均寿命等方面发挥了重要作用。抗感染药物已成为了临床应用最广泛的药物之一。

临床各专业均会存在感染性疾病，根据感染涉及的器官系统的不同、感染程度的不同、患者群的不同，是否有手术、肿瘤、糖尿病、免疫力低下等情况，在抗感染治疗中都是临床药师需要关注的问题。

（二）抗感染药物引发的不良反应表现多

抗感染药物因其种类多，而致其不良反应多种多样，常见的包括胃肠道反应、肝肾功能损害、血液系统异常、二重感染、过敏反应等。在临床工作中，药师应根据不同药物所可能产生的不良反应与医师沟通药品的选择、用药过程中不良反应的监测；与患者的沟通中，应提前告知患者可能产生的不良反应及其防治；如患者出现了抗菌药物所致的不良反应，应积极给予处理，并给予合理的解释。

1. 根据患者肝肾功能选择抗菌药物，可以避免肝肾功能的进一步损害　许多抗菌药物可导致肝肾功能损害，如氨基糖苷类、磺胺类、糖肽类中的万古霉素可导致肾功能损害，造成肌酐、尿素氮的升高，严重者可导致急性肾损伤；大环内酯类药物可导致肝实质损害，表现为黄疸、转氨酶升高等。因此，临床药师应了解患者的肝肾功能情况，在制订治疗方案时，与医师沟通药物的选择，对已经存在肝肾功能异常的患者，在选择药物时应提示医师避免使用上述可导致肝肾功能损害的抗菌药物，以防肝肾功能的进一步恶化。若因病情需要必须使用该类抗菌药物时,应与医师沟通,根据患者肝肾功能调整药物剂量,必要时在用药过程中进行血药浓度监测,根据监测结果及时调整药物剂量或给药间隔。

2. 警惕具有中枢神经系统不良反应的抗菌药物在特殊人群中的使用 喹诺酮类抗菌药物因其可抑制 γ- 氨基丁酸(GABA)的作用,从而导致头痛、头晕、睡眠不良等,并可致精神症状,如谵妄、躁动、言语错乱,可诱发癫痫,且在老年人中更易出现。一般认为,引起中枢神经系统副作用的可能顺序为:氟罗沙星 > 莫西沙星 > 环丙沙星 > 氧氟沙星。因此,在药物选择时应权衡利弊,在老年患者中使用时,应提示医师选择中枢神经系统副作用相对轻微的品种,用药过程中严密监测。

头孢吡肟所致的神经系统不良反应最常见的临床症状表现为意识混乱、烦躁不安、言语混乱、肌阵挛、癫痫发作等,与该药可通过炎性血-脑脊液屏障,使脑脊液中药物浓度升高有关。目前,头孢吡肟的机制尚不完全明确,可能由于该类药物与中枢抑制性神经递质 GABA 相似,可竞争性拮抗 GABA-A 受体,使神经元过度兴奋和突触后膜去极化,导致神经系统刺激阈值下降而引起惊厥。2012 年 6 月 26 日,FDA 发布安全通告称,目前已有与使用头孢吡肟相关的非惊厥癫痫持续状态的案例,且主要发生于未接受适当头孢吡肟剂量调整的肾功能不全患者。因此,在已有肾功能不全的患者中使用时,应提示医师根据肌酐清除率调整剂量,若出现了中枢神经系统不良反应,应督促医师及时停药,一般停药后 2~5 天症状消失。

碳青霉烯类中的亚胺培南可引起严重中枢神经系统不良反应,抽搐发生率可达 0.9% ~ 1.2%,不可用于脑膜炎的治疗。帕尼培南的抽搐发生率约为 0.03%。故在特殊人群中应用此类药物时应与医师沟通,选择中枢神经系统不良反应发生率低的品种。

3. 提前告知患者可能发生的不良反应及预防措施 提前告知患者可能发生的不良反应,可以避免在该不良反应发生时给患者带来恐慌。同时,告知患者预防措施,则有助于降低相应不良反应的发生率,以及由此所导致的治疗费用增加。

四环素类与喹诺酮类抗菌药物存在光敏反应,表现为外出活动时在短暂接触光线后,皮肤有刺痛感、出现红肿、发热、瘙痒、小水疱、疱疹等类似于日晒斑或日光性皮炎的症状。对于需要使用此类抗菌药物的患者,要提前告知其可能产生光敏反应,尽量避免日晒,若需要外出,最好穿着长袖衣裤,戴遮阳帽。

大环内酯类、喹诺酮类、四环素类、青霉素类、头孢菌素类抗菌药物存在胃肠道反应,可出现恶心、呕吐、腹泻等症状。对于需要使用此类抗菌药物的患者,要提前告知其服用后可能产生胃肠道不适,患者可以将用药时间固定为饭后以减轻此类不良反应。

某些头孢菌素类,如头孢替安、头孢哌酮、拉氧头孢等在与乙醇联用时可发生双硫仑反应。可抑制肝脏中的乙醛脱氢酶,使乙醇在体内氧化为乙醛后,不能再继续分解氧化,导致体内乙醛蓄积而产生一系列反应的过程称为双硫仑反应。表现为面部潮红、眼结膜充血、视觉模糊、头颈部血管剧烈搏动或搏动性头痛、头晕、恶心、呕吐、出汗、口干、胸痛、心肌梗死、急性心衰、呼吸困难、急性肝损伤、惊厥及死亡等。因此,患者若需要使用此类药物,在使用前,临床药师一定要对患者充分强调可能产生该不良反应的可能性,在用药期间及停药后 7 天内避免饮酒。

4. 在出现不良反应时为患者说明其产生原因、治疗措施及转归 多数患者缺乏医疗知识,对药物不良反应的知识不甚了解,在出现药物不良反应时,可能会出现一些负面情绪,对医师的工作不理解,甚至出现医患纠纷。因此,在出现药物不良反应时,临床药师应第一时间赶到现场,停用相关药物并安抚患者情绪,全面了解患者的基础疾病、药物治疗方案、过敏史、药物不良反应的发生过程。在进行综合评估后,为患者详细解释药物不良反应的产生原因、医护药师所采取的治疗措施;每日进行药学查房,观察患者病情变化及药物不良反应的转归情况;搭建好药师与患者的沟通平台。

(三)抗感染药物的合理使用应结合药物 PK/PD 的特点

传统抗菌药物治疗是以体外药效学数据 MIC(最低抑菌浓度)、MBC(最低杀菌浓度)、FIC(联合药敏指数)、PAE(抗生素后效应)等为指导,然而上述参数虽能在一定程度上反映抗菌药物的抗菌活性,但由于其测定方法是将细菌置于固定的抗菌药物浓度中测得的,而体内抗菌药物浓度实际上是连续变化的,因此不能体现抗菌药物杀菌的动态过程。随着研究的不断深入,人们发现抗菌药物的药代动力学(PK)和药效学(PD)参数与药物的临床疗效密切相关。PK 主要研究药物在体内的量随时间变化的规律,用数学模型来阐明药物在体内的分布、浓度与时间的关系;PD 主要研究药物效应随着给药时间和浓度变化的动力学过程。因此抗菌药物的 PK/PD 研究是把 PK 与 PD 结合起来研究药物剂量所对应的时间-浓度-效应关系,可以反映药物-人体-病原体之间的关系。

依据抗菌药物的 PK/PD 特性,将抗菌药物分为浓度依赖性抗菌药和时间依赖性抗菌药,此种分类方法可为临床制定有效的抗菌药物用药剂量、用药次数和用药时间间隔,为减少药物的毒副作用、提高疗效提供重要参考依据。

1. 时间依赖性抗菌药物　时间依赖性抗菌药物的抗菌作用主要取决于药物浓度(即游离药物浓度而非药物总浓度)超过最低抑菌浓度(MIC)的时间,即细菌的暴露时间。超过 MIC 时间越长即 $T_{>MIC}$ 越长,抗菌作用越好,而达峰浓度(C_{max})并不重要。此类抗菌药物的浓度仅需达到 MIC 的 2~4 倍,当达到或超过 MIC 的 4~5 倍时,其杀菌作用就处于饱和状态,再增加药物剂量,杀菌效果也不会再增加。一般情况下,$T_{>MIC}$% 达 40%~50% 即可达到满意的杀菌效果,60%~70% 效果最好,而当血清和组织药物浓度低于 MIC 时,细菌则会快速生长,时间依赖性抗菌药物主要代表药物包括 β-内酰胺类(青霉素类、头孢菌素类、单环β-内酰胺类、碳青霉烯类)、大环内酯类(阿奇霉素除外)、克林霉素、糖肽类(万古霉素)和噁唑烷酮类(利奈唑胺)等。

在临床上使用时间依赖性抗菌药物时,应注意一日多次给药,以维持较长的 $T_{>MIC}$ 的时间,达到较好的疗效。例如头孢他啶、氨曲南等半衰期介于 1~2 小时,每天给药 2~3 次;而头孢曲松的半衰期长达 6~8 小时,每天 1 次给药即可取得满意疗效;对于青霉素和其他半衰期小于 1 小时的药物,常规剂量下每天应给药 3~4 次;大环内酯类、糖肽类和碳青霉烯类不仅具有时间依赖性,而且还表现出一定的抗菌药物后效应(PAE),故有人把这类药物也称为时间依赖性且 PAE 较长的抗菌药物。例如新型大环内酯类药物有较长的 PAE,因此克拉霉素每 12 小时给药 1 次,阿奇霉素每 24 小时给药 1 次。对时间依赖性且 PAE 较长的抗菌药物可以通过延长用药时间或持续滴注而获得一个较好的药效学结果,尤其是对脓毒性休克及危重患者。

临床实际工作中经常遇到时间依赖性抗菌药物给药频次不够的现象,故临床药师需要用药学知识与临床医生、护士沟通,确保抗菌药物的合理使用。

2. 浓度依赖性抗菌药物　浓度依赖性抗菌药物,指杀菌活力在很大范围内随药物浓度的增大而增加的一类药物。反映浓度依赖性药物的杀菌活性的 PK/PD 参数为 C_{max}/MIC 或 AUC_{0-24}/MIC。浓度依赖性抗菌药物的特点是具有较长的 PAE 和首剂接触效应(FEE)。这类药物包括氨基糖苷类、喹诺酮类和甲硝唑等。氨基糖苷类抗菌药物 $C_{max}/MIC \geqslant 8 \sim 12$ 时,可以每日 1 次给药,达到最大抗菌作用,而且耳、肾毒性也有所减轻。喹诺酮类药物治疗严重感染时,应使 $AUC_{0-24}/MIC \geqslant 125$,$C_{max}/MIC \geqslant 8 \sim 10$,而且多数喹诺酮类抗菌药物有较长的 PAE 和较高的组织浓度,故不需要每天多次数给药。例如使用左氧氟沙星时,在安全前提下,每日剂量一次给予,可以最大程度提高 C_{max}/MIC 以及 AUC_{0-24}/MIC 的比值,加快杀菌速度,提高疗效并减少细菌耐药性。因此,我国食品药品监督管理局近年已将左氧氟沙星的说明书进行了修改,推荐一日一次的给药方案。

(四)抗感染药物在特殊人群使用时应进行血药浓度监测

抗菌药物的治疗药物监测(TDM)是抗菌药物合理应用必不可少的一部分,特别是氨基糖苷类和糖肽类,两者的药代动力学特点决定了其 TDM 的必要性。在我国颁布的《抗菌药物临床应用指导原则》中明确规定了要对肾功能不全患者、老人以及新生儿在使用氨基糖苷类和万古霉素以及去甲万古霉素时进行血药浓度监测。

临床实际工作中,并不是所有医生都能根据肌酐清除率调整抗菌药物的剂量,有时只是在常用剂量的基础上酌情减少药物的剂量,也并不是所有医生都很熟悉应用 Cockroft-Gault 公式来计算肌酐清除率。因此,临床药师与医生一起为患者制定个体化用药方案是十分重要的。

此外,万古霉素的血药浓度与其疗效和毒性具有相关性。发生肾功能损害的患者血药谷浓度多超过 30mg/L。当血药浓度大于 80mg/L 会产生耳毒性;氨基糖苷类亦然,如庆大霉素的峰浓度 >4mg/L 时,对铜绿假单胞菌感染的治疗有效;但当谷浓度 >2mg/L 时,肾脏近曲小管上皮细胞对药物重吸收增强,细胞损伤或死亡,相应的血肌酐值升高。因此,对于肾功能不全或者危重症患者,建议对糖肽类和氨基糖苷类抗生素进行血药浓度监测。

临床上会遇到即使按照药品说明书中的推荐剂量也未见明显疗效或出现肾功能损害的情况,而临床药师建议医生为患者进行血药浓度监测,结果很多情况下是血药浓度低于(疗效不明显)或高于有效治疗浓度(出现肾损害)。在与医生沟通时,临床药师应该将对患者进行血药浓度监测的必要性向医生明确说明,通常都能够得到医生的认可,也利于为患者制定更恰当的治疗方案。

二、药学服务要点

(一)安全性

抗感染药物是一把"双刃剑",用对了可以杀灭引起感染的微生物,滥用可引起细菌耐药、抗生素相关性腹泻及二重感染等。目前,临床使用抗感染药物的常见误区是把它当作退烧药、消炎药。患者的理念也存在许多问题,部分患者和家属过度依赖抗感染药物治疗,认为发热就应该静脉输入抗感染药物,这些误区容易导致药物不良反应的发生,给临床治疗带来不安全因素。作为临床药师,可以从制定合理的给药方案、规范临床用药、监测药物不良反应、加强患者教育等方式促进用药的安全性。对于特殊患者更应重视用药安全性。

1. 根据肾功能调整抗感染药物剂量 如果根据初始肌酐测定值来评估的肾功能,并作出一个草率的定量给药方案,很可能发生剂量不足或过量。临床药师要仔细注意所有能够反映肾功能的数据,这些数据将为患者提供最适当的关于给药剂量方面的建议提供支持。有显著的肾功能损伤的患者往往需要肾脏替代治疗,比如血液透析,持续的低效率透析(SLED)和连续性静脉-静脉血液透析(CVVHD),这些肾脏替代治疗对抗菌药物清除方面有不同程度的影响,并且可能会因此影响抗菌药物剂量的选择。

β-内酰胺抗生素分子量较小,但其药物动力学参数变异较大而且抗菌活性变化较大。大部分β-内酰胺抗生素的分子量小,水溶性好,蛋白结合率低,主要经肾消除。因此,大多数β-内酰胺抗生素对于肾小球滤过率减少的急性肾损害(AKI)患者需要进行剂量调整。也有例外,如萘夫西林、头孢曲松有肾外的消除途径,对于低肾小球滤过率的患者也并不要求进行剂量调整。由于这些不同,在给药前应该对每种药物的药物动力学进行研究。大部分β内酰胺抗生素可被血液透析和CRRT清除。萘夫西林和头孢曲松是例外,因为它们具有很高的蛋白结合率而且极少能被透析清除出去,在连续肾脏替代疗法(CRRT)时清除率也仅有很少增加。碳青霉烯类的清除率不同,蛋白结合率的变异很大是最大的影响因素。多利培南和亚胺培南具有相似的药物动力学和较低的蛋白结合率,可被透析清除,因此在透析末期补充给药剂量或在进行CRRT时对用药方案进行调整是有必要的。虽然,美罗培南与多利培南和亚胺培南相比具有不同的药物动力学行为,但有着相似的清除类型。

万古霉素分子量较大,但在大部分组织中均有分布,脑脊液除外。万古霉素蛋白结合率10%~50%。经肾小管滤过清除,AKI时半衰期会延长。由于经尿排泄,因此使用万古霉素时,要对AKI患者密切关注其血清药物浓度。对于采用标准间歇性血液透析(IHD)的患者可忽略万古霉素的量,而使用高通量膜或CRRT,应该减少药物的40%。在进行药物剂量调整前,确认膜的类型与设备是非常重要的。万古霉素的负荷剂量在AKI或透析患者中不应改变,然而透析后的维持剂量和给药频率应根据血清药物浓度来定。

氨基糖苷类抗生素是小分子药物,水溶性强,蛋白结合率低,药物消除速率由肾小管清除率而定。这些因素使得其在AKI、IHD和CRRT患者体内的药物动力学受到了显著影响。重症监护患者的负荷剂量应由表观分布容积的评估而定,分布容积在4~6L时,庆大霉素和妥布霉素的负荷剂量达到5~7mg/kg,阿米卡星达到15~20mg/kg。精确评估表观分布容积对防止给予过高或过低的剂量是非常重要的,精确估算总的体液也是很关键的。氨基糖苷类具有肾毒性,它们的使用会加重AKI或延长AKI的恢复。所以,所有氨基糖苷类的给药剂量在透析时都应依据透析前和(或)后的血清水平而定。

2. 特殊人群应用抗感染药物的注意事项 充分了解特殊人群的生理特点及使用抗菌药物的正确方法和注意事项,才能保证用药安全。特殊人群主要是指:老年人、婴幼儿、妊娠和哺乳期妇女,现分述如下。

(1)老年人:老年人具有独特的生理特点:①胃酸分泌减少、胃肠蠕动性差、口服药物吸收差;②肌肉萎缩、活动量减少、肌注药物疗效差;③常常同时服用多种药物,药物相互作用较多见;④老年人很容易并发感染(其中肺部、泌尿道感染较为常见)。所以,老年人用药应注意首先经验性用药,尽量选择杀菌药物,严重感染应选择静脉用抗菌药物。依照肝肾功能情况,选择合适的抗菌药物。作为临床药师在参与抗感染治疗时,一定要注意监测老年人肝肾功能的变化,及时调整药物的用法用量。与患者沟通时还要详细询问合并用药的情况。例如:是否使用地高辛、华法林、茶碱、阿司匹林、化疗药等。如果有合并用药情况,应告知患者药物的相互作用,根据药物相互作用调整抗菌药物和相关药物的剂量,必要时需要监测血药浓度。

(2)婴幼儿:婴幼儿的免疫系统还处在逐步发育完善的过程,应慎用经肝肾(特别是肾脏)代谢的药物。抗菌药物的用量要依据年龄和体重计算给药剂量。婴幼儿使用抗菌药物常常是首次接触,一定要高度重视过敏反应的发生。在婴幼儿时期,人体的各种器官尚未发育成熟,应重视特殊药物的毒性。在与患儿家属进行沟通时必须讲清楚药物对婴幼儿的不良反应。如氨基糖苷类致耳毒性;喹诺酮类致软骨发育不良,故18岁以下为禁用;磺胺类致核黄疸,糖肽类致耳毒性和肾毒性等。总的用药原则是能不使用抗菌药物就尽量不使用。尤其注意儿童患病毒性感冒后一般不需要抗菌药物治疗,应进行抗病毒治疗。药师应指导患儿家属加强护理,遇到患儿高热千万不要慌张,采取物理降温及口服退烧药即可。适当休息,多喝温开水,给予易消化的饮食,通常会很快恢复健康。

(3)妊娠期妇女:在孕早期(3个月以内)尽量不用抗菌药物,可以推迟治疗的,尽量推迟到3个月后。3个月后使用抗菌药物应根据药物对胎儿的毒性选择。妊娠期间药品使用分级为A、B、C、D和X级。在妊娠前3个月,如果必须用药,临床药师建议尽量选用A或B级药物,同时对患者做好教育,多喝水、多休息、尽量减少服药的种类。妊娠3个月后使用C级药物时也需要权衡利弊,确认利大于弊时方能使用。通常D级药物在孕期都是禁止使用的。孕妇在抢救、特殊情况下使用C、D级药物时,应详尽告知其可能给孕妇和胎儿带来的损害。

(4)哺乳期妇女:因为不同的药物在乳汁中的分布浓度有差异,但均对乳儿有潜在不良影响,使用抗菌药物时宜暂停哺乳。青霉素类和头孢菌素类在乳汁中浓度较低,但应注意乳儿的过敏反应;氨基糖苷类虽然在乳汁中浓度不高,但对乳儿的听力有影响,应避免使用;喹诺酮类、四环素类、氯霉素类、磺胺类药均被列为避免使用的药物。如确需使用抗菌药物治疗,药师必须与患者及时沟通,指导患者服药的方法。必要时,需暂停哺乳。

3. 监测药物不良反应　医生在实际应用抗菌药物时,常常更注重其治疗作用,对不良反应注意不够,因而可能造成治疗的失败,同时给患者增加经济负担,延长疾病时间。

为了预防抗菌药物的不良反应,医生、药师须做到:①认真询问既往史,包含既往用药史、家族史及药物过敏史等,严格执行皮试常规;②应用任何抗菌药物前应充分了解其可能发生的各种不良反应及防治对策;③出现不良反应要立即采取相应抢救及治疗措施;④慎用毒性较强的抗菌药物,联合用药时要警惕毒性的协同作用;⑤避免长时期大剂量使用抗菌药物尤其是广谱抗菌药物。患者应在医务人员的指导下用药,切忌随意服用。

（二）有效性与依从性

医生在预防、诊断、治疗疾病的过程中,应针对具体患者选用适宜的抗菌药物,采用适当的剂量与疗程,在适当的时间,通过适当的给药途径用于患者,达到有效诊断、预防和治疗疾病的目的。经验性抗感染治疗应与病原微生物检测同时进行。待明确病原菌和药敏情况后,应及时依据药敏情况调整抗菌药物,同时也需要加强患者的依从性,配合医生治疗,提高药物有效性。

1. 社区获得性肺炎(community acquired pneumonia,CAP)　CAP 的经验性抗感染治疗首先要保证药物对肺炎链球菌和其他非典型病原体(支原体,衣原体,军团菌)有足够的抗菌活性。甲氧西林耐药金黄色葡萄球菌(MRSA)的治疗指南中还建议对于 CAP 感染增加可覆盖 MRSA 的抗菌药物。这种广谱抗菌活性的实现可通过使用抗肺炎链球菌的 β-内酰胺类(头孢噻肟,头孢曲松,或氨苄西林-舒巴坦)联合阿奇霉素或抗肺炎链球菌的氟喹诺酮类,也可加入万古霉素或利奈唑胺来覆盖 MRSA。对于 CAP 患者中具有铜绿假单胞菌感染的风险因素者,给药方案应包括:联合两种药物,积极对抗铜绿假单胞菌,同时保持足够的对抗肺炎链球菌和非典型病原体的活性。哌拉西林/他唑巴坦联合左氧氟沙星就是这种类型方案的一个例子。治疗疗程至少 5 天,建议当患者体温正常达 48 至 72 小时,且临床情况稳定后,可停用抗菌药物。与患者沟通时,要让其了解治疗疗程及何时停药。

2. 医院获得性肺炎(hospital acquired pneumonia,HAP)　HAP 的治疗通常取决于多重耐药菌(MDR)病原体的风险因素,包括前 90 天内的抗微生物治疗,5 天或更长时间的近期住院治疗,社区或者医院病房的抗菌药物耐药的高发率,免疫抑制性疾病和(或)治疗。如果 MDR 的病原体不存在,患者在入院的第 3 到 4 天发生 HAP 或者呼吸机相关性肺炎(ventilation associated pneumonia,VAP)被视为“早期发病”。通常推荐窄谱的抗菌药物,必须选择对肺炎链球菌,流感嗜血杆菌,甲氧西林敏感金黄色葡萄球菌(MSSA)和敏感的革兰阴性杆菌,如大肠杆菌等有抗菌活性的药物。根据目前指南和药物经济学因素,单药治疗已经被普遍推荐,包括头孢曲松,左氧氟沙星,莫西沙星或者厄他培南。当呼吸道培养结果取得后,通常可以在经验方案治疗后 48 到 72 小时内降阶梯或选择窄谱抗菌药物。例如,如果之前使用哌拉西林/他唑巴坦,环丙沙星和万古霉素组成的经验方案,痰培养未培养出 MRSA,应终止万古霉素的使用,减少不必要的药物治疗。如果痰培养结果表明铜绿假单胞菌对哌拉西林/他唑巴坦、环丙沙星都敏感,推荐降阶梯单药治疗。研究表明,如果铜绿假单胞菌不是致病菌,治疗应控制在 7 天。由铜绿假单胞菌引起的感染,传统治疗疗程为 14 天或更长时间。

3. 腹腔感染　社区获得性腹腔内的感染通常由正常胃肠道菌群侵入正常无菌组织或体液时引起感染。对于大多数腹腔内感染患者,推荐进行病源控制,并加以早期、积极抗菌药物治疗。大多数的抗感染经验治疗方案都是广谱抗菌药物,但需覆盖常见肠道革兰阴性杆菌,如大肠杆菌、草绿色链球菌和厌氧杆菌(拟杆菌等)。对于严重的社区获得性腹腔内感染,抗感染治疗单药可选亚胺培南/西司他丁、美罗培南或哌拉西林/他唑巴坦,联合用药选择头孢吡肟 + 甲硝唑,头孢他啶 + 甲硝唑,环丙沙星 + 甲硝唑,左氧氟沙星 + 甲硝唑。如果当地的抗菌谱表明 90% 的大肠杆菌对氟喹诺酮类敏感,则氟喹诺酮类药物可用于经验性治疗。抗菌药物治疗的持续时间应限制在 4~7 天。当感染难以控制(如脓肿引流很难实现时),药物治疗可能需要更长时间,最终由患者的反应决定。与患者沟通应交代药物的特点和治疗疗程,提高患者依从性。

4. 尿路感染　大肠埃希菌是尿路感染最常见的病原菌,其他的如肺炎克雷伯菌,奇异变形杆菌等肠杆菌科细菌,腐生葡萄球菌,也可能参与健康妇女无并发症的膀胱炎或肾盂肾炎。这种情况下,住院的妇女推荐的经验性治疗包括口服或静脉输入氟喹诺酮类,氨基糖苷类单用或联用氨苄西林,广谱头孢菌素或广谱青霉素单用或联合氨基糖苷类,或碳青霉烯类。此外,念珠菌也可导致尿路感染。长期留置导尿管的患者都有上述病原菌感染的风险。尽管目前没有指南推荐如何治疗导管相关尿路感染,但是应经验性覆盖肠杆菌科、铜绿假单胞菌、肠球菌,可选用哌拉西林/他唑巴坦或抗假单胞菌的碳青霉烯类药物。推荐的治疗时间范围为 3 ~ 14 天。念珠菌在医院环境中的导尿管是一种常见的定植菌,一般当尿液细菌培养念珠菌阳性和患者表现出临床症状治疗时,才应该启动抗真菌治疗。

5. 脑膜炎 脑膜炎是一种神经破坏性疾病,针对该疾病最重要的是需要迅速识别症状和体征,确定诊断,并及时启动抗菌治疗。引起危重患者脑膜炎最常见的病原菌是肺炎链球菌,根据患者年龄和诱发条件的不同,可以预期不同的病原体。根据目前的指南,通过对腰椎穿刺获取脑脊液标本进行分析和培养,可迅速在社区获得性感染中开始启动高剂量静脉注射头孢曲松或头孢噻肟联合静脉注射万古霉素(目标谷浓度 15 ~ 20μg/ml)。由于存在李斯特菌、无乳链球菌感染的风险,氨苄西林也应该用于年龄小于 1 个月的婴儿的经验性方案,同时,年龄超过 50 岁的成人也要控制李斯特菌。如果可以提供细菌培养和药敏结果,若发现病原菌对第三代头孢菌素敏感,应该停用万古霉素(或氨苄西林),针对药敏结果进行用药。

6. 重症皮肤软组织感染(SSTI) IDSA 推荐对于复杂性 SSTI(cSSTI,定义为较深的软组织感染、手术或外伤伤口感染、大脓肿、蜂窝织炎及感染痈或烧伤)的住院患者,除了外科清创术和广谱抗生素外,在等待培养结果期间应考虑经验性治疗 MRSA。选择包括:静脉万古霉素;口服或静脉利奈唑胺 600mg,每日两次;静脉达托霉素每剂 4mg/kg,每日 1 次;静脉特拉万星每剂 10mg/kg,每日 1 次;静脉克林霉素 600mg,或口服每日 3 次。对于有非化脓性蜂窝织炎的住院患者,可考虑使用 β 内酰胺类抗生素(如头孢唑林),如治疗无效,就换为抗 MRSA 治疗。治疗时间推荐为 7 ~ 14 天。

(三)经济性

在临床药物治疗中应用药物经济学方法制定合理的成本-效果处方,可为临床合理用药和制定科学的治疗方案提供决策依据。对于临床药物治疗方案的评价,只考虑效果,不顾成本消耗是不可取的;只考虑成本,不考虑效果也是无意义的,问题的关键在于平衡成本与效果,寻求一个最佳结合点。在多个治疗方案中,一个治疗方案即使成本较高,但临床效果显著,仍不失为较佳的治疗方案。成本效果最佳的治疗方案未必是实现特定治疗目标费用最低的。所以在进行药物经济学成本-效果分析时,要综合考虑成本与效果在临床治疗方案中的作用,使成本-效果分析更加科学化。

临床药师根据 IDSA(美国抗感染协会)指南帮助临床医生制定各种感染的方案与疗程,可以减少抗菌药物滥用,节约治疗成本,降低不良反应发生率。避免盲目选择新、贵药品,药费的增加并不代表药效的增加。控制外科抗菌药物预防应用的时程,也可降低治疗费用,减少医院耐药菌株的产生,从而提高抗感染疗效。

围术期抗菌药物预防性应用过程中,一方面要考虑术中可能引起感染的特定细菌,也要考虑抗菌药物预防用药的成本。例如,骨科手术,术前和术后 24 小时预防使用注射用头孢西丁(30.8 元/支,1g/支),2g,一日三次,至少需要 6 支头孢西丁,金额 184.8 元;并且头孢西丁半衰期只有 40 分钟,不适用于术前预防用药。注射用头孢呋辛钠(8 元/支,0.75g/支)是第二代头孢菌素类抗菌药物,抗菌谱包括革兰阴性菌与革兰阳性菌,能覆盖皮肤来源的葡萄球菌,半衰期 1.2 小时,术前和术后 24 小时预防用头孢呋辛成本只有 48 元(以预防使用 6

支计算),其成本-效果比最低,因此适用于骨科手术前预防用药。此外1支头孢呋辛可以配制多瓶皮试液,如由静脉药物配置中心统一配制,供全院皮试使用,每人消耗<0.1元,比每个人消耗1支或者全科消耗1支都经济、安全。

第二节　抗感染治疗药学服务中的沟通

一、常见沟通障碍与应对

抗感染药物不仅种类繁多,其适应证、治疗方案及不良反应亦具有多样性,所以在进行抗感染药物的药学服务过程中需要非常高效地收集到有关信息,全面深入地展开工作,以达到获取信息准确,药学服务正确的目的。下面介绍在这一过程中可能遇到的沟通障碍及应对方法。

(一)与医师的常见沟通障碍与应对

1. 沟通方式的选择　为了保证一个良好的沟通效果,首先要选择正确的沟通方式,因为不同方式之间的差距是非常大的。药师与医师的沟通方式多种多样,可以通过电话、E-mail、面对面交流等方式。

(1)电子邮件:现在越来越普及的一种沟通方法就是E-mail(电子邮件)。电子邮件日益得到了广泛的应用,已经成为一种非常流行并且常用的沟通方式。其优势主要体现在可以快速传递大量的、准确的信息,在药师与医师的沟通过程中如涉及相关治疗指南、规章制度等涵盖大量信息的内容时,采用电子邮件是一种很好的方式。

(2)电话:电话是我们传统而常见的一种沟通方式。我们知道电话沟通也是语言沟通的一种,但是电话的语言沟通里不仅仅包含你要表达的内容,也包含了一些说话时抑扬顿挫的语气,能够传递给对方一定的情感和思想。通常,医师需要向药师咨询相关用药问题时,会采取电话咨询的方式;药师就某个用药问题主动找医师沟通时亦可采用电话沟通的形式,同时伴随说话的语气可以传递给医师药师对相关问题的立场。例如,临床医生刚刚拿到细菌培养加药敏的回报结果,会主动打电话咨询临床药师该如何选择抗菌药物;而当临床药师在审核医嘱时,如果发现患者可以停用抗菌药物时,也会及时地电话通知医生,进行停药。

(3)面对面的谈话:面对面的方式是最好的沟通方式。当有可能选择的时候首先选择面对面谈话。在面对面谈话时,结合说话的语气、表情及肢体语言,往往能够传递更多的信息。首先,临床药师在进行药学查房时,应注意观察患者的各项生命体征,尤其是与感染相关的症状与体征,同时应了解患者的进食与引流情况,再结合各项实验室检查与必要的影响学检查结果,确定自己的抗感染治疗方案,如果与医生的不同,则可采用面对面的交流方式,向医生提出自己的意见,这将有助于在短时间内达成共识。

2. 沟通时机的选择　医师与药师的工作都是非常繁忙的,内科系统医师每日需进行常规查房、书写病历、安排患者的各项检查、关注回报的检查结果、制订与调整治疗方案、安抚患者及家属情绪等工作;外科医师每日除了上述工作外还需花费大量时间在手术指征的评估、手术术式的确定和手术操作上;药师每日需进行药学查房、审核责任病区医嘱、参与治疗方案的制订、观察患者的用药反应、监测药物不良反应、进行用药教育等。因此选择合适的时机与医师进行沟通十分重要,既要不干扰医师正常工作的进行,又要不给药师的工作流程添加过多负担。如在审核责任病区医嘱的过程中发现问题时,可先将发现的问题进行记录,汇总后再与医师沟通修正,避免为了沟通而多次打断医生工作。

3. 沟通地点的选择 医师与药师共同的工作场所有医师办公室、病房等,在与医师沟通时,沟通地点尽量不要选择病房,尤其是遇到与医师观点相悖的问题需要进行讨论时,最好选择独立空间的医师办公室,以避免患者误解药师与医师对治疗方案的不同解读,产生不必要的误会。

4. 沟通的内容和存在争议时的处理办法 药师和医护人员均属于专业人员,在沟通时候需要对于沟通问题提出充分的依据支持,进行讨论,得出双方认可的结论。

医师和药师讨论抗感染的问题需要相互沟通的内容包括:患者的生命体征(体温、意识、体检的阳性体征)、确定诊断,有关的实验室检查结果(血液生化指标、CRP、PCT 等感染相关生化指标、病原微生物检查结果、影像学检查结果、其他阳性检查结果)、使用抗菌药物的依据(药敏结果、经验性用药、指南、有关的管理规定等),患者经过治疗后各种转归情况,目前需要解决的核心问题,对于在治疗方案存在多种选择的情况下,双方可以比较患者受益的情况、经济学、不良反应的发生率等多方面选择。

药师还可以为医生提供更为专业的药学知识,如抗感染药物的药代动力学、药物相互作用、药剂学等,辅助医生进行选药治疗。

在交流过程中应该关注患者的有关情况,例如保护患者的隐私,不被第三人听到;有关患者的特殊情况需要医护之间配合,与家属等有效协调,避免产生不必要的麻烦。

当医生和药师对于抗感染治疗方案存在争议而需要讨论时,应该避免在患者面前发生争执;当交流中需要了解患者的特殊情况时,也要避免被第三人听到,以免对患者造成不良影响,例如患者一些特殊的感染性疾病如淋病、艾滋病后期的严重感染等情况。

(二)与护士的常见沟通障碍与应对

1. 给药方式的问题 药物的应用方法及时间正确与否,可直接影响药物疗效,甚至是成败的关键,而药物的投放与应用需要护士执行。但护士的工作经历决定了其相较缺乏合理用药知识的系统性培训,包括对药物的配伍禁忌、给药途径、给药方法、给药时机方面的问题等,而且通常较为缺乏比较正确的理论知识,例如,抗菌药物分时间依赖性与浓度依赖性两类,正确的给药频次会提高疗效。因此,她们需要临床药师介绍合理用药方面的知识和意义,使其从理论上认识合理用药的重要性,以及不合理用药的危害。针对操作性的问题进行的沟通,一定要以示例等方式达到准确沟通的目的。

例如,某位患者因支气管扩张合并感染需同时使用阿莫西林舒巴坦钠与环丙沙星注射液,护士在为患者输注药物时,两组药物之间未用生理盐水冲洗管路,结果导致输液管路中出现白色沉淀物,这是由于阿莫西林舒巴坦钠(100mg/ml)的 pH 为 8.0 ~ 10.0,而环丙沙星注射液(1mg/ml)pH 为 3.5 ~ 4.5,二者 pH 相差较多,在输液器中混合后发生化学反应导致沉淀析出,降低治疗效果,甚至威胁患者生命。因此,临床药师在审核医嘱时应提醒护士,不同分组的输液若使用同一条静脉通路,应以生理盐水冲洗管路。

再如,某患者因为上呼吸道感染需使用左氧氟沙星注射液,护士常规的习惯是将 100ml 的抗生素在 30 分钟至 1 小时内输完,而该患者在半小时输注完该药后出现了皮肤瘙痒、红肿,这与药物滴注过快有关,该药品说明书中明确指出"本制剂专供静脉滴注,滴注时间为每100ml 至少60 分钟"。因此,对于有刺激的药物及对输注速度有要求的药物,应提醒护士在给药时予以注意滴速。

解决该类问题的最好方式是临床药师根据护士的需要定期开展有关合理用药方面的讲座,及时提供新理论和新知识应用信息,改变护士的用药习惯。例如,服用磺胺类药物的患者,应告知护士向患者说明应多喝水保持24 小时尿量在1200ml 以上;对于对滴注速度有要求的药物,应嘱咐护士告知患者不要随意调节药物的滴速,以免发生不良反应。

2. 药品贮存　护士站通常配有小药柜,用来存放基数药品。对于有特殊保存条件要求的药品,如冰箱存药(注射用两性霉素 B、注射用卡泊芬净等)、避光存药等,应提醒护士严格按照要求存放。同时,要提醒护士定期检查药品的有效期。

此外,由于工作岗位的要求,有些班次的护士会先将治疗用药物配制出来。但如青霉素等不稳定的药物,宜现用现配。应告知护士该类药物过早配制会导致药物降解,影响药物疗效。

3. 不良反应的监测　患者的治疗工作由护士完成,护士对患者实施监护,患者在治疗过程中的变化也是护士最早发现。通过临床药师对她们的不良反应知识培训,通过询问和检查患者症状体征,能提高她们在用药过程中发现药物不良反应的早期症状的能力,以便及时停药和处理,防止药物损害进一步发展,避免药源性疾病发生。

4. 治疗药物监测　治疗药物监测是拟定个体化给药方案的最佳手段。标本的采集是由护士完成,不同药物所需采集的标本不同,不同测定目标采血时间也不相同。例如,万古霉素、丙戊酸钠、卡马西平、地高辛等需测定药物谷浓度,应在下一次给药前半小时左右采血,而一些免疫抑制剂如环孢素,既要测定药物峰浓度又要测定药物谷浓度,其峰浓度的测定应在给药后 2 小时进行。这些免疫抑制剂在静脉给药和口服给药时测定峰浓度的采血时间不同,静脉给药一般会在给药结束后 1 小时左右采血,而对于肾功能不佳的患者,则应在给药结束后 2 小时后采血以保证药物在体内分布达到平衡。

因此,在采血前与护士沟通极为重要,临床药师对护士进行精心讲解,才能正确顺利地监测结果。当检验结果出现异常时,也应及时与护士沟通,以排除标本采集错误导致的结果异常。

(三)与患者的常见沟通障碍与应对

在当代药学工作中,良好的沟通技巧对于取得患者最佳治疗效果和提高药师职业角色满意度起着至关重要的作用,有助于建立良好的药、医、患的关系,也是医院药学服务发展的需要,更是药师提升自身形象、赢得尊重的需要。与患者沟通时,必须纠正抗菌药物的使用误区。

1. 让患者初步了解抗菌药　抗菌药与其他药物相比是一种珍稀有限的资源,它们是唯一的一种不直接作用于患者,而是作用于入侵的病原体和共生微生物群的生长及生态的药物。临床上根据患者的症状、体征及血、尿常规等实验室检查结果,初步诊断为细菌性感染者以及经病原检查确诊为细菌性感染者方有指征应用抗菌药物。药师第一步,应对每一位来就诊的患者进行抗菌药物知识的宣教。告诉患者抗菌药物品种的选用应根据病原菌种类及病原菌对抗菌药物敏感或耐药,即细菌药物敏感试验的结果而定。住院患者必须在开始抗菌治疗前,先留取相应标本,立即送细菌培养,以尽早明确病原菌和药敏结果;门诊患者可以根据病情需要开展药敏工作。对于危重患者在未获知病原菌及药敏结果前,可根据患者的发病情况、发病场所、原发病灶、基础疾病等推断最可能的病原菌,并结合当地细菌耐药状况先给予抗菌药物经验治疗,获知细菌培养及药敏结果后,对疗效不佳的患者及时调整给药方案。第二步,就要根据每个患者用药的不同进行个体化用药分析。只有使患者充分了解自己所用的抗菌药物才能很好地配合治疗,减少或减缓细菌耐药性发生。

2. 让患者了解抗菌药物的不良反应 医生很少告诉患者药物的治疗作用和不良反应,患者不了解药物存在潜在的不良反应,一旦出现就会很恐慌,会产生依从性问题甚至使治疗延长,所以药师应告知其最常见或最严重的不良反应,及不良反应发生时应该如何处理。其实,有些不良反应是可以采取措施避免的。例如:大环内酯类药物会引起胃肠道反应。患者在服用时尽量与食物一起服用,可相应减少胃肠道刺激。静脉给药时可给予维生素 B_6 对抗不良反应的发生。口服磺胺类药物时,嘱患者需大量喝水,必要时可以口服碳酸氢钠碱化尿液,减少结晶尿的发生。研究表明患者需要用药信息,尤其是不良反应信息。在大多数比例中,提供了药物不良反应信息往往可以避免这些反应的发生。

3. 对患者进行抗菌药使用的宣教 患者是医疗服务的合作者,如果整个过程没有他们的依从性,我们的努力将化为零。因此,为了提高患者的依从性、保证治疗成功、降低不良反应的发生,应该给患者足够的药物信息。

抗感染药物比较复杂,分类多,分级多,患者容易发生混淆。首先应让患者了解抗菌药物的基本信息,主要包括药物的名称、性状、规格、剂量、剂型、适应证、给药途径等。对每种抗菌药具体用药方法进行说明和指导。给患者介绍感染的性质、发病部位,并对需要采取的给药方式(静脉注射、肌肉注射、口服、外用药等)进行用药教育。在此特别强调患者用药剂量一定是用大众熟知的单位进行交代,如片、瓶等,尽量不使用克、毫克等。

抗感染治疗的给药方式也是多种多样的,通过静脉注射或者肌肉注射的药物很多情况下要进行皮试,需要事先同受试者进行沟通,告知其皮试的过程,以及如果皮试为阳性所需要进行的处置等;对于口服的抗感染药,应告知患者服药的时间、频次,还应强调服药方式的准确性可防止耐药性产生,以及适时停药并且防止抗菌药的滥用。

简单告知患者服用的抗菌药物常见和严重的不良反应、相互作用和禁忌证以及发生时的正确处理方法,告知其发生不良反应后应及时停药并就医,让患者学会自我监测,适当的药品储存方法以及发生漏服事件的处理。在做宣教时,为了加强患者的记忆,应尽量使用通俗易懂、精简的语言,以保证每个患者都能理解并接受。

感染性疾病多种多样,尤其对于特殊的感染需要了解个人生活史等,而且治疗方案需要和患者进行深入讨论,增加患者依从性,坚持治疗,方能达到治疗效果。如果遇到抗感染治疗效果不佳,则需要通过更多的交流了解患者的情况:如服药的剂量及频次是否正确,服药的时间选择是否合适、是否合用了其他的药物影响药效等,分析属于耐药或者药物不敏感则需要换药治疗。药师必须针对重点患者制作个人药物治疗记录,记录药物治疗方案、干预措施、实际取得的治疗效果和不良反应等。

二、案　例　解　析

（一）药师与患儿家属沟通障碍的案例

1. 案例简介　药师与一位耳部感染患儿的家属进行交流。

2. 沟通过程

患儿(5 岁)父亲："我可怜的孩子,她因为耳部的感染非常难受,在过去 3 个月,这是她第 2 次抗炎治疗。"

药师："事实上,这个年龄的孩子容易发生耳道感染,我们看到许多这样的患儿。"

患儿父亲："你这样说是为了让我舒服一些吧? 我的小女儿非常痛苦。"

药师："是的,这一点我很清楚。"

3. 案例解析　药师的话明显让患者父亲感觉不舒服,站在药师的角度,采用安慰、比较或概括的沟通方式来将问题进行最小化是有风险。避免这种风险的方法是表达同情心,然后看患者是否需要进行对照比较。如果安慰是需要的,药师可以这样回应："您的女儿发生了耳部感染,你们都会很难过,我看了也很心疼,但是当孩子非常难受时,这种不良情绪是无用的。"然后等待看患者父母接下来的反应。这种情况下,由药师自发进行的安慰、比较或概括的沟通方式,对患者通常帮助不大。

（二）关于青霉素类药物使用注意事项的用药咨询与教育

1. 案例简介　一位 26 岁的女性患者,诊断为链球菌咽喉炎,医生开具了青霉素 V 钾 500mg,1 日 3 次,服用 10 天不需要再次巩固治疗。

2. 沟通过程

药师："您好,我将为您取药。您是李红吗?"

患者："是的,我希望这药会帮助我治好病。"

药师："我想您的咽喉一定很疼,如果按时服药,这种药物对链球菌咽喉炎非常有效,可以耽误您 5 分钟我给您介绍下这种药物吗?"

患者："可以的,但是我的咽喉实在很疼。"

药师："我知道您很疼,我只是想让您在离开前明白如何正确使用药物可以缓解疼痛。另外,您需要了解用药的一些注意事项。发完药后,我会给您 1 张药品信息提示单,上面会有这种药物的重要内容和药房的电话,如果您需要时可以拨打。"

患者："好的。"

药师："医生如何告诉您关于这种药和链球菌咽喉炎?"

患者："他告诉我服用药物后 48 小时以内仍然是有传染性。他告诉我用掉所有药物。"

药师："非常正确,因为您第 1 次来我们药房取药,我需要了解您是否对青霉素过敏?"

患者："我对青霉素不过敏,阿莫西林也是青霉素类的吧?"

药师："是的,您服用后没有类似皮疹的过敏反应吧?"

患者："没有。"

药师："请问您服用避孕药吗?"

患者："没有,为什么问这个问题?"

药师："青霉素可以降低口服避孕药疗效,因此如果需要服用请同时使用避孕工具。您还有其他问题吗?"

患者:"是的,我还有几个问题,听说链球菌咽炎还可以引发心脏疾病,抗生素将不起作用。"

药师:"链球菌咽炎确实可以引发心脏疾病,抗生素不起作用是因为没有正确服用,你以前感染过链球菌吗?"

患者:"没有。"

药师:"现在我不能预测一些问题,但是链球菌目前对青霉素不耐药,因此,对您的治疗效果应该不错。"

患者:"那就好。"

药师:"这是您的药物,青霉素 V 钾 500mg,1 日 3 次,服用 10 天就可以了。间隔 8 小时服用 1 次最好。早上第 1 次服药最好是在饭前 1 小时或者饭后 2 小时。如果早上 6:30 第一次服药,其他两次分别就是下午 2:30 和晚上 10:30。有些患者服药后会胃难受、腹泻,这类患者最好与食物同时服用。如果服药后出现皮疹、呼吸急促、寒战应立即就诊。这种情况发生率很小,应该不会在您身上发生。"

患者:"听起来很可怕。"

药师:"请将药物储存在凉暗处,不要放在沐浴间等潮湿的地方。如有其他问题,欢迎您拨打我们的电话。祝您早日康复。"

患者:"非常感谢,再见。"

3. 案例解析　许多药师工作非常忙碌,可能没有时间像上面药师与患者进行完整的沟通。用药提示单可以作为有效咨询的指导依据。用药时间、疾病的严重性、治疗方法都是用药指导的重要因素。建议在患者离开药房前让他彻底了解如何正确服用药物及需要注意的事项。

（三）伏立康唑粉针不合理配制

1. 案例简介　患者,前期检查显示肺部阴影、真菌定植,后 CT 检查显示肺部阴影扩大,怀疑真菌感染,会诊认为应采取试验性抗真菌治疗。但患者拒绝侵入式检查,无法得到病原学证据,不具备院内开具抗真菌药物(伏立康唑)的要求,故患者从其他途径自行购买 14 支国产伏立康唑要求治疗。护士配制时,使用该药专用溶媒溶解、剧烈振摇后,目视无未溶物后加入 250ml 5% 葡萄糖注射液中,给患者输注。输注开始半小时后,发现输液袋中出现大量结晶沉淀,堵塞输液管。立即停止输注,观察患者情况,截至随访当日,患者无异常情况出现。护士和患者质疑药物的质量,这种情况,该如何解释?

2. 沟通过程　临床药师接到咨询电话后,立即去该病房调查情况。药师详细了解了护士的配制过程,并仔细阅读了该药品说明书,同时对比了院内的伏立康唑注射剂的说明书,发现两者存在很大差别。护士的操作是引起药物析出的原因。进口伏立康唑注射剂含有助溶剂 β-环糊精,而该国产制剂不含有该助溶剂,因此溶解性能不佳,但是避免了助溶剂对肾功能的损伤。之前的包装对此有特殊标注,目前包装无特殊标注。护士在配制时未严格按照说明书的操作进行,最终导致药物析出。药师向护士说明了出现问题的原因为未严格按照操作流程进行,并向患者解释药物析出为药物溶解性不好导致,并非药品的质量问题。后药师又与厂家沟通,厂家同意赠送病房一台专用的振摇器,以保证药物溶解充分。

3. 案例解析　该案例为护士的给药方式(操作方法)不当导致沉淀产生,药物失效的原因。该患者使用的是自购的伏立康唑注射剂(国产),并非院内的药物(进口)。国产与进口伏立康唑注射剂制剂工艺不同是导致这起输液沉淀事件的原因。

药师电话咨询国产制剂厂家，厂家宣称其制剂未添加助溶剂，因此溶解性能不佳，但是避免了助溶剂对肾功能的损伤。之前的包装对此有特殊标注，目前包装无特殊标注。

国产制剂溶解过程操作烦琐，说明书未对其加强标注，护士不熟悉操作流程，是造成此次事件的原因。

（四）万古霉素的血药浓度监测

1. **案例简介**　患者×××，男性，61岁，因"肺部感染、脑梗死"收入医院治疗。外院留取痰培养示"真菌感染"，外院以"肺炎"给予抗真菌和抗细菌治疗。患者入院后完善常规辅助检查，予抗感染、化痰、控制血压、抗凝、营养支持、加强气道管理等治疗，根据痰培养、尿培养等结果，调整静脉抗生素治疗，先后使用了伏立康唑、万古霉素、亚胺培南等抗生素治疗。患者在应用万古霉素时，进行了药物浓度的监测，临床药师根据药物监测结果，对给药方案进行调整，并于治疗方案调整后，两次测定药物的血药浓度，两次结果差别很大（见附表），医师质疑血药浓度监测结果，临床药师调查后给医师回复。后患者病情好转，转院治疗。

万古霉素疗程（天）	1	2	3	4	5	6	7	8	9	10	11	12
给药方案			1g,q12h					1.5g,q12h				
血药浓度（µg/ml）					3.88			7.14				18.95

2. **沟通过程**　临床药师在得知此事后，查阅了患者的医嘱记录及护理记录，并根据患者的血肌酐计算了肌酐清除率及万古霉素在该患者体内的半衰期，确认患者在进行治疗药物监测时，药物的血药浓度已达到稳态，可以排除药物剂量调整后药物浓度未达稳态或给药方式不当导致的血药浓度突变。应是送检标本存在问题。药师仔细询问了当班护士，发现该患者的给药时间为00:00a.m.而护士的采血时间为4:00a.m.，即给药4小时后取样，而非谷浓度标准取样时间，谷浓度标准取样时间应为下次给药前30分钟，这次偏差是护士疏忽所致。该时间点所取的血药浓度，既非药物的峰浓度，也不是药物的谷浓度。药师告知医师在下次给药前再次取样送检，并建议医师在开具检验申请单时在申请单上注明采血时间为"给药前30分钟"，后患者再次测定的结果为7.86µg/ml。

3. **案例解析**　万古霉素在进行血药浓度监测时，常规是测定患者的谷浓度。一般在给药前半小时采血，采用非抗凝血（血清）检测。对于特殊人群可测定其峰浓度，常规为给药后1小时取样，肾功能不全患者应延迟至给药后2~3小时取样，以保证药物在体内完全分布。药物通常在给药4~5个半衰期后达到稳态，若肾功能稳定，且以固定的时间间隔给药，通常在第4次给药时可达到稳态。

思考题

1. 社区获得性肺炎与医院获得性肺炎的病原菌与治疗有何不同？

2. 尿路感染的治疗常用药物有哪些？

3. 具有肾毒性的抗菌药物包括哪些？

4. 蛋白结合率高低对透析有什么影响？

5. 老年人的生理特点是什么？选用抗菌药物需注意什么？

6. 简述抗生素相关性腹泻的治疗。

7. 患者咨询包括"诱导-提供-诱导"，其含义是什么？

8. 咨询与提供信息之间的区别是什么？

9. 对于每日需给药两次的抗菌药物，给药频次应为 bid 还是 q12h？为什么？

10. 与医师沟通时，如何选择沟通方式？

（王华光　崔向丽　邱　爽　周　虹　于晓佳　赵　瑞　刘丽宏）

第十三章 抗凝治疗的药学服务与沟通

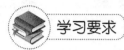

学习要求

1. 掌握抗凝治疗的药学服务要点。
2. 熟悉抗凝治疗的常见沟通障碍与应对方法。
3. 了解抗凝治疗的疾病与患者特点。

第一节 抗凝治疗的药学服务

一、疾病与患者特点

抗凝药物于 20 世纪 40 年代首次出现,随着凝血机制研究的进展以及实验室检测手段的完善,抗凝治疗作为一种单独的抗血栓手段和血管保护、抗血小板与溶栓治疗中不可缺少的辅助手段,奠定了其在血栓性疾病治疗中的确切地位。但由于药物自身特殊性,干扰抗凝治疗的临床风险因素数不胜数,抗凝药物长期被安全用药研究所等组织视为"高风险药物"。因此,临床药师在参与抗凝治疗的药学服务时,应综合权衡获益和风险,协助临床提高抗凝治疗的有效性、安全性和经济性,达到合理用药的目的。

(一)抗凝治疗的疾病特点

与其他专科疾病的药物治疗不同,抗凝治疗的适应证广泛,疾病涉及多个科室,同时抗凝药物具有特殊性,影响抗凝治疗的因素也多样化,因此抗凝治疗存在一定的个体差异性。

1. 治疗疾病的类型 血栓栓塞性疾病(thromboembolism)又称血栓性疾病(thrombotic disease),是由各种原因导致血液在血管内或心脏中,从流动的液体变为凝固的固体,造成血管不同程度的栓塞而形成的一系列综合征。临床多个科室的疾病与血栓栓塞有关,从脏器来讲可涉及脑、心、肝、脾、肺、肾、四肢与皮肤等,从血管来说包括大小动脉、静脉,甚至毛细血管,具体覆盖疾病类型可参见图 13-1。因此在临床上,抗凝治疗的适应证广泛,特别是随着多年来外科飞跃的发展,各类心、血管手术、器官移植、体外循环等无一不采用抗凝治疗来预防术后的血栓形成,从而更扩大了抗凝治疗的适应证。

2. 抗凝药物的种类 抗凝治疗药物主要可分为两大类(具体可参见表 13-1)。一类为口服抗凝药物,主要以经典的维生素 K 拮抗剂(vitamin K antagonists,VKAs)华法林为代表,近年来一些新型的口服抗凝药(利伐沙班和达比加群)也崭露头角;另一类为肠外抗凝药物,如普通肝素(Unfractionated Heparin,UFH)、低分子量肝素(low molecular weight heparins,LM-WHs)、磺达肝癸钠、比伐卢定等,主要通过静脉滴注或皮下注射。每类药物的具体作用机制可参见图 13-2。

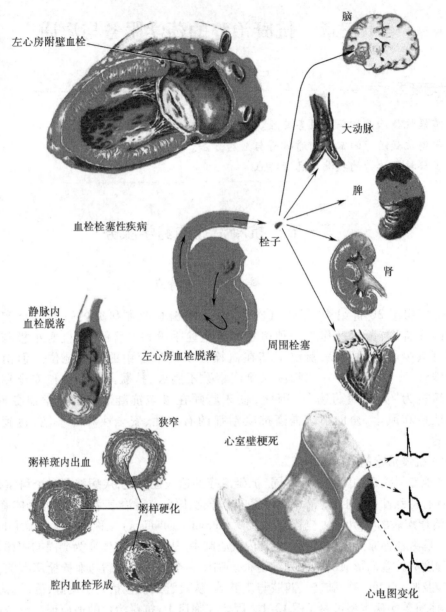

图 13-1 血栓栓塞性疾病的类型

表 13-1 常用的抗凝药物种类

给药途径	类别	代表药物	特点
口服	VKAs	华法林	作用时间长、服用方便、价格低廉、治疗窗窄,需常规监测
	直接 X a 因子抑制剂	利伐沙班	新型口服抗凝药物,不需常规监测
	直接 II a 因子抑制剂	达比加群	新型口服抗凝药物,不需常规监测

给药途径	类别	代表药物	特点
胃肠外	抗凝血酶 AT 结合剂	UFH	起效快、失效快和易于逆转
		LMWHs	提高了安全性和方便性,主要包括达肝素钠、依诺肝素钠和低分子量肝素钙
		磺达肝癸钠	人工合成的戊多糖
	直接Ⅱa因子抑制剂	比伐卢定	用于不能用 UFH 的情况,如肝素诱导血小板减少等

3. 抗凝治疗的疗程　结合患者病情,不同适应证对应抗凝治疗时间也不同。多数患者需长期,甚至终身治疗。

(1)心房颤动:根据卒中风险评分(CHADS$_2$ 评分或 CHA$_2$DS$_2$—VASc 评分),需 VKAs 或新型口服药长期抗凝治疗;导管消融术后患者至少抗凝 1~3 个月。

(2)心脏瓣膜置换:机械瓣膜置换者需 VKAs 终身抗凝,生物瓣膜置换者至少 3 个月。

(3)肺栓塞:由暂时或可逆性

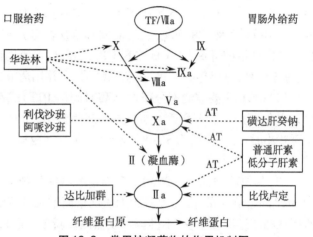

图 13-2　常用抗凝药物的作用机制图

危险因素导致的肺栓塞推荐 VKAs 疗程为 3 个月,对于不明原因患者建议至少 3 个月,对于再次发生不明原因的患者建议长期抗凝。

(4)静脉血栓栓塞:①预防:全膝关节置换手术至少 10 日,全髋关节置换手术和髋部骨折手术 4~6 周,较大范围的普通外科手术需抗凝直至出院等;②治疗:首次发作、继发性血栓者抗凝至少 3 个月,再次或多次发作者长期治疗。

4. 影响治疗的因素　抗凝治疗中常受到多种因素影响,尤其是华法林,由于其治疗窗窄,导致相同的剂量在不同患者中的反应差异性较大。

(1)饮食因素:由于华法林是通过抑制维生素 K 依赖性凝血因子的合成而发挥作用,因此饮食中维生素 K 的摄入会影响其抗凝效果。如西兰花、生菜、菠菜等富含维生素 K,若摄入过多则增加凝血因子合成,减弱抗凝作用;若患者摄入减少,则原本适宜的剂量会引起过度抗凝,增加出血等风险。

(2)药物因素:合并用药有可能与抗凝药物存在潜在的相互作用,其中受到显著影响的是华法林。当添加或减少相关药物时,需要重新评估并及时监测。

(3)疾病因素:合并的疾病状态会影响华法林的药动学和药效学:合并肝脏疾病时可减少凝血因子产生,同时也降低华法林消除;合并心力衰竭时会导致肝淤血,降低华法林代谢;

发热时凝血因子分解代谢的增强,INR 急剧增加等。因此,抗凝治疗的过程中应评估疾病状态,当发生不良事件或治疗无效时不能除外此因素的影响。此外,当患者合并的疾病状态有所好转或改善时,仍需再次评估病情,及时调整剂量。

(4)遗传因素:由于华法林可抑制维生素 K 环氧化物还原酶(VKOR)且经肝脏 CYP450 酶代谢,因此 CYP2C9 和 *VKORC1* 的基因多态性分别影响华法林的药动学和药效学,从而影响抗凝效果。目前已有多项研究结合 CYP2C9 基因型和 *VKORC1* 单体型等建立包含基因多态性在内的给药模型,这些模型可解释 40% ~ 60% 的华法林个体差异性。但基因检测并非目前临床常规检测,同时模型的可行性、有效性及安全性还需进一步证实。

5. 凝血指标的监测　抗凝治疗过程中应常规监测凝血指标,根据结果判断当前抗凝治疗是否有效,并及时发现是否过度抗凝,避免出血等不良反应发生。

(1)华法林:主要监测凝血酶原时间(PT)和国际标准化比值(INR)。中等强度的抗凝治疗(INR 2.0 ~ 3.0)可有效适用于绝大多数适应证。监测频率应遵循临床应用(初始治疗或维持治疗等)及实际问题(患者时间和依从性等),初次使用后一般第 3 天监测 INR 值,调整至稳定剂量前可每 1 ~ 3 日监测 1 次,出院后可每周监测 1 次,后可逐渐延长至每 2 周、每月、每 3 个月、每半年等 1 次,注意当病情、合并用药或饮食发生变化时应严密监测。

(2)UFH:主要监测部分凝血活酶时间(APTT)或活化凝血时间(ACT)来评估静脉滴注 UFH 的给药剂量是否合适。如果给药间隔为 12 小时,监测指标很低,则可考虑将给药间隔减至 8 小时;如果间隔为 8 小时,监测值在目标范围高值区或高于目标值,则可考虑调整为 12 小时以方便使用。

(3)其他药物:由于 LMWHs 和磺达肝癸钠的剂量-抗凝血效应可预测,对 PT/INR、APTT 和 ACT 的影响甚微,因此大多数无须剂量调整和抗凝活性监测,关于抗凝血因子 Ⅹa 活性的监测在临床还存在争议,不推荐常规监测。新型口服抗凝药物也不需要常规监测。

6. 严重的不良反应

(1)出血:出血是所有抗凝药物的主要不良反应,严重者有可能危及生命。因此,在临床上应时刻警惕,通过评估患者出血风险,仔细观察患者症状和体征,严密监测凝血指标,进行出血知识的患者教育(尤其是使用华法林的患者),以提高抗凝治疗的安全性,增强患者自我管理的能力。华法林的出血不良反应按严重程度可分为轻度和严重。前者包括鼻出血、刷牙后牙龈出血、月经增多或黑便等,如及时发现和处理,一般不会引起严重后果;后者主要是指腹腔出血、脑出血等,一旦发现不及时有可能导致生命危险。

(2)肝素诱导的血小板减少症(heparin- induced thrombocytopenia,HIT):HIT 是使用 UFH 或 LMWHs 后触发的,由免疫机制介导的血小板减少,同时伴有血栓形成风险的增加。当发生 HIT 时,重要的是认识该疾病并及时采取适当的措施。目前,尚无可以作为金标准的检查方法。因此,通常是结合症状、体征和实验室检查进行诊断。

(二)抗凝治疗的患者特点

鉴于抗凝治疗涉及疾病的广泛性和药物的特殊性,抗凝治疗的患者也具有自身的特点,临床药师在工作过程中应紧紧抓住这些特点,更好地提供药学服务。

1. 一般人群的特点

(1)年龄:虽然抗凝治疗涉及的疾病较多,但多数抗凝药物服务主要涉及对象为老年人,这部分患者会存在文化程度不高、记忆力下降、行动不便、依从性不佳等自我管理能力较低的特点。

（2）心理状态：抗凝治疗的患者由于疾病种类的不同可能会具有不同的心理状态，部分只需短期治疗的患者一般对抗凝治疗不会存在困扰，而对于需长期服用抗凝药物的患者，由于凝血功能的频繁监测、药物剂量的间断调整以及疾病的反复发作，容易产生紧张、焦虑或抑郁等情绪。

（3）个体差异性：抗凝治疗的患者，尤其是使用华法林的患者，其接受的多是个体化给药方案，这是与多数其他专科治疗患者明显的不同之处。如中国人华法林的初始剂量建议为3mg/d，大于75岁的老年人或出血高危患者可从2mg开始，而白种人推荐起始剂量为5mg/d。因此，在制定给药方案时应充分考虑患者的自身特点。

2. 特殊人群的特点

（1）高出血风险者：对于本身出血风险高危的患者来说，抗凝治疗无疑更会增加出血事件的发生率。因此，应提前评估患者的出血风险，结合其年龄、肝肾功能、既往出血史、合用增加出血风险的药物等因素，权衡抗凝治疗的获益和风险，以决定是否采用抗凝治疗，选择适宜的抗凝药物、剂量和抗凝强度等。目前，可用 HAS-BLED 评分（高血压、异常肝肾功能、卒中、出血、INR 值不稳定、年龄＞65 岁、药物或饮酒各 1 分，总分≥3 分为出血高危）、CRU-SADE 出血风险评分（www. crusadebleedingscore. org）等来判断和评估。

（2）妊娠妇女：妊娠期间的抗凝管理与常规治疗有不同之处。首先，妊娠期间的高凝状态使孕妇易患深静脉血栓、肺栓塞，以及胎儿的妊娠并发症等。此外，对于已进行抗凝治疗的妇女，在妊娠期间或产后，抗凝药物的选择取决于疗效、对母体和胎儿的安全性（包括出血的风险以及哺乳期的风险）和患者的偏好等。因此应注意：①理想情况下应在受孕前或至少在怀孕早期对可能需要抗凝治疗的妇女进行评估；②对于高风险患者（机械性心脏瓣膜者、充分抗凝下复发性血栓形成病史者等）建议最好不要怀孕；③不能选择可通过胎盘或乳汁分泌的药物（华法林、利伐沙班），以免致畸；④在妊娠期间已接受抗凝治疗的患者建议从华法林转换为 LMWHs 等继续治疗。

（3）儿童患者：有多方面因素影响儿童的抗凝治疗：①目前多数抗凝药物的研究是在健康成年人中进行，临床中儿童使用的剂量是基于成人的数据，但两者还是存在重大差异；②不同年龄儿童的维生素 K 依赖因子的生理变化不一，需频繁监测凝血指标；③儿童 $CYP2C9*2$ 和 $CYP2C9*3$ 多态性、脂肪吸收不良（如囊性纤维化）是过度抗凝的危险因素；④儿童由于惧怕扎针或周围血管不佳，静脉穿刺抽血存在一定困难；⑤频繁实验室抽血使儿童不能上学、父母工作缺勤，从而导致依从性降低。

二、药学服务要点

基于上述特点，近年来国内外临床药师在抗凝治疗中已开展了显著有效的药学服务，不仅包括住院患者的全程化药学服务，还逐渐开展抗凝门诊，扩大药学服务的受益群体，从多方面来提高抗凝药物治疗的安全性、有效性和经济性，同时改善患者用药的依从性，体现了临床药师在抗凝治疗团队中的价值和作用。

（一）安全性

抗凝治疗的安全性是临床上至关重要的问题，同时也是多数患者疑虑是否选择抗凝药物的主要原因之一。因此，临床药师在药学服务的多个环节中，应紧密围绕抗凝药物的安全性特点,密切观察患者用药后的反应,警惕出血等不良事件的发生,提高用药的安全性。

1. 评估获益与风险　对于每位可能需要抗凝治疗的患者,临床药师应通过查阅病历或床旁与患者交流,对其入院进行详细的药学评估,包括:①患者的基本情况评估,如年龄、身高、体重、营养状况、吸烟饮酒史、家族史等;②患者的病情评估,主要是现病史,同时了解患者的既往史(包括既往病史、手术外伤史等);③患者的用药史,如既往药物过敏史和不良反应史、既往用药史、当前伴随疾病的用药情况,尤其是否合用潜在相互作用的药物,或既往出血不良反应等;④评估其抗凝治疗的必要性和出血风险程度。

2. 开展用药教育　无论是住院患者还是门诊患者,都可以通过用药教育的方式向患者传递抗凝药物信息,提醒患者抗凝药物的注意事项,如向患者介绍抗凝药物服用的原因,药物相互作用和不良反应;需监测的指标,如何监测及如何根据结果进行剂量调整;服药期间的饮食,生病时、服药时、外伤时、择期手术或检查时该如何注意饮食;对女性患者应强调月经来潮时注意事项,育龄期妇女的妊娠期注意事项等。

3. 监测不良反应　在医学或药学查房时,药师应询问患者是否有出血迹象发生,注意其皮肤黏膜或皮下是否出现瘀斑,眼结膜、鼻黏膜或口腔黏膜是否出血,每日是否排鲜红色或酱油色尿、柏油样便等;同时查看患者的凝血指标或血象等检查结果,INR 是否过高、APTT是否过于延长、血小板或血红蛋白是否降低等。若发生不良反应,应及时记录并上报,同时根据出血程度,选择适当处理方案。

(二) 有效性与依从性

在抗凝治疗过程中,若仅仅考虑安全性,则有可能忽略抗凝的有效性,使得抗凝治疗不达标,从而引起疾病的加重或反复。此外,即使给患者开具了药物,也进行了用药教育,但患者在院外并非一定服用,这和患者的生活质量、用药依从性、对治疗的负担能力或监测程度等十分相关。因此,临床药师在进行药学服务时,应先评估患者的用药依从性,确保患者定期进行凝血功能监测,及时调整至合适剂量,对于难以达标的患者可考虑基因型检测。

1. 了解用药依从性　临床药师在患者入院初期应对患者进行用药依从性的评估,根据评估结果,在后续治疗过程中采取相应措施,以免漏服或多服药物等而致严重不良反应。例如对于依从性较差的患者,药师应首先通过沟通交流,发现患者依从性不佳的原因,如对药物的抵触情绪、自身文化程度低等,然后针对具体原因,可通过反复多次的用药教育来强调抗凝治疗的重要性,解除患者的疑虑,帮助患者提高抗凝治疗的有效性。

2. 定期监测凝血功能　患者可通过采集肘静脉血或指尖静脉血来检测凝血指标,药师或医师结合化验结果确定后续使用剂量。具体考虑因素还包括患者的生理和病理状态、用药情况、饮食或其他因素的变化。在确定后续治疗剂量后,药师应结合目前抗凝治疗效果,为患者确认后续监测间隔。为保证抗凝治疗的有效性和安全性,药师务必和患者强调监测凝血功能的重要性,切勿在没有化验结果下擅自增加或减少抗凝药物剂量。

3. 开展基因检测　华法林的基因多态性检测并非常规检测,但对于 INR 值波动较大或难以达标等患者,可在排除饮食、药物或疾病等影响因素外,建议进行华法林基因多态性检测,明确其华法林药动学或药效学基因型特点,判断是否由于基因型突变而导致华法林剂量难以调整。在明确基因型后可更有依据地调整剂量,以缩短 INR 达标时间,提高抗凝治疗的效果。

4. 出院患者随访　由于多数抗凝治疗都需要长期维持,因此为保证抗凝治疗连续性,提高患者依从性,药师应为患者制定系统全面的随访制度,定期对出院患者进行随访。随访的方式主要包括医师的专家门诊,或是药师参与的抗凝门诊,也有些医院开展电话、书信或网上门诊等便捷形式。随访时,应详细记录患者 INR 监测情况及药物剂量,了解近期病情、饮食生活习惯、是否有新增药物、是否发生抗凝治疗并发症等。

5. 开展抗凝门诊 国外华法林抗凝治疗的管理主要通过设立抗凝门诊(anticoagulation clinic,AC)实现,主要由药师参与管理,为患者提供更加直接而详细的用药指导,缩短抗凝治疗达标的时间,提高了抗凝治疗的有效性和患者的依从性。对于已获得处方权的药师,还可直接为患者开具抗凝药物、调整剂量。自 1968 年抗凝门诊在美国出现以来,日趋成熟的抗凝门诊工作模式相继扩展到了英国、加拿大、澳大利亚、韩国等。我国少数医院已开展或正准备开展通过协定处方或与医师共同建立的抗凝门诊(以南京大学医学院附属鼓楼医院为例,具体抗凝门诊流程可参见图 13-3)。

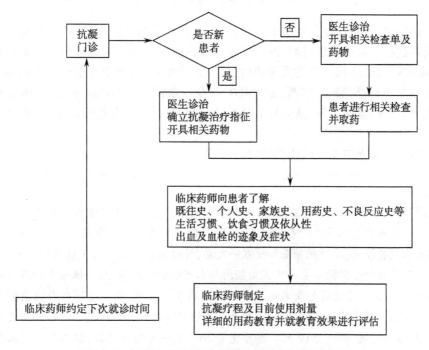

图 13-3 南京大学医学院附属鼓楼医院抗凝门诊流程

(三)经济性

随着抗凝药物种类的增加和凝血功能监测技术的发展,如今可供患者选择的抗凝治疗方案也日渐增多。有时治疗计划中选用的药物可能不是基于循证医学或药学上"最佳"的,而是根据患者的个体情况选用最有可能达到疗效的药物。通常情况下,新药可能更佳,但如果经济上不合理,可能会导致不理想的结果。因此,临床药师或医师在为患者选择治疗方案时,不仅应该考虑药物的安全性、有效性及患者的依从性,同时也不能忽略药物的经济性。

新型口服抗凝药物如利伐沙班、达比加群等,相对传统的抗凝药物华法林等,其抗凝治疗的效果相当,安全性也不劣于华法林,关键是影响其抗凝作用的因素较少,不需要通过监测凝血功能指标来调整剂量,因此对于不愿接受频繁抽血化验、调整剂量的患者来说,是一个不错的选择。但由于这些药物上市时间不长,多数适应证还未纳入医疗保险范围,因此使用新型药物抗凝也会增加患者的经济负担。此外,目前已有新技术可通过指尖血来检测凝血功能指标,大大减少了患者抽取肘静脉血的痛苦与不便等,但同样这项检测目前也仍未纳入医疗保险范围,费用高于常规检测项目。因此,临床药师在告知患者有关信息后,对于经济条件可以承受的患者,可结合自身情况,考虑是否选用;倘若患者经济条件尚未满足上述要求,则还是推荐选择经典的抗凝药物和检测手段。

第二节　抗凝治疗药学服务中的沟通

临床药师的药学服务对象主要是患者、医师或护士等,在熟悉抗凝治疗特点和明确药学服务要点的基础上,进行有效的沟通才能发挥临床药师真正的作用和体现药学服务的价值。

一、常见沟通障碍与应对

由于抗凝治疗的特殊性和沟通对象的独特性,在药学服务沟通中,难免会遇到多种多样的问题,面对这些常见的沟通障碍和问题,学会如何应对是每一位临床药师需要培养和掌握的技能。临床药师遇到每一例沟通障碍时,应该先仔细分析,找到真正产生沟通问题的原因所在,抓住对方的心理状态或情绪,通过扎实的专业知识和巧妙的沟通方式,解答对方存在的疑虑,化解双方的紧张关系,从而提高抗凝治疗的有效性、安全性和经济性,将医患矛盾最小化。

（一）因为依从性不佳导致沟通障碍

案例

患者阮××,女性,63岁,主因"间断心悸10年,右侧腹部及右腰背部疼痛20余天"入院。患者在院外曾明确多次心房颤动发作,既往使用过华法林抗凝治疗一段时间,但治疗期间仍然出现肾梗死、脑梗死等血栓栓塞并发症,同时偶尔会发现右下肢皮下出血等症状,这令患者及家属十分困扰。患者听说射频消融术可以根治房颤,而且根治术后不用再服用任何药物治疗,尤其是无须频繁监测指标的抗凝药物华法林,故入院欲行射频消融术。术后医生常规给予患者华法林抗凝治疗,但患者不能理解为何已行根治手术后还需使用华法林,故自行停用药物而未告知医师。鉴于患者INR值一直难以达标,临床药师到床旁向患者了解具体情况,并进行用药指导和教育。针对这类患者,你会怎么和他们沟通呢?

在药师与患者沟通过程中会发现,有些患者的抗凝指标常常难以达标,或很容易就超出目标范围。在仔细排查了药物、食物、疾病与遗传学等影响因素后,发现这些情况往往是由于患者多种不同原因导致依从性不佳而造成的,而这通常是医师或药师容易忽略的地方,需要通过与患者深入的沟通与交流才能发现问题所在。因此,临床药师在患者入院或就诊抗凝门诊时,通过量表来评估患者的用药依从性,根据评估结果了解依从性不佳的具体原因,针对依从性较差的患者,着重进行用药教育,以避免患者不服、漏服或擅自调整剂量等情况发生,降低不良事件的风险程度。

1. 认知程度不足　部分患者用药依从性不佳的原因,是由于其对自身疾病的认知程度不够,从而不重视抗凝治疗方案,多数认为已经使用多种方法来治疗原发病,如导管消融术或人工心脏瓣膜置换术等,这些手术等治疗措施解决了最主要的问题,但患者并没有理解术后辅助抗凝治疗的重要性,从而产生需要抗凝治疗的质疑。因此,临床药师在与患者沟通过程中,首先需通过评估患者的认知程度来判断患者是否存在此类问题,若确实存在,可在用药教育时向患者解释其需要抗凝治疗的必要性,解答患者所有的疑惑,并通过分享其他患者治疗实例等让其深刻明白治疗的重要性,这样也会利于后续工作的开展。

2. 文化程度较低　虽然抗凝治疗的适应证众多,但涉及的对象多数为老年患者,部分也有儿童患者。这类患者的一大特点是文化程度可能相对偏低,对于医药学专业知识的理解能力欠佳,从而导致患者没有能真正明白相对复杂的抗凝治疗方案,使用药物过程中依从性较差。因此,针对药师用药教育的接受程度较低患者,临床药师可采用生动、通俗、易懂的表达方式,尽量避免使用太多专业词汇,对理解能力较差的患者需要多次、重复教育,加深患者的理解,或者可以同时对患者家属进行用药教育,让家属督促患者更安全、合理地使用抗凝药物。

3. 记忆力下降　患者记忆力下降也是依从性不佳的原因之一,这类患者要记住每日确切的服用剂量实属不易,因此容易漏服或多服药物,从而增加出血或栓塞的风险。临床药师应该协助这类患者,可为其提供记录每日服用剂量的表格或材料,或对其家属、护工、保姆等强调每日服药的重要性,提醒其在忘记服药之后4小时内可以补上,超过4小时勿再补服,第2天继续正常用药即可,千万不能因为忘记服药而在第2天加倍用药。如果连续两次忘记服药,应及时就诊,监测凝血功能,以便调整合适剂量。

(二)担心药物毒副作用导致沟通障碍

案例

患者张××,男性,84岁,主因"间断心慌、胸闷15年,突发口角歪斜、言语障碍3天"入院。患者15年前发现阵发性房颤,期间只是间断口服抗心律失常药物,并未进行抗凝治疗。2年前突发左手拇指、食指无力,头颅CT检查示"脑梗死",开始口服华法林抗凝,但使用并不规律,也没有定时监测INR。3天前突发口角歪斜(向左侧)、言语障碍,头颅CT示:右顶叶、双侧额叶、左枕叶及双基底节多发梗死灶,右侧小脑半球脑梗死,诊断为脑梗死,考虑为因抗凝治疗不足所致的房颤血栓栓塞并发症。临床药师与患者沟通,询问其不规律使用华法林的原因,患者自诉考虑华法林副作用太多,尤其是可能导致出血、皮肤坏死等,不敢经常使用。遇到这类患者,作为临床药师应该从哪些方面教育患者呢?

如前文所述,抗凝治疗的特殊性之一在于抗凝药物具有相对严重的不良反应,尤其是常用的华法林,由于其治疗窗较窄,影响治疗的因素又较多,因此多数患者尤其容易担心其存在的毒副作用,而不愿意或非常抵触使用。临床药师应该权衡患者受益和风险,深入了解患者担忧的问题所在,结合实际情况为患者制定适宜的抗凝药物治疗方案,通过详细的教育和指导,缓解患者紧张的情绪和顾虑。

1. 严重出血　许多患者对于抗凝药物导致出血不良反应十分担忧,尤其了解到华法林以前是老鼠药的成分,故不敢服用这类药物,或使用剂量常常不足,从而导致抗凝不足引发血栓栓塞并发症,反而增加治疗困难。对于这类比较担忧的患者,临床药师在与患者沟通过程中,应适当交代抗凝药物的出血风险,切勿过分夸大化,加重患者的担忧。在抗凝治疗必要的前提下,向患者说明只要抗凝管理得当,可尽量避免发生严重出血不良反应。最后,仔细向患者交代,如果发生出血等不良事件该如何处理,使患者了解正确及时的解决方法,解除紧张焦虑的情绪,以助于患者更好地使用抗凝药物。

2. 是否产生依赖性　多数患者由于对抗凝药物认识不足,尤其是对于需要维持抗凝治疗一段时间的患者来说,以为抗凝药物与有些长期使用的药物类似,在服用过程中会产生依赖性,等停药的时候会不会产生戒断症状而导致难以真正停药。临床药师明确患者有此疑问后,可向其解释该观点的错误性,使患者认识到药物依赖性并不适用于抗凝药物,在达到抗凝治疗的所需疗程后,可以放心地停用药物。

3. 绿叶蔬菜摄入　从临床药师用药教育或网络信息中,患者都可了解到富含维生素 K 的绿叶蔬菜会影响华法林抗凝效果。因此,患者容易误以为所有绿叶蔬菜都不能食用,有些谨慎的患者甚至会记下所有含有维生素 K 的食物,不敢食用,从而对平日饮食管理比较苛刻和焦虑,生活质量逐渐降低。因此,临床药师应该向这类患者强调,在华法林抗凝治疗时,不必特意地偏食或禁食某种食物,只需尽量保持饮食结构的平衡即可,不要盲目地改变食物结构、添加营养品,并定期监测 PT 和 INR,抗凝药剂量是可以调整好的。

4. 妊娠相关问题　华法林具有致畸作用,因此对于妊娠妇女,尤其是在妊娠初期 3 个月,是严格禁用的。由于这类问题相对比较私密,临床药师应与患者单独交流,告知服用华法林的适龄妇女,华法林有可能导致畸胎,建议服用期间采取避孕措施,如有生育计划,应及时与专科医师联系;若患者已处于妊娠时期,药师应评估妊娠的具体时间,与医师共同商量适合患者妊娠期间的抗凝方案。

5. 检查或手术的影响　由于华法林抗凝作用可维持 5~7 日,服用该药的患者若在进行其他有创检查或手术前,未能及时停药或采用安全的过渡治疗,容易导致术中出血或是术前血栓栓塞的风险。若患者没有提前了解该情况,出现问题后易与医院发生矛盾。因此为避免发生矛盾,临床药师在用药教育时,就需要提醒患者在这种情况下应及时告知就诊的医师自己正在服用华法林,询问是否需要调整抗凝治疗强度、停药或在术前换用其他药物过渡治疗等,以避免发生出血不良事件。例如,牙科操作是接受抗凝治疗患者中比较常见而又特殊的情况,近来有许多研究报道 INR 水平的高低与术后是否发生出血无关,因此当需要限制局部出血时,可用氨甲环酸或氨基己酸漱口,无须中断抗凝药物治疗。若已经发生矛盾,临床药师与患者沟通过程中应安抚患者焦虑和不满的情绪,再次强调提前告知医院人员使用华法林的重要性。

（三）治疗个体差异性导致沟通障碍

案例

患者李××,女性,77 岁,主因"胸闷 6 小时"入院。入院后完善相关检查,心电监护提示窦性心动过速伴频发房性期前收缩,超声心动图提示肺动脉压 59mmHg,三尖瓣中度返流,考虑肺栓塞可能,后行急诊 CTPA 确诊肺栓塞。医师和药师准备先给患者予以联合低分子量肝素和华法林的重叠抗凝治疗 3~5 天,后单独使用华法林治疗。但患者的 INR 监测结果波动范围较大,为了安全调整剂量,监测 INR 有些频繁。患者看到隔壁床的病友同样也在服用华法林,但却不用像她一样经常抽血化验,因此比较困惑。对于治疗个体差异性带来的沟通障碍该如何解决?

　　抗凝治疗尤其是华法林的使用,容易受到多种因素的影响,不同患者之间治疗方案可能不同,同一患者每日服用的剂量可能也不相同,而华法林有效剂量和中毒剂量很接近,必须通过监测凝血指标来调整剂量。因此治疗的个体差异性容易导致患者服药方案相对较复杂、检查化验指标相对较频繁等问题,从而引起患者在与医护人员沟通过程中出现障碍。

　　1. 抱怨抽血次数多　口服华法林必须根据 INR 来调整使用剂量,以达到合适的抗凝强度。某些患者,由于个体差异性,其 INR 波动较大。因此患者会抱怨频繁的抽血化验,尤其是对于周围血管不佳的老年患者或是儿科患者。此时,临床药师应告知患者凝血功能监测的重要性,并解释其剂量为何难以调整的原因,让患者理解维持 INR 值在合适的范围必须及时调节华法林的剂量,疾病、饮食和合用其他药物、剧烈的体力活动等各种因素都会影响 INR 值,所以在华法林剂量不变的情况下,也会出现时 INR 值变化。此外,目前已开发了指尖静脉血检测 INR 的仪器,但该项检查费比采集肘静脉血检查的费用要高约 2 ~ 3 倍,且还未纳入医疗保险报销范围,可推荐用于经济条件允许或是不愿意经常采集肘静脉血的患者。

　　2. 监测凝血不方便　由于华法林的使用需监测 INR 值,而这项检查在部分较小的医院还未具备检测条件,有些患者为了每次监测 INR 值可能得赶至较大的医院,而有些大型医院就诊人数很多,患者需要排很长的队伍先开具检查的化验单,等化验结果出来后再次排队找医生调整剂量,这整个过程就占用了患者许多时间和精力,难免抱怨凝血功能监测的不方便性。因此,临床药师应安抚这类患者抱怨的情绪,并告知其可以解决的方案,如建议患者在上次就诊时就预约好下次就诊时间并开具好检查单;对于有条件的患者可定期至抗凝门诊或拿到当日 INR 监测结果后打电话咨询医师或药师;对于购买指尖静脉血检测仪的患者可自行在家中监测 INR,通过电话、短信或网络等途径咨询医师或药师;对于部分经济条件许可的患者,也可建议其使用新型口服抗凝药物。

　　3. 质疑基因监测可靠性　目前在部分医院已经开展华法林的基因多态性检测,以便协助临床缩短抗凝治疗患者 INR 达标的时间,减少住院的费用和天数。但这项检测对非医学专业的患者来说,并不能完全理解,有些甚至保持质疑态度,认为检测基因没有意义或是医务人员别有用途等。对此,临床药师应该用通俗易懂的语言向患者解释,使其了解检测华法林基因多态性的目的和意义,对于文化程度较低的患者,可向患者家属解释,最后是否检测基因型还是取决于患者或其家属,药师应避免因强制检测基因型而引起医患矛盾和纠纷。

　　4. 新药价格昂贵　随着近几年新型抗凝药物的不断发展,部分新型抗凝药物已经在国内外接连上市,其批准的适应证也在不断增加,这对华法林剂量难以调整或是不愿频繁抽血化验的患者来说是个好消息,但新药确实价格昂贵,部分适应证还未纳入医疗保险报销范畴,而且上市后不良反应监测的时间还不够,也没有明确的拮抗剂。对于咨询新药或是有意向使用新药的患者,临床药师不能过分夸大新型抗凝药物的优点,而使患者都选择使用新药而增加费用负担,应仔细了解不愿意使用传统抗凝药物的真正原因,结合传统和新型抗凝药物的优缺点,以及患者自身的实际情况和偏好,在双方达成共识的前提下,选择适宜的药物。

（四）由于情绪状态不良导致沟通障碍

案例

患者褚××，男性，67岁，主因"2个月前因心房颤动和心房扑动而行导管消融术，术后症状常复发且 INR 值波动范围较大"先后多次入院。3年前，患者无明显诱因出现心悸，行心电图示 T 波倒置，未予特殊治疗，后症状好转；1年前再次出现心悸，无明显胸闷胸痛、头晕、乏力、黑矇等不适，行心电图示期前收缩，给予酒石酸美托洛尔1片/天×3天，但患者出现活动后胸闷、喘憋，行 Holter 示房性期前收缩、窦性心动过缓，后停用该药，在这期间症状仍反复出现，并逐渐加重；2个月前患者又因反复心悸，频繁发作房扑、房颤住院，行射频消融术，术后恢复窦性心律，规律使用普罗帕酮抗心律失常和华法林抗凝治疗。但患者仍间断出现乏力、憋气、心悸等，还曾出现一过性晕厥，且 INR 始终不达标，与患者沟通，发现其十分焦虑，愁眉不展，唉声叹气，多次抱怨自己的病为何难以医治、华法林为何总是不达标等，家属或医师的安慰并未能缓解其情绪，面对这类患者，你会怎么办？

国外已有研究表明，有心理障碍的患者会影响抗凝治疗的效果，尤其如焦虑、抑郁、不满等情绪，会影响患者是否决定口服抗凝药物治疗、INR 值是否波动较大等结果。拥有不良情绪状态的患者，在沟通过程中也可能出现易怒、抑郁等情况，这不仅影响与医师、药师或护士的沟通效果，而且还会潜移默化地影响患者抗凝治疗的效果。临床药师在与这类患者沟通过程中，应准确把握其情绪特征，尝试耐心地与患者沟通，逐渐消除引起不良情绪状态的诱因，让患者明白抗凝治疗的重要性，提高自身抗凝管理的能力。

1. 抵触情绪 对于住院患者，因为自身疾病的困扰，多少都会存在一定的抵触情绪，都希望赶快治好疾病而出院回家。尤其是了解到抗凝药物治疗可能会带来一定的副作用，还需要频繁抽血化验，更加增加了抵触的程度。对于这类情绪的患者，临床药师在沟通过程中，应首先了解患者之所以产生抵触情绪的原因，通过愉快的谈话或交流，逐渐缓解患者的疑虑和抵触情绪，在适当的时候告知患者抗凝治疗的注意事项，这样才有助于增加患者的接受程度。

2. 焦虑状态 焦虑状态的患者在住院病房或门诊是比较常见的一类患者，这些患者会因为焦虑而过度担心病情，从而食欲下降、睡眠质量降低，并经常向医护人员抱怨，对治疗产生不良的影响。患者焦虑的原因很多，如有些是对自身病情反复的焦虑，有些是对 INR 难以达标的焦虑，有些是对饮食、药物有所限制的焦虑。要缓解患者的焦虑情绪，适度的沟通很重要，既要强调抗凝治疗的重要性，增强患者的自信心，并适度阐述治疗的副作用，让患者了解不良反应的同时不会因此而更加焦虑。平日里多与患者沟通交流，让其明白医护人员对其的关心，若焦虑症状较重，影响到治疗时，可采用适当的抗焦虑药物。

3. 不满情绪 由于医护人员的工作繁忙或患者自身未能认识清楚，部分患者在服用抗凝药物过程中会发生出血等不良反应，当其再次入院或是来抗凝门诊时，自然会表现出不满的情绪，会认为是医师或药师交代不清楚而导致其发生这类副作用。面对这些患者，临床药师应先了解其发生不良事件的前因后果，若真是医护人员的疏忽，应诚恳地向患者道歉，安抚其不满情绪；若是因为其他原因，药师应借此机会向患者详细地进行用药教育，通过发放教育手册等方式，解答患者的疑问，避免后续不良事件的发生。

4. 轻视状态　部分患者在住院或门诊随访时对医护人员抱以轻视的态度,尤其常见于有一定文化程度的患者,其会通过查阅医药学知识或是咨询身边为医疗工作者的亲戚朋友等,并可能受到某些社会舆论对医务人员的误导,提出医师或药师制定的治疗方案存在问题,甚至认为医务人员因为利益驱动而选择某种药物,因此不配合药物治疗,这无疑也增加了抗凝治疗药学服务的难度。对于这类患者,临床药师可通过展现扎实的专业技能和真挚诚恳的态度,与其多沟通交流,结合患者自身情况,为其提供药学服务,解除患者对医务人员的误会,从而改变患者原有的轻视态度。

二、案例解析

(一)抗凝门诊案例与沟通

1. 案例简介　李××,老年男性,退休公务员,主因"持续性心房颤动",规律服用普罗帕酮控制房颤,应用华法林抗凝治疗。患者当日约定房颤门诊随访,距离上一次随访约 3 个月,期间在心血管普通门诊常规治疗,当日发现患者 3 个月来未进行凝血功能监测,临床药师建议患者进行快速凝血功能检测,但患者顾虑到该项目自费而拒绝进行检测;随后建议进行静脉血的检测,并于次日到门诊查看结果并调整剂量,但患者表示次日工作单位有事,无法按时前来就医,双方沟通不能达成一致,给诊疗带来困难。

2. 沟通过程　与患者沟通后,首先说明在服用华法林期间需要进行规律的 INR 监测,并且需要在该次就诊前就提醒医生开具下次就诊时需要的化验单,这样下次就诊时可以提供当时的凝血功能情况以便医生调整用药剂量,及时进行监测还能够防止抗凝不足或出血事件的发生。药师考虑到患者可能会忘记,于是向患者提供《抗凝治疗教育手册》,指导患者使用该手册进行自我抗凝管理,并在患者下次随访的日期上标记以提醒。第二,向患者解释进行化验单解读的重要性,在与次日门诊医师协调后,表示可以等待该患者至门诊结束,或者患者在拿到化验结果后给随访负责护士打电话通报医生或药师,为其进行剂量的调整。患者对该结果表示满意。

3. 案例解析

(1)患者心理:①患者为老年男性,退休公务员,但对自身社会活动要求较高,不能迁就房颤门诊时间;②患者在上次规范化门诊随访后没能规律按月进行凝血功能检测,期间服用华法林的剂量没能及时进行监测和调整,有可能发生剂量不足或是剂量过大的情况,需要尽快进行凝血功能的检测;③患者本身为公费医疗,但经济条件一般,不能接受自费的快速检测;④患者认为次日来到医院挂号就诊只为了调整剂量,不能开具药物,表示不愿因此而挂号,在医生提出协调解决的方案又表示时间不能配合。

(2)沟通要点:作为医生和药师,要从医患双方共同出发考虑,本着对患者负责的态度,不能在没有凝血功能监测结果的情况下为患者继续开具抗凝药物,希望为患者尽快进行凝血功能检测;作为患者,虽是退休干部,但社会活动仍然较丰富,不能迁就医生安排的就诊时间,并且不愿意进行自费的检测,而且强调 3 个月来没有医生和他说过要在每个月进行凝血检测,认为仅为了一次剂量的调整就来医院挂号是浪费时间。因此,考虑到门诊患者流动性较大,每一个患者沟通的时间有限,在遇到问题的时候需进行高效的沟通。门诊医生或药师要本着医疗过程中认真负责的态度,同时还需体会到患者的个体心理需要性,充分考虑患者自身的意愿,在保证正常医疗秩序的前提下,尽量为患者就医提供方便,必要时可以借助一些有助于提高患者就诊效率的教育材料,加强患者自我管理的意识,在医生忘记开具一些必要的化验单时可以起到提醒的作用,减少由于遗忘造成的诊疗资源浪费。

（二）住院病房案例与沟通

1. 内科病房案例与沟通　心房颤动抗凝治疗。

（1）案例简介:王××,男性,48 岁,大学文化,工商局公务员,主因"间断心悸、气短 2 年余"入院,诊断为心房扑动。既往 2 型糖尿病 6 年,口服降糖药血糖控制不佳,冠状动脉粥样硬化半年,规律服用阿司匹林及辛伐他汀治疗。患者入院后完善心电图、电解质、电生理等相关检查,并予以射频消融术进行转复。术后患者心率持续为窦性,开始服用华法林 3mg/d 进行抗凝治疗,并根据 INR 调节剂量。该患者为初次服用华法林,开始华法林抗凝治疗后,临床药师对其进行常规性的华法林用药患者教育。

（2）沟通过程:主管医生请临床药师进行常规性华法林用药患者教育,临床药师从患者的用药指征、华法林作用特点及影响因素、用药期间 INR 水平及监测频次、常见不良反应及应对措施、针对该患者特殊注意事项等方面对患者进行全面抗凝治疗用药教育。教育进行期间,患者积极记录主要信息,并对主动对自己不了解的内容进行提问,如:网上说华法林是"老鼠药"改造的,它是否足够安全? 是否可以换用其他厂家、规格的华法林? 医疗保险能否全部报销现在使用的进口华法林? 如偶尔饮食结构发生较大变化对药效会有何影响等。临床药师对患者主动提出的问题逐一进行解答,并向患者发放《抗凝治疗教育手册》,告知患者该手册的内容与使用方法。患者表示非常感谢临床药师的耐心讲解,他的疑虑都被解答了并且收获很大,可以放心地使用华法林抗凝,并保证会好好学习《抗凝治疗教育手册》,认真记录用药情况及 INR 水平变化。

（3）案例解析

1)患者心理:①患者为中年男性,文化水平较高,可以很好地理解和接受医生给予的治疗方案,并积极配合治疗;②患者住院期间各项检查、手术、操作进行顺利,且手术前后有家人陪同,精神状态及心情良好;③患者求知欲强,积极地想了解药物治疗方案发生变化的原因、新增药物的作用以及服药期间的注意事项等有关信息;④该患者为医疗保险患者,经济条件一般,比较关心治疗过程及新增药物的费用问题。

2)沟通要点:主管医生和护士通常缺少足够的时间对每位患者进行详细的用药教育,但是很多教育水平较高的患者在接受治疗的过程中非常想全面地了解所用药物的信息,他们或多或少对所用药物的作用效果、安全性、经济性等存在自己的疑虑。尤其是在网络信息发达的当下,患者可能就自己的疑问自发寻找答案,但是他们又不能自行做出准确判断,从而对用药产生过分的担忧甚至错误的观念。对于华法林等常用抗凝药,相互作用复杂、出血不良反应较常见、对患者依从性要求较高,十分有必要在对患者进行教育沟通的过程中发现并解答患者的疑虑,并避免用药问题的发生。因此,临床药师可承担患者用药教育的工作,需要在全面系统地介绍抗凝药物治疗的基本信息的同时,根据患者的反馈有针对性地解答患者主动提出的问题,并让患者意识到抗凝治疗的必要性,增强患者规律用药、正确用药的意识,从而提高患者用药的依从性。

2. 外科病房案例与沟通　心脏瓣膜置换术后抗凝治疗。

（1）案例简介:乔××,男性,27 岁,农民。主因"发热 4 月余,B 超发现二尖瓣赘生物 3 月余"入院,诊断为:感染性心内膜炎、二尖瓣关闭不全、心功能Ⅰ级、脑梗死后遗症期。患者入院后完善相关检查后于手术室全麻体外循环下行二尖瓣置换术,术中切除病变二尖瓣行29mm机械瓣置换,手术过程顺利。术后患者转复良好,拔出气管插管后开始服用华法林3mg/d进行抗凝治疗,根据INR调整剂量,INR控制目标范围为2.0~2.5。该患者为初次服用华法林,临床药师对其进行常规性的华法林用药患者教育。

(2)沟通过程:主管医生请临床药师进行常规性华法林用药患者教育,临床药师从患者的用药指征、华法林的作用特点及影响因素、服药期间INR水平监测及频次、常见不良反应及应对措施、针对该患者特殊注意事项等方面对患者进行全面抗凝治疗用药教育。首先为患者及家属解释说明瓣膜置换术后抗凝治疗的必要性及重要性,使患者及家属明确术后的抗凝治疗是保证人造瓣膜正常工作的必不可少的治疗手段,消除患者及家属以为手术成功就意味着治疗的结束和成功的错误认识,使患者及家属了解忽视术后的抗凝治疗不仅有可能造成瓣膜功能障碍还可能因血栓脱落而导致严重的并发症,从而获得患者及家属积极的配合与高度的重视。按照上述患者教育方案逐项进行讲解后,回答患者及家属依然存在的各种疑问,如:抗凝治疗改变了正常的凝血功能,会不会影响手术后伤口的愈合和恢复,抗凝治疗是否能确保不再有二次换瓣的可能等。

(3)案例解析

1)患者心理:①患者有脑梗死病史,处于后遗症期,并且文化程度较低,理解和表达能力均较欠缺,对医生给予的治疗方案的接受和理解较困难,依从性较差;②患者为来自务农家庭的青年男性,患者自己及家属对于痊愈有强烈的急切的渴望,对于需要终生服药的抗凝治疗和需定期检测的监测较为抵触;③该患者为自费患者,经济条件较差,非常关注抗凝治疗的费用问题。

2)沟通要点:华法林是瓣膜置换术后患者需要长期服用的常用抗凝药物,但是其使用的注意事项较多、食物药物相互作用复杂、必需配合规律的INR水平监测,对患者依从性要求较高,特别是本案例中的这位外科大手术后、第一次服用华法林、文化水平不高、经济状况不佳的患者,为提高其服用华法林的有效性和安全性,消除其对于服用华法林的忧虑,临床药师十分有必要结合其实际情况进行全面的细致的用药教育。针对外科术后患者及家属普遍的心理,临床药师可以瓣膜置换手术为切入点,通过讲解抗凝治疗与瓣膜置换手术的相互关系,逐渐展开华法林的患者教育内容,使得患者及家属更能够接受且更加积极地配合抗凝治疗。在教育的过程中,特别要留意患者及家属神态表情,根据其接受程度耐心进行沟通,反复强调较难理解和极其重要的内容。可根据实际情况先介绍患者及家属最为关心的内容,如本案例中华法林价格较低的问题,尽可能消除患者及家属的心理负担,从而使其更加容易接受并执行本治疗方案。

3. 会诊案例与沟通 儿童肾病综合征抗凝治疗。

(1)案例简介:申×,男性,12岁,学生。主因"浮肿、蛋白尿3月,腹部膨隆2月余"入院,诊断为:肾病综合征(原发性,单纯型,激素耐药)、类固醇糖尿病、高血压、甲状腺功能减低,支气管炎。患儿既往体健,否认高血压、糖尿病、肾病病史。否认家族遗传病史及类似疾病史。患儿最初出现双足浮肿时,家长误以为扭伤,后就诊于山西当地医院诊断为肾病综合征,但辗转几家医院治疗效果都不佳,此次全家赶至北京某医院就诊。入院后完善相关检查,口服激素和免疫抑制剂治疗。考虑患儿全身以腹部局部水肿明显,院外监测凝血功能异常,入院后行腹主动脉CTA提示左肾静脉、肠系膜上静脉属支内血栓,因此使用低分子量肝素和华法林抗凝治疗。但患儿INR上升趋势缓慢,且开始抗凝治疗后患儿右手中指指腹出现两个约麦粒大小的皮下血肿,伴触痛,同时左侧腕部可见紫红色针尖大小至小米大小的出血点。临床医师请临床药师会诊,协助调整华法林剂量,并对患儿及家属进行抗凝用药教育。

(2)沟通过程:临床药师在接到临床科室会诊请求后及时前往病房。首先通过查阅病例,明确患儿目前病情和所有治疗用药,分析INR变化趋势,了解医师存在的用药困惑。其次,通过到床旁看患儿,了解其平日饮食情况,确认是否每日服用华法林及服用方法等。之后临床药师与医师结合实际情况,共同探讨原因,考虑患儿腹部水肿明显,口服华法林影响吸收;此外,不排除泼尼松与华法林的相互作用以及药物遗传学影响。因此,药师建议在密切监测INR前提下先增大剂量,同时检测患儿华法林相关基因型,而医师也接受了药师的建议。最后,药师与患儿及家属沟通交流,运用通俗易懂的语言以及发放相关抗凝治疗材料,对其进行用药教育,解答家属疑惑,安抚其焦虑、急切的心情,增强患儿及家属的抗凝自我管理,药师在床旁用药教育结束后,患儿及家属对此表示十分满意和感谢。

(3)案例解析

1)患儿、家属及医师心理:①患儿辗转几家医院治疗效果都不佳,其父母心疼孩子,救治心切,特地从家乡赶来北京看病,故对此次治疗报以较高的期望;②患儿明确左肾静脉、肠系膜上静脉属支内血栓,介入血管外科会诊建议抗凝治疗,不适宜取栓或溶栓,故使用华法林和肝素,但患儿首次接触抗凝治疗,父母文化程度也不高,对于这些药物的使用与监测不是很了解;③患儿使用华法林后出现皮下血肿和小出血点,不能排除抗凝药物的副作用,但患儿的华法林剂量却在逐日增加,患儿父母难以理解其原因;④患儿使用华法林后INR上升缓慢,由于临床医师在儿童患者中使用华法林的经验较少,不敢加用过高剂量,但剂量不足又影响抗凝治疗效果,因此医师对此比较困惑,也急切希望INR能达标。

2)沟通要点:华法林作为经典的口服抗凝药物,其治疗的有效性和安全性受到多种因素的影响,因此无论对于医师或患者,有效达到抗凝效果着实不易。此例患者为12岁儿童,原发性肾病综合征,因高凝状态和肾静脉血栓而需要抗凝治疗,但医师对在儿童中使用华法林的经验比较少,患儿INR难以达标的情况使医师比较困扰;同时家属治疗期望较高,首次接触需要频繁监测的药物,对此不是很了解。临床药师在与医师沟通过程中,主要是从专业角度来解答医师的用药疑惑,同时为其提供技术支持,通过检测患儿华法林相关基因型而排查遗传学影响,从而有效协助医师调整剂量。其次,在与患者沟通时,主要考虑患儿年龄较小,将沟通对象定为其父母,而且其父母文化程度不高,药师开展用药教育时,应注意采用浅显易懂的言辞表达,解答其父母困惑,并提供用药教育材料,提高用药依从性。

 思考题

1. 结合抗凝治疗的特点,作为临床药师,应该如何在临床开展抗凝治疗的药学服务?

2. 抓住抗凝治疗的沟通要点和技巧,模拟抗凝临床药师对患者出院进行用药教育的场景或是抗凝门诊时对患者的用药教育场景。

3. 临床上如果遇到对医药知识有一定了解、但却依从性不佳的患者,作为临床药师该如何与其沟通、对其进行用药教育?

4. 总结你认为临床上患者会具有的常见情绪状态,针对不同患者应如何缓解其不良情绪,从而有利于药学服务的开展?

5. 你认为,作为抗凝临床药师,如何才能在临床体现自身价值,提高药师的地位?

（谢秋芬　周　颖）

第十四章　慢性疾病患者的药学服务与沟通

第一节　高血压患者的药学服务与沟通

学习要求

1. 掌握药师与高血压患者沟通的基本技能。
2. 熟悉高血压患者用药的安全性、有效性、依从性和经济性。
3. 了解高血压治疗中与药物相关的问题。

一、疾病与患者特点

高血压是最常见的慢性病,也是心脑血管病最主要的危险因素,虽然其导致的脑卒中、心肌梗死、心力衰竭等主要并发症,有很高的致残率和致死率,但临床实践证明,高血压是可以预防和控制的疾病,降低高血压患者的血压水平,可明显减少心脑血管系统等疾病的发生,能够显著改善患者的生存质量,有效降低疾病带来的经济负担。

我国曾进行的大规模高血压患病率的人群抽样调查显示,18 岁以上成人高血压患病率为 18.8%,按我国人口的数量与结构推算,估计目前约有 2 亿高血压患者,约占全球高血压总人数的 1/5。而且,我国每年新增高血压患者约有 1000 万人。

我国人群高血压流行规律与年龄、性别、饮食习惯、生活地域等密切相关,尤其是我国高钠、低钾膳食结构和我国超重和肥胖人群越来越多的现实严重影响着我国人群血压的水平。其他如过量饮酒、精神紧张等因素也直接影响着血压的水平。因此,高血压疾病有着众多的患者人群,这种现实对药学服务提出了更高的要求。

二、药学服务要点

我国高血压患者虽然众多,但总体的知晓率、治疗率和控制率明显较低。因此,需要临床药师具有正确运用医学理论知识与药学知识的能力,促进高血压患者用药的安全性、依从性、有效性和经济性,剖析药学服务的本质,化解药学服务中常见的沟通障碍,进一步增强临床药师的服务意识和服务水平。

(一)安全性

高血压是需要终身服用药物的一种疾病,在服药的过程当中,患者可能会出现药品不良反应,临床药师在整个药学服务过程中,要特别重视用药的安全性问题,要及时准确地将患者服用药物的常见不良反应信息传递给患者。目前,抗高血压药物常见的不良反应有:①面红头痛:地平类的钙拮抗剂由于扩张血管作用常常引起患者面红头痛的症状,有些患者服用这种药物一段时间后,症状会减轻或消失,而有些患者可能症状严重,难以继续用药;②脚踝浮肿:有些扩张血管药物制剂容易引起患者下肢的脚踝浮肿的症状,通常卧床休息后会消失;③咽痒干咳:服用卡托普利等血管紧张素转换酶抑制剂约有 10% 左右患者会出现咽痒干咳的不良反应,有些症状轻微的会随着用药时间增加而消失,有些则使患者无法忍受而停药;④心率缓慢:β受体阻断剂会出现心率缓慢的症状,需加以注意;⑤血钾降低:服用利尿剂降压药者易出现血钾排泄过多,同时,需要注意防止出现电解质紊乱现象。

服用抗高血压药物的过程当中除了出现以上常见的不良反应之外,有些降压药还会出现口干、便秘、性功能减退、皮疹等症状,有些降压药会造成体内糖、血脂代谢紊乱,这些不良反应没有明显的症状,要靠实验室检查才能发现。因此,有必要定期做相关的生化检测。高血压患者平时应该坚持服药治疗,发现服药后有任何不良反应及时与医生或药师沟通,分析原因,以便医生或药师帮助选择适合的抗高血压药物。

（二）有效性和依从性

1. 有效性　高血压患者实施降压药物治疗能有效预防或延迟脑卒中、心肌梗死、心力衰竭、肾功能不全等心脑血管并发症发生。能有效控制高血压的疾病进程,预防高血压急症、亚急症等重症高血压发生。将血压降低到目标水平,可以显著降低心脑血管并发症的风险。

降压治疗药物应用应遵循小剂量开始,优先选择长效制剂,联合应用及个体化4项原则。药师要充分了解不同类型的药物作用特点,在临床上结合患者自身疾病特点,合理选择药物。

知识链接

降压药的联合应用

降压药的联合应用:许多高血压患者需要应用两种小剂量降压药物。当二药联合时,降压作用机制应具有互补性,因此,具有相加的降压作用,并可互相抵消或减轻不良反应。例如,在应用血管紧张素转化酶抑制剂(ACEI)或血管紧张素受体拮抗剂(ARB)基础上加用小剂量噻嗪类利尿剂,降压效果可以达到甚至超过原有药物剂量翻倍的降压幅度。同样的,加用二氢吡啶类钙通道阻滞剂也有相似效果。我国临床主要推荐应用的优化联合治疗方案是:二氢吡啶类钙通道阻滞剂(D-CCB)加ARB;D-CCB加ACEI;ARB加噻嗪类利尿剂;ACEI加噻嗪类利尿剂;D-CCB加噻嗪类利尿剂;D-CCB加β受体阻断剂。

2. 依从性　服药依从性是指患者求医后其行为与临床医嘱的符合程度,包括按时、按剂量、按频率服用药物和药物的使用疗程两层含义。因此,依从性是服药准确度与时间长度的结合。而依从性差不仅表现为不按时服药、增减药物剂量、改变药物频率,还包括自主停药、漏服药物、未及时买药等现象。

（1）影响高血压患者服药依从性的因素:

1）高血压患者自身因素对服药依从性的影响:重视自身疾病的患者,服药依从性好,反之,服药依从性差;对自我健康状况评价差的患者,服药依从性好,对自我健康状况评价好者,服药依从性差;有家人提醒,患者服药依从性好,无家人提醒,患者的服药依从性差;年轻患者、女性患者和文化程度较低的患者服药依从性欠佳;对自身疾病和药物知识了解程度好的患者,服药依从性好,对自身疾病和药物知识了解程度差的患者,服药依从性差。

2）抗高血压药物对服药依从性的影响:有研究显示血管紧张素受体阻断剂依从性最高,

β 受体阻断剂最低;服药依从性与药物服用的频率成反比例关系;不良反应越多,服药依从性越低;药物费用越高,服药依从性越低。

此外,疾病因素和临床药师服务对服药依从性均会有影响:当高血压患者伴随有靶器官损害或其他躯体并发症,服药依从性会增加;当药师加强与患者的沟通,延长发药时间,标示清楚药物的用法用量,服药前向患者详细讲解正确的服药方法和可能出现的不良反应及需要采取的预防措施,也将有效提高患者准时服药的认知程度和服药依从性。

（2）提高高血压患者服药依从性的方法:

1）健康教育:临床药师要充分掌握专业的医药学知识和较好的沟通技巧,要充分体现在防治高血压疾病方面所起的作用,采取多种方式将高血压的知识和药物使用知识详细向患者阐述。包括高血压的病因、血压控制目标、危害以及治疗过程中用药的方法、疗程、目的和不良反应等。

2）行为干预策略:忘记服药是患者依从性不佳的主要原因之一,药师可以提醒患者将服药与生活中已有的习惯联系起来,比如在早上刷牙、上厕所,晚上洗澡、上床的同时服用降压药物等;高血压患者的服药依从性随着时间延长会逐渐下降,若药师通过定期家访、电话或门诊随访可明显增加患者的服药依从性。

此外,应该选择患者容易购买的、经济可以承受的、医疗保险覆盖的以及不良反应小的抗高血压药物,以提高高血压患者服药的依从性。

（三）经济性

高血压患者往往需要接受终身治疗,在严重影响患者健康状况的同时,也给患者及其家庭带来了沉重的经济负担,因此高血压病情的变化和伴随疾病的进展会对医疗费用产生较大的影响。

影响高血压治疗的因素主要包括患者的血压水平、患者的年龄、药物的临床疗效、治疗的依从性和安全性等方面,但作为发展中国家,药物价格的因素更不容忽视。但抗高血压药物的费用仅仅为高血压治疗成本的一部分,治疗成本中还包括不良反应的处理及非药物费用,降低高危人群的并发症以及随访与监测费用。因此,从经济角度出发,高血压治疗不是药费越便宜越好,而是价-效比越小越好。

医生和临床药师对初始降压药物的选择很重要,要尽量避免使用贵重药品,减轻患者的经济负担,而这一因素又与所选药物的患者依从性、药物价格和药物选择是否恰当等密切相关。实践证明,廉价的传统国产药物与进口药物相比,在疗效上几无差别,只需要坚持服用,同样可以收到良好效果。当前一线的抗高血压药物按每类药物的平均价格由低到高依次为噻嗪类利尿剂、β 受体阻断剂、ACEI、钙拮抗剂和 ARB。

此外,通过改变不健康的生活方式,如适当增加运动、建立合理的饮食结构、远离烟酒等来改善日常生活行为、提高健康干预、促进疾病转归也是一种重要的经济补偿措施。

三、常见沟通障碍与应对

1. 因患者异常情绪导致的沟通障碍　女性患者,39 岁,平时工作精神压力较大,运动量较少,体重严重超标。因头晕到医院进行检查,结果发现患者血压 140/115mmHg,血脂异常。初步诊断高血压后,患者情绪激动,把高血压病看成不治之症,产生恐惧、绝望心理。

药师应根据不同患者的社会背景,文化层次及年龄的不同,采取相应的交流技巧与患者沟通,了解诱因,然后有针对性地进行正确指导。有些患者对各种临床症状过分敏感,稍不理想,情绪就不稳定,常常对各种诊疗检查持怀疑态度,本案例中患者即属于此种类型,此时药师应主动找患者谈心,对其表示理解,尽量倾听患者的心理感受,鼓励他们尽情发泄,待情绪平静后,耐心解答患者提出的有关问题,帮助患者以平静的心态对待疾病,向患者说明高血压病需要长期药物治疗的意义及饮食治疗的原则。并告之患者控制高血压除药物治疗外,非药物治疗也很重要,适当运动、合理膳食、控制体重、戒烟限酒等非药物治疗方法也可有效预防和控制病情的进展。

有些丧失信心,消极的患者,应多给予鼓励和安慰,使患者感到各方面的关心和支持,乐观地接受治疗和护理。有些患者对高血压病麻痹大意,对疾病的危害性无明确认识,不顾药师的劝告,任其发展,抱着无所谓的态度,对此类患者药师应告知一旦患上高血压病就需要终身接受降压治疗,如果控制不理想,会因脑卒中、冠心病、糖尿病、肾功能衰竭等严重并发症而导致死亡和残疾。

药师应根据不同患者的心理特点和沟通技巧,帮助患者建立正确的疾病观,明确高血压病是可防、可治的,只要坚持合理用药,建立良好的生活方式,减少并发症的危险因素就可以控制病情进展。

2. 因药物的安全性导致的沟通障碍　患者男性,58岁,嗜烟酒,体态偏胖。5年前体检发现血压偏高,因当时无不适症状,一直未服药治疗。最近间断头晕,头痛,并不断加重,自己测量血压为170/120mmHg,自行购买卡托普利服用一周,血压有所降低,但出现剧烈咳嗽不止,遂前来就医。经临床观察与临床检测确诊为3级高血压。

药师应根据临床诊断,为患者提供相应的药物有效性和安全性等药学服务内容。药师要将临床上常用的钙通道阻滞剂、血管紧张素转换酶抑制剂、血管紧张素受体阻断剂、利尿剂和β受体阻断剂等不同种类的抗高血压药物和常见的不良反应,如地平类常引起患者面红头痛的症状,卡托普利等常出现咽痒干咳的症状,倍他乐克等常出现心率缓慢的症状,利尿剂降压药常出现电解质紊乱的现象介绍给患者。按照降压药物应用应遵循的小剂量开始,优先选择长效制剂,联合应用及个体化4项原则,结合患者的自身特点,为患者选择合适的治疗药物,将血压逐渐降至目标水平。同时,将可能出现的不良反应和应对方法一并告之患者,使患者能够正确看待治疗中可能出现的各种现象,增加服药的依从性。

3. 因药物的依从性导致的沟通障碍　患者男性,53岁,就诊时血压180/115mmHg,心电图示左心室肥厚,嗜烟酒,同时伴有肥胖症状,其余检查各项指标均未见明显异常。患者本人多年前知道自己有高血压病史,但考虑到长期服药带来的身体损伤和生活不便,始终未能坚持服药。

对于此类患者,药师需要从专业知识的角度向患者详细介绍高血压疾病的治疗与不治疗所带来的结果是截然不同的。良好的服药依从性是提高高血压治疗率和在此基础上逐步提高控制率的最有效的方法,同时也是改善生活质量及大幅度降低脑卒中发病率和死亡率最有效和最经济的手段,不仅能够提高患者的生活质量,也有利于节约卫生资源。

目前,临床上常用的五大类抗高血压药物的主要不良反应均已明确,也可以通过联合用药的方式降低长期服用药物对身体带来的不良影响,使患者消除思想负担。同时,建议患者服用长效及缓释药物,在降低服药频率的同时,达到平稳降压的目的,也减少药物的不良反应和生活的不便。

通过药师的专业服务,提高高血压患者服药的依从性,有助于患者血压控制在理想水平,更有助于降低高血压病相关并发症的发生率和病死率。

四、案例解析

1. 案例简介　男性患者,58 岁,发现高血压病史 10 年,最高达 220/130mmHg,自觉头晕、胸闷,门诊以"高血压、冠心病"收入院。给予阿司匹林、硝苯地平缓释片、缬沙坦及氢氯噻嗪治疗,血压控制良好,不适症状消失出院。院外一度坚持服用上述药物,自测血压正常。经人介绍于药店自购某保健胶囊服用,同时停止使用硝苯地平控释片、缬沙坦及氢氯噻嗪。服用自购保健胶囊后,血压过低,且感觉浑身乏力、头晕、出汗,自测心率 42bpm,且期前收缩频繁,遂门诊就诊,行心电图检查示窦性心动过缓,室早二联律,测血压 88/58mmHg,门诊以"冠心病、室早二联律"收入院。

2. 沟通过程　药师应详细了解患者病情及本次住院原因,告之高血压是多种心脑血管疾病的重要病因和危险因素,影响重要脏器的结构和功能,是心血管疾病死亡的主要原因之一。高血压治疗不是单纯以血压下降为目的,降低血压只是一种手段,而非最终目的。降压治疗的最终目的是降低心血管危险水平,减少靶器官的损害,进而最大程度改善预后。高血压的治疗主要是药物治疗且需终生服药,治疗方案一旦确定应长期执行,血压平稳控制 1～2 年后,根据复诊情况调整治疗方案,逐渐减少降压药品种与剂量,以免引起血压波动。该患者为高危患者,联合应用钙离子拮抗剂降压药(CCB)、血管紧张素受体拮抗剂(ARB)及利尿剂降压,三种药物作用机制不同,氢氯噻嗪增强缬沙坦降压效果,同时减少硝苯地平控释片可能引起的踝部水肿,降压方案的设计是合理的。此方案选择长效的控释制剂,有利于持续平稳降压,减少血压波动。患者因经济原因轻信他人的不科学宣传,擅自停止正规治疗而使用"纯中药"保健品,引起血压过低、心律失常,如不及时纠正容易出现严重不良后果甚至危及生命。告之患者接受正规治疗,同时在服用硝苯地平控释片时应整粒吞服,不得嚼碎或掰开服,以免引起血压骤降,心动过速。鼓励患者家中经常自测血压,如有异常及时复诊。嘱患者改善生活方式,低盐低脂饮食,限制饮酒并进行适当运动,减轻或控制体重。

患者停止使用保健品并接受正规治疗,院内血压控制良好(130～140/88～90mmHg),心律恢复正常,其他检查无异常,无不适出院。嘱其院外规范用药,定期复查,随访病情稳定。

3. 案例解析　临床药师通过详细了解患者的高血压病史,以专业知识向患者解释高血压疾病对患者健康的影响,治疗的目的,药物的选择,以及使用注意等。同时将健康的生活方式介绍给患者,有助于帮助患者改善临床症状。

？思考题

1. 影响高血压患者服药依从性的因素有哪些?
2. 抗高血压药物常见的不良反应有哪些?
3. 提高高血压患者服药依从性的干预方法有哪些?
4. 如何与不同性格特点的高血压患者进行沟通?

(陈再兴)

第二节 血脂异常患者的药学服务与沟通

 学习要求

1. 掌握血脂异常患者的药学服务要点及沟通技巧。
2. 熟悉血脂异常特殊人群的沟通特点及方法。
3. 了解血脂异常的疾病与患者特点。

目前,随着社会经济的发展,人民生活水平的提高以及生活方式的改变,心血管疾病已经成为我国城市和农村人群的第一位死亡原因。其中冠心病发病率和死亡率逐年上升,缺血性脑卒中发病率也有显著增加。研究表明,血清总胆固醇或低密度脂蛋白胆固醇升高是冠心病和缺血性脑卒中发生的独立危险因素之一。因此,药师应重视血脂异常的预防和治疗。

一、疾病与患者特点

(一)疾病特点

血脂异常可见血总胆固醇(TC)、三酰甘油(TG)或低密度脂蛋白胆固醇(LDL-C)的升高,部分患者还有高密度脂蛋白胆固醇(HDL-C)的降低。血脂异常早期无临床表现,须通过血液检查才能查出。以下的一些方法可供患者自我判断:①胆固醇过高时,皮肤上会鼓起小肿疱,表面光滑,呈黄色。多长在眼皮、胳膊肘、大腿、脚后跟等位置;②中性脂肪过高时,皮肤上会出现许多小指头大小的柔软小痘状物,呈淡黄色,主要分布在背、胸、腕、臂等位置,不痛不痒;③手指叉处若变成黄色,则暗示体内的胆固醇和中性脂肪都过高;④如出现腿肚子抽筋,并经常感到刺痛,可能是胆固醇积存在腿部肌肉内引起;⑤肥胖者胆固醇积存于肝脏内会引起肝肿大,在深呼吸时可触到肝脏的下边缘;⑥睑黄疣是中年妇女血脂增高的信号。睑黄疣为淡黄色的小皮疹,多长在眼睑上,初起如米粒大,微微高出皮肤,与正常皮肤分开,边界不规则,后期甚至可布满整个眼睑。

血脂异常的治疗目的是通过调整血脂谱,使其恢复正常以降低冠心病及其他心血管事件的发生率。治疗应遵循以下原则:①原发性血脂异常是一种终身性的代谢紊乱,防治需持之以恒;②根据病因选择合适的治疗方案;③健康的生活方式和合理的饮食控制是最安全、最经济和疗效可靠的调脂方法,也是其他调脂方案的基础;④使用调脂药物时,应定期检查肝肾功能,监测血脂变化,并结合患者具体情况定期调整药物剂量和种类。

(二)患者特点

调研显示,我国人群血脂水平存在明显的地区差异,血清 TC 和 LDL-C 升高率的分布特点是城市显著高于农村,大城市高于中小城市,富裕农村高于贫穷农村,与社会经济发展水平呈密切相关性。TC 和 LDL-C 升高率在男性和女性中都随着年龄而增高,在 50~69 岁达到高峰,70 岁以后略有降低。50 岁以前男性高于女性,50 岁以后女性显著升高,甚至超过男性。另外,不健康的生活方式、饮食习惯,导致高脂血症在青少年中的发病率显著增加。

1. 就诊患者年龄偏大 虽然随着生活水平的日益提高,血脂异常人群中青少年的身影日益增加,但其高发群体仍为中老年人群。另外,伴随年龄的增加,患者自我保健意识也与日俱增。因此,血脂异常就诊患者多为中老年群体。

2. 患者身份及医疗保险方式不同　血脂异常患者来自社会各个阶层,其从事职业、经济水平、文化程度、认知程度及生活背景差异较大。患者的医疗保障方式也不尽相同,包括公费医疗、省直医疗保险、城镇职工医疗保险、城镇居民医疗保险、新型农村合作医疗保险、商业医疗保险及自费等。

3. 患者就医心态不同　由于患者的职业范围、经济状况、文化程度、对血脂异常危险性的认知差异等,患者的就医心态差别迥异。有的高脂血症患者极其谨慎、小心,一旦出现胸背部、头部等不适感、疼痛感时,均可使患者联想到是否出现与血脂异常相关的心血管、脑血管病变,致精神高度紧张、焦虑、惊恐。有的患者则对所患疾病满不在乎,认为血脂异常就是营养过剩了,这是生活水平提高的表现和必然结果,不用长期关注和治疗,顺其自然就行。

4. 患者治疗需求不同　经济条件一般或较差的患者,通常希望得到最便宜有效的药物治疗;经济条件优越的患者,则不计较调脂花费,目标只集中在最佳的药物治疗效果上。

二、药学服务要点

药学服务需要药学人员提供与药物相关的各类服务,其服务对象涉及面很广,不仅包括患者,还包括医师、护士及患者家属等,下面从药学服务的安全性、依从性、有效性等方面分别阐述针对血脂异常的药学服务要点。

(一)安全性

1. 对患者进行调脂药物应用的安全性教育　调脂药物种类繁多,包括他汀类、贝特类、烟酸类、树脂类、胆固醇吸收抑制剂等。在对血脂异常患者进行药学服务时,应结合患者特点,给予针对性的药学教育,包括调脂药物的不良反应、注意事项及相互作用等,以最大程度避免调脂药物相关的药源性损害的发生,提高血脂异常患者的用药安全性。

(1)他汀类:大多数人对他汀类药的耐受性良好,有 0.5% ~2% 的病例发生 ALT(丙氨酸氨基转移酶)及 AST(门冬氨酸氨基转移酶)升高,且呈剂量依赖性。减少他汀类药物剂量通常可使升高的转氨酶恢复正常。胆汁淤积和活动性肝病被列为使用他汀类药物的禁忌证。他汀类药物还可引起肌病,包括肌痛、肌炎和横纹肌溶解。不同他汀类药物发生肌肉不适感的几率不同,一般在 5% 左右。建议在启用他汀药物治疗之初,要检测 ALT 及 AST 和肌酸激酶(CK),并在治疗期间定期监测复查。轻度的转氨酶升高(不超过正常上限的 3 倍)不看作是治疗的禁忌证。如患者在用药期间出现肌肉不适、无力、褐色尿,应及时报告并监测 CK。

(2)贝特类:贝特类药物的常见不良反应为消化不良、胆石症等,也可引起肝脏血清酶升高和肌病。绝对禁忌证为严重肾病和严重肝病。因贝特类单用或与他汀类合用时可发生肌病,应用时须定期监测肝酶与肌酶。另外,吉非贝齐虽调脂疗效显著,但安全性不如其他贝特类药物。

(3)烟酸类:烟酸属 B 族维生素,常见不良反应为颜面潮红、高尿素、高血糖及上消化道不适等。其绝对禁忌证为慢性肝病和严重痛风,相对禁忌证为溃疡病、肝毒性以及高尿酸血症。

(4)胆酸螯合剂:常用的胆酸螯合剂有考来烯胺和考来替泊,其常见不良反应为胃肠道不适、便秘以及影响某些药物的吸收等。此类药物的绝对禁忌证为异常 β 脂蛋白血症和 TG > 4. 52mmol/L(400mg/dl);相对禁忌证为 TG > 2. 26mmol/L(200mg/dl)。

(5)胆固醇吸收抑制剂:胆固醇吸收抑制剂依折麦布安全性和耐受性均良好。最常见的不良反应为头痛和恶心。另外,考来烯胺可使依折麦布药时曲线下面积增加约55%,因此不推荐两者合用,如必须合用则需在服用考来烯胺前2小时或后4小时服用依折麦布。

(6)其他:普罗布考常见不良反应包括恶心、腹泻、消化不良等;亦可引起嗜酸细胞增多,血浆尿酸浓度增高;最严重的不良反应是引起心电图 QT 间期延长,但极为少见,因此有室性心律失常或心电图 QT 间期延长者禁用。

2. 协助医师制订安全的个体化给药方案 如患者为老年高脂血症患者,随着年龄增加,机体功能逐渐减退,尤其是肝肾功能。为此类血脂异常患者提供药学服务时,要结合其肝肾功能指标,权衡利弊,为患者选择合理的调脂方案,并告知患者相应的监护计划,以降低不良反应的发生率。

如患者为妊娠期女性,在必须服用调脂药物的情况下,药师需要运用专业知识,根据药物的妊娠分级及临床资料等,给出该妊娠患者最佳的给药方案,以最大程度减少对胎儿的影响,保证调脂治疗的安全性。

3. 协助医师解决患者药物治疗过程中可能出现的问题 调脂药不良反应多种多样,患者在使用过程中,可能出现这样或那样的不适感以及实验室指标的异常等,有些与患者自身存在的疾病相关,有些则是由药物引起,如药物的不良反应或毒副作用所致。当其由非疾病因素导致时,临床医师需要专业的药学人员协助,需要药师运用药学专业知识,给出合理的解释及处理措施,帮助血脂异常患者解决治疗中的问题,使调脂治疗顺利进行。

4. 协助护士发挥在不良反应报告中的作用 护士由于职业范畴的需要,通常24小时守护在患者身边,执行医嘱和各项治疗护理项目。因此,其最清楚患者的病情变化以及不良反应的发生过程,在不良反应报告中具有重要的作用。药师应发挥专业优势,对护士进行调脂药物不良反应相关知识的培训,提高护理人员发现调脂药不良反应早期症状的能力。如发现患者出现肌肉酸痛、无力时,应考虑到他汀致肌病的可能性。

(二)有效性与依从性

1. 有效性

(1)治疗性生活方式改变:由于血脂异常与饮食和生活方式有着密切的关系,因此治疗性生活方式(therapeutic life-style change,TLC)改变是控制血脂异常的基本和首要措施,能起到与调脂药物相似的治疗效果,可有效减少心血管事件的发生率。无论是否采取其他治疗措施,都必须坚持控制饮食和改善生活方式。

TLC 主要内容包括:①减少饱和脂肪酸和胆固醇的摄入;②选择能降低 LDL-C 的食物;③减轻体重;④增加有规律的体力活动;⑤采取针对其他心血管病危险因素的措施,如戒烟、限制饮酒、限盐等。

(2)药物选择:临床上可供选用的调脂药物种类繁多,如他汀类、贝特类、烟酸类、树脂类、胆固醇吸收抑制剂等。但疗效确切、临床应用较多的药物主要为两类:他汀类和贝特类。根据血脂异常的临床分型不同,进行有效治疗时的药物选择各有侧重点:①高胆固醇血症或高低密度脂蛋白血症:首选临床应用较多的他汀类如阿托伐他汀、氟伐他汀等。对于重度的高胆固醇血症,可考虑给予联合用药措施;②高甘油三酯血症:临床上常用于降低 TG 的药物有贝特类、烟酸类、ω-3多不饱和脂肪酸和他汀类等,其中以贝特类药物的作用最强;③混合型血脂异常:治疗上单独使用某一种调脂药物,通常难以使血脂水平满意达标,建议联合作用机制不同的调脂药物。在以他汀类药物作为大多数血脂异常患者的首选治疗药物的基础上,联合另一种调脂药全面改善患者血脂异常,同时也增强了患者的用药安全性;④低高密度脂蛋白血症:对低 HDL-C、低危 LDL-C 患者,或用他汀类药物后 HDL-C 仍偏低者,推荐给予烟酸类或贝特类药物治疗。对低 HDL-C、高危 LDL-C 患者,推荐给予他汀类药物合并烟酸或贝特类药物治疗。

(3)为临床医师提供调脂用药咨询和用药参考:临床医师由于专业的限制,难以掌握有关调脂药物的所有信息及最新的用药信息等。作为药学专业人员,药师在此方面具有独特的优势,对调脂药的药效学、药动学、药物相互作用、药物配伍以及注意事项等各方面都有熟练的掌握,可为临床医师提供调脂用药咨询和用药参考,告知医师最新的药学前沿信息。

(4)与医师共同参与调脂治疗方案的制订:患者血脂异常类型的多变性,决定了其调脂治疗方案的多样性。为保证治疗方案的有效性,需根据患者的年龄、性别、生理病理状态、药效学、药动学、药物相互作用及药物经济学的特征,为每位患者制订最优化的药物治疗方案,此过程需要有专业药学知识的药师的参与。

(5)确保护士对医嘱的正确执行:医师为患者制订给药方案后,由护士最终执行。要达到预期的治疗效果,不仅需要科学的给药方案,还要护士正确的执行给药方案。因此,需要护士掌握正确的用药原则,即在正确的时间、给予正确的药物和剂量、通过正确的给药途径给予正确的患者。指南中推荐的调脂药物均为口服制剂,药师需告知护士调脂药物服用的正确时间、主要的注意事项、药品的识别以及正确的保存条件等,以保证药物治疗的有效性。

(6)指导护士共同参与患者的用药教育:目前临床药师数量匮乏,临床药师无法为每位血脂异常患者进行药学教育和指导。而护士具有群体大,覆盖面广以及与患者的接触时间长等独特的优势,因此,药师对护士进行药学教育和指导后,再由护士对患者进行药学教育,能达到事半功倍的效果。药师通过培训指导,使护士全面掌握调脂药物的药理知识、作用机制、用法用量、特殊的给药时间、注意事项及不良反应等专业知识,提高护理人员的用药教育水平,共同做好患者的用药教育。

2. 依从性

(1)对门诊患者进行用药依从性宣传:门诊患者数量众多,但其在医院的停留时间有限,因此应采取形式多样的宣传方式以提高患者的用药依从性。首先,药师进行发药指导时,应叮嘱患者遵医嘱用药,不要随意停药或改变用药剂量等;其次,可在患者等待区摆放宣传板报,播放相关视频,发放宣传资料以及开展门诊讲座等。

(2)对住院患者进行入院药学评估以明确其用药依从性:通常在血脂异常患者入院后24 小时内进行首次药学查房,为患者建立"血脂异常患者入院药学评估表",询问患者既往血脂异常病史、用药史(包括用药品种、时间、降脂效果以及是否出现调脂药相关不良反应)、对药物及疾病的认知程度以及用药依从性等。对患者的用药依从性进行评估掌握后,可在后续药学服务中提供有针对性的药学教育。

姓名：　　　　　　　　住院号：　　　　　　　　联系电话：

一般资料	姓名_____ 性别_____ 年龄_____ 民族_____ 职业_____ 费用支付：　□自费　　　　□医保　　　　□公费　　　　□其他_____ 基础疾病：　□高血压　　　□冠心病　　　□心律失常　　□心功能不全 　　　　　　□糖尿病　　　□甲状腺疾病　□CKD　　　　□其他_____ 入院时间_____　　入院方式：□步行　□扶行　□轮椅　□平车 入院诊断_____
入院状况	意　　识：□清醒　　　□嗜睡　　　□恍惚　　　□昏迷 营　　养：□良好　　　□一般　　　□消瘦　　　□恶病质 听　　力：□清晰　　　□重听　　　□失聪　　　□助听器　　□其他_____ 语　　言：□正常　　　□失语　　　□含糊不清　□手势语 基本膳食：□普食　　　□半流　　　□流质　　　□禁食　　　□其他 　　　　　　禁忌_____偏好_____治疗饮食_____ 自理能力：□完全自理　□部分依赖　□完全依赖（进食、穿衣、淋浴、入厕） 嗜　　好：□无　　　　□酒____两/天　　　□烟_____支/天
既往用药	
对药物的了解程度	适 应 证：□好 □较好 □一般 □较差 □不理解 用法用量：□好 □较好 □一般 □较差 □不理解 注意事项：□好 □较好 □一般 □较差 □不理解 不良反应：□好 □较好 □一般 □较差 □不理解
过敏史	□无　　　□有（详述）
疾病认识	□完全　□部分　　　□不认识　□未被告知
用药依从性	□好　　　□一般　　　□差

　　　　资料来源　　□病人　　　　　　　□家属　　　　　　□其他

图14-1　血脂异常患者入院药学评估表

（3）对住院患者进行全程化的用药依从性教育：住院患者与门诊患者相比，药师进行药学服务的时间相对宽裕，有更多的时间了解患者用药依从性情况。药师应充分利用患者住院的这段时间，尤其是对于依从性不佳的患者，采取多方面措施提高患者的依从性。药师可采取多种形式，如进行每日药学查房，开展血脂异常患者的群体讲座，发放血脂异常合理用药教育单等。通过增加患者对疾病的认识程度来提高其用药依从性。

（4）为出院患者制订药学随访计划：根据血脂异常患者个体情况，针对性制订出院后药学随访计划，以监督和提高患者的依从性。可采取形式包括：电话随访、患者来院就诊时的当面随访等。重点关注患者调脂药物的用法用量、注意事项、不良反应等。

姓名：_____　性别：____　年龄：____　联系电话：_____　住院号：_____　住院日期：_____

随访内容	出院后3个月 年　月　日	出院后6个月 年　月　日	出院后12个月 年　月　日	出院后24个月 年　月　日
熟悉调脂药物的用法用量，服用方法正确	□否　□是 详述：	□否　□是 详述：	□否　□是 详述：	□否　□是 详述：
熟悉其他合并用药的用法用量，服用方法正确	□否　□是 详述：	□否　□是 详述：	□否　□是 详述：	□否　□是 详述：
知晓服用药物的注意事项、不良反应等	□否　□是 详述：	□否　□是 详述：	□否　□是 详述：	□否　□是 详述：
是否定期监测：血脂、肝功等	□否　□是 详述：	□否　□是 详述：	□否　□是 详述：	□否　□是 详述：
用药过程中，是否出现药品相关的不良反应	□否　□是 详述：	□否　□是 详述：	□否　□是 详述：	□否　□是 详述：
药师签名				

图 14-2　血脂异常患者的药学随访计划表单

三、常见沟通方法与要点

（一）药师与血脂异常患者的药学沟通

1. 与血脂异常患者沟通的一般方法与要点　药患沟通的主要方法包括口头语言、肢体语言及书面语言三种。

（1）口头语言：语言是建立良好药患关系的重要工具，药师在与血脂异常患者交流时，要善于使用得体的语言，避免伤害性的语言，如部分患者因血脂高易产生自卑心理，尤其是对女性患者，交流时需注意照顾患者情绪，避免使用致患者不适的语言，如"你太胖了，该减减肥了"之类的语言。另外，要讲究语言表达的技巧，同一件事情，用不同的语言表达，所取得的效果千差万别。如某血脂异常患者，依从性不佳，多次因擅自停药，血脂指标超标严重就诊，药师使用责备性的语言"你怎么不知道听话呢？下次再这样，就不要来看病了！"，这种交流方式易导致患者的反感和抵抗情绪，对患者依从性的改善没有有益作用。建议药师改为关怀性的语言"有什么不舒服的感觉吗？如果有，就及时的告诉我们。您的血脂一直控制不佳，和您的用药依从性不好有关，身体是自己的，一定要爱惜才行"，这种交流方式容易使患者产生共鸣，更容易接受药师的建议。

（2）肢体语言：肢体语言包括面部表情、目光、身体姿势、动作以及行为等。药师与高脂血症患者交流时，注意保持举止谦和、文明礼貌的行为习惯。如与高脂血症患者交流时，应注意自己的言谈举止，使患者感觉到药师的和蔼可亲，更有利于与血脂异常患者的交流沟通。进行药学服务时，保持适当的距离，约一个手臂的长度，可缓解血脂异常患者的紧张焦虑和敏感情绪，亦可微微欠身表示谦恭有礼等。

（3）书面语言：与口头语言相比，书面语言沟通效率低、耗时长，但书面语言具有内容清晰可查、作为证据的证明力强等优势。药师在对血脂异常患者进行书面语言沟通时，注意描述的准确性，对患者生活方式的干预、调脂药物的使用等做客观的描述教育，避免对调脂治疗的效果、不良反应等做肯定或否定的结论。

2. 与老年血脂异常患者的沟通方法与要点　老年人随着年龄的增加，各种组织器官开始退化，相应的生理功能开始减弱，听力、视力、记忆力、对环境的适应力等均有不同程度的下降，有的老年人甚至出现暂时性失忆或智力障碍。同时老年人会有性格和情绪的改变，如傲慢自尊、话语增多、感觉孤独寂寞、空虚等。因此，在与老年血脂异常患者沟通时要注意照顾其身心特点，语速要慢，保持语言的简短、重复，使老人感觉到被尊重、被平等对待。调脂药物中，有的药物服用时间特殊，有的药物不良反应一旦发生就很严重，老年患者由于机体功能的退化，更易出现调脂药物相关的不良反应，因此，与老年患者及其家属的有效沟通具有重要的意义。

3. 与儿童血脂异常患者的沟通方法与要点　血脂异常患者中儿童比例较少，但随着生活水平的提高以及不健康生活方式的影响，体重超重的儿童越来越多，儿童高脂血症患者的比例也日益增多。儿童表达能力不佳，自我约束能力低，对外界刺激反应敏感、强烈，有不同程度的医疗恐惧。药师与此类患儿交流时，应面带微笑，态度和蔼可亲，照顾细心周到，努力消除患儿的陌生感，使患者乐于与药师交流。另外，在对患儿进行药学教育时，注意需要有监护人的陪同，沟通对象重点是患儿的日常监护人。需结合患儿生长发育特点，为其制订有针对性的血脂异常治疗性生活方式改变方案，包括饮食、运动、生活习惯等。为患儿选择最佳的药物治疗方案。

4. 与不同文化水平及认知程度患者的沟通方法与要点　患者文化层次不同，对血脂异常的认知程度及理解力也不同，药师沟通时，应注意选择与患者的知识层次相适应的语言，既通俗易懂又简明扼要。药师需结合自己的专业知识，选择恰当的语言，使与血脂异常患者的沟通过程轻松易懂，使患者感觉到药师的亲和力。

如有的患者文化层次一般，且对血脂异常的危害性毫不知情，认为血脂异常无须担心。对于这类患者，药师首先应采用通俗易懂的语言与其沟通，使患者既明白药学服务的内容，又不会产生因为自身文化水平低，无法理解医务人员说的内容而无法与医务人员沟通交流的压力。然后，需进一步纠正患者对血脂异常的错误理解，告知患者血脂异常的危害性，如何从生活方式、药物治疗等方面进行改善。

5. 与女性血脂异常患者的沟通方法与要点　女性患者作为特殊群体，其生理及心理均有其特殊性。相对于男性，女性性格更加细腻、多疑，尤其是对于高脂血症来说，天生爱美的女性可能会有羞涩、不好启齿的思想负担。在对这类患者进行药学教育时，注意沟通的方式和保护女性患者的隐私。

（二）药师与医护人员的沟通方法与要点

新的观点提倡临床要建立医、药、护三方的新型治疗团队。要达到这个目标，药师与医护人员的有效沟通首当其冲，首先，有效沟通的前提是药师与医护人员的互相信任和理解，双方要摒除偏见，站在对方的角度来思考问题。如患者咨询药师，自己是糖尿病患者，血脂指标在参考范围内，为什么医师要为其开具他汀类降脂药？药师首先相信该医师不会无适应证用药，随后查阅相关资料，告知患者糖尿病患者由于高血糖导致的一系列并发症，指南建议其血脂水平低于常人参考范围。其次，沟通时注意估计医护人员的颜面，不要在患者面前直接指责医护人员的用药错误。如药师审核处方时发现医师为同一个高脂血症患者开具了阿托伐他汀和血脂康胶囊，因血脂康胶囊含洛伐他汀，存在重复用药的问题，可能导致不良反应发生率增加。该药师发现问题后，单独与该医师沟通，指出存在的问题，医师听后，表示本以为血脂康胶囊为中药制剂，中西药合用降脂效果更佳，原来血脂康胶囊中也是他汀类成分降脂，医师接受了药师的意见并更改了治疗方案。

四、案　例　解　析

（一）门诊药患沟通案例解析

门诊是药师与患者接触最频繁、最直接的场所。由于门诊人流量大，患者等待时间长、心情急躁，为患者预留的沟通时间有限，因此易产生药患矛盾，引发投诉和纠纷。

1. 案例简介　患者李某，女，28 岁，肥胖体型，体重指数 $30kg/m^2$，工人。临床诊断为高脂血症，甘油三酯超标严重，医师为其开具"非诺贝特胶囊"降低甘油三酯水平。

2. 沟通过程

药师："李某，这是您的药品，请拿好"，并将药品递至患者面前。

患者："好的。"

药师："请问您知道该药品的服用方法及注意事项吗？"

患者："不是很清楚。"

药师："哦，这个药您每日服用一粒，注意和饭一起吃。用药过程中，注意复查肝功能，自我监测有没有出现肌肉弥散性疼痛、触痛以及无力感。如有任何问题，可随时联系咨询我们。"

患者："好的，多谢。"

3. 案例解析　该药师充分照顾患者情绪，使患者感觉到自己受到相应的尊重。在与患者的交流中，告知患者具体的用法用量和注意事项，同时告诉患者在服药之后如有任何问题可再与药师联系。通过此次药学服务与沟通，患者不仅知晓了相应的药学知识，也对药师产生了信任感，使得药师今后的工作更易于开展和深入。

（二）住院药患沟通案例解析

患者入住病房后，会对医院的服务提出更高的要求。药师作为医、药、护治疗团队的重要组成部分，其服务质量的好坏直接关系到医院的整体形象。

1. 案例简介　患者徐某，男，69 岁，工人。患者因"糖尿病、高脂血症"入院就诊，医师在降糖治疗的同时，还为其开具了既往使用的口服调脂药氟伐他汀。

2. 沟通过程　药师进行药学查房。

药师："您好，给您开具的调脂药氟伐他汀每天都吃吗？"

患者:"是的。"

药师:"那您知道怎么吃吗? 服用时间知道吗?"

患者:"我都是每天吃早饭前吃一粒。"

药师:"哦,按照药品说明书要求,氟伐他汀应于晚餐时或睡前服用。"

患者:"这样啊,那医生开药时怎么没有告诉我呢?"

药师:"您不要着急,仔细想想。"

患者:"哦,好像大夫和我说过,不过我听力不是很好,没有听清楚。"

药师:"没有关系,那您现在知道怎么服用了吗?"

患者:"嗯,我知道了。"

药师:"您可以重复下吗?"

患者:"这个药每天吃晚饭时或睡觉前服用。"

3. 案例解析　药师在对住院患者进行药学查房时,发现患者氟伐他汀用药时间存在问题,于每日早餐前服用,按照药品说明书要求,该药应于晚餐时或睡前服用。经仔细沟通,患者说医师已告知其服用方法,因自己听力不好,没听清楚,也没有细问,才导致服药时间错误。药师告知患者,该药每日晚间服用效果优于早餐前服用,患者表示认同和感谢。

在对年龄大、记忆力不佳的患者进行药学服务时,要求药师具有充分的耐心,对患者讲解并确认患者听明白后,最好让患者自己重复一遍,以确认患者已知晓相关内容。

(三)与不同文化水平及认知程度患者沟通案例解析

患者文化层次及认知程度不同,对药学服务的理解及要求也不同,在沟通时药师应注意采取针对性的沟通方式。

1. 案例简介　患者王某,男,67 岁,农民,文化程度不高。高脂血症病史十余年,近期医师为其加用烟酸缓释片降脂,服用 1 天后,患者自觉面部发红,伴瘙痒感,患者怀疑是药品质量不合格所致,遂来到药物咨询窗口进行询问。

2. 沟通过程

患者来到咨询窗口,药师放下手中的工作,热情询问王某相关问题。

药师:"您好,请问有什么需要帮助的?"

患者:"我从前天开始吃这个药片,昨天脸上就开始发红,还感觉很痒,是不是和你们这药有关系,这药是不是不合格啊?"

药师:"大爷,您先不要着急,慢慢说。这个药您以前吃过吗?"

患者:"以前没吃过,这是第一次吃。"

药师:"您前天开始服用这个药时,还同时服用其他药物吗? 饮食方面和以前相比,有没有什么明显的改变?"

患者:"我想想,没有新吃的药,吃饭也没有啥变化。"

药师:"那您出现的这个症状很可能和服用的烟酸缓释片有关系,不过这属于正常的不良反应范畴,也不是我们的药品质量有问题。"

患者:"是这样啊? 什么是不良反应?"

药师拿起该药品说明书:"您看,这个药品服用初期常见的不良反应就是潮红发作,包括发热、发红、瘙痒等。在接受治疗几周后就对潮红产生耐受,您感觉可以忍受吗?"

患者:"感觉还可以忍受吧。"

药师:"好的,如果您可以忍受的话,建议您继续服用,有任何问题随时过来咨询,给您留个我们的联系电话,随时电话咨询我们。"

患者:"好的,多谢了。"

药师:"不用客气,大爷,您慢走。"

3. 案例解析 该患者文化层次不高,用药后出现不适感就认为是药品质量不合格所致。药师首先询问患者近期饮食有无变化,有无其他新服用的药品,患者予以否认。随后药师告知患者,该药服用初期常见的不良反应就是潮红发作,包括发热、发红、瘙痒等。患者的面部发红、瘙痒感即属于该药正常的不良反应范畴,不是药品质量有问题所致。并建议患者如能耐受,可坚持服用,通常在服药几周后就会耐受。患者表示认可。

在对文化水平不高患者进行沟通时,注意措辞,不要使用过于专业的词汇,尽量使用通俗的语言对患者进行药学服务,使患者更易于明白药学服务的内容。

 思考题

1. 试述调脂药的分类、主要药理作用及代表药物。

2. 针对特殊人群血脂异常患者,如何克服沟通障碍,针对性地给予相应的药学服务?

3. 角色扮演药师和血脂异常患者,进行相应的药学服务与沟通实例考察。

（杨 蕊 李宏建）

第三节 糖尿病患者的药学服务与沟通

学习要求

1. 掌握与糖尿病患者进行沟通的技巧和药学服务要点。

2. 熟悉糖尿病疾病特点及药物治疗。

3. 了解糖尿病患者的心理特点及心理感受。

一、疾病与患者特点

（一）糖尿病的疾病特点及危害

2007 年至 2008 年,在全国 14 个省市进行了糖尿病的流行病学调查,估计我国 20 岁以上的成年人糖尿病患病率为 9.7%,成人糖尿病患者总数达 9240 万。根据世界糖尿病联盟的最新数据,中国 2013 年糖尿病的患者数为 9840 万,居全球首位。很多 2 型糖尿病患者在诊断糖尿病的时候已有微血管病变,甚至大血管病变。中华医学会糖尿病学分会在一项慢性并发症调查中发现,在三甲医院中住院的 2 型糖尿病患者并发症的患病率分别为:高血压 34.2%,脑血管病 12.6%,心血管病 17.1%,下肢血管病 5.2%。中国糖尿病严峻的流行现状、并发症患病率高,许多糖尿病患者诊断不及时,治疗率低,控制率低。以上的情况提示,在糖尿病的防治工作中,医务人员还要做大量的诊治及宣传的工作。

糖尿病不仅给患者带来了肉体和精神上的损害并导致寿命的缩短,还给个人和国家带来了沉重的经济负担。中华医学会糖尿病学专业委员会在 2007 年至 2008 年开展的糖尿病经济负担调查发现,与正常血糖人群相比,糖尿病患者住院的天数增加 1 倍,医疗花费增加了 2.4 倍。病程超过 10 年糖尿病患者与病程在 5 年之内者相比,医疗费用增加了近 3 倍。

(二)糖尿病患者的特点

1. 治疗糖尿病的药物种类多,治疗效果个体差异大 英国前瞻性糖尿病研究(United Kingdom Prospective Diabetes Study,UKPDS)表明,加强血糖控制可以降低微血管并发症的发生并延缓其进展,而血压的控制可以降低大血管并发症。因此,各种使血糖接近正常标准、降低血压以及降脂的努力都有希望延缓这些并发症的发生或减缓其进展,改善患者的整体生活质量。针对 2 型糖尿病患者应采用科学、合理、基于循证医学的综合治疗措施,包括降糖、降压、调脂、抗凝、控制体重和改善生活方式等综合干预措施。所以糖尿病患者的药物治疗常常包括降糖、降压、调脂、抗凝等药物。然而,由于患者常伴有糖尿病大血管病变、糖尿病微血管病变等并发症,且降糖药物的疗效和不良反应个体差异大,而不良反应又多见,给患者的药物选择带来了困难。

2. 糖尿病患者对疾病的认识参差不齐,依从性不同 心理学家认为,糖尿病病程延长及并发症的出现,糖尿病的人格特征会随着发生某些变化,有些患者在某些方面均表现非常明显,如无安全感、孤独感、情绪易激动、适应性差、焦虑、恐惧、消沉、忧愁、多虑等。而这些不良人格特征可能会引起机体免疫力降低及血糖的波动。根据糖尿病患者心理表现类型的不同,有针对性地实施良好的药学沟通与服务,能使患者处于接受治疗和康复的最佳生理和心理状态,达到良好的治疗效果。

消沉型患者共同的人格特征为情绪经常处于紧张变化中,如容易着急、生气、发怒,而当这些情绪在紧张变化之时,机体内自主神经功能紊乱、内分泌失调、交感神经高度紧张和兴奋,分泌大量肾上腺素、儿茶酚胺等。这些激素抑制胰岛素的分泌,又由于糖尿病患者本身胰岛素分泌或作用缺陷,或两者同时存在,引起碳水化合物、蛋白质,脂肪,水和电解质等代谢紊乱,致使血糖明显升高,血糖的经常波动,给患者造成很大的心理上的痛苦。再加上糖尿病知识缺乏,吃东西不能随心所欲,担心并发症,使其对治疗信心不足,产生消沉情绪。药师在查房过程中要主动接近患者,并经常与他们耐心交谈,多做解释工作,使患者明白糖尿病是高发病,目前虽不能根治,但还是可以控制的,应当正确对待,正确认识,保持"既来之,则安之"的乐观主义精神。要泰然面对,不急不躁,避免糖尿病及其并发症的进一步加重。鼓励他们发挥主观能动性,多学习糖尿病防治知识,坚持自我监测血糖,正确使用药物,使体质量、血糖、血压、血脂维持在合理水平,减少并发症的发生。

还有一种多虑型患者,看见别人患有糖尿病并发症(如糖尿病肾病或糖尿病眼底病变),就担心自己也会患上此病,整天忧心忡忡;看见别人做某项化验检查,就要求自己也做;看见别人用什么药,也要求服用同样的药。他们疑心重,对周围事物敏感,如不满足其要求就误认为是瞧不起他,工作不负责任。对待此类型的患者,药师应该热心地解释不同药物的作用,认真指导患者不能盲目地做些与自己所患疾病无关的检查和服用一些对自己不适宜的药物,告诉患者滥用药物的危害,并与其家属进行沟通,让其家属尽可能多了解糖尿病相关知识,给患者更多温暖、帮助。某些自称有降糖效果的保健品或药品的厂家,有意隐瞒产品的真正成分,片面夸大降糖效果。部分糖尿病患者由于偏听偏信这些不真实的宣传,贻误了治疗。

二、药学服务要点

(一)安全性

1. 药品不良反应(ADR) 糖尿病患者多为老年、慢性病患者,所患病种较多,所以用药也较多。药物的品种越多,发生不良反应的可能性也越大。临床药师在病区中直接随访患者,在与医生患者的交流中,也能及时发现新的 ADR 及预防潜在的 ADR,参与药源性疾病的诊断及 ADR 的处置,确保了 ADR 的工作的即时性、实时性、真实性。药师应监测患者住院期间的药物治疗情况及不良反应,及时与医生协调调整治疗方案。

在降糖治疗过程中常见的 ADR 为低血糖反应。药师应加强对糖尿病患者及家属的教育,使其了解低血糖的临床表现和救治措施,鼓励他们定期监测并记录血糖的变化。建议患者随身携带糖果、饼干等,为有可能误餐提前做好准备。糖尿病患者运动前应增加额外的碳水化合物摄入,携带含有自身信息的卡片(疾病史,亲属联系电话),以防止意外的发生。酒精能直接导致低血糖,糖尿病患者应避免酗酒和空腹饮酒,血糖控制不佳的患者不建议饮酒。最后,对于反复发生低血糖的患者,建议调整糖尿病治疗方案并告知患者适当放宽血糖控制目标的必要性。

2. 药物相互作用 随着糖尿病患者患病时间的延长及并发症的增多,患者多药并用的机会大大增加。药物相互作用(drug-drug interactions,DDIs)可能会导致药物疗效的增强或降低,甚至会导致治疗失败和药物毒性增加。通常,当多种药物联合使用不可避免时,要充分权衡联合用药的益处及发生不良相互作用的风险,并考虑备选方案的可用性,特别是药师在保护患者免受潜在 DDIs 危害中发挥着重要作用。虽然在某些医院的信息系统中已配备了医院药物信息支持系统,但由于该系统的普遍适应性、临床情况的复杂性及医生开医嘱的习惯,尚存在对医嘱中 DDIs 缺乏及时有效审查的问题。临床药师应及时对住院患者的医嘱进行筛查,以期发现糖尿病患者药物治疗中存在的问题,改进临床医师和临床药师的用药管理工作,减少有害 DDIs 的发生。

(二)有效性与依从性

1. 调查糖尿病患者的院外用药情况,评估患者用药的有效性及依从性 糖尿病患者除了血糖升高外,通常合并有高血压、血脂异常、肥胖等一个或多种疾病。因此,对于糖尿病患者,应当根据科学、合理、循证医学的证据,采取控制血糖、降压、降脂、抗血小板、改善生活方式和减轻体重等综合治疗措施,达到预防、减轻糖尿病微血管和大血管并发症的目的。因此,临床药师对糖尿病患者的药学监护及对患者的教育也要体现个体化的原则。

2013 版《中国 2 型糖尿病防治指南》推荐了 2 型糖尿病患者理想的各项指标控制目标,详见表 14-1。HbA1c 是反映血糖控制水平的一项重要指标。强化血糖控制可以降低糖尿病患者的微血管病变和神经病变的风险,也可以使糖尿病病程较短、HbA1c 水平较低患者的心血管风险明显获益。通常情况下,HbA1c 控制目标应小于 7%。对于糖尿病病程较短、预期寿命较长、没有并发症、无心血管病史的患者,应尽量使 HbA1c 水平控制在正常范围内。但是,对于高龄、糖尿病病程较长、预期寿命较短、反复严重低血糖病史、有心血管病史的患者,严格控制血糖可能对患者健康不利,应适当放宽 HbA1c 控制水平。对于血压及血脂中 LDL-C 控制水平的要求也相似。

同时要注意,未达到控制目标并不能视为治疗失败,任何控制指标的改善均对患者有益,均可降低相关危险因素引发的并发症风险。总之,应根据患者的不同病情,做到糖尿病治疗的个体化。

2. 药师提高沟通效率的方法　在病房,药师如何进行有些沟通显得非常重要。比如有的药师以一些与药物密切相关的疾病(如药源性低血糖症)或治疗涉及多科用药的病种为切入点(糖尿病酮症、2 型糖尿病大血管病变)等,建立药历,对患者用药进行认真分析,与医生探讨药物治疗方案时力求做到有理有据,并帮助患者分析治疗中出现的问题,这样通常会得到医生和患者的信赖。大部分医院一个科室只有一名临床药师,由于时间或精力有限,及时与每位医师或患者进行沟通是件很难做到的事,所以利用好信息资源,可以起到事倍功半的效果。临床药师应重点跟踪观察患者用药后的病情变化。对于重症患者,应每天对用药效果做出评价,无效或病情加重者,需重新全面评估患者病情,及时与医生沟通,协助医生调整用药方案。有时患者在住院期间会同时加用多种药物。药师如何采取适当的方式与患者进行沟通,帮助患者理解医生的治疗目的,正确地使用药物,最大限度地发挥药物治疗效果,已成为所有医药护工作者的共同课题。

表 14-1　2 型糖尿病的控制目标

检测指标		目标值
血糖(mmol/L) *	空腹	4.4 ~ 7.2mmol/L(70 ~ 130mg/dl)
	非空腹	≤10.0mmol/L(180mg/dl)
HbA1c(%)		<7.0
血压(mmHg)		<140/80
高密度脂蛋白胆固醇(mmol/L)	男性	>1.0(40mg/dl)
	女性	>1.3(50mg/dl)
甘油三脂(mmol/L)		<1.7(150mg/dl)
低密度脂蛋白胆固醇(mmol/L)	未合并冠心病	<2.6(100mg/dl)
	合并冠心病	<1.8(80mg/dl)

注: * 毛细血管血糖。

所谓的"用药依从性"是指患者能遵医嘱服药,不随意更换药物或增减药物剂量,能耐受药品不良反应且血糖控制理想的情况。通过以表 14-2 可以评估患者用药依从性。

表 14-2　患者依从性评估表

	按医嘱(剂量、次数、时间用药)	定期复诊	实验室检查
完全依从	严格遵守医嘱	定期复诊	定期做到
部分依从	有漏服、忘记	可以做到	不做
依从性差	自行减少	不定时	不做
不依从	拒绝,停药	不做	不做

进行及时、个体化的患者用药教育,增加患者对治疗方案的理解和依从性,构建和谐的医患关系。临床药师应重点跟踪观察患者用药后的血糖、血压等监测指标的变化,并及时地

与住院患者进行交流。这样做有利于及时处理患者在治疗过程中出现的问题,提高患者的依从性与满意率。

（三）经济性

与原研药的价格进行比较,阿卡波糖、二肽基肽酶-4 抑制剂在没有比二甲双胍带来明显临床益处的前提下,比二甲双胍昂贵得多。比如,阿卡波糖片（拜唐苹,300mg/d）年治疗费用是盐酸二甲双胍片（格华止,2000mg/d）年治疗费用的 2.5 倍,磷酸西格列汀片（捷诺维,100mg/d）年治疗费用是盐酸二甲双胍片（格华止,2000mg/d）年治疗费用的 1.7 倍。因此,从经济角度出发,二甲双胍依然是一线用药的首选。

与医护人员进行及时的交流与沟通,应主动灵活开展合理用药的宣传和教育工作。如在医嘱审查过程中或患者教育过程中,药师有时会发现诸如重复给药、用法用量不适宜、给药途径不适宜、特殊人群禁忌或超说明书用药的情况,如能及时与医护人员进行沟通和交流,修改存在问题的医嘱,就能降低患者用药风险,确保临床用药真正做到安全、有效及经济。

三、常见沟通障碍与应对

1. 患者顾虑过多,情绪低落,精神不佳,不愿与人交流　被诊断为糖尿病后,有的患者表现为顾虑过多,情绪低落、精神不佳等等,造成了患者的不良心态。药师要根据患者的实际特点运用正确的交流技巧与患者进行交流,解释患者现在检查中发现的胰岛功能的情况,并举出一些身边的实例,让患者看到配合治疗的良好的效果,告诉患者积极配合医生的治疗工作就能够对病情进行有效的控制,鼓励患者正确地认识疾病并积极地学习自我血糖管理的技巧,帮助患者树立应对疾病的信心。

2. 一些患者对糖尿病不重视,认为自己没有典型的症状,不愿意使用药物治疗　对于这种患者,药师需要对患者进行医学健康教育,向患者指出若不能有效地控制血糖将引起视网膜、肾脏、心血管、感染等并发症,并且对于患者的日常不良生活习惯和服药方法（随意停药、换药）给予正确的引导。

3. 患者不了解临床药师的工作性质,不知道和临床药师能谈些什么　患者不了解临床药师的工作性质,不知道如何与药师交流,这是很常见的事情。临床药师可以通过入院问诊和住院期间的访视,主动与患者进行沟通交流,让患者通过交流了解临床药师的工作内容。比如,在首次问诊时,药师在有限的时间内应主要询问与药物治疗相关的问题。成功的首次问诊有利于药师全面掌握病史和用药史,合理规划下一步的药物治疗。入院问诊可询问或思考以下问题:①药物和保健品的真伪与来源;②患者用药（治疗方案）是否合理;③患者用药是否规律;④患者服药时间是否正确;⑤患者使用药物的剂量、用法、疗程是否妥当（依据药动学和药效学知识决定剂量及疗程）;⑥是否有禁忌证和不良反应;⑦患者是否有自行停药、换药的情况;⑧核对患者药品食品过敏史信息。通过以上问题,评估患者的用药依从性。注意问诊过程中,药师应以亲切友好的语气与患者进行交流。对患者在生活习惯或药物治疗中存在的误区要提出改正建议。因为,在问诊中可以体现出药师对患者的病情及用药情况很了解,提问也有针对性,与患者交流内容较丰富,有时还穿插着提出饮食或用药建议,所以患者很乐意与药师交谈。

在首次问诊前,药师应查阅患者病历中的入院记录,了解患者的年龄、原患疾病、现病史、既往用药史及不良反应史。控制问诊的进度,耐心听取主诉,同时做适当引导。当患者谈话跑题时,应适当以提问的形式将谈话引回主题上。谈话时态度要和蔼亲切,语言要柔和。要让患者觉得药师在全神贯注地倾听。只有患者感到自己受到重视才愿意与药师进行交流。

4. 治疗过程中,血糖仍控制不理想,患者有一定的精神压力　治疗过程中,临床药师应重点跟踪观察患者用药后的病情变化,并及时地与住院患者进行交流。当血糖控制不理想,患者有一定的精神压力。患者会对治疗过程中产生不同的反应,或对血糖监测结果过于担忧。药师与患者进行沟通时需要根据患者的心理特征、环境因素及认知情况进行。药师应了解患者的内心状态,并鼓励他们尽快调整好自己的心态,当心情平静之后再进行相关的用药教育。为了让患者消除恐惧心理,尤其是改善患者低落的情绪,药师需要在日常访视过程中经常和患者进行交流沟通,进行细心的引导,关心患者的所思所想。沟通内容需要以患者的健康状况以及药物治疗为主,让患者全面了解自己的药物及其使用注意事项。这样就能让患者感觉到温暖,提高了他们战胜疾病的信心。这样做也有利于药师和患者之间感情与信息的交流,提高患者的依从性与满意率。

5. 刚开始使用一种降糖药物时,出现某种药品不良反应,患者顾虑较多,不想继续服药　在与患者的交流过程中,药师需要适度地告知患者治疗中的风险。有些患者刚开始使用降糖药物时,可能会出现一些不良反应。比如有的患者开始按照盐酸二甲双胍片 0.5g,每天 3 次的方法服药时,开始可能会出现恶心、胃部不适,食欲减退的情况。这时药师应及时向患者进行解释。告知患者上述情况是盐酸二甲双胍片常见的不良反应。如果把盐酸二甲双胍片的每日的用量减少,上述不良反应就会减少了。药师如果要告诉患者盐酸二甲双胍片通过多种途径起到降糖作用,降糖治疗效果很好,鼓励患者坚持服药,患者通常会听取药师的建议。患者对药师的信任是建立在多次与药师交流的基础上的。在使用降糖药物特别是胰岛素治疗之前,应告知患者发生低血糖的风险,让其了解低血糖的临床症状以及如何防范和处理低血糖发作,使患者做好心理准备。

6. 用药一段时间后空腹血糖已经控制在正常范围,患者犹豫是否还需要继续服药　如果患者在没有服用降糖药的情况下,通过饮食控制和运动治疗,血糖控制在正常范围,那么暂时可不服用降糖药物,但需要定期地监测血糖,如果通过一段时间的饮食及运动后,血糖仍达不到控制目标,患者就需要及时就诊,采取药物治疗了。如果在服用降糖药的情况下,血糖控制在正常范围,建议患者应继续服药。因为如果停止服药,血糖极有可能再次上升,加重病情,并有发生酮症或其他急性并发症。当然也不排除在糖尿病初期,如果药物治疗疗效好,可能会出现胰岛 β 细胞功能部分恢复,暂时不需要药物治疗的情况。关键是定期监测血糖及糖化血红蛋白,一旦血糖出现增高趋势,需要及时用药。

7. 联用两种口服降糖药餐后血糖仍控制不好,患者不愿意换用胰岛素口服降糖药　失效是 2 型糖尿病治疗过程中经常碰到的问题,主要见于胰岛素促泌剂中的磺脲类药物(如格列本脲、格列吡嗪、格列喹酮等)和格列奈类药物(如瑞格列奈、那格列奈),因为此类药物主要是通过刺激胰岛 β 细胞分泌胰岛素发挥降糖作用,其起效的前提是体内存在一定的胰岛 β 细胞。研究表明,2 型糖尿病诊断之初,胰岛功能就已经降至正常人的 50%,此后,随着病程的延长,患者的胰岛功能会以大约每年 5% 的速度衰减,直至完全衰竭。由此不难理解为什么 2 型糖尿病患者服用胰岛素促泌剂开始阶段效果好,以后越来越差,最后完全失效了。

因为,在病程早期患者还保留有一部分胰岛功能,而到了病程晚期,患者胰岛功能已经完全衰竭。换句话说,胰岛 β 细胞分泌功能逐渐衰竭是导致胰岛素促泌剂失效的主要原因。

在与患者的交流中,药师可以向患者介绍 2 型糖尿病是一种慢性、进展性的疾病。在 2 型糖尿病的自然病程中,胰岛 β 细胞功能随着病程的延长而逐渐下降,胰岛素抵抗的程度变化不大。因此,随着 2 型糖尿病病程的进展,血糖水平有逐渐升高的趋势,患者对外源性的血糖控制手段的依赖性逐渐增大。生化方式的改变不能将患者的血糖控制在达标的范围内时,医生会建议患者使用单一降糖药物治疗。如果治疗目标没有达到,则使用两种降糖药物治疗。如果使用两种药物仍不达标,则改为 3 种口服降糖药物或口服降糖药与胰岛素的联合治疗。如果药师能结合患者的血糖监测结果、HbA1c 及胰岛功能测情况(空腹 C 肽、2 小时 C 肽),回答患者询问药物治疗的问题,患者常常会感到内容容易理解,乐于接受药师的观点。

8. 患者担心开始接受胰岛素治疗后会上瘾,不愿意使用胰岛素 "一打上胰岛素会产生依赖性,再也撤不下来"。这是许多糖尿病患者的一个误解。胰岛素没有成瘾性。需不需要用胰岛素,用了能否撤掉,关键取决于病情。依赖不等于成瘾,"一打上胰岛素会产生依赖性,再也撤不下来"的说法没有道理。"药物成瘾"是指药物和躯体相互作用导致使用者的精神及生理异常,令使用者产生难以克制地获取及连续使用的渴望,目的是为了体验这些药物产生的欣快感,是一种心理上的依赖。这种成瘾并非生理或医疗需要,对身心健康有百害而无一利。而胰岛素严格来讲不是药物,而是人体自身分泌的一种维持人血糖水平的生理激素。实际上每个人都离不开胰岛素,没有胰岛素机体就不能完成新陈代谢,生命就无法维系。对自身无法分泌胰岛素 1 型和分泌不足的 2 型糖尿病病友,注射胰岛素可以很好地控制血糖,对 2 型糖尿病病友可改善自身胰岛功能,对延缓糖尿病微血管并发症(糖尿病眼底病变或糖尿病肾病)及预后大有益处。即使长期注射,也是病情的需要。因此胰岛素不存在成瘾的问题。

9. 因担心遗忘饭前注射胰岛素,患者不想使用胰岛素 药师应鼓励患者和陪护者使用多种方法提醒他们按时使用胰岛素,并结合患者使用胰岛素的具体方案介绍忘记使用胰岛素时应该如何处理。短效胰岛素或超短效胰岛素作为餐前胰岛素的患者,如果在餐中或紧邻餐后想起来,可以立即皮下注射或口服降糖药物(如瑞格列奈、那格列奈、阿卡波糖),但口服药物不适用于 1 型糖尿病、妊娠糖尿病、胰岛功能较差以致药物失效的 2 型糖尿病以及某些继发性糖尿病患者。对于早、晚餐前注射预混胰岛素的患者,如果餐前忘记打胰岛素了,可在餐后立即补打,其间要注意监测血糖,必要时中间加餐;如果餐后不能及时用上胰岛素,可于方便时立即测定血糖,然后少量应用短效或超短效胰岛素(4~10 单位),1~2 小时后复查血糖,如仍较高可再次皮下注射小剂量短效或速效胰岛素,反复多次可使血糖接近正常,但需注意低血糖,出现低血糖时需及时处理(适量进食碳水化合物),并于下一餐前常规应用原方案中胰岛素。切不能把早餐忘记使用的预混胰岛素与晚餐的预混胰岛素合并成一次在晚餐前注射,这样一次输入的短效及中效的胰岛素剂量过大,可能导致餐后或夜间的低血糖。

10. 患者担心自己不能管好出院用药 由于糖尿病是一种终身性疾病,糖尿病患者的行为和自我管理能力也是糖尿病控制是否成功的重要方面。对于出院患者,药师应理解患者复杂的心情。出院后患者需要自己管理糖尿病的治疗,有些问题不太清楚,急于寻求医务人员的帮助。有的患者需要自己进行基础胰岛素或多次胰岛素的皮下注射,内心惶恐。药师应该结合患者的实际情况,根据出院带药方案,向患者讲述出院后使用药物的种类,用药时间、剂量及注意事项等细节问题,并制定相关的出院用药时间表告知患者,提高患者出院后的自我管理用药的意识和能力。因为在治疗过程中,药师对于患者的治疗情况比较了解,又有日常的交流与沟通,彼此之间建立了信任的关系,所以患者会认真听取药师的建议。这时药师注意回答问题要简洁,询问患者是否有问题,并注意在交谈过程中鼓励患者保持乐观的态度,尝试积极主动地管理自己的糖尿病治疗。

四、案例解析

1. **案例简介**　在内分泌病房,药师首次对患者进行问诊。患者吴某,75岁,BMI 25.6kg/m²。19年前无明显诱因,查血糖升高,监测空腹静脉血糖为11mmol/L。进行饮食控制并加强运动。此后两个月时,复查空腹静脉血糖为8mmol/L。医院诊断为"2型糖尿病",给予格列吡嗪片2.5~5mg三餐前口服,自述可控制空腹指血血糖在6mmol/L左右。患者近三年出现双手足麻木,近两年来患者自述血糖控制欠佳,将格列吡嗪片加至10mg三餐前口服。近2个月来,测空腹指血血糖为11~13mmol/L,餐后2小时指血血糖为16~17mmol/L,HbA1c为10%。此次为进一步诊治入院。近三个月逐渐出现双眼视物模糊,无胸闷、心悸、间歇性跛行。精神状态良好,体力情况一般,食欲食量一般,每日主食量4两,肉2~3两,蔬菜6~7两,鸡蛋3~4两,牛奶4~5袋/周;运动较规律。患病以来,睡眠正常,小便中偶有泡沫。近一年来体重减轻5kg。

既往史:高血压病史近十年,血压最高150/100mmHg,间断口服盐酸贝那普利10mg每日1次,收缩压控制在145~150mmHg,舒张压85~90mmHg。可疑冠心病史,偶有胸闷症状,未明确诊断及治疗。眼科检查结果为糖尿病视网膜病变Ⅱ期。否认食物及药物过敏史。

2. **沟通过程**

患者:为什么我注意饮食和坚持运动,按时服药,而血糖还控制不好呢?

药师:从这两个月血糖监测的情况来看,您的餐后血糖比较高。医生要求2型糖尿病患者达标的糖化血红蛋白要小于7%。您看,您的糖化血红蛋白值也比要求的高。所以总的来看,您这段时间血糖控制得不理想。我想原因可能有以下几个方面:首先是您得糖尿病的时间比较长了,胰腺功能的逐渐减退。因为磺酰脲类药物格列吡嗪片主要通过刺激胰岛β细胞产生胰岛素。如果胰岛β细胞数量减少或功能减退,那么酰脲类药物作用就很弱了。还有因为您岁数大了,活动的时间及活动量也减少了,能量消耗减少,也不利于餐后血糖的控制。另外近期家中有些如果有些烦心事,可能影响您的情绪,甚至影响血糖。以上我说的这些都是影响血糖控制的因素。

患者:我不想使用胰岛素治疗,是否可以换用别的降糖药,如二甲双胍片?

药师:改善降糖治疗的效果,需要纠正影响血糖控制的因素,必要时改变药物治疗方案。当单种降糖药物效果不好时,应增加另一种不同作用机制的降糖药物而不是简单地改用另一种。国外有项研究中评估了单独应用二甲双胍治疗口服磺酰脲失效人群和二甲双胍加用磺酰脲2个实验组的治疗效果,结果说明联用的方案降糖效果更好。也就是说,单独用二甲双胍取代磺脲类药物不会使血糖控制发生任何显著变化,但磺脲类加用二甲双胍确实可以改善血糖水平。建议您可以使用2种口服降糖药物联合治疗或1种口服降糖药物(如盐酸二甲双胍片)联合基础胰岛素治疗。如您不愿意使用前面说过的联合治疗,可以先单独使用盐酸二甲双胍片,看看一周左右的血糖控制情况。如血糖控制不理想,再调整治疗方案,必要时还得联合用药。

3. 案例解析　患者为老年女性,慢性病程。长期口服降糖药物,未出现急性并发症。近2个月血糖控制不良。医生考虑其血糖控制不良,曾建议使用中效或长效胰岛素来补充基础胰岛素。但老人表示不愿使用。

患者能够长期坚持服用每天三次的降糖药物,做到控制饮食并坚持运动。说明她可以较好地管理自己的生活,有较好的依从性。在开始与患者交流时,建议药师首先要对患者以前的做法予以肯定,树立患者的自信心,鼓励其坚持做好自我管理。通过首次问诊,了解患者实际生活情况后,药师需要尝试设身处地替老人考虑。

患者丧偶独居,近期出现视力模糊,且生活缺乏他人照顾。对于老人来说,口服药使用方便。而胰岛素注射液需要自己使用,她以前从未没有用过,可能有畏惧心理。而且老人近期视物模糊,使用注射装置不方便。药师应主动询问患者拒绝使用胰岛素的原因,并解释换用或联用口服药物对血糖控制的好处。告诉她仅用盐酸二甲双胍片取代磺脲类药物不会使血糖控制发生任何显著变化,但磺脲类加用盐酸二甲双胍片确实可以改善血糖水平。中效或长效胰岛素可以补充基础胰岛素,降低空腹血糖,降低整体血糖水平,并且可以改善患者体重减少及代谢情况。可以先说服患者加用二甲双胍片,如血糖控制效果不好,还是建议尽早启动胰岛素治疗。

思考题

1. 请分析长期用药患者依从性减低的原因与应对措施。
2. 结合具体病例分析糖尿病患者不愿使用胰岛素的原因与应对措施。
3. 模拟药师向患者解释二甲双胍片是否伤肝伤肾。
4. 试解释口服药物效果不好的原因。

(纪立伟　胡欣)

第四节　哮喘患者的药学服务与沟通

学习要求

1. 掌握与患者沟通的语言技巧、哮喘患者教育方法。
2. 熟悉哮喘患者的特点及药学监护要点。
3. 了解有关哮喘疾病的基本知识。

一、疾病与患者特点

(一)哮喘疾病的特点

支气管哮喘(简称哮喘)是由多种细胞(如嗜酸性粒细胞、肥大细胞、T淋巴细胞、中性粒细胞、气道上皮细胞等)和细胞组分参与的气道慢性炎症性疾病。

全球约有 3 亿哮喘患者。各国患病率不等,每年全球因哮喘死亡的人数高达 25 万。从现有资料估计,我国约有 2000 万哮喘患者,其中 50% 的患者在 14 岁之前起病,以 3~14 岁最高。

支气管哮喘往往病程较长,常导致反复的突然性发作的喘息、气促、胸闷和(或)咳嗽等症状,多在夜间和(或)凌晨发生,此类症状的发作多与接触过敏原、吸入油漆、杀虫剂、烟雾或冷空气有关,儿童哮喘发作往往与呼吸道病毒感染有关,发作时常伴有广泛而多变的气流阻塞,但多数患者可以自行缓解或通过治疗完全控制。哮喘患者往往伴有过敏性鼻炎,过敏性鼻炎的发作往往是哮喘发作的先兆。

(二)哮喘患者的特点

哮喘给患者工作、家庭生活、社会交往、心理行为以及日常活动等方面带来了不良影响,疾病发作的频率以及严重程度、住院治疗费用、药物的不良反应、运动及其他活动受限、易疲劳、疾病导致睡眠问题等直接影响患者的生活质量,大多数哮喘患者易产生不同程度的忧虑、紧张和恐惧等不良情绪。焦虑和抑郁是此类患者最常见的心理障碍,二者常常并存。因此,药师在与患者的沟通中不仅要重视用药,还应融入精神调理,加强对患者的监护,可以取得良好效果。

二、药学服务要点

推行哮喘患者的药学服务,药师必须有充足的知识储备,必须做到"三知",即知疾病、知药物、知患者。对这些知识的储备是做好患者药学服务的基础。

(一)安全性

1. 不良反应　哮喘患者需要长期使用的药物主要包括激素类药物,其吸入疗法不良反应较小,通常吸入的剂量也较小,主要在肺部发挥局部作用,相对口服或静脉用药而言,发胖等不良反应基本可不考虑,嘱患者吸入激素后用清水漱口,可减少口腔真菌感染等不良反应的发生。

2. 避免使用易诱发哮喘的药物　有些药物可引起哮喘发作,主要包括阿司匹林在内的非甾体类抗炎药物、含碘造影剂和交感神经阻滞剂,如普萘洛尔等。约有 2.3%~20% 的哮喘患者是因服用阿司匹林等非甾体抗炎药物而诱发的,称为阿司匹林哮喘(ASA)。这些药物应避免使用。

知识链接

阿司匹林哮喘的临床特点

阿司匹林哮喘的临床特点为:①服用阿司匹林类解热镇痛药诱发剧烈哮喘,多在摄入后 30 分钟到 3 小时内发生;②大多数是 30~40 岁的中年患者,且女性多于男性,男女比例为 2:3;③发病无明显季节性;④病情较重,大多对糖皮质激素有依赖性;⑤半数以上有鼻息肉,常伴有过敏性鼻炎和(或)鼻窦炎,鼻息肉切除后有时哮喘症状加重或促发;⑥变应原皮试多呈阴性反应;⑦血清总 IgE 多正常;⑧其家族中较少有过敏性疾病的患者。

（二）有效性与依从性

1. 有效性 药物的有效性,是临床用药的重要考虑因素之一。通过有效的药学监护措施,包括特殊剂型药物的正确使用、合理的用药时间等均可以保障药物的有效性。

哮喘的治疗主要集中在解痉、平喘、抗炎、抗过敏等环节。根据用药目的和作用效果,可分为控制药物和缓解药物。控制药物是指需要长期每天使用的药物,主要通过抗炎抗过敏等作用维持哮喘的临床控制;缓解药物是指按需使用的药物,主要通过迅速解除支气管痉挛从而缓解哮喘症状,因此,控制药物不应被用做哮喘发作时的应急药物。

目前,哮喘患者常使用的控制药物多为吸入剂型,而吸入剂的正确使用直接影响到药物的疗效。在临床的实际使用中发现,很多患者在初次使用这些吸入剂时,患者因为不能掌握吸入剂的正确使用方法,使得药物没有真正被吸入,最终造成患者误认为药品无效。

针对临床上患者用药的种种误区,药师应该将吸入剂正确的使用方法介绍给患者。以新一代长效抗胆碱药噻托溴铵为例:①装置中包含有10粒胶囊和一个圆形的吸入装置。②首先握住吸入装置向上拉,打开最外面的防尘帽;然后打开里面的白色吸嘴。③取出一粒胶囊,将其放入吸入器中的中央室;用力合上白色吸嘴直至听到咔嗒一声,保持防尘帽敞开;将吸入装置一侧的绿色刺孔按钮完全按下1~2次并确保按钮弹回原位置。④吸入前,避开吸入装置深呼气(不要对着吸嘴吹气),然后将嘴唇紧紧含住白色吸嘴,用力深吸气;吸到不能吸之后,移开吸入装置并屏住呼吸,自己在心中默数10个数,最后缓慢呼气;必要时,可重复④步骤,再吸一次。⑤打开白色吸嘴,倒出用过的胶囊,掰开胶囊检查,胶囊中应没有剩余的粉末,表明吸入完全;扔掉胶囊壳,最后将吸嘴和防尘帽先后关闭。最后,药师还应向患者强调说明,噻托溴铵吸入剂作为每日一次维持治疗的支气管扩张药,不能用作支气管痉挛急性发作的抢救治疗。因此,患者在使用时,无论自我感觉呼吸困难症状是否严重,都应坚持每日一次长期规律用药。

2. 依从性 哮喘的治疗原则是长期、规范、持续和个体化。哮喘需要长期抗炎治疗,以控制发作,降低气道高反应性。接受哮喘控制药物治疗后,大多数患者在数天内症状改善,但需3~4个月后才能达到充分疗效,重度哮喘患者可能需要更长时间,因此药师需要告诉患者,不能因为症状得到控制就急于减少用药,应每3个月对哮喘控制情况进行评估,然后决定是否降级治疗,如果低剂量吸入糖皮质激素单药维持哮喘控制1年以上,无任何症状及复发迹象,方可考虑停用哮喘控制药物。

（三）经济性

在经济性方面,药师与患者最重要的沟通就是让患者了解自己药品的花费,以及可选择的备选药物治疗方案,在哮喘患者的治疗中,定量吸入剂的药品费用是比较昂贵的,往往又需要患者长期规律使用,需要药师和患者及时有效地沟通,使患者了解过早停药造成病情反复的危害,反而会造成更多的经济浪费。另外,应告知患者只要坚持规范治疗,哮喘症状是可以完全控制的,一般经过两年左右的规范治疗,定期复诊,有些药物是可能最终停用的。

三、常见沟通障碍与应对

（一）患者对治疗报以过高期望导致沟通障碍

有些患者认为,经过一段时间的治疗,哮喘的发作逐渐减少,甚至很长时间内都没有发作,以为是哮喘得到了治愈,拒绝继续用药。其实哮喘发病原因复杂,发病机制尚未明确,目前尚无根治的办法。但是,哮喘可以通过避免接触诱发因素、控制急性发作、巩固治疗、改善肺功能,从而防止复发和提高患者的生活质量。药师应告知患者,对于绝大多数的哮喘患者来说,如果接受系统治疗,特别是建立良好的用药依从性,哮喘是可以控制的。

(二)患者对疾病的过度担心导致沟通障碍

哮喘突然发作可引起气胸、呼吸衰竭甚至危及生命。哮喘反复发作将影响生长发育,易诱发阻塞性肺疾患和慢性肺心病。这些原因使得有些患者过度担心哮喘发作会对自身的生活质量产生较大影响,而逐渐失去了治疗的信心,用药依从性也逐渐变差。药师遇到此类患者,应先了解患者的心理状态,探究其对于哮喘过度担心的原因,特别是药物治疗依从性变差的原因。然后有针对性地为患者讲解哮喘的可控制性,特别应注意调动患者自身的治疗积极性,适当地举一些哮喘控制良好的患者的示例,并帮助患者设计保证依从性的用药方案,逐渐增强其战胜疾病的信心。另外,药师还应定期对患者进行随访,掌握患者的疾病控制情况及是否有不良反应发生,体现药师的为患者用药保驾护航的价值。

(三)患者担心长期吸入用激素的副作用而导致沟通障碍

吸入用激素是哮喘长期治疗的基石,但由于我国患者长期以来对激素形成的不良印象,尤其是滥用激素造成的后果,使得部分患者对于长期使用吸入性激素存在抵触。药师面对此类患者时,要"晓之以理、动之以情",特别是应表现出对患者有此类担心的理解,通过沟通了解患者的担心集中在用药的哪些方面,然后有针对性地给予患者相应的解释和建议,帮助其正确地使用吸入用激素,从而将不良反应发生的可能性降到最低。此外,药师还可以用长期随访患者的真实案例,帮助患者逐渐消除其使用激素的顾虑。

四、案例解析

1. 案例简介　患者,女,39 岁,主因咳嗽、憋气两周来医院就诊,经过相关检查,诊断为支气管哮喘,给予孟鲁司特口服、沙美特罗氟替卡松吸入剂规律治疗,并每两周定期来医院门诊复诊,治疗 6 个月后症状好转。

2. 沟通过程

患者:"医生,我目前感觉很好了,不咳不喘,那些药是不是可以停用了?"

药师:"您症状缓解了,真是太好了。您现在不想再继续使用那两种药物了?"(表现出对患者的耐心和理解)

患者:"是的。"

药师:"您的想法我是可以理解的,很多患者都是在症状缓解后就想停药了,不过哮喘的一些本质问题比如气道的高反应性等等还是存在的。请问您知道这个吸入药物的益处吗?"

患者:"知道,它能控制我的症状,避免哮喘的复发。"

药师:"非常正确,控制您哮喘的发作,提高了您生活的质量,避免了多次哮喘发作引起的气道的改变和恶化,对您是非常有益的。您非常想停药是有什么顾虑,可以告诉我吗?"(这样问体现出对患者自主权利的尊重)

患者:"吸入药中有激素,我担心……"

药师:"您这是合理的担心,只是这种吸入的给药方式,激素多在肺局部发挥作用,全身的副作用几乎很小,您只需要在使用后用清水深部漱口避免口咽部的真菌感染就足够了。"

患者:"可是,我没有医疗保险,这种吸入药很贵,我只能是这样长期使用下去,永远停不了药了吗?"

药师:"我了解您的这种情况,但是如果您过早停药造成病情反复,先前的治疗就白费了,这样造成的经济浪费会更多,如果您坚持规范治疗,您的哮喘症状是可以完全控制的,一般经过两年左右的规范治疗,您定期复诊,根据医生的检查结果,这些药物是有可能最终停用的。"

患者:"哦,我明白了,谢谢您。"

3. 案例解析　在这个对话中,药师在询问患者服药顾虑时,体现了对患者的尊重。同样的,在给出患者建议时(多锻炼、控制体重),一样可以用这个方法。首先,指出继续使用药物的益处,然后确定患者的顾虑。在这个案例中,像很多年轻女性一样,患者担心激素会长胖,药师耐心地解释,局部使用激素全身的副作用很小。当一个顾虑解除,患者可能还会有其他更为特殊的顾虑,药师站在患者的角度解释问题,多会得到患者的接受和认可。

思考题

1. 对于临床上遇到的一些非常固执的哮喘患者,有什么好的策略和沟通方法可以劝导他们戒烟?

2. 如果你注意到,一个定期来门诊复诊的哮喘患者,不如平时健谈。这些改变,可能是他疾病的哪些情绪反应导致的?

(解晓帅　徐彦贵)

第五节　癫痫患者的药学服务与沟通

学习要求

1. 掌握癫痫患者的药学服务要点。
2. 熟悉与癫痫患者沟通中经常出现的问题及处理对策。
3. 了解癫痫的疾病特点及患者特点。

一、疾病与患者特点

(一)癫痫患者数及特点

据世界卫生组织(World Health Organization, WHO)估计,全球大约有五千万癫痫患者。近年来,国内外学者更重视活动性癫痫的患病率,即在最近某段时间(1或2年)内仍有发作的癫痫患者的例数与同期平均人口之比。我国活动性癫痫患病率为 4.6‰,年发病率在 30/10 万左右。据此估算,我国约有 600 万的活动性癫痫患者,同时每年有约 40 万的新发癫痫患者。癫痫在任何年龄、地区和种族的人群中都有发病,但以儿童和青少年发病率较高。近年来,随着我国人口老龄化,老年人群中癫痫发病率已出现上升趋势。目前,社会上存在对癫痫病的误解和对癫痫患者的歧视,因而被确诊为癫痫可使患者及其家属产生较严重的心理障碍。同时,长期的癫痫发作也会对患者的躯体、认知、社会功能等诸多方面产生不良影响。

（二）临床诊断与治疗现状

各国临床研究表明，新诊断的癫痫患者，如果接受规范、合理的抗癫痫药物治疗，70%～80%的患者发作是可以控制的，其中60%～70%的患者经2～5年的治疗可以停药。然而由于种种原因，在对癫痫患者的治疗中存在着对癫痫的诊断、分类不准确，治疗不规范，选药不恰当等问题。另外，由于癫痫的病因尚不明确，治疗只是控制癫痫发作，病程长等，易使患者及家属对治疗缺乏信心。患者或家属对癫痫缺乏必要的科学知识，容易听信传言，导致盲目就医；或因过于担心西药的副作用，盲目轻信民间流传的未经国家批准验证的"自制中药"、"偏方"等；部分患者服药依从性差，随意停药、减量或换药。这些因素造成大多数患者得不到合理有效的治疗。我国活动性癫痫患者的治疗缺口达63%，据此估算我国约有400万的活动性癫痫患者没有得到合理的治疗。

二、药学服务要点

（一）安全性

抗癫痫药的使用是长期的，患者的用药依从性、饮食习惯、所用抗癫痫药物及其他药物的情况、不良生活习惯等都会影响抗癫痫药的疗效。为了尽最大可能发挥抗癫痫药物的作用，患者刚入院时，药师必须走到病床前，亲自询问患者，了解患者抗癫痫药的使用情况，药物治疗效果，用药后的不良反应等，掌握患者用药的第一手资料，才能与医生一起为患者制定出安全合理的个体化用药方案，并对患者用药进行个体化指导。

在患者住院期间，药师作为治疗团队的一员，应该充分发挥自身专业特长，为医生提供癫痫药物的药理学、药动学特点、不良反应、相互作用等信息，协助医生为患者制定个体化的治疗方案。在患者的治疗过程中，药师应该注意观察患者病情变化，评估药物疗效；监测药物不良反应和相互作用，参与不良反应的防范和处置工作，必要时建议进行血药浓度监测，为治疗方案的调整提供参考。

比如卡马西平在我国部分人群中使用时易发生严重的皮肤不良反应，给患者带来较大的伤害。在为患者制定药物治疗方案时，临床药师应提示医师考虑此方面问题，有条件者可以进行药物基因组学检测，减少此类问题的发生。再如丙戊酸钠可导致血中纤维蛋白原水平的下降，可能对凝血产生影响，如患者需要接受手术治疗时，临床药师应提示患者和医师考虑凝血情况是否会对手术产生影响。

（二）有效性与依从性

患者的病因不同，病情千变万化，年龄、性格、文化层次及生活环境不同，都会影响患者对药物知识的理解。因此，药师必须对每个患者的具体情况进行个体化分析，进行有针对性的用药指导，提高患者的用药依从性。药师应指导患者按医嘱服药，不能擅自更换药物、增减剂量或停药；帮助患者合理安排服药时间，尽量实现等间隔服药，以维持平稳的血药浓度；针对癫痫患者日常生活中的注意事项进行宣教，如：饮食、作息时间、自我药疗等方面的知识，尽量使患者避免发作诱因及影响药物疗效的因素。

癫痫患者由于长期的癫痫发作，常常会产生自卑、焦虑、多疑等心理问题。这些患者在与人交往中，就会表现出内向、不爱说话的性格特点。药师应该耐心聆听患者的陈述，使其增强自信，勇于与药师沟通。部分患者因为疾病或长期用药的影响，造成智力水平、认知能力低下,需要药师采用患者能接受的方式进行引导,让患者能够听懂药师说的话,理解药师所讲的道理。

还有些难治性癫痫的患者,可能需要外科手术治疗。手术是有风险的,尤其是开颅手术风险更大,所以患者在围术期的每个细微变化都会牵动家属的心。特别是其中缺乏医疗常识或文化水平较低的患者及家属,恐惧、茫然和疑惑时常伴随着他们。此时,药师走进病房对家属做一些解释工作,可以缓解家属的压力,增加药师与患者及家属的感情,帮助患者顺利渡过危险期。有一小部分患者由于各种原因不能通过手术达到完全根治癫痫的目的,术后仍有发作,药师应该告诉患者这是因为有的病灶不能切除,但是可以通过药物来控制,争取日后不发作或少发作,鼓励患者积极配合治疗,坚持服药。

知识链接

难治性癫痫

　　难治性癫痫又称顽固性癫痫,指无中枢神经系统进行性疾病或占位性疾病,但临床迁延,经两年以上正规抗癫痫治疗,单独或合用主要抗癫痫药,并达到患者能耐受最大剂量、血药浓度达到有效范围,仍不能控制,且影响日常生活的癫痫发作。

三、常见沟通障碍与应对

(一)患者因不愉快的用药经历导致对药师存有戒心,造成沟通障碍

在我国,针对患者的药学服务并未普及,多数患者不了解药师。有的患者误把药师当作推销新药的,做临床新药试验的,甚至是"卖假药的"。药师要想了解他们真实的用药情况,并让他们学会正确的用药方法以及各种用药知识,就要成为他们的朋友,只有朋友和朋友之间的交流,才能毫无掩饰地打开自己的心扉。所以我们首先要清晰地介绍自己,告诉患者我们是谁,来干什么,为什么要来。

社会的歧视使许多癫痫患者长期生活在阴影中,他们对陌生人戒心很重,对药师的自我介绍无法接受,或者根本无法聆听药师的讲话。这就需要药师用诚心去感动患者,让患者感觉到药师是在为他们着想,是他们的朋友,使患者放下戒心,走出阴影,接受和聆听药师所讲的药学知识,以达到与药师沟通,保证患者合理用药的目的。同时,药师可以准确了解患者的用药情况,并为患者出院后的随访打下基础。

例如一位男性患者,患病数十年,曾经听说有一种"纯中药"抗癫痫效果好,无任何副作用,已花了数千元买药,但服药后不见疗效。后又听说有一个癫痫专家研究出一个新药,效果很好,于是再次前往就诊,结果再次受骗,导致病情不断加重,最后到医院就诊希望用手术来根治顽疾。患者的用药经历使他对所有人都产生了戒心。针对这种情况,我们就主动变成了一个聆听者,先让患者诉苦,然后和他聊家常,让他感觉到我们是在真正地关心他,是在帮助他,连续3天如此。经过不懈的努力,患者开始接受药师、信任药师,并积极配合药师的工作,出院后仍经常和我们联系,除了问一些药品知识,告诉我们其身体恢复情况外,还经常和我们谈谈家常。

(二)患者或家属因对疾病知识有一定了解而拒绝药师服务,造成沟通障碍

俗话说,久病成医,尤其一些文化程度较高的患者或家属,会从各方面了解癫痫相关知

识。经过多年的知识积累,会使他们对医务人员的话半信半疑,甚至严重到拒绝药师的服务。针对这种情况,药师的任务就是要充分证明自己的能力,让他们感受到药师会给他们带来很多原来没听说过的专业知识。他们便会改变态度,主动与药师接触,并积极配合。

药师专业知识积累是我们开展药学服务的工作基础,把专业知识提供给患者是药师的职责,是药师工作的具体体现。只要让患者看到药师为他们服务的能力,就会实现有效沟通。

例如一位 17 岁的患者,从 6 岁起患癫痫。患者母亲自从孩子患病以来便开始学习有关癫痫的各种知识,希望能对孩子的康复有所帮助。当我们首次介绍自己时,患儿母亲说自己学习癫痫知识也有十几年了,所有的知识都知道了,拒绝和药师接触。针对这种情况,药师无法做更多的解释,只是当看到患者床头柜上的一瓶橙汁时,嘱咐她说:"您孩子吃的是卡马西平,服药期间尽可能少喝橙汁,因为橙汁会使卡马西平的血药浓度降低,影响疗效。"当药师离开病房时,发现这位母亲站在原地愣住了。第二天,当药师再次来到病房,向同病房的其他患者介绍一些用药知识时,可以感到患者母亲的注意,仔细聆听药师的讲话内容,并主动凑了过来,还提出了一些有关癫痫的问题。第三天,我们刚来到病房,这位母亲就主动迎过来,很不好意思地说:"药师,你们讲的我都没听说过,能不能给我也讲一讲?"

(三)患者因心理障碍内向少言,造成沟通障碍

社会的歧视和疾病的长期折磨,使许多患者身心疲惫,智力减退,表达能力差,不爱说话,加上自己的意见经常不被别人采纳,所以也不发表意见,只按照自己的想法去做。这种患者看起来很好接触,但是患者依从性差,且不易被觉察。在与这些患者接触时,就要尽量让他们多说话,多认同他们正确的看法,让他们感觉你是他们知心的好朋友。

聆听是沟通的有效方法之一。药师耐心的聆听患者的陈述,一方面使患者感受到尊重,从心理上会亲近药师,从而达到配合药师,接受药师的用药指导,提高患者用药依从性的目的;另一方面,通过聆听,药师可以清楚地了解患者用药中出现的困惑和存在的问题,为制定个体化给药方案创造条件。

例如一位年轻的癫痫患者,性格内向,平时不爱说话。药师经常和他聊天,并且鼓励他多说说对自己病情的看法,说得对的,会给予充分的肯定。渐渐地,患者终于说出了自己的一个小秘密:这名患者在手术前,由于天气变化易诱发其癫痫发作,术前卡马西平的用法为0.2g(上午 8 点)、0.1g(中午 12 点)、0.2g(下午 4 点),而术后医师将治疗方案调整为卡马西平 0.2g,每日四次。患者告诉药师,如果感觉有发作先兆,就会在中午加用一片(0.1g)卡马西平。听到这里,药师反复追问药物的来源,患者才说明术后他每天中午只服一片(0.1g)卡马西平,并没有按医嘱(0.2g)服用。得知了这一信息,药师就婉转告诉患者这样是不正确的,应该按照医嘱服用,自己有什么想法应该与医师沟通,经同意后再做。经过一番沟通,患者理解了药师工作的重要性,从而提高了用药依从性,减少了不安全因素的发生,这例患者按医嘱服药后,癫痫未再发作。

(四)患者因智能障碍不能与药师进行正常交流,造成沟通障碍

一些癫痫患者存在着不同程度的智力障碍,有的理解能力差,反应比较慢;有的脾气火暴,容易偏激;还有的爱钻牛角尖,经常会出现一些不同于一般人的想法或举动。与这些患者接触时,一定不要急躁,更不要和他们争论孰是孰非,而是要用"一切想着患者,一切让着患者"的平和心态,用他们能接受的方式引导他们,让他们的思维始终跟随着药师引导的方

向,听懂药师说的话,用心与药师沟通。

例如一位有智力障碍的癫痫患者,经常打骂父母,对待医护人员也经常十分无礼。药师就每天到病房为其解答有关问题,如因为使用了苯巴比妥,所以术后总是会睡觉;因为术后颅内有水肿,所以脸会肿得很厉害等。待患者术后稍有恢复,家属就对患者讲:"要记住这些药师,他们是来告诉我们该怎么吃药的,是为你好。"就这样,我们的工作和家属的配合感化了患者,改变了患者对我们的态度。一天,在与患者的交谈中,得知其以后想当公安的想法。药师听到患者朴实的话语后鼓励他说:"你的想法很好啊,可是公安是要保护好人的,你的父母对你这么好,花钱为你治病,看护你,你怎么能打他们呢?"他想了一会儿说:"我病好了以后一定不再打父母,要孝顺他们。"看到患者的情绪比较平稳,药师继续对他讲,"这次手术,你非常勇敢,像一个公安。但是手术后如果不好好用药,癫痫还会发作,就不能当公安了,所以要好好服药,按照药师的嘱咐用药。"最终,患者记住了所有应注意的问题,并表示会按时服药,听药师的话。

四、案例解析

1. 案例简介　患者万某,女性,29 岁,体重 55kg。患者 20 年前无明显诱因出现发作性意识丧失向后倾倒,双上肢强直伸展,呼吸急促时喊叫,双足蹬踏,持续约数秒至十余秒,症状缓解,每日发作 1 次至数次,发作前有恐惧感先兆,睡眠清醒时均有发作,但大多数睡眠时发作。4 年前,发作次数明显增多,当地医院诊治为癫痫持续状态,治疗后好转,治疗方案不详,仍每天至少发作一次,现口服托吡酯 75mg,每日两次;卡马西平 0.8g/d;苯巴比妥钠 90mg,每日三次治疗,每天均有发作,感冒后发作次数增多。患者 3 岁时有头外伤、颅内出血史。患者表姑有癫痫发作史。头颅 MRI 示小脑萎缩;脑电图示双额极、额前颞可见频发中高幅 3～5c/s 尖波,有时呈 1～2c/s 类周期样改变。

患者入院后诊断为额叶癫痫,口服托吡酯 75mg,每日两次;卡马西平 0.8g/d;苯巴比妥钠 90mg,每日三次治疗,用药量较大,但患者癫痫发作频繁,有手术指征,此次入院主要目的是术前评估。因苯巴比妥片对控制癫痫发作作用较强,为监测癫痫发作情况,将该药停用。患者停药后,一日发作三次。随后停止视频脑电监测,进行专家术前评估。十天后给予患者左额开颅致痫灶切除术,患者手术顺利,但患者术后仍有癫痫发作,与之前相比无明显好转。

2. 沟通过程　患者希望通过手术彻底治好癫痫,手术前一天,她告诉母亲这是最后一次发作,明天手术后她将彻底摆脱癫痫。但是,这位患者的部分病灶处在功能区,不能彻底切除,因此术后第二天又出现癫痫发作,患者的情绪也变得十分低落。

药师发现了患者的情绪波动,就每天来到患者床前鼓励其树立战胜疾病的信心。药师告诉患者现在还有发作是因为有的病灶不能切除,但是药师和医师会努力用药物来控制癫痫发作,争取日后不发作或少发作。但患者必须积极配合治疗,坚持服药。

药师告诉患者患有癫痫病不可怕,因为历史上有很多伟人都患有癫痫,例如凯撒大帝、梵高等,他们患有癫痫,但是全世界都记住了他们的伟绩和才华,因为他们战胜了癫痫,毕竟癫痫不是影响患者成功的不可逾越的障碍,而是患者必须接受的挑战。药师与患者的多次沟通,使患者逐渐树立起信心,勇于正视疾病,战胜癫痫给他带来的困难。患者还经常主动向药师询问一些癫痫的用药知识,希望通过自己的努力来减少发作的次数,战胜癫痫。

3. 案例解析　由于入院接受手术的患者多数为难治性癫痫,疾病给他们带来了极大的痛苦,他们希望通过手术治好的疾病,改变人生。可是,仍有部分患者由于各种原因不能通过手术达到完全根治癫痫的目的。这些患者会有失望的情绪,不能接受药师的用药指导。药师与这些患者接触时要激励患者鼓起勇气,让患者明白只要勇于接受挑战,癫痫发作不会影响患者事业的成功和生活的幸福。药师必须告诉患者科学用药的方法,生活中的注意事项,让患者对自己的康复充满信心。

 思考题

1. 癫痫患者已经半年没有发作,是否需要继续服药?
2. 癫痫手术后患者在生活中有哪些注意事项?
3. 一名老年患者,在住院期间应用卡马西平 0.15g,每日三次,无发作。出院 3 周后,患者家属来电话告诉药师患者癫痫又发作了 2 次。药师追问发作时间服药时间,家属说出发作时间在早晨,具体服药时间是 6:00 a.m.,1:00 p.m.,6:00 p.m.。试分析患者再次发作的原因及如何患者家属沟通。

（唐　静　齐晓涟）

第六节　肾病患者的药学服务与沟通

 学习要求

1. 掌握肾病患者的药学服务和沟通要点。
2. 熟悉肾病患者常见沟通障碍与应对。
3. 了解肾科常用药物如免疫抑制剂、糖皮质激素的监护要点。

一、疾病与患者特点

　　肾内科常见疾病是急性慢性肾小球肾炎、肾病综合征、IgA 肾病、间质性肾炎、急进性肾小球肾炎、肾小管酸中毒、急性肾衰竭、慢性肾衰竭、膜性肾病、系统性红斑狼疮肾炎、高血压肾损害及糖尿病肾病等。肾脏病发病率高、伴发的心血管病患病率高、病死率高,而目前人们对慢性肾脏病的知晓率低、防治率低、伴发心血管病的知晓率低。上述问题已经成为公共健康问题。由于对肾脏疾病和某些药物如糖皮质激素以及血液透析、腹膜透析相关知识的缺乏,肾病患者常造成各种心理问题。

　　慢性肾脏病,尤其是终末期肾脏病患者往往合并贫血、钙磷代谢紊乱、酸中毒、高血压等,因此患者常常联用多种药物且需长期用药。由于多种药物联用,容易发生药物相互作用及不良反应。患者根据病情需要长时间大剂量使用激素及其他免疫抑制剂,而免疫抑制剂的个体化差异大且治疗窗较窄,需要进行血药浓度监测。

　　肾科患者中有大量的特殊人群,如肾移植患者、血液透析患者、腹膜透析患者、慢性肾脏病患者,而药物代谢受多种因素的影响,对以肾脏为主要排泄途径的药物,当肾功能不全时其体内药动学过程会发生一系列变化,需根据肾功能状况调整药物剂量。例如,腹膜透析是治疗终末期肾病的主要肾脏替代疗法之一,腹膜透析患者往往合并有高血压、糖尿病、高尿酸血症以及继发的肾性贫血、钙磷代谢紊乱等情况。腹膜透析患者具有多并发症、药物治疗方案复杂、治疗时间长的特点,患者药物治疗的依从性将影响治疗的效果与生活质量。

1. 焦虑与抑郁　大多数初次被诊断为慢性肾衰的患者往往不接受现实,希望诊断是错误的,因而情绪波动比较大,易出现暴跳如雷或悲痛欲绝,或自怜自艾等心理问题。由于肾脏疾病的病程长,疾病反复性强,迁延不愈或使用免疫抑制剂后出现骨髓抑制、肝功能受损或严重感染,容易使患者出现沮丧心理,出现焦虑、抑郁、恐惧、悲伤等情绪。

2. 恐惧心理　尿毒症患者需要长期透析,透析中不适,经济费用高,动、静脉穿刺疼痛都可造成患者产生恐惧、焦虑等心理。

3. 悲观与厌世的心理　尿毒症患者随着病情的进展,透析次数增加,寡言少语、伤心流泪、失眠,对周围的事物、他人的言行及环境的变化等都很敏感。有些患者因此而变得脾气暴躁,认为家庭对他照顾不周,甚至嫌弃他,进而产生悲观厌世的心理。

4. 抵触情绪　肾病综合征的主要治疗药物为糖皮质激素,由于恐惧使用激素的不良反应如满月脸、水牛背、痤疮等容貌外观的改变,以及高血压、骨质疏松、自发性骨折、抑郁和失眠,甚至股骨头坏死等不良反应,不愿意接受激素治疗。

5. 多疑与敏感　有些患者可表现在过度在意医护人员的言行,对各种检查处置也疑虑重重,而且过度关心检查结果。这些现象都会使患者对于疾病的治疗持消极态度。肾病患者的心理既敏感又脆弱,特别需要家属的理解与支持。患者家庭的理解与配合是影响患者生存质量的因素之一。

上述种种负面的情绪应激不但对机体神经内分泌和免疫系统产生影响,也直接影响了患者对治疗的配合和依从性,从而在疾病的发生、发展和转归中均起到重要影响作用。

二、药学服务要点

临床药师是药学服务中的实施者,在进行药学服务全过程中应对药物疗效、病情变化、不良反应等情况进行认真观察监护,发现问题应协同相关医疗成员及时进行妥善处置。

(一)安全性

安全性是药师为临床提供药学服务过程中的核心内容之一。用药安全性包括药物不良反应监护和药物相互作用监护。

1. 药物不良反应　在药物治疗过程中患者可能存在的不适或临床表现,有些可能是疾病因素引起的,有的可能是与药物的毒副作用相关。若由非疾病因素引起时,药师的介入,发挥专业特长,可协助临床甄别是否存在药物不良反应,同时对已发生药物不良反应病例的患者进行药学监护。

对于老年患者和肾功能不全的患者,使用抗生素时应根据肾功能受损程度、药物排泄途径及血液净化方式对其清除效率等情况,选择用药方案。用药过程中还应该根据患者具体情况进行个体化调整,必要时应进行血药浓度监测,以避免药物蓄积引起严重不良反应。

例如,头孢他啶在体内不代谢,以原形经肾小球滤过而排泄,在 24 小时内将近 80% ~ 90% 的剂量从尿中排出。患者肾功能正常时,头孢他啶的半衰期为 1.93 小时,肾功能障碍者可延长至 14 ~ 30 小时。头孢他啶难以通过正常的血脑屏障,在无炎症的情况下,脑脊髓液中药物浓度很低,当脑膜有炎症时,脑脊液中的药物浓度可达 4 ~ 20mg/L 或以上。但是在肾功能减退的患者中,当头孢他啶排泄减少,大剂量应用时脑脊液中的药物浓度增加,可能导致中枢神经系统的中毒症状。

头孢他啶过量导致的神经系统的不良反应主要与用药剂量过大、高龄、肾功能减退、低蛋白血症及透析剂量不足等有关。其中，低蛋白血症使血中游离药物浓度增高，不良反应发生率明显增加。老年人随年龄增长，发生肾动脉硬化、肾小球基底膜增厚等退行性变，造成肾单位明显减少，肾小球滤过率下降，以致肾排泄功能减退明显。

2. 药物相互作用 肾科常用的免疫抑制剂与很多药物都可能发生相互作用，如环孢素A、他克莫司均经肝脏 P450 酶系代谢。很多经此酶系代谢的药物均可与之发生相互作用。免疫抑制剂与其他药物发生相互作用，严重时甚至可引起患者死亡。因此，药师应熟知相关的药物相互作用，在调配药品时应进行"四查十对"，审核所调配处方是否具有严重后果的相互作用。

肾病综合征患者常用环孢素治疗，环孢素经 CYP3A4 酶系统代谢，他汀类药物中的辛伐他汀、洛伐他汀、阿托伐他汀亦经此酶代谢，并可与之发生相互作用，导致血药浓度升高，使肌炎的风险增加，因此最好尽量避免同时使用上述药物，如果必须合用环孢素和他汀类药物，那么应使用他汀类的最低有效剂量，并同时监测有无肌肉酸痛的发生。他汀类药物中普伐他汀经胆汁排泄，匹伐他汀、瑞舒伐他汀和氟伐他汀经 CYP2C9 代谢，理论上不与环孢素发生相互作用。

（二）有效性与依从性

1. 有效性 肾科患者是特殊人群，如肾移植患者、血液透析患者、腹膜透析患者等，慢性肾脏病在不同疾病发展阶段的肾功能不全程度不同，肾科患者发生感染病例药物治疗的处置也较一般人群的患者更为特殊。药师要解决好治疗疾病用药方案中的具体技术问题，包括运用药理学、药动学、药物治疗学等专业技术知识，协同临床制定适宜的个体化用药方案，在进行药学服务的过程中应对药物疗效、病情变化、不良反应等情况进行认真观察监护，运用药学专业知识，在优化治疗用药方案与治疗团队成员密切协作，提高合理用药水平，促进临床疗效。

肾病综合征患者应定期监测患者尿蛋白、尿白蛋白水平及血浆白蛋白，以观察疗效。若疗效不佳，既要考虑病理类型的因素，也要从药物方面寻找原因。从药物方面考虑：激素治疗原则是"起量要足、缓慢减量、维持要长"，剂量和疗程是否足够对疗效影响大，不规则使用激素易导致疾病复发或不能完全缓解。环孢素和他克莫司因相对口服生物利用度变异较大，个体差异也大，因此需定期监测血药浓度，以防浓度不够影响疗效或浓度过大增加副作用。另外，药物之间的相互作用也会影响疗效，比如苯妥英钠及利福平等会加快激素的代谢清除而降低其疗效，凡能影响 CYP3A 酶系的药物均能影响环孢素和他克莫司的代谢，因环孢素和他克莫司均通过该酶代谢，而环孢素既是该酶的底物又是其抑制剂。

临床药师通过药物治疗方案制定相应的药学监护计划：治疗方案后患者的临床症状和体征改善情况；评估药物治疗过程中每种药物的治疗效果，关注可能出现的药物不良反应；对患者实施用药教育，增强用药依从性；监测免疫抑制剂血药浓度。

2. 依从性 肾病综合征在临床上易缓解、难治愈，且容易复发，通常用药疗程长，加之药物的不良反应发生率高，导致患者治疗依从性差。尤其是糖皮质激素，临床应用广泛但不良反应也多，长期使用的患者常出现严重不良反应，临床中很多患者缺乏对药物的正确认识，过分夸大药物的不良反应而自行停药或减量过快，导致病情迁延不愈或复发。个别患者由于对激素的不良反应症状认识不足,导致出现类固醇性糖尿病、高血压、感染消化道出血、股骨头坏死等严重不良反应时没有及时就诊,失去最佳治疗时机。通过对长期使用糖皮质激素的肾病综合征患者进行用药教育,包括药物的常见不良反应及应对措施,自我监护的指标,疾病规范治疗的意义及不按医嘱服药的后果等,患者对疾病和治疗方案有了初步的认识,更积极主动地配合医生的治疗。通过电话随访发放治疗日记卡等方式,增加了患者的用药依从性。

三、常见沟通障碍与应对

(一)患者对疾病认识不足导致的沟通障碍

患者对疾病知识的不了解而导致随意停用或自行服用药物是常见现象,对疾病的不了解而导致对整个治疗过程不理解,或理解仅局限在某一点上,对患者药物依从性产生影响,因此对患者做好疾病相关知识指导至关重要。通过告诉患者监测的指标,不仅使患者对自己疾病状态有更全面的了解,同时提高患者的医学常识有助于患者主动配合医生治疗。

例如,患者,24 岁,女,因"反复双下肢紫癜样皮疹 1 年余,颜面浮肿 1 月"入院。患者起病主要症状为反复双下肢紫癜样皮疹,伴有双膝关节踝关节疼痛和蛋白尿,查尿液蛋白定量 2401mg/24h,尿白蛋白定量 1387mg/24h,血清白蛋白 32.9g/L,肌酐水平正常,血 HBV-DNA 定量 153570105IU/ml 诊断:乙肝病毒相关性肾炎(毛细血管内增生型)。治疗方案为恩替卡韦片 0.5mg 口服,每晚一次,联合缬沙坦降低尿蛋白治疗。

使用核苷(酸)类似物治疗时,应告诉患者除了检测 HBV 血清标志物外,应定期抽血检测 HBV DNA 水平,通过监测 HBV DNA 水平评估药物疗效及疗程,同时可监测药物耐药情况,有助于药物的调整。一般建议在抗病毒治疗期间,每 3 个月左右监测 HBV DNA 和 ALT 水平,每 6 个月左右监测 HBeAg 和 HBeAb 状态。此外,每个月复查 1 次 ALT、AST、胆红素和白蛋白等生物化学指标,连续 3 个月,以后随病情改善可每 3 个月 1 次。

此外,使用核苷(酸)类似物治疗时应告诉患者乙肝抗病毒药物的价格差异。核苷(酸)类似物绝大多数不在医疗保险报销之列,患者决定进行抗病毒治疗时,必须充分考虑到自己经济实力和承受能力,否则可能出现长期使用核苷(酸)类似物,日后无力坚持用药的情况。抗病毒治疗需要长期坚持,不能随便半途而废,突然停药有可能引发病情加重。

(二)患者对药物认识不足导致的沟通障碍

药师在用药教育过程中应告诉患者和其家属治疗目的、治疗预期持续时间、剂量调整和更换药物的依据等。患者对药物的基本知识认识不足,如不知道药物是餐前还是餐后服用;漏服药物后擅自多服;对使用中可能出现的副作用不知如何处理等等。通过药师对患者药物基本知识的教育,可达到增加患者用药依从性的目的,进而提高治疗疗效。

患者,38 岁,女性,因"确诊狼疮性肾炎Ⅳ型 9 年余,双下肢浮肿 1 周"入院,诊断为:狼疮性肾炎(Ⅳ型 CKD2 期);系统性红斑狼疮。SLEDAI 评分:18 分,重度活动,考虑患者狼疮复发,患者既往应用环磷酰胺累计量已达 26g,既往用吗替麦考酚酯不能耐受,结合患者骨质疏松,激素用量不宜过大,予以甲强龙针 250mg 静滴,每日一次冲击治疗,后续贯甲泼尼龙片 12mg 每日一次 + 来氟米特 30mg 每日一次 + 羟氯喹 100mg 每日一次,辅以护胃、补钙、利尿消肿、抗凝、改善循环及对症治疗。

临床药师了解到该患者既往长时间服用糖皮质激素和免疫抑制剂,因不能耐受而停用吗替麦考酚酯,患者对药物治疗产生畏惧心理。本次入院后调整了治疗方案,开始应用新的药物治疗,患者对新药物特点、注意事项等不了解。针对这些情况,药师对该患者进行用药教育,有利于患者对调整后方案的依从性提高。

（三）患者因药品不良反应导致的沟通障碍

患者,女性,20岁,身高155cm,体重49kg。因"面部皮疹6月余,停经3月余"入院。患者6个月前无明显诱因下出现面部皮疹,开始为散在红色皮疹,针尖样大小,后逐渐加重,融合成片,集中于颧部,伴有脱发,无关节肿痛,无口腔溃疡。4个月余前,患者出现刺激性干咳伴有发热,气促、左侧胸痛,双下肢、颜面浮肿,解黄色泡沫样尿,间中有畏寒、寒战,外院查尿蛋白(3+),ALB 12.2g/L,抗Ds-DNA抗体(+),诊断"狼疮性肾炎(CKD1期);系统性红斑狼疮;肺部感染;肺栓塞;肺动脉高压",予甲强龙80mg每日一次静滴、予环磷酰胺(CTX)0.4g治疗,出院后予泼尼松45mg每日一次、补钙、护胃等治疗。后续2次行环磷酰胺(CTX)0.6g冲击治疗,目前环磷酰胺(CTX)累积剂量2.0g。治疗经过:现为第4次环磷酰胺(CTX)治疗,入院后完善相关检查,予泼尼松30mg口服,抗凝以及补钙、调脂等处理。由于患者停经3个月,对治疗方案产生了怀疑和不理解。经医师和药师多次耐心交流与解释,患者表示理解,并表示按医嘱完成后续的治疗。

知识链接

环磷酰胺

环磷酰胺(CTX)是系统性红斑狼疮免疫抑制治疗的重要基础用药,与激素联合是狼疮性肾炎诱导缓解最常用方案。但是其性腺毒性、出血性膀胱炎、骨髓抑制等副作用,有时严重的不良反应发生使得治疗不得不终止,给治疗带来困难。育龄期女性患者因应用环磷酰胺发生闭经等性腺不良反应几率较高,与患者年龄、环磷酰胺(CTX)累计剂量有关。

妇科会诊排除妇科疾病引起,根据时间相关性、已知药品不良反应类型等信息综合考虑闭经与环磷酰胺(CTX)应用有关,故将治疗方案调整为泼尼松30mg口服每日一次加硫唑嘌呤100mg每日一次口服维持治疗,病情控制稳定。对于这类高危患者应做好用药宣教,严密监测患者月经量、周期等情况。

四、案例解析

（一）依从性差案例

1. 案例简介　李某,男,19岁,学生,3年前确诊为乙型肝炎病毒相关性肾炎(膜性肾病),肾功能和肝功能均正常,伴有大量蛋白尿,予抗病毒和激素治疗。治疗后患者蛋白尿逐渐缓解,激素也逐渐减量并停用,随后仅抗乙型肝炎病毒治疗。患者复查尿常规尿蛋白转阴,HBV-DNA定量正常范围,自行停药。停药4个月后患者复查发现尿蛋白3+,HBV-DNA定量99600IU/ml,24小时尿液蛋白定量325.5mg/24h,现予抗乙肝病毒药物治疗联合ARB类药物用于降低尿蛋白。患者向医师要求开激素吃,想快点起效。药师与患者反复沟通,患者终于消除心中疑虑,表示按医嘱完成后续的治疗。

2. 沟通过程　药师与患者沟通过程发现患者依从性差的原因是:①患者会上网或买一些书籍了解一些,但又不是很懂,对疾病的理解片面,一味认为只要有蛋白尿,有肾炎,就应给予激素治疗,导致用药顺应性差,甚至自行购买药物治疗。对激素使用不了解,曾自行服用或停用激素。②3 年前患者发病时也是大量蛋白尿,当时抗病毒和激素治疗,很快就缓解转阴了。患者依照自己经验理所当然认为应服用激素。

对话:

药师:"你好! 我是王药师,听说你昨天向医师要求开激素吃,想快点起效。你能告诉我为什么想开激素吃吗?"

患者:"哦,我 3 年前发病时也是大量蛋白尿,当时抗病毒和激素治疗,很快就缓解转阴了,所以我觉得激素起效很快,想请医生给我开点吃。这次为什么医生不给我用激素呢?"

药师:"乙肝病毒相关性肾炎,从检查结果看乙肝病毒大量复制,引起肾脏的免疫反应造成损伤,所以才会有蛋白尿出现。应用抗病毒药物抑制病毒复制是防止持续肾损害的根本措施。所以抗病毒药物对于疾病治疗是非常重要的。另外,使用激素可以导致 HBV 复制活跃,甚至引起急性肝功能失代偿,所以你目前的情况不宜使用激素。使用激素只会弊大于利。"

患者:"可是我尿蛋白 3 + ,怎么办?"

药师:"通过抗病毒治疗,随着 HBV 复制活动减弱以及 HbeAg 的清除,尿蛋白也逐渐缓解,肾功能也会得到改善。"

患者:"哦,原来如此。我以前对该病不是很了解,以为只要是肾炎,激素治疗都是有效的。"

药师:"医师按肾病综合征根据不同病理类型,不同的疾病发展阶段,给予个体化的合适的专科治疗方案。希望你遵医嘱,定期复查,有不适随时来专科就诊,不要自行服药啊!"

患者:"我明白了。我之前自感不适时间中有自行服用激素,以后不再自己服用药物了。谢谢!"

3. 案例解析　这是一例青年患者依从性差的病例。患者长期服用激素依从性差的原因很多,其中对疾病及药物治疗知识的不了解而导致随意停用或自行服用是常见的一种原因,特别是年轻患者,他们会上网或买一些书籍了解一些疾病相关知识,可能对疾病理解会比较片面,从而导致他们用药顺应性差,甚至自行购买药物治疗。

从患者言语中可以知道患者对医生的治疗方案不信任,因此药师在沟通过程中,首先让患者充分把自己的疑虑讲出来或让患者自己陈述理由,并仔细倾听,这是很好的一种办法。药师沟通时因人施教,患者是青年学生,有旺盛求知意愿,药师通过简单地讲解疾病的发病机制,疾病的治疗原则,从而解除患者心中疑惑,并增加患者用药依从性。

需要指出的是,激素治疗是一项专业性很强的治疗,适应证的选择、治疗方案的确定、治疗过程中疗效的判定等都需要专业知识经验和检验指标的支持。因此,应在专科医生指导下进行,切忌根据一些科普文章就对号入座,自行治疗。

(二)担忧不良反应案例

1. 案例简介　患者姚××,21 岁,女性,因"发现双下肢水肿 2 月余,气促 2 天"入院。入院时全身严重水肿,伴有急性左心衰发作,予以强心、利尿、抗感染、低分子量肝素钙抗凝及对症支持处理,行床边连续性肾替代治疗(CRRT)超滤水分。经积极对症支持治疗,心衰症状缓解。诊断为膜性肾病,尿液蛋白定量 13965mg/24h,属有发展为终末期肾病(ESRD)倾向的高危患者。首选泼尼松(40~60mg/d)和环磷酰胺(CTX)(累计量 8g)。但患者为青年女性尚未生育,考虑环磷酰胺(CTX)生殖毒性,予环孢素替代,最终确定治疗方案为半量激素和环孢素。该患者既往服用泼尼松过程中,患者存在自行停用泼尼松行为,对长期口服激素心存顾虑,对于新方案中的环孢素也不了解,认为其毒副作用很大,有一定恐惧心理。针对这一情况药师对该患者进行反复用药教育。患者表示理解。患者在门诊定期随诊,病情得到较好缓解。

2. 沟通过程　药师与患者沟通过程发现患者依从性差的原因是:该患者既往服用泼尼松过程中未出现明显体貌改变,未感胃部不适,未感视物改变,无其他特殊不适。但患者存在自行停用泼尼松行为,主要表现为出现口腔溃疡便自行停用,其原因在于年轻女性重视体貌改变、痤疮等不良反应,对长期口服激素心存顾虑。对于环孢素也不了解,认为其毒副作用很大,有一定恐惧心理。

对话:

药师:"你好! 我是药师,有什么我能帮你吗?"

患者:"药师,我这次服用激素会不会出现痤疮、多毛、满月脸呢?"

药师:"长期大剂量服用糖皮质激素确实会出现满月脸、向心性肥胖、痤疮、多毛等,会影响体貌。但本次激素为 30mg/d,相对剂量较小,可能发生以上不良反应不会像上次那样明显。"

患者:"有无方法避免这些情况?"

药师:"这些不良反应虽然没有方法预防,但是只是暂时影响美观,不会影响身体功能。可以通过适当控制饮食减轻体重,适当使用外涂药物减轻痤疮症状。随着治疗过程激素减量或停药这些不良反应最终都会消失,所以不必过分担心。"

患者:"我必须使用环孢素 A 吗?"

药师:"是的。本次入院尿蛋白量很多,表明肾小球损伤较严重,单独应用激素一般疗效不佳,但联合免疫抑制剂诱导缓解的几率较大,而且联合用药激素的用量可适当减少。"

患者:"现在的治疗方案适合我吗?"

药师:"现在治疗方案为半量激素和免疫抑制剂环孢素 A,有利肾脏疾病的缓解,况且,考虑环磷酰胺对生殖毒性,你尚未生育,予环孢素替代是适合你的。"

患者:"用这些药有什么副作用吗?"

药师:环孢素 A 最严重的副作用是肝肾毒性,其他还有牙龈增生、多毛、震颤等副作用,但是停药后都会缓解。"

患者:"后天我出院了。还需要回医院复查吗?"

药师:"是的,你需要定期回医院复查。因环孢素个体差异较大,应按时返院抽血监测血药浓度。等你出院前,我还会对你的返院复查具体计划和生活方式进行详细指导。"

患者:"好的。谢谢你。"

3. 案例解析　患者为 21 岁的青年女性,担心激素所致外貌的改变可以理解,如何说服其规范用药意义重大,临床药师要建立起与患者的信任关系,利用心理学相关知识对患者进行心理疏导,让患者全面掌握激素在治疗整个疾病过程中的利弊以及突然中断治疗的危险性,从而消除其担忧,使患者树立正确使用药物信念,提高其依从性和治疗效果。在患者出院时,临床药师可以对其出院带药和生活方式进行详细指导,特别是对重点药物进行强化教育,可以加强与患者的联系,有效落实具体的随访计划。

 思考题

1. 实践性作业:在肾内病区见习,与带教老师一起接触 1~2 名患者及家属,了解其疾病及心理特点,结合所学知识,制作出沟通方法和要点,在指导老师带领下实施,并写出体会。

2. 在疾病治疗矛盾的情况下,如应用激素后出现股骨头坏死而肾脏疾病又处于加重状态,此时是否应用激素治疗,如何与患者沟通药物的使用等问题? 结合病例写出沟通方法和要点。

（劳海燕）

第七节　消化系统疾病患者的药学服务与沟通

学习要求

1. 掌握消化系统常见疾病的药学服务要点。
2. 熟悉消化系统疾病药学服务沟通的方法。
3. 了解消化系统疾病药学服务沟通障碍的化解方法。

一、疾病与患者特点

消化系统疾病,属于临床常见病种。因为消化系统包括食管、胃、肠、肝、胆、胰以及腹膜、肠系膜、网膜等多种脏器,所以其发病既可局限于本系统,也会累及其他多脏器及全身各部。再有,消化系统疾病的发生是多因素的,不仅是病理性变化可导致疾病,精神因素也会对疾病症状的发生、发展带来明显影响。因此在学习该系统疾病时,也要注意了解患者生活状况及心理特点。

(一) 消化系统疾病情况总述

近些年来,在我国,消化系统疾病的发病率整体呈上升趋势。根据最新统计数据显示:2012 年,中国新增癌症病例高居第一位。在肝、食管、胃和肺等 4 种恶性肿瘤中,中国新增病例和死亡人数均居世界首位(《全球癌症报告 2014》)。大肠癌、胰腺癌患病率同样呈上升趋势。

作为最常见的消化系统疾病之一,消化性溃疡的发病率近年来是呈现下降趋势,这主要是由于 H_2 受体拮抗剂和质子泵抑制剂被广泛用于临床,以及对于根除幽门螺杆菌(Helicobacter pylori,Hp)治疗方法的普及有关。但是,该病的复发率仍然是值得关注的问题。

作为一个肝病大国,慢性乙型病毒性肝炎和肝炎后肝硬化在我国一直相当普遍。而随着生活水平的提高,主要是饮酒量的增大,酒精性肝病和酒精性肝硬化这个以往西方国家相当常见的疾病,其发病率近些年来在我国也是激增。一项涉及多地区多中心的酒精性肝病(ALD)流行病学调查发现,2000—2004 年 ALD 患者占同期肝病患者的病例构成比分别为2.4%、2.7%、3.4% 和 4.3%,呈上升趋势;其中酒精性脂肪肝比例为 22.6%,酒精性肝炎为

28.8%,酒精性肝硬化为37.4%。炎症性肠病以往属西方国家常见病,在我国少见,而近年来我国报道不断增加。比如截至2009年,我国推算的溃疡性结肠炎的患病率为11.6/10万。

以往在我国并未引起重视的胃食管反流病和功能性胃肠病,近年来已引起我国消化病学界的高度重视。胃食管反流病,尽管目前缺乏全国范围的流行病学资料,但一项在北京、上海、西安进行的胃食管反流病流行病学调查结果预测,北京、上海的胃食管反流病相关症状发生率为5.77%,西安地区成人患病率高达16.98%。对比其他国家情况,中国胃食管反流患病率低于西方国家,但呈现上升趋势。

(二)消化系统疾病患者特点

同其他慢性疾病一样,消化系统疾病也多为心身疾病。所谓心身疾病,是一种由环境、心理、精神等多因素共同作用,有其病理生理改变的疾病,发病原因和机制仍不清楚。患者伴有不同形式、不同程度的心理障碍,其性格特点和行为模式也像其他心理疾病一样,常常有敏感、多疑、暗示性强、完美、争强好胜或内向胆小、心理可逆性差、依赖、过分关注自己身体的细微变化等特点。

在消化系统疾病中,肠易激综合征、功能性消化不良、部分慢性胃炎、慢性胆囊炎等在这方面体现的尤为明显。目前,上述疾病的治疗主要是对症处理和支持治疗,但其疗效常常不能令人满意。这时就需要对该类患者给予相应的人文关怀,严重的要进行心理辅导或给予抗抑郁药治疗。

在医疗过程中,外部环境因素与内部反应因素参与了所有人类疾病的形成,了解这些知识甚至比单纯了解肠易激综合征、功能性消化不良、慢性胃炎、幽门螺杆菌等的知识显得更为重要。因此,必须清楚地将疾病的病理生理与症状产生的关系,尽可能理性地、准确地、实事求是地向患者解释。同样,身心因素也需要用最简单易懂的概念解释清楚。医生或药师不仅应该关心患者所遭受的病痛,特别是多种已经明确的痛苦,也应考虑自身在处理每个患者时最大的困惑是什么,如为什么胃镜下诊断出的胃炎比率这么高,经过各种常规治疗甚至是抗幽门螺杆菌正规治疗,十几年后再复查胃镜仍被各家医院都诊断为胃炎?也不能仅仅满足于"慢性结肠炎"或肠易激综合征这一诊断,肠易激综合征患者通常伴随着腹痛、排便紧迫感并且与进食相关。然而,医生也应该注意一些易被忽视的其他的症状,餐后饱胀和腹胀,消化不良和全身症状(睡眠障碍、情绪变化、乏力、背痛、头痛、关节和肌肉痛,月经失调,痛经,经前紧张等)也是肠易激综合征常见的病态表现,这些疼痛往往与焦虑相关,这一点也反映了肠易激综合征等心身疾病实际上是一个系统性的器官功能障碍。甚至有因为心理障碍导致的各处疼痛实施多次腹部外科手术(其中一些可能是必要的)的情况,这使得医患双方更加迷惑。但有相当一部分患者在进行胆囊切除术,胃切除术或迷走神经切除术,结肠手术,颈椎腰椎病手术后效果并不理想,依旧痛苦,难以忍受,这些不良后果反过来更加重了原来已有的心理障碍。认识到这一点,对正确应用已有的专业知识和评估患者状况都十分有意义。

二、药学服务要点

在为患者提供药学服务的过程中,要注意明确患者的特点,根据患者自身的人群划分、疾病特点等做到个体化服务。而在此服务过程中,应体现出合理用药的基本原则。

（一）安全性

安全性是药师在为临床提供药学服务过程中的重点内容。如在静脉曲张性出血的治疗中，维持血流动力学的稳定是治疗的基础。但是过多扩容反而会引起再出血和增加病死率，因此药师在制定治疗方案过程中，要做到根据出血程度确定补液量及液体性质，扩容应迅速而谨慎。

妊娠期妇女是胃食管反流病的高危人群，大约有 2/3 的妊娠期妇女会出现反酸相关症状。对于该类人群，在用药安全性方面应该作为药学服务的重点。通常来说，质子泵抑制剂在妊娠期妇女中是不推荐使用的，这主要是因为该类药物的安全性和有效性资料有限。因此，一般会采取饮食及生活方式的调理或服用相对更加安全的黏膜保护剂，但是对于难治性或症状严重的胃食管反流妊娠期妇女可以使用质子泵抑制剂。在具体药物选择中，通常会优选奥美拉唑和兰索拉唑，这是因为这两种药物上市时间较长，国外有相关研究数据报道，其他质子泵抑制剂则不推荐使用。与奥美拉唑相比，兰索拉唑安全性相对较高，美国目前推荐使用兰索拉唑（B 级），而英国相关指南则推荐使用奥美拉唑。不管是哪种质子泵抑制剂，在妊娠早期（1~3 个月）都应尽量避免使用，在妊娠中后期相对安全性更高。

需要指出的是，出于安全性考虑，胃食管反流病妊娠期妇女中，应以保守治疗为主，如改变生活方式，调整饮食等。如需要使用药物，也应首选黏膜保护剂如硫糖铝，或 H_2 受体阻断剂如法莫替丁。

（二）有效性与依从性

药物的有效性，是临床用药的首要考虑因素。通常来说，根据药物的适应证选药即可保证用药的有效性。但是在有些情况下，根据药物的药理作用机制用药，同样可以达到较好的治疗效果。

例如胆绞痛是临床常见的急腹症，既往治疗胆绞痛多用吗啡与阿托品联用。但由于吗啡有成瘾性，且可掩盖胆道穿孔、腹膜炎等引起的疼痛，而延误治疗；阿托品单用止痛效果较差，故而认为并非最佳选择。多年来，在临床实践中发现，硝苯地平片 20mg 口含，数分钟后胆绞痛可迅速缓解，再次发作时可重复用 10~20mg。有资料表明，其有效率可达 90% 以上。作用机制与硝苯地平阻滞 Ca^{2+} 内流、抑制平滑肌细胞兴奋-收缩偶联、解除胆道平滑肌痉挛、降低胆道压力而达到止痛的目的有关。此外，在原发性胆汁性肝硬化的治疗中，使用硫酸锌来补充锌元素被证实具有较好的临床疗效。

消化性溃疡是常见的消化系统疾病之一。其主要症状特点就是慢性、周期性、节律性的上腹疼痛，并且相对其他疾病来说更容易复发。因此各国指南中，对其药物治疗疗程有明确要求。以奥美拉唑为例，20mg，每日 1~2 次剂量时，十二指肠溃疡疗程要求 2~4 周，胃溃疡疗程要求 4~8 周。

但是由于质子泵抑制剂的抑酸效果良好，用药后可以很快地控制腹痛症状。多数患者会因症状的消失而自行停止用药，进而导致症状的反复发作以及并发症的发生。因此，对于以腹痛为主要表现的消化性溃疡患者，其用药的依从性就应是药学服务中的主要内容。药师应将药物治疗疗程的重要意义对患者反复强调，同时告知患者用药期间可能出现的不良反应及应对，以增强患者长期用药的依从性。另外，有研究显示，对于需要常年服药的消化性溃疡患者来说，在完成初始疗程的治疗后，在疾病活动期"按需"服用抑酸药，同样可有效控制症状的发作。

（三）经济性

药物的经济性在临床治疗中往往得不到足够的重视，对于药师来说，为患者设计合理的治疗方案，经济性是必要的考虑因素。例如，在上消化道出血的治疗中，口服或经胃管灌注凝血酶，可以迅速地达到止血目的。但是作为一种局部止血药，凝血酶只对活动性出血处有止血效果，并无预防出血的作用；同时该药花费较高，以用量 500～20000U/次，每 1～6 小时用 1 次计算，一日治疗费用最高可达数千元。因此，在患者治疗过程中，药师应及时对患者出血情况进行评估，对于活动性出血停止或低风险患者，应及时停用凝血酶或降低用药浓度、频次，以减少不必要的医疗费用支出。

三、常见沟通障碍与应对

（一）因药物不良反应导致的沟通障碍

药物的不良反应是药物的固有属性，患者在治疗过程中不可避免地会有或多或少、或轻或重的药物不良反应发生。在这种情况下，多数患者会对治疗方案产生怀疑，轻则降低患者依从性影响治疗效果；重则引发医患纠纷。

例如，有些厂家的不良反应说明书中，会注明质子泵抑制剂能够造成转氨酶升高。但是对于既往患有肝脏疾病，并出现酸相关疾病症状的患者，又需要长期使用质子泵抑制剂进行治疗。这类患者往往会对使用的药物表现出顾虑，乃至拒绝用药。从目前的临床证据来看，质子泵抑制剂对于肝功能的损害，主要还是表现在的肝酶指标的变化，这与该类药物能够抑制 CYP2C19/CYP3A4 有关，通常停药后可自行恢复。造成肝脏实质性损害的报道极少，仅国外曾有过奥美拉唑导致肝衰竭的个案报道。因此，临床通常认为肝病患者使用质子泵抑制剂是安全的，只是建议对于严重的肝功能损害者可不使用奥美拉唑。

对于此类情况，药师应为患者提供咨询服务。应该注意的是，解答过程中，不能仅仅是简单地告知患者结论。首先，应该认真倾听患者或家属的倾诉，了解其最担心的内容是什么，并对其担心的情况表示认同。然后，应该仔细询问患者的具体情况，包括："您患有的是什么样的肝病？患病多长时间了？一直以来治疗的效果怎样？相关的指标变化怎样？近期是否有黄疸、肝掌、蜘蛛痣等症状表现？是否曾经使用过质子泵抑制剂，有无不良反应发生？"通过对患者情况的询问，既能够判断患者肝功能损害的情况，又能够让患者充分感受到药师对其很重视。之后，应对患者此阶段使用质子泵抑制剂的必要性向患者进行讲解，让患者认识到用药的意义，从而加强其依从性。同时，应该告知患者用药期间关注哪些可能的症状表现，何时可复查肝功能等。注意，在讲解过程中，并不是要让患者感觉"这不太可能发生"而忽视药物的副作用，而是要让患者真正认识到治疗的必要性，并判断治疗过程中的利弊得失。这样才能真正解决患者的疑虑。

（二）因药物疗效而导致的沟通障碍

在消化系统疾病的治疗中，很多情况下药物并不能迅速地改善症状，而是需要较长疗程的服用才会起效。即使用药前已向患者进行过告知，但患者仍然会对此存在疑虑：在住院期间，患者会反复地描述目前症状的情况并间断性要求医生更换治疗方案；门诊患者，则会根据自己对疾病的认识或病友的推荐等因素，自行更改治疗方案。例如，多烯磷脂酰胆碱是保肝治疗中常用药物之一，尤其是在酒精性肝病的治疗中，临床证据明确。但是该药起效慢，用药 2～4 周才开始起效，这直接影响到了患者的依从性。

一些常见的临床诊断指标,例如体温、转氨酶、淀粉酶、血红蛋白等的异常,也会使得患者对药物疗效产生疑虑。例如,在胰腺炎的诊断中,血(尿)淀粉酶及血清脂肪酶是支持诊断的常见指标,但是该指标的升高程度与疾病的严重程度并不一致。当该指标持续异常时,患者往往会对当前的治疗产生怀疑。

此类情况下,良好的沟通要优先于治疗方案的调整。在沟通过程中,主要要了解患者从哪方面感觉到现在的治疗效果不好,或者说目前最困扰患者的是哪一方面,其期望达到的是什么样的状态。然后,根据患者的需求,进行下一步的宣教或更改治疗方案。

例如,一例胃癌患者,入院后给予相应止痛治疗,后患者诉疼痛控制不佳,要求加强止痛治疗。消化科请药师会诊制定止痛方案。在对患者评估过程中,药师发现该患者现状并非止痛药物使用不足,并且患者有明显的焦虑情绪。因此,药师并没有马上更改用药方案,而是先与患者加强了沟通。首先,鉴于患者有明显的倾诉欲望,药师让患者详细描述了既往的止痛治疗用药史并进行记录。特别是对于每次药物更换的原因及暴发痛发生的情况,向患者反复核实。在此期间,药师发现患者对于所使用的止痛药物多不认同,认为"这些药物效果都不好,吃不吃都一样",反而对入院治疗期间的一种"保护胃的药"相当信任,认为"每次输液过程中,能感觉到胃内暖和"。患者要求加强止痛治疗,实际上是希望能加强该药物的使用。在进一步询问后,药师断定患者所说药物是奥美拉唑注射液。此时,药师并没有就该药的实际意义及效果告知患者,而是重点强调了该药的"改变胃内酸环境,能够加强胃的保护",并承诺会继续给患者使用该药物。同时也告知患者,止痛药并非无效,联合用药对患者效果更佳,希望患者能配合用药。在获得患者肯定答复,并确保患者再无其他不良反应发生后,结束问诊。在会诊意见上,药师没有对当前止痛药物进行更改,只是将奥美拉唑注射液第二次使用时间明确为晚餐前,并要求护士在每次用药时,告知患者"现在输的是保护您胃的药"。在之后的治疗期间,患者再未表示疼痛控制不佳。

(三)因药物费用导致的沟通障碍

消化系统疾病中,很多慢性病都需要长期用药。而不同治疗药物的花费也是决定患者用药依从性的重要因素。很多患者会因此而中断治疗甚至对医生不信任。对于此类情况,在沟通过程中,应重点强调药物的性价比,缩短疗程所减少的花费及对身体带来的益处。

例如,消化性溃疡的治疗中,经常有患者要求医生使用法莫替丁来替代奥美拉唑。对于此类患者,应先了解其要求换药的原因,是因为习惯于使用法莫替丁,或奥美拉唑效果不佳,还是经济原因。如果是因为经济因素,那仅告知患者奥美拉唑药效强于法莫替丁是不足以说服患者的。在沟通过程中,可先对患者的情况表现出共鸣,如"这个药确实是贵一些","您所说的也有一定道理"。然后告知患者两个药物之间的区别,此时应注意避免过多的专业用语,仅将核心内容告知,如"奥美拉唑比法莫替丁的效果强很多"、"法莫替丁用药 2～4 周就开始耐药,相当于您白花了药钱,但奥美拉唑不会耐药"。此外,还可从症状及复发的控制,以及尽早控制症状对身体带来的益处等方面与患者沟通,以增加患者治疗的依从性。

四、案 例 解 析

1. 案例简介　李某,男,41 岁,本科学历,自主经商,经济状况良好。烟酒史十余年,平均 20 支/日,饮酒平均 6 两/日。

患者近 6 个月无明显诱因反复出现上腹部间歇性疼痛,多于餐前发生。门诊就诊,查

"幽门螺杆菌为阳性",胃镜示"慢性浅表性胃炎伴糜烂,十二指肠球炎"。医生给患者开具2周奥美拉唑、枸橼酸铋、阿莫西林、克拉霉素四种药物联合抗幽门螺杆菌治疗。患者用药2日后,回到门诊强烈要求退药。药师在与患者反复沟通后,患者不再要求退药,并表示会完成后续治疗。

2. 沟通过程　在与患者沟通过程中,发现导致患者前来退药的原因有三点:①患者自述年轻时即有胃病,发作时自行服用几日维U颠茄铝胶囊(斯达舒)即可缓解,没必要吃这么多种药物。②患者在取药时被告知奥美拉唑与枸橼酸铋以及另两种药物要彼此间隔1小时服用,服药两日后感觉太麻烦,不愿继续用药。③用药两日来症状控制良好,再无发作。

患者:"你好,我要退药。"

药师:"请问您为什么要退药?"

患者:"我这病明明吃两天就好,你这儿大夫还给我开这么多天的,这不明摆着骗钱么?"

药师:"您别着急,您得的是什么病? 为什么吃这个药啊?"

患者:"我就是得的胃病。这病我以前也得过,自己吃点儿斯达舒,两天就好,这一个药能治好的病到你们这儿就得开这么多药……"

药师:"那大夫有没有告诉您,为什么给您开这几个药呢?"

患者:"他说了一句,说是我有什么菌感染。那也不至于吃这么多药啊。而且他说了,这个很多人都有,也不是都要杀(菌)。以前没杀(菌)不也都好了么。"

药师:"您说的也对,不过这个也是因人而异的,您这病发作期间,是什么样的啊?"

患者:"主要就是肚子疼,吃饭也不香。但是这药吃两天就好了,你们大夫还开这么多?"

药师:"您吃了两天就不疼了,那说明您吃这个药还是很有效的。但是您要知道,不疼了只是您的症状控制住了,其实您的病还没好呢。您这一停药回头再发作了,不是自己受罪嘛。"

患者:"那也用不着吃这么多啊!"

药师:(解释抗幽门螺杆菌的治疗与必要性,强调必须服用14天才能保证疗效。)

患者:"就算你说的需要抗这个菌,那你们这药吃起来也太麻烦了。我哪有功夫每天算计这个啊。"

药师:"确实是这样,这几个药吃起来是比较复杂。那您平日里都习惯于什么时候吃药,我可以帮您设计一下给药方案。"

药师:"最后还有几个注意事项需要提醒您……"(患者生活饮食教育)

3. 案例解析　这是一例门诊退药案例,但是与一般退药不同的是,该患者是因为治疗有效前来退药的。在患者的言语中,充分体现出了患者对医院的不信任。因此,药师在沟通过程中,首先要让患者将自己的不满宣泄出来。那么,让患者描述自己的病症,并仔细倾听是很好的一种方法。

在此过程中,药师要注意分析,患者对于目前所用药物的目的是否清楚,患者的认识中有哪些误区。此例中,患者既往自服斯达舒并认为该药足以治疗其疾病。事实上,斯达舒主要是抗酸及黏膜保护并有一定的止痛作用,只能用于控制症状。因此在下一步沟通中,就要让患者意识到对症治疗和对因治疗的区别。对于患者提到的不是每个人都需要抗幽门螺杆菌,则应结合其症状表现,告知患者进行对因治疗的不同情况及必要性,此时可以适当强调危害性,例如幽门螺杆菌会通过口口传播,影响到共同进餐的家人及朋友。需要注意的是,在沟通过程中,不要急于否定患者的想法,要在一定程度上对其表示认同。

当患者提出目前治疗方案复杂不易实行的时候,事实上说明患者已经接受目前的治疗。此时,患者对医院的不信任已经改善。药师就要从患者角度出发,结合其生活习惯,为患者设计更为可行的用药方案。理论上说,抑酸剂会影响铋剂的药效发挥以及抗菌药物的吸收,而铋剂本身也会影响到抗菌药的吸收,因此三类药物应间隔服用。但是过于复杂的用药患者必然难以依从。因此,可建议患者餐前半小时服用奥美拉唑 + 铋剂,餐后半小时服用抗菌药物。这是因为奥美拉唑通常为肠溶片,黏膜保护剂并不影响其吸收,而在抑酸剂未发挥药效也即酸环境未改变的情况下,铋剂的药效受影响也最小;餐后服用抗菌药可减少对胃的刺激。简化后的用药方案会增加患者的依从性。

最后可从戒烟、戒酒,生活饮食调理等方面对患者进行宣教,也可加强患者对医院的信任度。

 思考题

消化性溃疡是消化系统常见疾病,其中根治幽门螺杆菌的治疗需要患者有良好的依从性,请试为此类患者设计一套药学监护方案,并进行小组讨论。

（刘 腾 赵志刚）

第十五章　重症患者的药学服务与沟通

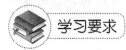学习要求

1. 掌握重症患者的药物治疗特点。
2. 熟悉重症患者药学服务中的沟通方法。
3. 了解重症患者药学服务中常见的沟通障碍与应对要点。

第一节　重症患者的药学服务

一、重症患者药物治疗的特点

（一）重症患者的药物治疗特点

重症医学（critical care medicine，CCM）是研究各种由损伤或疾病导致机体发生可能致死的严重综合征的病因、病理生理、临床表现、诊断、危重度评估、治疗及预后评估等方面的特点和规律性，并根据这些特点和规律性采用先进的监测和治疗设备，对重症患者各器官功能进行全面支持和治疗的学科。

重症监护病房（intensive care unit，ICU）收治的患者具有病情危重，免疫功能低下，侵入性检查、用药品种繁多，易发生药物相互作用等特点。因此，做好 ICU 的药学服务，首先要了解重症患者的药物治疗特点。

1. **品种多**　住院患者比门诊患者的用药品种多，有报道，住院的老年患者中，平均用药8种，最高达到 24 种。在 ICU 的患者，用药种类会更多，更加复杂。

2. **输液多**　世界卫生组织确定的合理用药原则是：能口服的不肌肉注射，能肌肉注射的绝不静脉注射。但是对于重症患者来说，病情危重，胃肠道给药吸收较慢，静脉输液是治疗各种急重症的重要给药途径，选择静脉输液也是合理的。但是，临床存在滥用静脉输液的现象。据报道，2009 年我国医疗输液 104 亿瓶，相当于 13 亿人均输液 8 瓶，远高于国际上2.5～3.3 瓶的水平。

3. **剂量大**　在一定的范围内，药物的效应与靶部位的浓度成正相关，而后者决定于用药剂量或血中药物浓度。因此，重症患者病情重，多数情况要选择大剂量的给药策略。

4. **费用高**　重症患者病情重，并发症多，导致使用的药物品种多，使得在治疗过程中产生的费用较多。

5. **不良反应多**　我国每年 5 000 万住院患者中，至少有 250 万患者因 ADR 入院。根据 WHO 在发展中国家的资料调查，住院患者的 ADR 发生率为 10%～20%。而重症患者多以静脉输液为主，我国 2013 年度药物不良反应年度报告显示，注射剂占 58.7%。

6. **药物相互作用多**　多种药物单独作用于人体可产生各自的药理效应，当多种药物联

合应用时,就能产生与单独使用不同的药理作用。有效地联合用药可以充分发挥药物的治疗作用。反之,无效地联合用药不但不能提高疗效,反而使药效降低,不良反应增加。

7. 用药错误多　ICU 是院内用药最复杂的科室,是普通科室的 2～3 倍,处方错误发生率也很高。国外曾有报道,在 ICU 住院错误处方中,错误的给药时间占 33.4%,错误的剂量占 10.2%,错误的给药方式占 5.3%。

(二)重症患者药学服务的意义

在 20 世纪 70 年代初,在 ICU 还没有多少药学服务,但到 20 世纪 80 年代,重症患者的药学服务不论是在儿科还是老年科,几乎在各个专业都已经开展了相关的药学服务。发展到现在已经有 35 年的历史。重症患者药学服务监护病房(intensive care unit,ICU)收治的患者都具有病情危重,免疫功能低下,侵入性检查、用药品种繁多,易发生药物相互作用、不良反应和用药错误等特点。因此,做好 ICU 的药学服务具有重要意义。

二、药学服务要点

(一)有效性

重症患者病情复杂危重,用药较多,多数情况下需要使用大量的药物,如何保证重症患者用药的有效性非常重要。因此,临床药师需要掌握多学科临床知识,同时还要掌握更加全面细致的药物治疗特点,保证患者治疗过程中的用药有效性。

1. 应激反应　在应激状态下,由于组织损伤、严重感染、异物刺激等因素激活补体系统、免疫细胞和其他基质细胞(如血管上皮细胞),引起局部组织的修复、局部和全身的防御反应,主要表现为炎症反应。在此过程中产生的细胞因子和其他代谢产物虽可增强机体的抵抗力,促进组织的修复,但是,失控或过度激活的防御反应所释放的大量细胞因子等炎症介质,可引起强烈的全身性炎症反应,临床上称之为全身性炎症反应综合征(systemic inflammatory response syndrome,SIRS)。SIRS 由感染(包括病毒、细菌等)和非感染(如创伤、胰腺炎等)引起。感染引起的 SIRS 又称为脓毒症。临床药师需要掌握这样几点 SIRS 的特点,以及时发现患者出现 SIRS 的表现实施抢救。SIRS 的特征包括:①体温 >38℃ 或 <36℃;②心率 >90 次/分钟;③呼吸频率 >20 次/分钟或动脉血二氧化碳分压(PaCO$_2$) <32mmHg(4.27kPa);④WBC 计数 >12×10^9/L 或 <4×10^9/L,或中性幼稚粒细胞 >10%。具有以上4 项中的 2 项以上,即可判断患者发生了 SIRS。

机体应激反应一旦过于强烈或持续时间过于长久,将加重病情,甚至导致死亡。所以,适当调控机体应激反应,对减少严重创伤、大手术后、休克、心肺复苏术后等的并发症,提高生存率,具有重要意义。降低应激反应的措施有:

(1)预防或消除应激源:应激反应往往存在多个应激源(包括损伤、疼痛、大出血、脱水、情绪紧张、继发性感染等)同时或相继作用,因此,采取有效的镇痛、镇静、及时补充血容量、心理治疗、防止感染等措施,对减轻机体应激反应具有重要作用。此外,需对 ICU 患者时时进行评估有无引起疼痛不适的因素,以便于及时消除引起疼痛的因素或给予适当镇痛。阿片类药物(如哌替啶、芬太尼、瑞芬太尼等)具有很好的镇痛效果,同时对血流动力学影响较小,尤其是芬太尼和瑞芬太尼。术后充分镇痛可减轻神经内分泌的改变,改善负氮平衡。创伤后或手术前后的不良反应(如恐惧或情绪抑郁)可加重应激反应或降低机体的防御功能,从而加重病情。

（2）免疫与炎症反应的调控：免疫疗法是机体免疫功能被抑制时，采取如下措施提高机体的免疫功能：①充分补充营养，补充足够的热卡，减少蛋白质的消耗；②选用左旋咪唑、胸腺肽或IL-2等免疫增强剂。抗炎疗法是当机体出现严重的SIRS时，可选用抗炎药物，如糖皮质激素、乌司他丁等，来抑制过度的炎症反应，以免造成对器官功能的损害。

（3）预防或治疗应激性损伤：由于持久和（或）强烈的应激反应可造成器官功能的损害，必须及时采取有效措施防治应激性损害。①应激性心律失常和心肌损害。如果应激源（如大出血、脱水、疼痛等）已消除或得到有效治疗后患者仍存在心动过速、高血压等，应采取如下防治措施：应用如 α、β 肾上腺素受体阻断剂等；应用维拉帕米等钙通道阻滞剂减少钙内流，防止心律失常和冠状动脉收缩；应用抗氧化剂或超氧化物歧化酶以消除氧自由基，如维生素E等；②应激性胃黏膜病变的防治。严重创伤及重大手术后，如应激反应强烈，可发生应激性胃黏膜病变，严重者可发展为应激性溃疡、上消化道大出血及穿孔。一旦发生上消化道出血，患者死亡率将增加；因此，应积极采取下列措施：使用 H_2 组胺受体阻断剂；质子泵抑制剂，如奥美拉唑、兰索拉唑、埃索美拉唑和泮托拉唑等。PPIs针剂在临床上常用于预防危重患者发生应激性溃疡。在评估这些PPIs药物时，我们需要兼顾其疗效及安全性。

2. 休克　休克是各种强烈致病因子作用于机体引起有效循环容量不足，组织、器官微循环灌注急剧减少为基本原因的急性循环功能衰竭及氧输送不能满足组织代谢需要的综合征。按引起休克的原因分为：低血容量性休克、感染性休克、烧伤性休克、心源性休克、过敏性休克、神经源性休克和内分泌性休克。按休克始动环节分为：低血容量性休克、分布性休克、心源性休克和梗阻性休克。按照血流动力学特点分为低动力型休克和高动力型休克。

（1）休克的临床表现：微循环障碍和血流动力学改变的表现为皮肤苍白、发绀伴坏死，肢端皮肤湿冷，与躯干温差增大，甲床毛细血管充盈缓慢。在休克较早期，血压尚未下降之前，脉搏已见细速，严重时脉搏不能触及。休克好转，脉搏强度往往较血压先恢复。收缩压（systolic blood pressure，SBP）<90mmHg（12kPa），或原有高血压者较原来水平下降40mmHg（5.33kPa）以上，脉压差<20mmHg（2.67kPa），表示有休克状态存在。休克早期患者，SBP仍可保持在90mmHg（12kPa）以上，要注意其他能反映组织灌注不足的证据；代谢和器官功能障碍的表现为尿量减少，尿量<20ml/h，常表示肾灌注不足或已合并器质性肾功能衰竭，除了肾功能改变还常常有酸碱平衡紊乱、心脏损害、肺脏损害和神经系统损害等。

（2）休克的治疗：休克治疗原则中，早期积极的抗休克治疗是抢救成功的关键；防止休克最根本的措施是及时、正确治疗引起休克的原发病；休克治疗的目的在于改善全身组织、器官的血液灌注，恢复人体正常代谢，而不是单纯提高血压。

1）低血容量性休克治疗：引起低血容量性休克的原因是循环容量丢失而导致的有效循环血量和组织灌注不足。治疗原则：①尽早去除引起休克的原因；②尽快恢复有效血容量，纠正微循环障碍；③合理使用血管活性剂；④保护和支持各重要器官功能；⑤预防和控制感染。

2）感染性休克治疗：治疗原则：①有效控制感染；②迅速清除原发感染灶；③早期液体复

苏;④血管活性药和正性肌力药的应用。在感染性休克时,去甲肾上腺素具有兴奋 α 受体和β 受体的双重效应。其兴奋 α 受体作用较强,通过提高外周血管阻力,提升 MAP 而改善组织灌注,是治疗感染性休克的一线血管活性药;⑤激素治疗,糖皮质激素用于治疗严重感染及感染性休克一直存在争论,目前主张经足够液体复苏治疗仍需升压药来维持的感染性休克患者,可应用小剂量激素。一般宜选氢化可的松,每日补充量 200 ~ 300mg/d,分为 3 ~ 4次给予或持续静脉泵入。

3)过敏性休克治疗:首先让患者平卧、吸氧并迅速采取以下措施:①立即肌肉注射0.1% 肾上腺素 0.5 ~ 1ml,小儿用 0.02 ~ 0.025ml/kg,肾上腺素是救治过敏性休克的首选药物,大多数患者可迅速获得改善。如注射后 5 分钟未获满意疗效,可根据病情每 5 ~ 10 分钟重复注射 0.2 ~ 0.3ml,直至取得疗效或出现心动过速时为止;②糖皮质激素治疗,开始可给予氢化可的松 100mg 或地塞米松 10 ~ 20mg,稀释后静脉注射,以后可酌情给予静脉滴注,休克纠正即可停药;③补充血容量。尽快建立静脉通路,迅速给予 5% 葡萄糖盐水或生理盐水500ml 静脉滴注,速度宜快,以后可根据休克改善情况予以调整,一般 24 小时可给予 3000 ~4000ml。有肺水肿者,补液速度应减慢。

4)心源性休克治疗:心源性休克常是由急性心肌梗死、严重心肌炎、严重心肌病、主动脉瓣或二尖瓣狭窄、急性心包填塞等引起心脏泵功能损害发生的休克。治疗原则:①绝对卧床休息,有效止痛,建立有效的静脉通道,必要时行深静脉插管,持续吸氧;②纠正血容量不足;③血管活性药;④正性肌力药。

知识链接

常用血管活性剂输液泵配置方法

1. 多巴胺、多巴酚丁胺、硝普钠 3mg × 体重(kg) = 血管活性剂剂量,用生理盐水(normal saline,NS)或 5% 的葡萄糖液(glucose solution,GS)将计算出的血管活性药稀释至 50ml,用微量注射泵输注:1ml/h 即为 1μg/(kg · min)。

2. 硝酸甘油、肾上腺素、去甲肾上腺素 0.03mg × 体重(kg) = 剂量,用 NS或 5% 的 GS 将计算出的血管活性药稀释至 50ml,用微量注射泵输注:1ml/h 即为0.01μg/(kg · min)。

注意:用药途径选择中心静脉。

3. 水、钠代谢紊乱 两者关系密切,互相影响,在临床上最为常见。往往同时或相继发生,常可造成体液容量和渗透压的异常变化。根据血钠浓度与体液容量可分为 4类:低钠血症;高钠血症;细胞外液(extra-cellular fluid,ECF)容量不足;ECF 容量过多,即水肿。

低钠血症是指血钠浓度 <130mmol/L。视其伴有体液容量改变与否,可分为低容量性低钠血症、高容量性低钠血症、等容量性低钠血症。高钠血症是指血钠浓度 >150mmol/L。根据体液容量的变化分为低容量性高钠血症、高容量性高钠血症和等容量性高钠血症,第一、三种较为常见。

低钾血症是指血钾浓度低于 3.5mmol/L,而缺钾是指细胞内钾的缺失或体内钾的总量减少。两者常可同时发生,但有时也可分别出现。

4. 酸碱平衡的失调 不论发生哪种酸碱平衡失调,机体都有继发性代偿反应,以减轻酸碱紊乱,恢复 pH 至正常范围,进而维持内环境的稳定。根据代偿程度,酸碱平衡失调可分为未代偿(早期或代偿反应未起作用)、部分代偿(pH 未能恢复正常)、代偿和过度代偿。但是,很少发生完全代偿。

5. 低钾血症的治疗 ①积极寻找导致血钾降低的原因并进行相应处理;②适当补钾。轻度低钾血症者,应尽早恢复进食富钾食物来纠正。重度低钾血症者,首先口服补钾,每日口服氯化钾 40～120mmol 为宜;若病情严重或不能口服,可采用静脉滴注补钾,一般临床上常用10%或15%氯化钾。外周静脉补钾的浓度不能超过 3‰或者低于 40～60mmol/L,而在重症医学科(ICU),中心静脉补钾时,用微量泵输注钾的浓度可以高于 3‰,但必须在慢滴速(10～20mmol/h)、监测尿量(>30ml/h)、有 ECG 监护和密切血钾监测等条件下进行。

6. 高钾血症的治疗 ①防治原发病:早期识别和积极治疗原发病,控制钾的摄入;②降低血钾浓度:静脉滴注葡萄糖和胰岛素,促使钾离子进入细胞;同时可静脉输注碳酸氢钠溶液,通过升高血浆 pH,达到促钾离子入细胞的目的;口服阳离子交换树脂,加速肠道排钾离子;进行腹膜透析(PD)经腹膜排钾离子,或经血液透析(HD)来降低血钾浓度;③拮抗钾离子对心肌的毒性作用:可静脉输入钙剂(如葡萄糖酸钙)和钠剂(如乳酸钠或碳酸氢钠溶液),发挥钙离子、钠离子对钾离子的拮抗效应,使高钾离子对心肌的毒性作用减轻或消除;④促进排钾:应用呋塞米、依他尼酸、噻嗪类排钾性利尿剂,均可促进肾脏排钾。对于重症患者,特别是由肾功能衰竭引起者,透析是非常理想的方法。

7. 急性左心衰竭的治疗 治疗原则为增强心肌收缩力:临床上主要应用具有正性肌力作用的药物。这类药物可以增强心肌的收缩力,增加心排血量(CO),并降低肺动脉楔嵌压(PCWP)。临床主要药物及其用法如下:

(1)多巴胺:作用与用药剂量有关,小剂量[1～5μg/(kg·min)]具有兴奋多巴胺受体作用,使内脏和肾血流量增多,有轻度 $β_1$ 受体激动作用,可使每搏输出量(SV)轻度升高;中剂量[5～15μg/(kg·min)]以 $β_1$ 受体激动作用为主,使心率增快,SV、CO 增高,因作用于 $β_2$ 受体较轻,使周围血管和肺血管略有扩张,外用血管阻力(systemic vascular resistance,SVR)和 PCWP 无明显变化;大剂量[>15μg/(kg·min)]作用于 $α_1$ 受体,引起周围血管收缩,给 CO 和肾血流量带来潜在的不良后果。临床上证明,心力衰竭时,选择小至中等剂量多巴胺,短期内可获得良好效果。

(2)多巴酚丁胺:主要作用于 $β_1$ 受体,对 $β_2$ 及 $α_1$ 受体作用相对较小。其 $β_1$ 受体正性肌力作用可以使心脏指数增加,同时 HR 升高;而 $β_2$ 受体的作用可以降低 PCWP,有利于改善右心室射血,提高 CO。其常用剂量为 2～20μg/(kg·min)。

(3)肾上腺素:小剂量主要作用于 $β_1$ 受体,而大剂量主要作用于 $α_1$ 受体。肾上腺素可使平均动脉压(MAP)、CO 上升,HR 增快与剂量有关,心律失常发生率较低。肾上腺素应用于心力衰竭的患者,通常是多巴胺、多巴酚丁胺无效时单独使用,或与多巴胺和血管扩张剂混合使用。

8. 急性右心衰竭的治疗 对于心肌梗死导致的急性右心衰竭,处理与急性左心衰竭的相似;对于急性肺栓塞所致的急性右心衰竭,因起病急剧,常需紧急处理。

(1)对症治疗:患者卧床,氧气吸入。必要时建立人工气道,机械通气治疗;剧烈胸痛者予以哌替啶 50～100mg 肌肉注射;急性心力衰竭(AHF)患者可选用毒毛花苷 K 或毛花苷丙;合并休克者,予以抗休克治疗。

(2)抗凝疗法:多选肝素 50～75mg 加入 5% 葡萄糖液内静脉滴注,根据凝血 APTT 值,每隔 6 小时酌量续用 1 次;亦可经右心导管将肝素直接注入栓塞部位,疗效明显。应用过程注意监测凝血功能。对年老体弱、出血性体质、活动性消化性溃疡、严重肝肾功能不全和血压过高者,慎用或不用。

(3)溶血栓疗法:目前溶栓药物主要有链激酶和尿激酶两种:①链激酶 50 万 U 加入 5% 葡萄糖 100ml,静脉滴注、然后 10 万 U/h 续滴,至血栓溶解,疗效明显。一般用药 12～24 小时。亦可通过右心导管将药直接注入栓塞部位,疗效更佳。②尿激酶由静脉滴注,剂量为(200～270)万 U/d。一般认为,溶栓药物与抗凝药物不宜同时应用,溶栓药物治疗后可继以肝素或低分子右旋糖酐治疗。

9. 急性肺损伤/急性呼吸窘迫综合征　急性肺损伤(acute lung injury,ALI)、急性呼吸窘迫综合征(acute respiratory distress syndrome,ARDS)是指在重症感染、休克、创伤等非心源性因素作用下引起肺毛细血管内皮和肺泡上皮细胞损伤,并导致血管通透性增加的临床综合征。其主要临床特征为急性、进行性加重的呼吸窘迫,难治性低氧血症及高通透性肺水肿。

(1)治疗原则:ARDS 是感染、创伤、休克等导致的临床综合征,因而应在感染、创伤及休克等的早期开始进行干预。治疗的原则为纠正缺氧,提高氧输送。维持组织灌注,防止组织进一步损伤,并尽早进行营养支持。应采取针对性或支持性治疗措施。

(2)药物治疗

1)液体管理:研究显示,液体负平衡与感染性休克患者病死率的降低显著相关,且对于创伤导致的 ALI/ARDS 患者,液体正平衡使患者病死率明显增加。适当限制液体入量,同时应用利尿剂减轻肺水肿,可能改善肺部病理情况。但是,采取限制液体入量及利尿等减轻肺水肿措施的同时,可能会导致心排血量下降,器官灌注不足。因此,ALI/ARDS 患者的液体管理必须考虑到二者的平衡,必须在保证器官灌注的前提下进行。

2)糖皮质激素:全身和局部炎症反应是 ALI/ARDS 发生和发展的重要机制,肺泡毛细血管通透性增加是产生 ALI/ARDS 肺水肿的重要原因。糖皮质激素有广泛的抗炎症及减少毛细血管渗出等药理作用,早已应用于 ALI/ARDS 的治疗。但近年的临床观察显示,应用糖皮质激素(大剂量甲泼尼龙)既不能预防、也不能治愈 ARDS,对 ALI/ARDS 的病死率也无明显影响,反而会增加感染的危险。但对于过敏原因导致的 ARDS 患者,早期应用糖皮质激素经验性治疗可能有效。

3)前列腺素 E_1(PGE_1):PGE_1 不仅是血管活性药物,还具有免疫调节作用,可抑制肺泡巨噬细胞和中性粒细胞的活性,发挥抗炎作用。目前主张只有在 ALI/ARDS 患者低氧血症难以纠正时,才可考虑吸入 PGE_1 治疗。

4)重组人活化蛋白 C(recombinant human activated protein C,rhAPC):rhAPC 具有抗血栓、抗炎和纤溶特性,已被试用于治疗严重感染。基于 ARDS 的本质是全身炎症反应,且凝血功能障碍在 ARDS 发生中具有重要地位,rhAPc 有可能成为 ARDC 的治疗手段。但 rhAPC 治疗 ARDS 的 II 期临床试验正在进行,因此,尚无证据表明 rhAPC 可用于 ARDS 治疗。严重感染导致的重度 ARDS 患者,如果没有禁忌证,可考虑应用 rhAPC。rhAPC 的费用较高,可能在一定程度上限制了它的临床应用。

（二）安全性

重症患者的用药较多，尤其是静脉输液较多，非常容易发生配伍禁忌，临床药师应更多关注静脉输液的配伍安全。

1. 关注碱性的静脉输液　静脉输液中药物或液体的 pH 是引起静脉炎的一个重要因素。过酸性或过碱性均可导致酸碱平衡失调，影响上皮细胞吸收水分，血管通透性增加，局部红肿，血液循环障碍，组织缺血缺氧，从而发生静脉炎，溶液 pH 小于 7.0 为酸性。pH 小于 4.1 为强酸性；pH 大于 9.0 为强碱性。超过正常范围的药物均会损伤静脉内膜。当 pH 为 6.0~8.0 时，对血管内膜刺激小；pH 小于 4.1 时，若血管内无充分血流情况下、静脉内膜组织发生明显的改变。pH 大于 8.0 时，静脉内膜发生粗糙改变，血栓形成可能性大。

药物在溶液中的稳定性与 pH 高低关系密切。溶媒与药物 pH 相差越大，药物降效、失效越快。因此，应选择 pH 与某种药物的 pH 相近的溶媒，若 pH 相差较大时，需调整溶媒，使其 pH 与药物的 pH 相近方可配制。此外，在临床上，还需尽可能不要将多种药物混在一瓶溶液内，以免降低药物的疗效甚至失效。

在日常的临床工作中，酸性药物占到 2/3 以上，也不容易记忆，而碱性药物相对较少，建议关注碱性药物，下表是 pH 偏碱性的常用药物。

表 15-1　常用碱性药物

药物	pH	药物	pH
奥美拉唑(2%)	10.3~11.3	磺胺嘧啶钠(2%)	9.5~11.0
呋塞米(1%)	8.5~9.5	阿昔洛韦(5%)	10.5~11.5
氨茶碱(2.5%)	9.6	丙戊酸钠(10%)	7.5~9.0
碳酸氢钠(5%)	7.5~8.5	阿莫西林克拉维酸钾(10%)	8.0~10.0
氨苄西林钠舒巴坦(1.5%)	8.0~10.0	苯巴比妥钠(10%)	9.5~10.5

2. 关注药品的不良事件　药品风险有 3 个来源：药品不良反应、用药错误和药品损害事件。在重症患者中用药较多，也容易发生药品的不良事件。

临床用药过程中，只要患者出现了与疾病初始症状不同的表现都要考虑是否与用药有关，然后应用药学相关知识进一步确定。例如患者因肺炎入院，既往有糖尿病 20 年，使用头孢吡肟 2g，每天 3 次，静脉滴注。3 天后，出现意识障碍。经过分析发现患者有糖尿病肾病，头孢吡肟使用剂量应为 1g，每天 2 次。因此，患者可能出现了 β-内酰胺类药物引起的脑病，患者经过减量使用该药物后，神志恢复正常。因此，对重症患者应该同时关注患者的肝肾功能，及时调整药物剂量，保证用药安全。

此外，临床药师还应关注药源性疾病的发生。例如一位 46 岁男性患者，无明显诱因突发左上腹痛 2 小时，于 2008 年 1 月 7 日入院，急查血淀粉酶 2279IU/L，诊断为急性胰腺炎，既往该患者 1998 年因高血压开始服用降压 0 号，2 片，每天一次口服，在 2003 年 1 月和 2007 年 3 月曾 2 次因急性胰腺炎入院。此次入院后，临床药师考虑可能为药源性胰腺炎，与降压 0 号中的氢氯噻嗪有关，改为氨氯地平控制血压，近 6 年没有再发生急性胰腺炎。所以，临床药师提供的药学服务应有药源性疾病的识别能力。

三、重症医学常用的评分系统

临床上,在重症患者的治疗过程中产生了各种各样的重症评分系统。这些评分系统能客观评价危重病患者的病情严重程度,评估其发生死亡或严重并发症的危险,还被广泛用于评价重症医学科(ICU)周转和使用率、医疗费用、治疗措施、资源利用、质量控制等。其临床意义主要有以下几个方面:疾病的严重程度、预后及预防并发症;发现潜在的危重因素;患者收治或转出 ICU 的依据;采取合适的治疗方案和评价治疗效果。

1. APACHE-Ⅱ评分系统 APACHE-Ⅱ由 A 项、B 项及 C 项 3 个部分组成。A 项:即急性生理学评分,共 12 项;B 项:即年龄评分;C 项:即慢性健康评分。

2. 治疗干预评分系统(therapeutic intervention scoring system,TISS) 使用注意事项:每日同一时间由一名观察者收集资料;确认是否为前 24 小时内完成的治疗措施;总分应与病情一致,如与 APACHE 等不一致,应检讨治疗措施是否适当;不得重复记分;对同一目的进行多项干预,记录最高分。

3. 多器官功能障碍评分(multiple organ dysfunction score,MODS) 特点是参数少,评分简单,对病死率和预后预测准确。但只反映 6 个常见器官功能的一个指标,不能全面反映其功能状态;对其他影响预后的因素没有考虑。

4. 全身性感染相关性器官功能衰竭评分(sepsis related organ failure assessment,SOFA) 特点是每日记录最差值。目前研究显示,最高评分和评分差值对评价病情更有意义。SOFA 后来也被称为序贯性器官功能衰竭评分。

5. 器官功能障碍逻辑性评价系统(logistic organ dysfunction system,LODS) 每日记录单个器官中的最差分值,其总分数与病情严重程度密切相关。

第二节 重症患者药学服务中的沟通

在 ICU 工作的临床药师,沟通能力尤为显得重要。由于患者病情较重,这其中涉及的沟通更多的是面对患者家属,医生和护士的沟通。在沟通过程中,经常会碰到一些问题。

一、常见沟通障碍与应对

(一)与患者的沟通障碍与应对

初入医院的患者,对医院难免产生陌生不习惯的感觉,尤其入住 ICU 患者,面对众多的抢救仪器和治疗管路,以及看到周围患者濒临死亡的状态,可能会产生恐惧心理。所以,ICU 患者病情虽然重,但多数可以正常沟通,临床药师也要通过与患者的沟通了解病情进展和药物治疗效果。因此,药师有效地与患者进行沟通可以帮助患者应对与适应不能改变的环境与现状,克服心理上的障碍。临床药师主动与患者沟通,对患者的病情有积极的治疗作用,可使患者积极面对困难,接受治疗的建议和帮助。

当药师面对重症患者时可能遇到的问题有:①由于环境变化陌生,导致患者对治疗不满。常有患者的反应是:"我刚到这个病房的时候想见女儿,你们的制度不允许,这太让人生气。""我刚住进 ICU 病房,发现男女同住一间病房,真是不能理解。"由此而带来的患者对医疗工作的不满,使得患者不愿意和药师交流。②由于监测仪器导致焦虑。有的患者说"我被这个仪器牵扯着、控制着,翻身都不方便"。③由于目睹其他患者抢救过程带来的心里障碍。许多患者在 ICU 都经历过被抢救的过程,或者目睹其他患者被抢救的过程,有个老年患者说:"我旁边的患者没抢救过来,不知哪天会轮到我"。④由于对疾病不了解导致的沟通障碍。有个下肢动脉硬化闭塞的患者非常奇怪自己不抽烟,不喝酒,为什么还得这种病。表现出对疾病的不了解。⑤部分重症患者心里明白,但是不能准确表达出来自己的想法,会导致沟通障碍。一些患者由于方言或者进行气管切开治疗,不能用语言交流。

在与重症患者沟通,应对各种沟通障碍时:①首先,要了解患者的困惑,建立良好的彼此信任关系;②耐心解释每种治疗的作用和效果,以排除患者紧张焦虑的心情;③对于不能用语言交流者,可采用书写等其他方式,进行沟通。

（二）与患者家属的沟通障碍与应对

家庭系统理论是一种关于人类情绪活动与交往行为的理论,它是由美国著名心理治疗专家 Muray Bowon 教授提出来的。家庭系统理论是家庭治疗的一种,在解释人的情绪活动上,独树一帜地将整个家庭看作一个情绪单位来考察,以整个家庭作为治疗单位,焦点是家庭成员间的互动关系和沟通的问题。家庭系统中存在着一种相互作用的模式,即家庭成员之间是同时互相发生影响的,一个成员的行为会影响其他成员的行为、认知和情感的变化,同时也会导致他们对行为、认知和情感的反思,其中一个成员做出一些改变则会导致其他成员发生一些不同的变化。

根据"家属系统理论",患者发生变化时家庭成员也必定出现变化。患者家属非常需要向医务人员了解病情,还需要利用探视时间了解有关患者的信息。这些对减轻患者心理上的痛苦有益,因此应满足家属的需求。同时,还应利用探视时间,对忍受着不安和烦恼的患者家属,给予心理、身体方面的关怀。由于 ICU 的医生和护士工作量大,分给家属的时间非常有限。因此,临床药师如果能够向家属进行相关的药学服务并且做适宜的病情解释,可以提高家属对医疗机构的满意度,减少医患纠纷。

临床药师与家属沟通时,经常会遇到沟通不畅的情况。因此,药师与家属沟通时,需要注意几个问题:①在患者入住 ICU 时,要采集病史或检查并进行记录。注意记录患者有关的用药史,以便与家属沟通时,可进行确认。在与家属沟通时,还要了解家属的需求和治疗目标;②住院期间关注患者用药问题,并和医生、护士沟通每个治疗阶段的治疗目标和效果,以便和家属沟通时,沟通内容与医生和护士一致,避免不必要的纠纷;③在患者即将转出 ICU 时,对患者用药进行最后评价,以便对家属进行用药和注意事项的指导。

（三）与医生的沟通障碍与应对

医生是治疗团队的主体,重症患者的病情和用药复杂,对于初入 ICU 的临床药师,无疑是一种挑战。对于 ICU 来说,临床药师更多地要服务于医生,一起讨论患者的治疗方案。药师与医生沟通存在的问题就是对患者的治疗不能达成一致建议。主要问题:①药师不能充分提供说服医生的依据;②临床药师临床思维不够严密,考虑问题不够全面。

常用的应对方法就是:①药师要弥补医学专业知识的不足,提供确凿的循证医学依据来和医生讨论;②用 SOAP 模式锻炼临床药师的临床思维,使得药师在与医生沟通时,表述更加清楚。

（四）与护士的沟通障碍与应对

护士是医嘱的执行者和监护者,监护室的护士由于工作繁重,经常只关注是否将药品给予了患者,而对输注方法是否正确会有忽略,或者由于患者用药品种多,给药途径有限,对于一些可能潜在发生配伍禁忌的药物没有关注。

在ICU护士的护理过程中,临床药师经常会遇到与护士沟通障碍的情况,表现为:①护士存在戒备心理,护士经常误以为药师是在检查和监督她们的工作;②护理医嘱较多,无暇顾及药师的建议。

常用的应对方法是:①在提出建议前,多了解护理程序,从护士的角度出发,进行沟通,更容易被理解;②提前准备,可以以讲课的形式,把日常观察到的问题进行集中反馈。

二、案例解析

（一）与重症患者沟通案例

1. 案例简介 患者男性,48岁,因新发现肺部占位病变,诊断为肺癌,术后入住ICU,患者手术治疗顺利,但因既往体健,不能接受突然诊断为肺癌的结果,术后总是述说输完液后有濒死感,使得医生护士怀疑是药物引起的过敏反应。患者也因此拒绝继续输液治疗。

2. 沟通过程

临床药师:"您好!我是临床药师,每天都来监护室查房,专门负责您的用药安全问题。这两天您说输完液有喘不上气的感觉,是吗?"

患者:"是的,连续发生了两三天了。"

临床药师:"都是什么时间发生的?是在输液时?还是其他时间?"

患者:"时间不固定,第一天是下午3点多,第二天和第三天是半夜,都是在输注那种抗生素之后。"

临床药师:"您除了喘不上气以外,还有什么不舒服吗?例如心慌,咳嗽等。"

患者:"没有,就是感觉有人夹住了脖子,要窒息的感觉。"

临床药师:"发生这样的感觉能持续多长时间?怎么就缓解了?"

患者:"一般就三五分钟吧,我把护士叫过来,说几句话就会好。"

3. 案例解析 临床药师通过查房时发现患者经常表现为焦虑,担心自己的治疗会给家里造成巨大的经济负担,并且经过药师与护士了解,查看护理记录,患者发生窒息感时,输入的药物并不固定。所以,排除了药物的影响,认为和患者的情绪有关系,应该源于对疾病的恐惧。因此,药师向患者解释他的病情处于早期阶段,有很大的治疗机会等等,经过近一周的交流,使得患者逐渐调整了情绪继续接受治疗。在ICU,医生和护士的工作很忙,因此和患者交流的时间相对较少,所以,临床药师可以做很多患者沟通和药物治疗解释的沟通工作。

（二）与重症患者家属沟通案例

1. 案例简介 临床药师参与患者家属病情交代环节。患者,男性,66岁,因多发性胸外伤入ICU,经过抢救病情稳定,但因病情较重,不能转出ICU。患者家属不能理解救治过程,多次找医务处反映治疗有误。医生邀请临床药师一起参与患者家属的病情交代。

2. 沟通过程

医生向家属交代病情："我们是一个治疗团队在救治患者,这位是临床药师,在帮助我们进行药物的治疗评价。"

临床药师："患者的病情较重,并且有基础疾病,在救治过程中,有许多矛盾的地方,我们在选择每种药物时,都要给他进行个体化的计算和评估,有些药物还要做血药浓度的监测。到目前为止,救治过程非常不容易,现在虽然生命体征平稳,但仍有危险,需要进一步在 ICU 治疗,我们和您的心情一样,都希望他能早些康复,这需要家属的配合和理解。"

3. 案例解析　临床药师作为治疗团队的一员,在和患者家属交代病情之前,已经和医生进行了沟通,了解了治疗的效果和目标,为顺利安抚患者家属心情做了准备。在和家属沟通时,要先描述药学监护的内容,并且和家属解释在患者治疗过程中,药师所起的作用都是为了更加安全有效用药,赢得家属的信任。

（三）与 ICU 医生沟通案例

1. 案例简介　患者,女性,67 岁。因弥漫性腹膜炎入院。入院后第三天,患者出现腹泻。临床药师学员在查房时,直接提出"患者腹泻是由于使用拉氧头孢导致的"。医生认为,弥漫性腹膜炎也可以有腹泻表现,因此,没有立即采纳建议。

2. 沟通过程　临床药师学员把该病例向带教老师汇报,由带教药师进行下一步沟通。

带教药师："李主任,我想和您讨论一下 2 床腹泻的问题。他是一位弥漫性腹膜炎的患者,可能会引起腹泻的表现,但是在开始入院时,主要的表现是腹痛,而没有腹泻。入院后使用拉氧头孢治疗,3 天后出现腹泻,而腹痛症状好转,昨天大便 6 次,为稀水便。如果是弥漫性腹膜炎导致肠道刺激出现腹泻,腹痛症状应该加重或者不变,但现在腹痛好转,却出现了腹泻。所以,我认为腹泻可能与拉氧头孢的使用更相关。"

医生："那你的建议是?"

带教药师："可以先停拉氧头孢,换成其他抗菌药物如环丙沙星等,观察一下。"

医生："可以试一下。"

3. 案例解析　学员在和医生沟通时,直接表达结果,没有把不良反应的关联性评价说出来,使得医生不能接受。而带教药师在沟通时,首先表达了对治疗的肯定,患者腹痛治疗有效果。之后再表达抗生素相关性性腹泻的判断过程,使得临床更容易接受。

（四）与 ICU 护士沟通案例

1. 案例简介　某天,刚查完房,一位高年资的护士举着 50ml 的注射器,问临床药师："你们的药是不是有质量问题? 我配置完咪达唑仑只放置了半个小时,就成黑色了。"只见注射器里的药液已经成为墨汁一样的黑颜色。在药师的再三解释下,护士还是半信半疑药师的说法。

2. 沟通过程　临床药师把这一天患者的用药都梳理一遍,基本断定注射器里的咪达唑仑(已经成为黑色)是和奥美拉唑混合引起的理化性质变化。药师先按照护士的说法配置了另一管咪达唑仑,放置了 24 小时后,仍然为无色透明液体。之后将这管咪达唑仑滴入几滴奥美拉唑,即刻液体变为黑色。并且把相关配伍禁忌内容进行整理,给护士讲课,使得护士在以后的工作中能够避免类似事件发生。

3. 案例解析　在与护士进行沟通时,不是就事论事,而是找出理论依据,然后进行整体培训,以避免类似事件的再次发生。

思考题

　　某重症患者诊断为急性细菌性脑膜炎,入住神经内科重症监护单元,患者存在中枢神经系统感染、肺部感染、营养不良、颅内压升高等多种急危重症,试阐述药师可为该患者提供哪些药物服务,其中涉及哪些沟通事宜?

(褚燕琦　闫素英)

第十六章　肿瘤患者的药学服务与沟通

📚 学习要求

1. 掌握药师对肿瘤患者的药学服务要点、常见沟通障碍与应对措施。
2. 熟悉肿瘤患者心理特点、药师在预防与处理化疗药物致不良反应时对患者的监护与沟通。
3. 了解肿瘤的疾病特点。

第一节　肿瘤患者的药学服务

一、疾病与患者特点

（一）肿瘤的疾病特点

肿瘤按其生长的特性和对人体的破坏程度,通常分为良性和恶性两大类。除非长在要害部位,良性肿瘤一般不会致命,大多数可被完全切除,很少有复发,对机体危害较小。恶性肿瘤生长迅速,生长时常向周围组织浸润,表面几无包膜,常有全身转移,病理检查可见不典型核分裂,除局部症状外,全身症状明显,晚期患者多出现恶病质,手术切除后复发率高,对机体危害大。

恶性肿瘤并非"不治之症",它是可以治疗的,许多恶性肿瘤特别是早期患者可以得到根治。肿瘤治疗过程中强调有计划的综合治疗,根据病种病期制定科学的治疗计划,力争达到最好的治疗效果。

（二）肿瘤患者特点

恶性肿瘤患者是一类特殊的群体,患病后其躯体症状与心理症状都会发生很大的变化,如乏力消瘦、体质变差、焦虑、烦躁等等,因此肿瘤患者需要全社会,尤其是医务工作者的关心与帮助。

1. 肿瘤患者的身体特点　肿瘤对人体的侵害都较严重,恶性肿瘤因其性质、发生部位和发展程度的不同、呈多种多样的临床表现。一般,恶性肿瘤在早期症状很少或症状不典型,发展到一定阶段后才逐渐表现出一系列的症状和体征。总的来讲,恶性肿瘤患者常见的症状包括以下几个方面:

（1）肿块:肿块是瘤细胞异常增生所形成的,可在体表发现或在深部摸到肿物,也可以看到器官或淋巴结的肿大。恶性肿瘤一般生长较快,表面不平,不易推动。压迫症状常见于颅内、颈部、纵隔、腹膜后、椎管内等。

（2）疼痛:肿瘤引起的疼痛开始多为隐痛或钝痛,夜间明显,以后逐渐加重,疼痛难忍,昼夜不停,且疼痛部位常伴明显触痛。

（3）消瘦:由于肿瘤生长快,消耗能量多,加之患者进食量下降,消化、吸收不良造成消瘦。

（4）其他：发热、乏力、系统功能紊乱等。

2. 肿瘤患者的心理特点　恶性肿瘤患者普遍存在各种心理社会问题，肿瘤的确诊会对个体的心理形成严重的冲击，导致一系列剧烈的情绪及行为反应，患者往往表现出恐惧、焦虑、抗拒、依赖、烦躁、易怒、抑郁、绝望等不良心理状态，因此，及时对肿瘤患者进行沟通交流及心理疏导是十分必要的。有研究者把以上心理变化划分为发现期、确诊期和治疗期 3 个阶段，患者在每个阶段具有相应的心理特征及情绪表现。

（1）肿瘤发现期：在患者发现身体出现异常到明确诊断前这段时间，患者的心理特征主要表现为担心、沮丧、怀疑、否定。患者排斥医院及治疗而逃避检查，又迫切地希望排除肿瘤诊断，极其渴望从医生口中得到非恶性肿瘤的答案，矛盾的心理导致患者精神紧张，情绪不稳定。

（2）肿瘤确诊期：震惊、愤怒、悲痛和绝望是肿瘤患者在得知身患癌症后的主要情绪表现。患者一旦证实癌症的诊断，不可避免产生对性命的担忧，对前途的绝望及无助，对世间的一切都有无限的愤怒和不平，并把这种愤怒向周围的人发泄。

（3）肿瘤治疗期：悲伤、抑郁及依赖是肿瘤患者在治疗期的主要心理表现。已确诊的患者对医生怀有极大的依赖心理，希望奇迹出现在自己身上。当治疗过程和治疗效果与其预期不符时，患者马上精神崩溃，丧失治疗的信心和希望。再加上疼痛的折磨，便会从内心深处产生难以言状的痛楚和悲伤。

二、药学服务要点

在肿瘤治疗尚未取得突破性进展的今天，如何提高治疗效果，尽可能地减轻不良反应，成为肿瘤专业人员不断探索的重要问题。肿瘤专科药师的主要服务对象是肿瘤患者，并依据所掌握的药学知识和信息为患者提供药物选择、药物使用、药物不良反应等方面的信息和指导，以帮助患者提高药物治疗的安全性、有效性、依从性和经济性，最终达到改善和提高肿瘤患者生活质量的目的。

（一）安全性

抗肿瘤药物大多为细胞毒类药物，毒、副作用较多。同时，抗肿瘤药物之间、抗肿瘤药物与其他辅助药物之间都可能产生相互作用。因此，药师应对肿瘤患者应用药品的适应证、用法用量、不良反应、禁忌、注意事项、药物相互作用、药物过量、药理毒理等性能均有全面的了解。

1. 不良反应　由于化疗导致的不良反应是中断化疗进程的重要原因之一，因此不良反应的预防与治疗尤为重要。抗肿瘤药物常见的不良反应主要包括胃肠道反应、血液毒性、过敏反应、肝毒性、肾毒性、神经毒性、皮肤毒性、心脏毒性等。在不良反应的治疗中，首先应提前预防，如提前应用止吐药、保肝药等，对特殊化疗药物（如紫杉醇、培美曲塞二钠）进行预处理，并在用药期间密切监测患者情况，尽量避免药品不良反应对人体的损害。

另外，一些抗肿瘤药物在使用中要通过进行相应的处理来降低其不良反应，如使用环磷酰胺及异环磷酰胺化疗的同时加用美司钠可防止泌尿道毒性的发生。在使用大剂量甲氨蝶呤后，使用亚叶酸钙能明显减轻甲氨蝶呤的毒性，起到保护正常细胞的作用。使用顺铂时采用利尿药加水化，降低肾小管中顺铂的浓度，避免肾毒性的发生。

同时,临床药师在患者用药期间,每日询问患者的症状,密切关注患者体征及实验室辅助检查指标,当患者出现不良反应时要积极的处理与治疗。例如,氟尿嘧啶类、伊立替康、多西他赛、靶向药物引起的患者持续腹泻需要使用止泻药来治疗;患者出现骨髓抑制时,要相应给予输血、应用集落细胞刺激因子、白介素-11 等药物;而对于卡铂、奥沙利铂、长春新碱、紫杉醇等药物产生的神经系统毒性可以采用相应的药物治疗来减轻症状,如维生素 B_1、维生素 B_6、神经生长因子等。

2. 相互作用　肿瘤患者因病情复杂,在抗肿瘤治疗以外,往往同时需要治疗并发症,采用保肝止吐、镇痛、处理不良反应及益气扶正的药物,用药繁多。这个特点导致了肿瘤患者较其他患者更易发生药物间的相互作用。

例如,依托泊苷、氟尿嘧啶、卡培他滨、卡铂、紫杉醇、吉西他滨等药物与华法林合用时,因抑制其代谢,从而提高华法林在体内的血药浓度,INR 值会因此升高,增加患者出血的可能性。蒽环类抗肿瘤药物和环磷酰胺合用时,两药间相互作用会增加患者心脏毒性的发生率。多柔比星与普萘洛尔合用,可以加强抑制线粒体呼吸酶的活性,增加心脏毒性,应避免合用。如胃内 pH >5,会影响吉非替尼的吸收,合用抗酸药时要谨慎。培美曲塞与非甾体类抗炎药同时使用可能增加肾脏的毒性。

药物间的相互作用因用药疗程、剂量和种类而异,临床药师在药学查房过程中,应仔细询问患者既往病史及用药情况,对患者自行服用的药物作详细记录,分析药物之间的潜在相互作用,及时与医师协商调整给药方案或用药剂量。

（二）有效性与依从性

1. 有效性　对于肿瘤患者的药物治疗效果要通过多周期化疗后通过患者自身症状的改善并结合影像学检查结果进行判定。作为药师,可以在患者化疗前协助医生制定合理的个体化治疗方案,并在药物治疗中提醒护士注意抗肿瘤药物的用药细节,保证患者得到最有效的治疗。

在制定肿瘤患者治疗方案时,应参考《卫生部肿瘤诊疗指南》《美国国家癌症协作网（NCCN）指南》等资料,充分了解肿瘤累及的范围,明确临床分期、既往接受药物治疗后的疗效等情况,根据指南及诊疗规范选择化疗方案。除此之外,还应全面考虑患者的年龄、合并疾病、身体功能状态等因素,只有从肿瘤患者的个体入手,分析其个体特性,有针对性地"量体裁衣",才是肿瘤治疗的有效途径。

恰当的药物剂量应是使药物在最小的毒副作用下发挥最佳的疗效。抗肿瘤药物有很多为细胞毒类药物,需要依据药动学参数和患者的具体情况进行剂量调整,做到最适宜剂量强度,从而保证用药的安全性、有效性。对于心脏、肝肾功能、血象等正常且无其他严重并发疾病的肿瘤患者,一般推荐给予按体表面积计算的标准化疗剂量。一般首次给药剂量不得低于推荐剂量的 85%,后续给药剂量应根据患者的具体情况和初始治疗后的不良反应,可以 1 次下调 20% ~25% 。例如,培美曲塞主要经肾脏排泄,肾功能不全患者要减量或不用;多西他赛与卡铂联合用药,卡铂清除率比单独用药增加 50%,合用时要注意调节卡铂的剂量。

同时,要注意化疗药物的给药时机,临床药师应建议医生和护士根据肿瘤的生长特性及时辰药理学选定抗肿瘤药物的给药时间。如阿霉素在 18:00 给药毒性最小,而肿瘤抑制率、完全缓解率均比当日其余时间点给予同样剂量时高。肺癌患者静脉注射依托泊苷,用药的血药浓度在 9:00 时要显著高于 21:00 时。

知识链接

时辰药理学

传统的用药方案是将全天的剂量等分成几次服用,这种等分法建立在机体的生理功能、病理变化以及药物作用在一昼夜的时间内恒定不变的假设上,而时辰药理学则是根据机体的节律性变化来确定最佳的给药时间与剂量,准确及时地将药物送达病灶,使给药时间与人体生理节律同步,增加药物的敏感性,发挥最大的药物效能,减少药品的不良反应,使临床用药更加安全、有效、经济、合理。

肿瘤化疗多数采用多种药物联合用药,但联合化疗药物的不同给药顺序,会产生不同的疗效。因此,临床药师应在用药监护过程中关注化疗用药给药顺序。例如,依托泊苷与顺铂联合应用时,应先用依托泊苷,后用顺铂。紫杉类药物与蒽环类药物联合应用时,应先用蒽环类药物,后用紫杉类药物。

除了用药时机与给药顺序,临床药师还应提醒护士关注抗肿瘤药物配制与用药细节,协助护士做好药物的溶解、配制、储存和输注,保证化疗药物的正确、合理应用,并尽可能地降低化疗药物所致的各种不良反应。

2. 依从性　肿瘤患者是一类特殊的群体,恶性肿瘤疾病的自身特点决定了医疗机构药师,尤其是临床药师,要对肿瘤患者给药给予更多的关注与指导。药师与肿瘤患者的交流与沟通有助于增强患者的依从性,改善患者的生活质量。

药物不良反应是影响患者用药依从性的主要原因之一,很多患者会因为无法耐受不良反应而最终停止用药。肿瘤化疗所带来的药物不良反应,本身就是所有领域药物治疗中最为严重的,因此药师在化疗前对患者讲解病情、注意事项及可能发生的不良反应,提示患者相应的预防措施,从而将药物不良反应降低到最轻。如对结肠癌术后接受奥沙利铂＋氟尿嘧啶＋亚叶酸钙方案治疗的患者行用药教育,应告知患者奥沙利铂有神经毒性,且遇冷会加重,治疗期间应注意保暖,避免冷水漱口及冷食,不可接触冰冷的物体,以降低周围神经毒性的发生率。使用氟尿嘧啶时,需忌饮酒或同用阿司匹林类药物,以减少消化道出血;氟尿嘧啶会造成患者色素沉着,色素沉着处忌用化妆品,忌局部刺激(如抓挠等),少晒太阳。

对于出院患者要针对出院带药的用法用量、注意事项、可能出现的不良反应及处理方法等进行教育,提醒患者按要求复查血常规及肝肾功能,定期返院化疗。对重点患者应加强随访,跟踪用药教育的效果。这些药学服务都有助于提高治疗效果及患者规范化治疗的依从性。

知识链接

奥沙利铂神经毒性

奥沙利铂是继顺铂和卡铂之后的第三代铂类广谱抗癌药,与顺铂和卡铂无交叉耐药。奥沙利铂的剂量限制性毒性是外周感觉神经病变(即神经毒性),这种副作用有两种形式:①急性的感觉神经病变,即快速发作的肢端和(或)口周的感觉迟钝或感觉异常,或短暂的咽喉部感觉麻木/喉和颌的紧缩感(急性喉痉挛)、舌部感觉异常及随后出现的语言障碍,肢端会出现麻木,在接触冷水和冷空气后迅速加重;②慢性的累积性的末梢感觉神经病变,虽然是一种感觉神经病变,但严重时可导致浅表和深度感觉缺失、感觉性共济失调和功能障碍,最后影响躯体功能,例如握持物体和书写。

(三)经济性

由于抗肿瘤药新药前期研制投入过大,以及抗肿瘤植物药资源减少、部分抗肿瘤药生产规模相对较小、供求不平衡等因素导致抗肿瘤药物价格昂贵,肿瘤患者医疗费用很大。因此,肿瘤专业临床药师更应具备高度的责任心,在关注药物治疗效果的同时也关注药物治疗的成本,考虑成本-效果的证据,使患者得到最佳的治疗效果和最小的经济负担。

例如,药师通过查阅循证证据得到国产酒石酸长春瑞滨与进口重酒石酸长春瑞滨联合顺铂在治疗非小细胞肺癌的疗效及毒副作用方面均无显著差异,但国产品种的价格低,更适合我国国情,故在经济条件不好的 NSCLC 患者行 GP 方案化疗时,建议使用国产酒石酸长春瑞滨。

辅助用药也要避免过度用药与重复用药,如对于使用低止吐风险抗肿瘤药物化疗患者,药师应建议医生尽量按需使用多巴胺拮抗剂类止吐药物(例如甲氧氯普胺),而非对所有患者均预防性使用价格较为昂贵的 $5-HT_3$ 受体拮抗剂(如昂丹司琼);保肝药物、增强免疫力药物与扶正药物要尽量使用一种,而避免同样功能的药物联合使用。

第二节 肿瘤患者药学服务中的沟通

一旦患者被带上"恶性肿瘤"的帽子后,将会给患者本人及其家庭成员带来巨大的心理、经济负担,直接影响对疾病的治疗。在肿瘤的相关治疗中,患者不仅要忍受躯体上的病痛,还要面临更为艰难的治疗过程和复杂的人际关系,产生抑郁等负性情绪不难理解。

药师与肿瘤患者的沟通可使患者正确认识疾病,改善肿瘤患者低落的情绪,获得心理安慰,树立战胜病魔的信心,从而提高患者用药依从性、化疗药物的疗效及生活质量,降低毒性反应,促进患者合理用药,提高患者的生活质量。本节旨在介绍药师与癌症患者、患者家属间沟通的主要方法及要点,找出沟通存在的问题,探讨解决的途径和策略。

一、常见沟通障碍与应对

药患沟通以患者为中心,以促进合理用药为目的,通过交流满足患者自尊、情感及治疗需要,提高患者对治疗的依从性及满意度。然而,目前我国的药患沟通还没有达到理想的效果,重医轻药的现状及肿瘤疾病的特殊性导致药师与肿瘤患者的沟通存在很多问题。因此,肿瘤科的临床药师要投注更多的热情与时间去接近、了解和帮助患者,用自己独有的技巧恰当地处理沟通中出现的各种问题,为整个治疗过程提供全面有效的药学服务。

（一）重医轻药，对药师认可度不高

在我国,"重医轻药"的传统观念根深蒂固,医生在患者心目中具有较高的权威与地位,而对药师的专业地位认识不够。绝大多数人对药师的认知仍停留在"发药"的基础上,认为药师是负责为临床患者提供药品的,与治疗药物的选择及疗效的好坏没有关系,因此与药师没有交流的必要。

临床药学事业还处于起步阶段,药学人员编制不足,我国医院药房还停留在保证药品供应等日常事务性工作上,没有足够的时间和精力与患者进行沟通,同时也缺乏适宜的场所和环境进行沟通,这大大影响了药师与患者沟通的主动性。同时,药师普遍缺乏医学和药物治疗学知识,面对医护人员和患者时信心不足,缺乏为患者服务的意识。因此,在目前比较艰难的药患环境下,药师更要不断提高自身的职业素质及道德修养,培养良好的语言表达能力、沟通交流能力,同时还要具有积极热情的心态,运用恰当的沟通技巧与患者交流,逐渐取得患者的认可与信任。

药师提高服务水平的有效途径就是要不断加强自我学习,掌握药理学、药动学、临床医学等基本知识。在工作中发挥自己的优势,给患者详细全面地介绍药物的药理作用,用药的注意事项,不良反应预防等。在与患者沟通时,要注意方式和把握好分寸,不要把问题严重化,也不要一切都没问题,应积极在药患之间建立一种坦诚、友好、信赖的关系。当患者对药师的工作产生质疑时,药师更要注意沟通时语言的表达,既不能影响药师的尊严,又不能对患者态度严厉,降低患者对我们的信任度。要通过自己的切身感受,学会使用安慰性、鼓励性、引导性等语言与患者沟通,这样才能拉近与患者之间的距离,保障肿瘤患者用药的合理性、安全性。

（二）患者及家属对医院的治疗不满意，影响药患沟通效果

药患沟通是药学服务的核心,良好的沟通有助于药师在临床顺利开展药学服务。肿瘤患者由于承受疾病长期的折磨和巨大的精神压力,导致其心理比较脆弱、敏感,对医务人员的言行要求较高。在药患交流过程中,有时肿瘤患者及家属会表现出对临床药师的不满意和不配合。

恶性肿瘤患者长期处于抑郁、焦虑、紧张及对疾病不确定感的应激状态下,必然会影响患者的应对方式。经济负担过重也是肿瘤患者及家属产生消极情绪的重要原因,当治疗费用大大超过了家庭的承受能力,患者会产生强烈的悲观失望情绪,家属也会产生抱怨心理,从而对医护人员的治疗和护理百般挑剔,甚至无端指责或辱骂他人,以发泄心中的苦闷与无奈。许多患者家属要长时间照顾患者,体力透支常常使他们的心情烦躁或郁闷,迁怒于医护人员。

因此,药师在化疗期间密切关注患者病情及情绪变化,发现问题及时与患者沟通。除了化疗前与患者进行沟通外,药师要对患者整个治疗期间进行药学监护与沟通,如发现患者出现情绪的波动或发生并发症、药物不良反应等病情变化,要及时沟通并进行处理。

化疗药物通常有较强的毒性,患者在治疗过程中可能出现诸多不适,如恶心、呕吐、骨髓抑制、皮疹、腹泻等。同时,肿瘤患者也承受着巨大的压力,常因化疗的痛苦产生怀疑、焦虑、恐惧、忧郁、厌食、失眠等心理反应。肿瘤患者的心理负担程度越严重,其身体免疫功能就越

差,也容易导致其他不良反应及并发症的发生。例如,方案 GP 方案化疗的肺癌患者在化疗期间未观察到药物不良反应的发生,但患者情绪烦躁,食欲不佳,经药师询问后得知,患者 3 日未排便,故给予患者麻仁胶囊口服,每天进行腹部按摩,并嘱其服用一些蜂蜜、香蕉等有助排便的食物。除了不良反应,很多晚期的肿瘤患者会出现不同程度的癌痛,药师要对患者的疼痛程度进行评估,再选择正确的药物进行止痛治疗。

恶性肿瘤除了给患者带来很大的打击与痛苦外,对患者家庭来说也是十分严重的负性事件。家属既要忍受将失去亲人的悲痛、背负沉重的思想包袱,又要在亲人面前强颜欢笑,同时,还要筹集高额的治疗费用,承受着巨大的经济压力,再加上肿瘤患者被疾病折磨,因痛苦反复呻吟,这些因素都会导致家属出现焦虑不安、心情烦躁、行为偏激等,很小的事情会使他们大发雷霆,难以沟通。因此,肿瘤患者家属同样需要理解、关心、支持与安慰。药师要对家属的处境与行为表示理解,进行换位思考,用真诚、善意、平等的语言与家属沟通,使他们对患者的治疗充满信心。

安慰家属的主要方法就是鼓励他们进行倾诉,宣泄内心的痛苦和感受,当家属抱怨时,不要劝阻,要认真地、耐心地倾听,让其通过发泄情绪,释放巨大的精神压力,并启发引导患者家属调整心态,积极应对疾病。同时,对家属之间有矛盾的,要平衡他们之间的矛盾,劝慰他们不要相互间指责,避免对患者造成负面影响。

与患者家属的沟通是药患沟通的重要内容,贯穿于临床治疗的全过程。建立患者家属的支持,对于消除患者畏惧心理,接受化疗计划,避免和减少药物不良反应及患者坚持治疗都起着非常重要的作用。

除了以上因素,对肿瘤治疗效果过高的预期与现实的差距导致心理失衡,是影响药患沟通效果的最主要原因。部分患者在进行抗肿瘤的过程中总要求医生给予最好、最有效的治疗,并对根治的期望值过高。但癌症的治疗常常很难达到令人满意的效果,当化疗后患者病情好转不明显或病情恶化,或出现某些不良反应导致患者生活质量变差时,患者及家属对此不理解、不接受,认为钱花得不少,病情却不见好转,产生抱怨心理,更有甚者会把自己病情的反复和加重归咎于医务人员。当临床药师与之沟通时,其不满情绪就会发泄在药师身上,表现为挑毛病、不配合,极易引发冲突。

很多药师都有过被患者、家属言语指责的不愉快的经历。面对一些愤怒、要求苛刻、无端仇视的患者及家属,药师要表现出应有的智慧与宽容,不要与患者发生正面冲突,也不要采取指责性、报复性行为。要站在患者的角度去分析问题,设身处地为患者着想,做到"四心"(爱心、细心、耐心、责任心),使患者感受到药师的理解、关心、体贴,对患者遇到的困难予以解决,使患者的情感和自尊得到极大地满足。

对于肿瘤患者的心理问题,家庭、医院及全社会支持与关爱是十分必要的,医务人员及家属的心理干预及疏导,对于缓解患者本身的应激状态、降低焦虑、抑郁等不良情绪状态、促进社会再适应等都具有较为良好的效果。综上所述,在恶性肿瘤的治疗当中非常需要对患者进行沟通与交流。

二、案例解析

1. 案例简介　患者,女,64 岁,因"咳嗽、咳痰三月余"入院。该患者于 3 个月前无明显诱因出现咳嗽、咳痰,痰为白色泡沫状,量稍多,伴发热、盗汗,体温最高达38℃。行抗炎治疗一周,症状未见明显缓解。2个月前患者咳嗽、咳痰加重伴胸痛,胸部 CT 示:右肺下叶背段见一不规则软组织密度影,边缘见淡片影,纵隔内可见肿大淋巴结。行纤维支气管镜取病理示:<右肺下叶>鳞状细胞癌,患者合并胸腔积液,给予患者 TP(紫杉醇联合顺铂)方案化疗一周期,化疗顺利结束,咳嗽、咳痰、胸痛缓解,但化疗期间患者恶心呕吐严重,无法进食,今为求进一步化疗入院。诊断:右肺下叶中心型肺癌 T4N2MX ⅢB 期、右侧胸腔积液。

入院后患者烦躁、焦虑,担心再次产生胃肠道反应。临床药师向医生建议本周期化疗将顺铂换为卡铂,避免患者再次出现严重的恶心、呕吐。

2. 沟通过程　化疗前临床药师对患者进行心理疏导及用药教育。

药师:"阿姨,昨晚睡得好吗,今天身体感觉怎么样啊?"

患者:"睡得还可以,今天早上咳痰较多,其他没什么特别,上次化疗太难受了,天天呕吐,真不想再化疗了。"

药师:"你上次化疗的效果很好,因为每个人体质不同,你使用顺铂引起了较明显的恶心呕吐,所以这次将顺铂换为了胃肠道反应较小的卡铂,所以你不要太担心。"

患者:"那就不会吐了吗?"

药师:"化疗前医生会给您使用止吐药物,化疗期间您放松心情,饮食宜清淡,少量多餐,恶心呕吐一定不会像上次那么严重。"

患者:"要真是这样就好了,这次化疗前还要口服一些药物吗?"

药师:"对,本次化疗方案中仍然有紫杉醇,为了预防过敏反应的发生,在紫杉醇治疗前 12 小时口服地塞米松 10mg,治疗前 6 小时再口服地塞米松 10mg,护士还会在治疗前 30～60 分钟给你注射苯海拉明及西咪替丁,这些都是为了防止紫杉醇引起的过敏反应。"

患者:"知道了,除了过敏和恶心呕吐,还会有其他副作用吗?"

药师:"不会有明显的不适感,可能出现面部潮红,1～2 天后会自行缓解。"

患者:"总化疗头发会不会都掉没了?"

药师:"也可能会引起暂时性脱发,治疗停止后 3～6 个月,头发可很快恢复生长。"

患者:"化疗期间我还要注意什么呀?"

药师:"阿姨,平时保持病房空气清新,病床清洁卫生,不接触有上呼吸道感染的亲友,保持个人卫生,勤换内衣以防感染,用软牙刷,不挖鼻孔,适当活动活动,防治便秘。"

家属:"知道了,谢谢药师。"

药师:"不客气,这是我们应该做的。"

3. 案例解析　患者为老年女性,右肺下叶中心型肺癌 T4N2MX ⅢB 期,目前不宜进行手术治疗,治疗目标为控制患者的咳嗽、咳痰、胸痛症状,改善患者生活质量。临床药师在分析患者病情及上一周期化疗方案后认为,本周期化疗应更换化疗方案,临床医生接受了临床药师的建议,选择第二周期化疗方案为 TC 方案:紫杉醇联合卡铂。

化疗前药师对患者进行思想疏导及用药教育,告知患者本次用药调整及治疗后可能出现的不良反应及注意事项,以确保化疗方案顺利实施。例如,嘱咐告知严格遵守在化疗前预防性应用地塞米松,苯海拉明和 H_2 受体拮抗剂进行预处理,预防有可能发生的过敏反应。患者第一周期化疗时出现严重胃肠道不良反应,本次化疗容易出现焦虑、恐惧、沮丧的心理,临床药师在用药教育时对患者进行心理疏导,使患者保持乐观情绪,树立战胜疾病的坚定信心,积极配合治疗。

思考题

1. 女患,38 岁,因乳腺浸润性导管癌行右乳癌根治术,本次患者入院后出现恐惧、抑郁、悲观、失望的异常情绪,对常规检查及化疗不予配合,药师应如何与患者进行沟通?

2. 患者,男性,70 岁,非小细胞肺癌,本次入院行培美曲塞化疗。药师应对患者做哪些用药教育?

3. 药师在对患者进行用药指导时,患者及家属对药师态度冷淡,认为医生才懂得治疗患者,这种情况下药师应如何处理?

（顾玉红）

第十七章　营养支持的药学服务与沟通

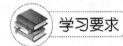
营养支持是一门复杂度高、专业性强的专业学科。近年来,随着临床药学工作在国内的逐步发展,各科治疗团队对营养支持临床药师的需求与日俱增。随着我国临床药学工作的深入开展,2011 年原卫生部临床药师培训新增的专业中包含"肠外肠内营养支持临床药师",当年全国仅获批 1 家培训基地,时至 2014 年已扩增至 5 家,反映出我国对营养支持临床药师迫切的需求。

第一节　营养支持的药学服务

一、疾病与患者特点

(一)营养不良的发生率

1. 营养不良诊断水平参差不齐　根据中华医学会肠外肠内营养学分会的调查显示,在我国大城市大医院的普外患者中,营养不良的发生率只有 10.1% 左右,但在某些地区行营养支持的患者已经超过了有营养风险的患者,说明有部分患者没有营养风险而被诊断为营养不良。而消化内科的营养不良发生率达到 12.4%,高于外科,但营养支持率又明显偏低,说明也有部分患者存在营养不良或营养风险而未被诊断出来。这些都说明,在我国,住院患者营养不良的诊断水平存在较大差异,进而造成较普遍的营养支持不规范的现象。

2. 营养支持使用不规范　住院患者入院伊始,应进行营养风险筛查(中华医学会肠外肠内营养学分会推荐 NRS2002 筛查工具),以便确定何种患者可以从营养支持中获益。但我国住院患者的入院营养风险筛查比例较低,造成营养支持适应证的把握不严格,较多仍存在胃肠道功能的患者被过度给予了肠外营养,使得我国肠外营养制剂的应用远大于肠内营养制剂的使用(肠外比肠内大约为 7:3),与国外(大约为 2:8)相比,合理性存在较大的差距。另外,处方配比不适当、输注途径选择不适宜、缺乏有效监护等,都是营养支持使用中存在的不合理现象。

(二)营养不良患者的特点

1. 免疫功能下降　营养不良会增加患者感染和感染性疾病的风险,中度的营养不良会削弱免疫系统的各部分功能。特定营养素如铁、锌和维生素的缺乏会导致感染几率的增加。例如营养不良会增加艾滋病病毒通过母婴传播的风险,也能增加病毒的复制。免疫功能受影响后,直接引起易感性增强以及机体应对疾病能力的下降。通过对机制的研究表明,营养不良主要通过 T 细胞、细胞因子等补体系统途径介导。

2. 肌肉组织消耗　能量供应不足导致肌肉细胞内能源物质减少,进而直接导致肌力的下降。长期营养不良往往会消耗机体的肌肉,导致肌肉功能受损,例如肌力与耐久性的减弱。除对骨骼肌的影响外,内脏肌肉的减少也会导致一系列功能减弱。如心肌损伤后导致心肌收缩力减弱、心排血量减少和心容量的减少等。再如呼吸肌受损后进而导致呼吸功能减弱,伴随营养不良,机体还会动员脂肪分解,导致酮体生成增加,造成代谢性酸中毒,加重呼吸负担。

3. 伤口愈合延迟　营养不良患者缺乏足够的能量与氨基酸,不能提供充足的营养素以满足伤口愈合的需求,故导致愈合时间延长,增加伤口感染的风险并增加住院天数。

4. 胃肠道功能下降　营养不良会导致消化腺体分泌减少,如胃液、胰液及消化酶等,导致消化功能受损。腹泻也会引起肠道有益菌的缺乏,进而引起吸收不良。由于长期禁食导致的营养不良还会引起肠黏膜损伤而改变肠黏膜屏障功能,引起菌群移位等。

5. 精神与认知发生变化　营养不良会导致认知受损,如焦虑、双向情感障碍、精神分裂症、强迫症等精神障碍。研究表明补充适当的营养素,如二十碳五烯酸、二十二碳六烯酸、维生素 B_{12}、叶酸等可起到稳定及改善情绪的作用。此外,中等程度的碘缺乏会引起智力的下降,特别是妊娠期妇女和婴儿,还会引起甲状腺肿、侏儒症、呆小症等。长期缺铁性贫血会导致小儿脑部功能改变。叶酸缺乏会导致新生儿神经管缺陷。

二、药学服务要点

(一)安全性

1. 肠内营养并发症　肠内营养并发症包括:消化道并发症、机械性并发症、导管性并发症和代谢性并发症。

(1)消化道并发症:腹泻是肠内营养最为常见的并发症,在一些特定的患者中发生率可高达 60%。腹泻的发生往往与肠内营养使用不当有关(如温度过低、输注速度过快、乳糖不耐受、麦胶性肠病等),药师应分析引起腹泻的可能原因,通过规范应用或更换适宜的制剂(如含纤维素的制剂)避免或减少发生率。有时一些其他因素也会导致腹泻,如抗生素相关性腹泻、感染性腹泻、脂肪吸收不良等,药师也应协助医师进行判断。

(2)机械性并发症:给予肠内营养时误吸的发生率为 1% ~ 4%,易导致吸入性肺炎,严重的可危及生命。为了减少误吸的风险,药师应提示护士或患者家属将患者床头抬高 30° ~ 45°,并在喂养结束后保持 30 分钟。患者如发生胃潴留易引发胃食管反流,使得误吸风险增高。

(3)导管性并发症:导管移位和导管堵塞是导管性常见并发症。前者主要因操作不当及患者自身原因造成,后者主要是由导管在使用过程中造成。导管堵塞多是由于喂养前后没有冲管、加入某些不溶性药物、随意将食物通过喂养管给予等原因造成。药师应提示护士或患者家属规范对喂养管的操作,避免因喂养管堵塞等需要反复为患者进行插管操作,使患者感到不适。

(4)代谢性并发症:因胃肠道有调节功能,故肠内营养所引起的代谢性并发症较肠外营养低。常见类型与肠外营养相似,包括水电解质紊乱、血糖紊乱、再喂养综合征等,可详见后文肠外营养代谢性并发症。

2. 肠外营养并发症 肠外营养支持治疗并发症包括置管并发症、输注并发症和代谢性并发症。其中与药学监护相关的常见代谢性并发症应作为临床药师日常监护的内容。

(1)低钾血症:钾离子随着葡萄糖从细胞外移至细胞内,而且组织合成时每消耗 1g 氮,需 3mmol 钾。大量的葡萄糖促进糖原合成时也需要钾。需要预防低钾血症的发生。

(2)低镁血症:组织合成时每消耗 1g 氮,需 0.5mmol 镁。在肠外营养液配方中,镁离子容易被忽略。需要预防低镁血症的发生。

(3)低磷血症:血清磷低于 1mg/dl 时,患者可能出现的症状包括感觉异常、肌肉无力、惊厥、昏迷,严重者呼吸衰竭,可能致死。低磷血症通常发生于短时内大量摄入碳水化合物,导致磷由细胞外进入细胞内引起血磷降低。因此要预防低磷血症的发生。

(4)血糖代谢异常

1)高血糖:引起高血糖的主要原因有输注的葡萄糖总量过高、输注速度过快和胰岛素不足或胰岛素抵抗。研究表明,当葡萄糖输注速度大于每分钟 4~5mg/kg 时,易引起高血糖。

2)低血糖:引发低血糖的原因有胰岛素用量过大、突然停止肠外营养输注、给予过多的葡萄糖引起反馈性低血糖以及由于输液容器对胰岛素的吸附在临近输注结束时可能引起的突释效应。通常建议胰岛素单独输注,或按 1g 葡萄糖给予 0.1U 胰岛素的比例加入并混合均匀,且肠外营养输注速度不宜过快。

(5)韦尼克脑病(Wernicke encephalopathy):长期输注肠外营养液而给予维生素不足时,易引起维生素 B₁ 缺乏导致的 Wernicke 脑病,以精神障碍、眼肌麻痹和共济失调为主要症状。

(6)再喂养综合征(Re-feeding Syndrome):指在长期饥饿后过快地再喂养(尤其是碳水化合物,包括经口摄食、肠内或肠外营养)所引起的一系列代谢和病理生理学改变,影响心脏、肺、血液系统、肝脏和神经肌肉系统等,造成临床并发症,严重时可致死。通常在再喂养开始的一周内发生,主要表现为心律失常,急性心力衰竭,心跳骤停,低血压,休克,呼吸肌无力,呼吸困难,呼吸衰竭,麻痹,瘫痪,谵妄,幻觉,腹泻,便秘等。患者血液生化主要表现为严重的低磷血症(< 0.3mmol/L)、低镁血症(< 0.5mmol/L)和低钾血症(< 3mmol/L)。预防再喂养综合征可逐步(1~10 天)增加能量至全量,并给予适量的磷、钾、镁及维生素。

(7)肝胆功能异常:长期肠外营养支持治疗易导致肝功能异常,通常在 1~2 周内出现血清肝脏酶系升高和胆汁淤积,常为短期轻度升高,停止治疗后多可恢复。主要原因为肠外营养液中葡萄糖和脂肪乳过多,以及细菌在小肠的过度增生和胃肠道缺乏刺激。最有效的解决途径是尽早开展肠内营养。

(8)肠黏膜萎缩:长期肠外营养时,由于肠道空闲导致肠黏膜萎缩甚至肠道屏障受损,进而引起细菌移位、全身炎症反应等症状。临床上,可使用谷氨酰胺制剂或尽可能给予少量肠内营养预防。

(二)有效性

临床药师应首先对患者使用营养支持是否有适应证进行评价,并且协助医生选择最适宜患者营养支持的途径。

知识链接

肠内营养适应证和肠外营养适应证

肠内营养适应证:首先患者需要营养支持,此外只要患者胃肠道存在功能并且胃肠道可用,就应考虑给予肠内营养。即使患者只有一小段肠道存在功能,也应该利用这一小段进行肠内营养支持治疗。

肠外营养适应证:首先患者需要营养支持,从疾病角度,肠外营养适应证包含:①肠道生理及功能不适合肠内营养(肠穿孔、肠梗阻、吸收不足或动力障碍等);②肠内营养不安全或无效(缺血性肠道疾病、重症胰腺炎、放射性肠炎、难治性呕吐等);③永久性的胃肠道异常(短肠综合征等)。

临床药师在评价患者营养支持效果时常需要对患者进行一些体格检查,或是利用实验室指标来判断营养支持的有效性。

1. 体格检查与人体测量学

(1)体格检查:主要在于发现营养缺乏的迹象与程度,如肌肉和脂肪的丢失程度。肩部的肌肉和皮下脂肪的丢失,手部掌侧和掌骨间皮下脂肪的丢失是常见的体征。此外体征的变化还包括头发、皮肤、口腔、指甲、精神状态的改变。

(2)人体测量学指标:除了身高体重外,肱二头肌、肱三头肌、肩胛下和髂脊的皮褶厚度也常用来反映总体脂肪含量。还有一些专用设备,如人体成分仪,可以利用生物导电的特性,测定人体的总导电率和身体电阻抗,再依据年龄、身高和体重等数据呈现整体的成分分析报告,如脂肪、骨质、蛋白质、水分的质量及百分比,内脏脂肪分析、肌肉分析、体型状态、肥胖分析和营养评估等信息。

2. 生化指标 生化指标是临床最为常用的营养监测指标,主要围绕体内蛋白及脂肪的代谢。通常对于监测而言有两方面的含义,其一是治疗的有效性,另一个是不良反应或并发症的监测。

(1)体内蛋白的代谢:体内蛋白的代谢主要通过血浆蛋白的水平来评判,以反映肝脏的合成代谢能力,最常用的指标有白蛋白、前白蛋白、转铁蛋白和视黄醇结合蛋白。当肝脏功能受损或摄入不足时,这些指标往往存在不同程度的下降,而营养支持治疗时这些指标亦会不同程度的改善。此外急性应激状态、感染和长期饥饿状态也会改变血浆蛋白浓度。由于不同的血浆蛋白指标其半衰期特点不同,因此可以通过不同的变化判断营养支持治疗的趋势。

知识链接

不同血浆蛋白的半衰期

血浆蛋白	半衰期(天)
白蛋白	18~21
前白蛋白	2~3
转铁蛋白	8~10
视黄醇结合蛋白	0.5

例如,当患者近日面临营养风险时,白蛋白因半衰期较长而没有显著变化,但前白蛋白因半衰期短会出现较明显变化。而当患者给予恰当的营养支持治疗后,前白蛋白较于白蛋白先恢复。如患者在原发病得到控制的前提下,而前白蛋白数值并未明显改善,可以侧面证明营养支持治疗不合理。

(2)其他监测指标:临床药师应了解肝功能、肾功能、血脂、血常规等生化指标,并能解读营养有关的多项指标及相关含义。在日常的查房中要对这些数值进行记录,并有针对性地调整营养支持治疗方案。

另外需要注意的是,在电解质中,需注意血钙的数值解读。人体中98%的钙存在于骨骼,2%的钙存在于血液中。而这2%的钙大部分与白蛋白结合,剩余的少量钙以游离形式存在。通常检验科测得的血钙为血浆总钙浓度,而营养不良患者通常白蛋白水平低下,导致血钙数值偏低,但实际起作用的游离钙并不一定减少。因此需要对血钙进行校正,以免补充过多的钙,给患者身体造成负担,还有可能对肠外营养液中的脂肪乳稳定性造成严重影响。血钙校正公式:Ca 校正(mmol/L) = Ca 实测 mmol/L + 0.2 × [4 − 0.1 × 白蛋白(g/L)]。

(三)经济性

1. 按指南进行药品营养支持治疗的药物选择　应参考各国指南,做到循证地选择药物及使用药物。例如"围术期需要肠外营养支持的患者,可添加特殊营养素:谷氨酰胺(Gln)(A)"。这时使用 Gln 就是符合指南,而在其他指南未推荐的情况下使用就无法做到经济性。

2. 选择适当规格的药品　临床药师应发挥自身对药品熟悉的优势,帮助医生选择规格适当的药物。如当患者肠外营养液处方中含有"20% 脂肪乳注射液 200ml",而目前医院对于这种脂肪乳共有两种规格:100ml/瓶与 250ml/瓶。此时有两种方案:100ml/瓶 2 瓶和250ml/瓶 1 瓶。这两种方案的药品总价格相差无几,但若选择后者则要浪费 50ml 药品。有时选择不同的规格还能为患者节省费用,这里不再赘述。

第二节　营养支持药学服务中的沟通

一、常见沟通障碍与应对

(一)营养支持主观感受差

1. 肠外营养　患者进行肠外营养期间,由于无法经口进食,味蕾无法与食物接触,患者无法享受进食的过程,无法品味食物;而且胃中也没有食物,因此,无法获得饱腹感与进食满足感等。此时,需要向患者进行科学耐心地讲解,应告知患者输入肠外营养液的目的是帮助患者逐渐度过无法进食的过程,保证身体所需必要的全营养素。告知患者无须担心营养问题,患者盼望进食的愿望可以理解,但仍需克服主观进食,以避免对治疗的影响。此外患者经常还会出现口干症状,可用少量水漱口以缓解口干,这也有助于改善患者心情。

2. 肠内营养　通常肠内营养制剂的摄入是通过管饲途径,而非直接口服。鼻饲管留置后,咽喉部会有异物感,患者会感到不舒服,应告知患者这是正常的机体反应。此外,患者经常会出现胃肠道不适,如腹胀、腹泻与腹痛等症状。应告诉患者肠内营养给予的注意事项,如输入速度应由低速如 20ml/h 起步,经过 3 天左右逐渐增至全量。肠内营养温度过低,如从较低温度的保存条件(冬季或冰箱保存)中取出时,应使用加热棒或其他方式加热至接近体温,避免与胃肠道温差较大导致腹泻。为了减少误吸的风险,可将患者床头抬高30°~45°,并在喂养结束后保持30分钟。

肠内营养时,患者的主诉较肠外营养多,应告知患者消化道对肠内营养液的消化、吸收有一个适应过程。在初期可能不耐受,但不应轻易放弃。需有足够的耐心,鼓励患者建立一定信心,注意调整营养液的浓度及输入速度,并给予患者希望,例如告知"若病情好转,疾病治疗允许,管饲拔除后即可以经口进食"。

(二)不良反应及并发症多见

应提前将营养支持可能的不良反应及并发症告知患者,并介绍可能的发生几率。这样一旦发生,一方面可帮助患者对不良反应及并发症进行识别,另一方面也不会导致患者过度紧张而焦虑。在用药教育时,应告知患者这些不良反应及并发症是正常药物治疗时可能出现的情况,不是每一位患者都会发生,即便发生也不用过于担心,都有相应的对策解决。

如果肠外营养输注速度过快或患者自身耐受不良时,会出现发热、烦躁、心率加快等,极少数情况下还会出现寒战等输液反应。针对这种特殊情况,临床药师应耐心向患者解释,并配合医疗团队做好应对,使患者逐步顺应治疗。而肠内营养最常见的不良反应是胃肠道症状,需让患者耐心,暂时克服,并告知患者会逐渐耐受。

二、案例解析

(一)关注细节,助力治疗

1. 案例简介　某患者,男性,64岁,因梗阻性黄疸、壶腹周围癌入院行胰十二指肠切除术。术后需禁食水,根据《临床诊疗指南肠外肠内营养学分册2008版》围术期肠外营养推荐意见:围术期有营养风险或有营养不良的患者,以及由于各种原因导致连续5~10天以上无法经口摄食达到营养需要量的患者,应给予肠外营养支持。针对此病例,医生为其开具肠外营养处方。

2. 沟通过程　临床药师在药学查房时,复核患者是否正确输注肠外营养,并询问患者有何不适?患者自述,输肠外营养3天以来,精神体力明显好转,并可下床简单活动。患者家属补充,术后以来患者每天上午都出现血糖升高的情况,而患者既往没有糖尿病病史。

虽然胰十二指肠切除后患者通常都会出现血糖升高的症状,而且一般在术后应激也会出现血糖升高。但这与患者家属所述"每天上午出现血糖升高"不太符合。临床药师没有放过这个细节,进一步询问患者指血血糖的检测时间以及肠外营养液的具体输注时间。

比对这两项信息后发现,患者在输注肠外营养液之前血糖均处于6~8mmol/L之间,而一旦输注肠外营养液,就会出现明显的血糖升高,最高时达14.8mmol/L。如图17-1所示。

临床药师为寻找血糖升高原因,采取应对措施,再次询问患者肠外营养液的输注时长,患者回答约13小时。通常肠外营养液需输注12小时以上,以减少并发症。但有时某些患者或家属为了活动方便或不影响睡眠,自行调快输注速度,导致高血糖等并发症的出现。本例患者不存在输注速度过快的可能。此外,其他治疗药物方面,患者没有使用儿茶酚胺、类固醇、环孢素、生长激素、利尿剂等影响血糖的药物。所以综合分析患者的血糖升高与肠外营养液中葡萄糖总量有关。于是药师在与医师沟通后,建议减少50%葡萄糖用量,并可增加氨基酸用量促进患者伤口愈合,医生据此对处方进行修改。如图17-1可见自沟通后,患者

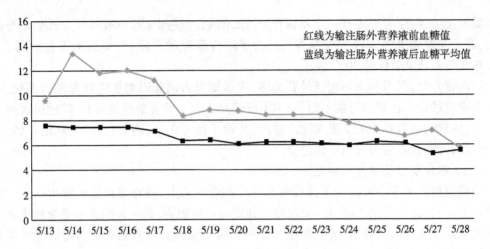

图 17-1　患者血糖值

血糖出现明显的回落,这充分验证了临床药师的判断,也帮助患者解决了用药问题。

3. 案例解析　临床药师通过与患者的沟通,可发现胰十二指肠切除术后常见的并发症及其他异常情况,并针对处方、输注过程等相关因素进行分析,找出导致血糖升高的原因,从而针对性地采取相应措施,调整治疗方案,为后续沟通中判断肠外营养支持并发症构建了基础,最终成功解决了患者的实际用药问题。

(二)通俗解释帮助患者理解与配合治疗

1. 案例简介　某患者确诊为胃癌(Borrmann Ⅳ型),入院后在全麻下行"腹腔镜粘连松解,胃癌根治术,R-Y 吻合,胆囊切除术,腹腔引流术"。术后第二天,患者呼吸循环稳定,给予个体化肠外营养支持,即为患者配制全肠外营养液。药学查房时,患者对输注的肠外营养液表示很不理解,而且抱怨输注时间过长影响休息。

2. 沟通过程

患者:"为什么给我输注'牛奶(肠外营养液)'?"

药师:"目前无法正常饮食(吃饭),但身体仍需要能量,因此,必须通过其他途径给到机体。'牛奶'正是帮助您补充能量的食物,通过血管'喝'了这种'牛奶',才能维持身体的代谢需要,帮助您伤口恢复,起到代替饮食(吃饭)的作用。"

患者:"为什么'牛奶'这么贵?"

药师:"虽然看起来像'牛奶',其实不是真的牛奶,而且里面的营养成分远远高于牛奶。主要含有氨基酸、脂肪乳、葡萄糖、电解质、维生素、微量元素等。而所有的这些成分都是无菌的药品,这样才可输入到静脉中,此外这些成分需要做成身体可以直接利用的形式,而且要保证安全,所以比食物要贵很多。"

患者:"你帮我把输液速度调快点,我想活动活动。"

药师:"这个袋子里面的成分是您一天所需的总量,和您每天吃的三顿饭是一样的,但是胃肠道对食物的消化吸收是一个缓慢的过程,所以这袋'牛奶'(肠外营养液)需要至少输注12～16 小时以上。如果输注速度过快,短时间内代谢不了这些成分,您的身体无法耐受,会出现一系列问题,如影响肝肾功能,引起电解质紊乱等等。"

3. 案例解析　患者因知识局限性对临床药物治疗方案不理解,药师通过使用通俗的语言、简单易懂的比喻帮助不同知识层次的患者理解营养支持的意义及注意事项,有助于提高患者依从性,利于患者疾病恢复。

(三)关注风险完善沟通,为医疗团队保驾护航

1. 案例简介　某日,静脉药物配置中心接到一份配制全肠外营养(TNA)的处方,临床药师审核后发现处方中20%脂肪乳500ml,而通常成人住院患者的剂量为250ml。过多的脂肪乳剂进入血液中会导致脂质代谢异常、肝功能异常等情况。

为进一步确认处方合理性,临床药师通过电子病历系统逐项检查了患者的各项指标,发现患者体重仅为40kg,说明该处方存在脂肪乳剂超量一事。遂联系医生确认并进行及时纠正,保证了患者安全用药。

2. 沟通过程　当临床药师联系患者处方医师,并告知脂肪乳可能存在超量问题时,该医生说这是会诊医生出具的处方,指出其中的医嘱为"脂肪乳2瓶"。因临床药师熟悉该种脂肪乳剂共有2种规格,分别为250ml/瓶和100ml/瓶。就进一步询问医生会诊意见上是否为100ml规格,其处方医师检查后发现确为100ml规格。此外,该差错发生在急诊,而急诊药房仅有250ml规格的脂肪乳,没有100ml规格。故该医生通过电子医嘱系统开具处方时,没有留意脂肪乳的规格,导致规格选择的差错。经过沟通得知差错后,医生立即修改了处方,并联系急诊药房,与药库沟通解决了药品来源问题。

3. 案例解析　用药差错可以发生在用药的各个环节上。在这一案例中,临床药师通过审方环节,细心发现了用药问题,并进一步与临床医生沟通确认,修正了处方。这既是药师审方的职责,同时也是发挥堵漏作用,保证了患者用药安全。虽然会诊医师通过书面形式将会诊意见中的药物及规格描述得十分准确。但由于处方医师本身对营养支持药物不十分了解,再加上急诊医嘱系统中仅有1种规格的脂肪乳,导致了开具医嘱时差错的发生。电子医嘱系统的应用可以提高医疗效率,但也会带来一定的风险,例如遇到本例中的同种药物不同规格的情况时,需要格外小心。这也提示临床药师不断积累解决类似问题的经验,重点关注,防范风险因素,提升用药安全。

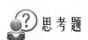 思考题

1. 营养风险筛查和营养评定的关系与区别是什么?
2. NRS2002法是什么工具?包含哪些方面?
3. 营养支持的常见不良反应是什么?

(赵　彬　刘　宁　张翠莲)

第十八章　疼痛管理的药学服务与沟通

学习要求

1. 掌握药师与疼痛患者沟通的基本技能。
2. 熟悉药师在疼痛评估、药物不良反应预防方面与患者沟通的形式。
3. 了解疼痛治疗中的药物相关问题。

第一节　疼痛管理的药学服务

一、疾病与患者特点

（一）疼痛的疾病特点

疼痛是组织损伤或与潜在的组织损伤相关的一种不愉快的躯体感觉和情感经历。疼痛是主观的，包括感觉和情感的反应。

疼痛作为一种病症，已引起全世界范围的高度重视，世界疼痛大会将疼痛确认为继呼吸、脉搏、体温和血压之后的"人类第五大生命指征"。很多病理性疼痛本身就是一种严重影响患者生活质量和工作质量的疾病。据权威统计数据显示，在欧美有 35% 的人患有慢性疼痛，而我国对比这一数字只高不低；世界上每天约 550 万人忍受癌痛的折磨，中国城市居民中大约 57% 的人经历过不同程度的头痛。

疼痛与损伤的关系确实存在，但是损伤的程度与疼痛的强度并不存在完全对等的关系，损伤与疼痛之间的联系具有高度的可变性：有损伤可以无疼痛，有疼痛不一定伴有损伤。因此，疼痛是一种复杂的现象，伤害性刺激仅是引起疼痛的因素之一。心理学及人类学的研究表明：至少对于人类，疼痛不是身体损伤程度的简单反映。感知疼痛的质和量，还取决于以往的经验和记忆、对疼痛的原因和后果的认识，甚至所受的教育在疼痛的感知和反应中亦起重要的作用。因此，疼痛是病理生理、心理、文化修养和生活环境等诸多因素，通过神经中枢对这些信息的调整和处理，最终得出的主观感受。因此，有学者提出总疼痛的概念：包括各种对身体有害刺激因素所引起的疼痛的总称，如躯体的、心理的、精神的、社会的及经济的诸因素。

国际疼痛学会决定从 2004 年开始，将每年的 10 月 11 日定为"世界镇痛日"。我国原卫生部于 2012 年开始举行癌痛规范化治疗示范病房活动，可见疼痛在世界范围内越来越受到关注。

（二）疼痛患者特点

疼痛对人的刺激是多方面的，除了躯体性的痛苦外，疼痛还可对心理造成极大创伤和阴影，疼痛最初可以使患者产生焦虑、烦躁和痛苦等情绪，如果疼痛持续，患者最终会出现失望、悲观、抑郁和愤怒等表现，在与疼痛斗争的过程中，患者会逐渐失去自信甚至厌世，某些长期剧烈疼痛，例如癌痛，经常会长期折磨患者，致使患者产生自杀的念头。对于各类疼痛患者我们应当理解他们各自所处的困境，从而了解其心理特点。

例如腰椎间盘突出患者,可能因为疼痛出现活动能力受限,不能自理,误工等一系列问题。这类患者一般以中老年患者为主,将这一人群细分起来,其各自心理特点也有所不同。药师在与患者沟通时,应从患者的角度考虑其心理状态。中年患者正面临着来自事业、家庭的压力,疼痛会使他们失去工作能力,从而失去经济来源,这些患者通常会出现焦虑、不安的情绪,同时他们希望尽早解除疼痛,恢复健康,因此此类患者虽然较为焦虑,但通常会积极配合医务人员,在沟通过程中也会较为顺畅。而老年患者,腰椎间盘突出引发的疼痛会使其丧失生活能力,长期需要家人照看,因此心理上失落感较强。会出现低落、消极的情绪,同时会经常抱怨自己无能或担心给儿女造成负担。老年人在与医务人员沟通过程中也会有不合作的情况,他们中很多人会因为担心药物不良反应,或因记忆力减退,造成用药依从性差。

再如癌痛,作为肿瘤患者最为担心的症状,通常会对大部分患者身心造成折磨。新发癌症患者中约有30%~50%的人伴有不同程度的疼痛。肿瘤患者本身就处于情绪抑郁的状态,疼痛会使抑郁雪上加霜,这类患者也会出现自杀倾向。肿瘤患者的心理主要会经历恐惧期、绝望期和平静期。

恐惧期一般出现在患者得知自己病情后,患者的恐惧包括对疾病的恐惧,对疼痛的恐惧,对离开家人和朋友的恐惧,对死亡的恐惧。患者会表现为恐慌、哭泣、警惕、挑衅性行为、冲动行为,以及一系列的生理功能改变,如颤抖、尿频、尿急、血压升高、呼吸急促、皮肤苍白、出汗等。在此期间出现的疼痛会加重患者的恐惧心理,同时此时的疼痛对于患者来说也会显得更为强烈。

绝望期,当各种方法治疗都未能取得良好的治疗效果,病情进一步恶化,或出现严重并发症或难忍的疼痛时,患者会绝望,对治疗失去信心,听不进医护人员、家人或朋友的劝说,表现为易怒、不服从、挑衅、不遵医嘱等,这时患者的疼痛可能正处于暴发期,癌痛会成为造成患者痛苦的最主要的因素,此时的疼痛更已成为一种身心痛苦的总体现。

平静期,患者已接受现实,承认患者角色,情绪稳定,表现得服从,配合治疗,对死亡已不恐惧,处于消极被动应付状态,不再考虑自己对家庭与社会的义务,专注于自己的症状,处于无助、绝望状态。此时疼痛的出现同样会使患者的情绪更加低落和绝望,患者此时已经接受了死亡的结果,因此心态会较为平静,通过积极的止痛治疗,消除患者各类的并发症,使患者平安地度过这一时期,在人生最后一段路给患者以尊严和安逸。此阶段的治疗,在肿瘤治疗中称为姑息治疗。

知识链接

姑 息 治 疗

1987 年,英国学者对姑息治疗做了这样的解释,姑息治疗医学是一门研究和管理一类特殊患者的学科。世界卫生组织对姑息治疗的定义是"姑息治疗医学是对那些对治愈性治疗不反应的患者完全的主动的治疗和护理。控制疼痛及有关症状,并对心理、社会和精神问题予以重视。其目的是为患者和家属赢得最好的生活质量。姑息治疗同样适用于早期肿瘤患者,将姑息治疗与抗肿瘤治疗相结合。"癌症的姑息疗法的目的仅是减轻患者的痛苦,延长患者的生命,使肿瘤瘤块或有缩小,但不能根除。姑息疗法多半是在病期晚,患者一般情况差,不能应用根治疗法时才采用的。姑息疗法可有近期的暂时的效果,但患者以后多半还因肿瘤复发、转移而死于肿瘤。

二、药学服务要点

（一）安全性

在疼痛治疗中,安全性问题是一项极为重要的药学监护内容,在与患者沟通时,药师应通过各种途径获取患者信息,尽早发现用药安全问题,从而予以干预。众所周知,疼痛治疗使用的阿片类药物有引发呼吸抑制、便秘等不良反应,所使用的非甾体抗炎药,有引发出血、胃溃疡,诱发哮喘、肾功能损害等不良反应。围绕着这些问题,药师、医生和患者应扫清困惑、担忧、谨慎等阻碍,寻找疼痛与止痛药物之间的平衡。

1. 开放式提问　发现药物不良反应时,患者在疼痛中通常会处于一种烦躁状态,此时询问患者出现的药物不良反应,可能会增加患者的心理负担,提问的形式和内容就成为需要斟酌的重点。

疼痛患者在使用止痛药过程中,最容易出现的药物不良反应分别是,第一阶梯(非甾体抗炎药):出血及胃溃疡;第二阶梯(弱阿片类等):头晕及精神症状;第三阶梯(强阿片类药物):呼吸抑制,便秘及恶心呕吐。药师在与疼痛患者沟通过程中,应通过各种方式,来询问用药后出现的不良反应。但应注意,这一过程不应引起患者的不适和担忧,问题应开放式提出,与患者讨论过程中,再就某一焦点内容进行深入了解。

例如,在病房中询问一名癌痛患者使用 NSAIDs 类药物后,是否出现胃部不适的不良反应,应以"您好,我是药师,今天来主要和您讨论一下,用药过程中您对药物的反应,首先让我们从布洛芬缓释胶囊开始,使用该药后您感觉怎么样?"回答这样的提问,患者可能会说,"我感觉很好,疼痛减轻了不少",之后再提到"用药后感觉有点烧心,胃口不好",这时再就"烧心,胃口不好的问题"与患者进行交流。如果这时患者说:"我感觉很好,没有什么不适。"则问题可以终止,或也可延伸询问,"您最近胃口如何? 食欲怎么样?"之后再根据患者的答案,判断患者是否出现了消化系统的不良反应。

> **知识链接**
>
> ### WHO 三阶梯止痛治疗原则
>
> 第一阶梯:轻度疼痛,给予非阿片类(非甾类抗炎药)加减辅助止痛药。注意:非甾类止痛药存在最大有效剂量(天花板效应)的问题。常用药物包括对乙酰氨基酚、阿司匹林、双氯芬酸、布洛芬、吲哚美辛等。
>
> 第二阶梯:中度疼痛,给予弱阿片类加减非甾类抗炎药和辅助止痛药。弱阿片类药物也存在天花板效应。常用药物有可待因、布桂嗪、曲马多、曲马多缓释片、可待因控释片等等。
>
> 第三阶梯:重度疼痛,给予阿片类加减非甾类抗炎药和辅助止痛药。强阿片类药物无天花板效应,但可产生耐受,需适当增加剂量以克服耐受现象。此阶梯常用药物有吗啡、羟考酮、芬太尼等。
>
> 同时 WHO 三阶制止痛治疗原则还包括五点注意事项,即:口服给药、按时时间给药、按阶梯给药、个体化给药、注意具体细节。

2. 消除对可能成瘾的恐惧心理　自世界卫生组织（WHO）在 20 世纪 80 年代初提出"癌症三阶梯止痛方案"以来，我国麻醉药品的合理使用有了大幅度的推进，但是我国人民对阿片类成瘾的担忧由来已久，这和我国鸦片战争史有一定关系。长期以来，人们经常有这样的错误观念，止痛所使用的阿片类药物会造成成瘾，一旦使用就会"停不下"，患者会上瘾。这样的错误观念会经常困扰疼痛患者，甚至困扰医务人员，使其在开具麻醉药时倍感担忧。因此，消除患者对于阿片类药物的恐惧，以及医务人员在治疗过程中的错误观念是此项沟通的重点。

消除患者的恐惧心理，一方面要让患者了解毒品和镇痛药的区别，另一方面要找到患者教育的切入点。药师应明确药品和毒品的区别，以此为依据对患者进行教育，药品的使用出于医疗需要，具有医疗价值；而毒品本身在临床上不具有医疗价值，其生产也不是出于医疗目的。同样是吗啡，如果一个人通过医师处方得到吗啡并按规定的剂量与用法用于癌症止痛的，这时吗啡是一种药品；但如果这个人使用吗啡只是喜欢吗啡带给他的那种欣快感受，那么就有可能产生依赖，我们就认为这个人在使用毒品。

在临床对患者进行沟通时，应当向患者介绍：①吗啡或阿片类用于止痛已经有百余年的历史，临床使用经验相当丰富，只要按医疗剂量使用，并有剧烈疼痛的适应证，是不会造成成瘾的；②目前吗啡用于止痛的剂型，以控缓释制剂为主，这样的剂型可以保障吗啡在体内缓慢释放，一方面控制好疼痛，另一方面又防止在体内产生血药浓度高峰，从而产生成瘾的风险；③只要疼痛得到了控制，镇痛药可以随时停止使用，停药后不会有任何成瘾的症状；④医务人员包括药师会随时对患者的疼痛情况进行评估，调整镇痛药剂量，使疼痛和止痛药之间达到平衡。

消除医生对于阿片类药物成瘾的担忧，从医师方面分析，在使用阿片类过程中主要障碍有二，一为医护人员"成瘾恐惧"心理的束缚，二为不合理的处方习惯。因此，药师必须向医护人员反复讲明"成瘾性"的正确含义，必须严格区分非医疗目的的非法用药需求（吸毒）和医疗目的使用麻醉药品缓解疼痛的合法需求，不应将耐受性当作成瘾性。在合理的处方方面，药师应提示医生尽量为患者开控缓释急性的阿片类药物。同时不提倡医生使用哌替啶。

3. 开展用药教育，减少药物不良反应　在与疼痛患者沟通过程中，应当及时开展用药教育，从而减少药物不良反应，提高患者的依从性。根据三阶梯止痛原则，使用第一阶梯止痛药物，药师应当重点对用药时间进行提示，因为可能诱发胃部不适，所以应饭后服用，也可以与食物同服。同时，注意提示对乙酰氨基酚最大用量每日不宜超过 4g。第二阶梯，目前主要有弱阿片类如曲马多和可待因，也有较新的复合制剂双氢可待因-对乙酰氨基酚（10mg：500mg）和氨酚羟考酮片（5mg：325mg，10mg：325mg）。对于弱阿片类药物如曲马多，可待因等，应当向患者介绍用药后可能出现恶心、呕吐、口干、疲劳等，提示患者此类不良反应通常会在用药一段时间后消失，不必过于担心。对于复合制剂，因其成分中均含有对乙酰氨基酚，所以应提示患者其每日最大剂量。第三阶梯的强阿片类药物，最常见的不良反应是便秘，并且该不良反应不会随着用药时间的延长而缓解，除了应用抗便秘药物外，还应提示患者多饮水，多吃含有纤维性的食物，以及适当按摩腹部及运动。

知识链接

去甲哌替啶

我国医师长期习惯开写哌替啶（度冷丁）针剂给癌症患者缓解慢性疼痛应属于不合理处方，因为哌替啶的体内代谢物去甲哌替啶是一种毒性代谢物，它可兴奋中枢神经系统而引起全身性惊厥，并且半衰期长，长期用药易在体内蓄积中毒。

（二）依从性

疼痛患者的用药依从性受到很多因素的影响，例如患者自身原因：第一，患者认为疾病本身就应该疼痛，疼痛是不可避免的。中国人认为忍痛是一种坚强的表现，忍痛能忍则忍，认为自己如果一直抱怨疼痛会给家人增加负担，也给医生添麻烦。第二，担心医生将治疗重点放在止痛上而忽略治疗疾病本身。第三，惧怕药物副作用，对于阿片类药物心理存在成瘾的恐惧，同时惧怕吃药后呕吐，吃不下饭，所以能不吃尽量不吃。第四，在阿片类药物剂量滴定过程中，拒绝药物加量，认为药量越大，离生命终点越近，药量小是生存的希望。

家属原因：家属对"有效控制疼痛是提高患者生活质量的前提"认识不足，主张患者"能忍则忍"，误以为这是爱护患者。有些家属会向患者隐瞒病情，不透露使用止痛药的意义，含糊其词，以至于患者不能配合。各子女轮流照顾患者，子女之间交接不清，常造成漏服。

除此之外，可参考本书其他章节有关患者用药依从性的介绍。疼痛患者的用药依从性很大程度上还受到药物不良反应的影响，例如上面所说的阿片类药物引发的便秘，以及口干、眩晕等。

根据以上影响疼痛患者用药依从性的因素，药师在临床沟通中应当注重患者的心理变化，通过循循善诱的教育方式，让患者认识疼痛，消除阻碍。首先，药师应当让患者建立对于疼痛的认识，使其了解到疼痛是人类的第五大生命体征，止痛是每一个人的应有权利。疼痛如果控制不佳，会造成多种并发症，疼痛可引起心率增快、血压升高等症状；患者因疼痛无法或不敢用力地咳嗽，会导致肺部并发症；疼痛导致的胃肠蠕动减少会使胃肠功能恢复延迟；造成的肌肉张力增加、肌肉痉挛等会促使深静脉血栓的形成；疼痛还可导致失眠、焦虑、恐惧、忧郁等情绪障碍。之后，为患者讲解控制疼痛的最主要的手段——药物治疗，提示按时服药可以保障药物在体内的血药浓度稳定，从而使疼痛得到最佳控制，也减少了药物不良反应的发生。对于阿片类药物的加量过程，应当告诉患者此类药物没有"天花板效应"，只要加量就最终可以控制疼痛，加量并不意味着成瘾，而是患者本身疼痛在加重，同时对药物也产生了一些耐受。对于家属，为了提高患者的依从性，药师应当让家属树立"控制疼痛就是让患者得到最大抚慰"的概念，让家属知道，患者最需要治疗的症状首先是疼痛，而非基础疾病。止痛药物可以让患者的疼痛减轻，恢复正常的生活状态。如果遇到认知有困难的老人和儿童，药师还应让家属了解患者的用药方法和时间，辅助患者按时用药。

（三）有效性

疼痛是患者的主观感觉，相信患者的主诉，尊重患者的感受，是癌痛评价的基本原则，也是评估疼痛药物治疗有效性的基本方法。在临床中医务人员不能凭个人的主观感觉来评判患者的疼痛状况。疼痛治疗过程中对于患者有效性的评估，应使用疼痛评价工具，与高血压，感染等疾病的性质不同，疼痛无法通过仪器或实验室指标进行监测。只能靠数字评分法，面部评分法等将疼痛进行量化。药师在药学监护应当学会疼痛的评估方法，确定患者的疼痛程度，从而为患者制定建议相应的药物治疗方案。

患者的癌痛评价工具见图 18-1。

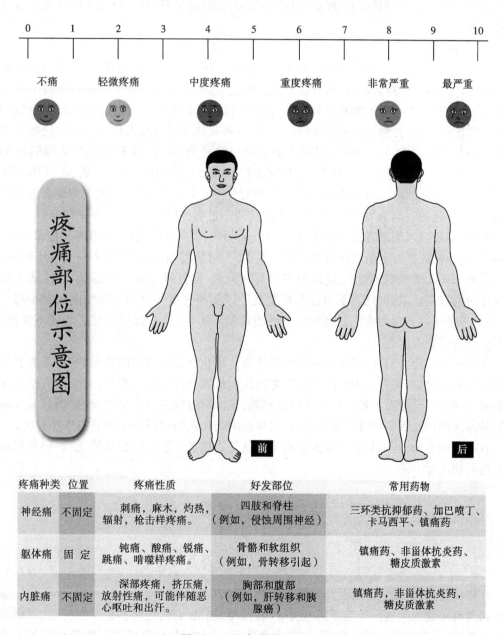

患者癌痛评价工具

Cancer Pain Assessment Tools

通过此评价工具帮助医务人员根据患者个人情况评估其疼痛强度。通过0~10的数字评分法，对有正常语言功能的患者进行疼痛评价，有语言障碍的患者使用下列的面部评分表。

疼痛种类	位置	疼痛性质	好发部位	常用药物
神经痛	不固定	刺痛，麻木，灼热，辐射，枪击样疼痛。	四肢和脊柱（例如，侵蚀周围神经）	三环类抗抑郁药、加巴喷丁、卡马西平、镇痛药
躯体痛	固定	钝痛、酸痛、锐痛、跳痛、啮噬样疼痛。	骨骼和软组织（例如，骨转移引起）	镇痛药、非甾体抗炎药、糖皮质激素
内脏痛	不固定	深部疼痛，挤压痛，放射性痛，可能伴随恶心呕吐和出汗。	胸部和腹部（例如，肝转移和胰腺癌）	镇痛药，非甾体抗炎药，糖皮质激素

图 18-1　患者癌痛评价工具

与患者沟通时,应当让患者表达出自己的疼痛情况,从而评估疼痛治疗有效性,关键是让患者熟悉如何将自己的疼痛量化,疼痛评估法中有一种被称为视觉模拟法,是通过在一根没有刻度的直线上选出自己的疼痛位置,之后再将该直线划分出 10 分,从而对对应疼痛强度的 0 ~ 10 进行评分,在与患者交流时,应当告诉患者该直线的最左端代表无痛即全身无任何不适症状(疼痛 0 分),而最右端是患者可以感到的最剧烈的疼痛(疼痛 10 分)。将疼痛的情况量化是一种将抽象的感受形象的过程,需要药师感同身受地向患者进行解释。

在获得患者自我评分后,药师应建立疼痛记录表格,例如疼痛日记,从而为患者记录每日疼痛变化,从而评估出止痛治疗的有效性,在评估疼痛治疗有效性时,药师与患者的沟通应当建立在完全信任的基础上,即患者自我描述有多痛就是有多痛,药师不应怀疑患者自述的疼痛强度。

(四)经济性

药师在选择止痛药物的过程中,有义务帮助患者选择较为经济的制剂,同时应当征求患者的意见。在剂型选择方面,目前在临床使用的止痛药物剂型主要有口服和非口服两大类剂型,现今所有疼痛指南均推荐以口服控缓释制剂对患者进行止痛,特别是对于癌痛患者,需要长期使用止痛药,则需要考虑药物经济学,并将具体情况向患者说明。例如癌痛患者需要使用吗啡进行止痛,一支 10mg 吗啡注射液的价格约为 40 元,注射使用的吗啡转换为口服,等效比例为 1∶3,也就是需要 30mg 吗啡缓释片才能达到相应的剂量,而 30mg 吗啡缓释片(美施康定)的价格为 90 元左右。患者如果对价格比较敏感,可能会问到为何会选择较贵的,而且是口服的制剂给他使用,静注或肌注给药不是会更快起效,而且更便宜吗?

对此,药师应当为患者算一笔账,肌注 10mg 吗啡,其镇痛作用时间可能只能维持 2 ~ 4 个小时,之后就需要打上第二针或第三针。在 12 小时的周期内,如果患者一直处于疼痛,则可能花费 120 元的吗啡注射液,这还没有计算注射费,而且最主要的问题是,肌注或静注吗啡在体内的浓度会忽高忽低,不如控缓释制剂可以使药物在体内的血药浓度相对平稳。另外,注射吗啡还可能因为浓度过高可引发呼吸抑制等不良反应,如果出现了此种不良反应,患者的损失将更大。

在选择止痛药方面,应当为患者介绍目前所使用止痛药的价格的情况,特别是患者需要长期大量使用时,如果有更为经济的治疗方案应向患者和医生进行推荐,对于没有医疗保险的患者药师应尽量帮助患者选择国产或仿制药,在沟通过程中向患者解释,原研药品和国内仿制药品在使用过程中疗效会基本相同,选择此类药物在治疗过程中可节省一些费用。

在经济性方面,药师与患者最重要的沟通就是让患者了解自己药品的花费,以及可选择的备选药物治疗方案。

第二节 疼痛管理药学服务中的沟通

一、常见沟通障碍与应对

在疼痛管理药学服务中,药师应参与到医疗团队中,成为其中重要一员,药师在疼痛治疗中通常有协助医生进行疼痛评估、止痛药物选择、剂量调整、药物不良反应应对,对患者进行用药教育,协助患者记录疼痛日记,对患者进行心理抚慰,向家属进行护理教育等工作内容。在进行这些工作中常会遇到沟通的问题,下面就一一进行介绍。

(一)疼痛评估不当导致沟通障碍

疼痛评估是制定疼痛管理方案的基础,也是药师进行合理用药点评的重要手段,通过合理的评估获得患者的疼痛情况,将患者的疼痛量化是临床医务人员应当掌握的基本技能。

在沟通过程中,患者自己不能准确描述疼痛的强度、位置以及性质,是疼痛管理的常见阻碍。鼓励患者说出自己的疼痛情况,需要药师的耐心和方法。例如对于晚期癌痛患者,此时患者的心态可能较为消极,处于不配合阶段。出现这种患者不配合的情况,药师应当较为耐心地向患者进行说明,指出疼痛是造成患者目前情绪不稳定的一大诱因,同时通过同感,让患者明白所有的医务人员对其都很关心,希望能帮助患者解除其病痛,同时也可从家属的角度向患者解释,告诉患者如果每日疼痛不止会让他的家人很担心。如果患者仍不愿意配合,药师可与家属进行沟通了解患者的疼痛情况,例如了解患者是否因为疼痛而夜间常常醒来,是否抱怨过自己哪个部位疼痛,疼痛时面部表情如何,是否伴有大汗、呻吟等情况,以此为依据对患者进行疼痛评估。

上述情况为患者不愿说出自己的疼痛,还有患者不能准确描述自己疼痛的情况,例如患者的文化水平较低,不能理解疼痛评估的意义,也不能给自己的疼痛打分,或描述自己的疼痛情况。对于此类患者药师,要通过更为通俗的语言向患者进行介绍,例如"您感觉疼吗?""哪里疼?""疼痛得厉害吗?""疼起来像什么感觉?""疼痛睡得着吗?"来判断患者的疼痛控制情况,也可应用言语描述疼痛量表对患者进行评估。

最后一类为没有语言沟通能力的人,此类患者可能处于昏迷,或是言语功能受损,药师不能忽视与这类患者的交流,应通过某些特定的信息来分析患者表达出来的疼痛信息,例如患者卧床是否有强迫体位,面部表情是否痛苦,是否有心跳和呼吸加快的情况,是否存在局部肢体痉挛的情况。

(二)患者对于疼痛的恐惧心理导致沟通障碍

疼痛恐惧或疼痛相关恐惧是指个体在预感或体验疼痛时出现的一种恐惧和紧张的情绪反应,其源于把疼痛等同于伤害灾难化信念,以及对疼痛的负性解释,它会导致与恐惧相关的活动和行为,比如儿童在接种疫苗时的大哭大闹。

其实这种对于疼痛的负面认识,在人类历史中早就出现过,疼痛一词的希腊语 algos 或 odyne,原意为惩罚,指由于做了不道德的事,而受到古希腊神话里的山神奥林帕希的惩罚,被惩罚者不仅在肉体上,而且在精神上经受折磨。可见古希腊人就将疼痛作为一种惩罚看待,也等同于中国文化中的报应。

因此很多疼痛患者,特别是癌痛患者,会将自己的疼痛与自己的人生联系在一起,认为自己今生的某些罪恶造成了今天的疼痛,从而有一种负罪感,对疼痛会产生更深的恐惧,甚至认为疼痛是对自己今生的惩罚和报应,有时会因此拒绝止痛治疗。疼痛恐惧会对疼痛的各个方面产生影响,疼痛恐惧不仅影响个体对疼痛的感知,也影响与疼痛有关的注意和回避行为,甚至还可影响安慰剂的止痛效应。有研究发现,安慰剂在具有较高疼痛恐惧的被试者身上的止痛效应较低,疼痛恐惧可以降低安慰剂止痛效应。

对于此类有疼痛恐惧的患者,药师在临床沟通中,应向患者解释现代医疗中对于疼痛认识,以及患者疼痛的发病机制,让患者了解到疼痛只是人体对于疾病的一种反应,与自己的人生经历是没有关联的,止痛是每一个人的基本权益,因此没有必要畏惧疼痛和拒绝止痛治疗。同时,药师在沟通过程中可以轻松的漫画或图片材料说明疼痛发生的机制,让患者了解疼痛从何而来,以及止痛药物的作用机制,从客观科学的角度说明疼痛和止痛治疗。

知识链接

癌痛的原因

癌痛的原因很多,WHO 将其分为:①直接由肿瘤发展侵犯引起的,如肿瘤侵犯骨骼、侵犯或压迫神经组织、空腔器官梗阻或实体器官管道梗阻、血管阻塞或受侵,黏膜溃疡或受侵;②与肿瘤相关但不是直接引起的,如肿瘤副综合征、由活动障碍引起的疼痛(压疮,便秘,大肠或膀胱痉挛等);③由肿瘤治疗引起的,如(骨髓穿刺,活检,腰椎穿刺)、手术后疼痛、放疗或化疗后疼痛(如黏膜炎、周围神经损伤,无感染性坏死);④与肿瘤或治疗无关的疼痛,如关节炎、风湿、痛风等。调查结果中,以上几类分别占 78.2%、6%、8.2% 和 7.2%,其中 6.7% 的患者是由两种以上的原因引起的。

(三)升阶梯治疗过程中的"知、信、行"

WHO 三阶梯止痛治疗原则,根据疼痛的不同等级将对应的止痛药分为了三级,在疼痛控制不佳的情况下,进行升阶梯治疗,此过程中由于更换了患者所使用的药物,患者会因此出现担忧、用药依从性差的情况。药师应当通过"知、信、行"的三步与患者进行沟通,从而达到顺利升阶梯止痛,实现增加患者用药依从性的目的。

知:在升阶梯治疗前,应告诉患者目前的疼痛控制不佳,可能需要更换为更为有效的止痛药物进行治疗。为了消除患者对于疼痛加重是疾病进展的恐惧,可以向患者解释,疼痛加重是人体对于疾病的正常反应,有时并不意味着疾病的进展,只要通过合理的药物治疗就可以控制疼痛。

例如一例晚期乳腺癌患者,因为骨转移,目前出现了 7~8 分的疼痛,患者之前一直使用对乙酰氨基酚进行治疗,现在需要更换为吗啡控释片进行治疗。对此药师应当向患者解释:"您目前的疼痛等级有所增加,需要更换更有效的止痛药进行治疗,疼痛的加重不一定是疾病进展的表现,但是如果控制不佳会影响到睡眠以及免疫功能,从而会进一步对身体造成影响。因此止痛方案换为阿片类药物吗啡,吗啡作为止痛药使用引发成瘾的风险很小,请不用担心,它与对乙酰氨基酚相比,便秘、口干、困倦等不良反应可能会增多,但医务人员会为您制定好治疗计划,对不良反应进行积极防止,因此不必担心。同时,每日按时服药的习惯,可以更好地让药物在体内达到稳定浓度,从而将疼痛覆盖。"

信:通过上述的交流,药师可以向患者说明药物治疗的重要性,让患者对止痛树立起信心,同时建立用药依从性。经过进一步交谈,药师可了解到患者一般状况及生活饮食习惯,全面了解患者用药情况,通过与患者及家属交流,建立起患者及家属对药师的信任关系。

行:指导患者将获得的止痛理念和服药知识付诸实践,每日按时服用吗啡缓释片,并多饮水,多吃含有纤维的食物预防便秘的发生。同时,家属方面应协助医务人员对患者进行心理疏导等工作,从而从身心上控制好疼痛。

二、案 例 解 析

1. 案例简介　张女士,60 岁,于 12 年前因左乳腺癌于医院行左乳腺癌改良根治术,术后病理示左乳腺浸润性导管癌,淋巴结转移 3/14,术后全身化疗及口服三苯氧胺维持治疗,2005 年 5 月检查发现肺转移,行介入治疗效果不佳,后行紫杉醇,吡柔比星化疗 6 周期。2006 年 4 月,发现锁骨关节处一肿大淋巴结,手术切除,病理示转移癌,行多西紫杉醇 90mg 化疗 2 周期,120mg 化疗 1 周期,过程顺利,后行阿那曲唑(瑞宁德)1mg Qd 内分泌治疗,病情可控制,患者于 2 个多月前无明显诱因下出现双下肢力弱,无头晕头痛,无意识丧失,无言语不清、口角歪斜流涎等,无肢体抽搐、大小便失禁等,就诊于医院神经内科,行头颅增强 MRI 扫描示左侧顶枕部,右侧顶部脑膜,脑转移,双侧顶枕部,左侧额部板障异常信号,考虑转移瘤,后行长春瑞滨 40mg + 顺铂 80mg 全身化疗,化疗过程中出现右大腿疼痛,着力时疼痛难耐,行全身骨扫描:左侧第六前肋,左肩胛骨,双侧骶髂关节,髋臼,右侧股骨颈及股骨下段,左侧腓骨上段骨转移,行帕米磷酸二钠(博宁)60mg 治疗,疼痛症状较前减轻,此次患者为行进一步诊治收入医院,患者病程中,神志清,精神差,饮食睡眠差,近期体重无明显减轻,便秘较为严重。

患者入院后,诉有刺激性干咳,无咯血,无发热,无恶心呕吐。无腹胀腹痛,下肢疼痛明显,自述疼痛性质主要为酸痛,尤以右侧大腿为重,无皮肤巩膜黄染,饮食尚可,睡眠差,大便次数少,已一周未解大便,查体温 T:36℃,BP 120/80mmHg,神志清,精神软,双肺听诊呼吸音粗,无明显干湿啰音,心率 78 次/分钟。患者主因左侧乳腺癌根治术后 12 年,双下肢力弱 2 月余入院,现患者乳腺癌术后左下腋淋巴结转移,肺内转移,骨转移,脑转移诊断明确,患者肿瘤晚期,入院行对症姑息治疗,并完善进一步检查。

患者家属诉患者因下肢疼痛明显,夜间不能入睡,患者情绪较差,不愿说出自己疼痛的情况,也不愿接受药物治疗,患者及家属的情绪均较为焦虑。

2. 沟通过程　药师为患者进行了药学问诊。

药师:"阿姨您好,请您描述一下您的疼痛情况好吗?这样就可以把疼痛量化,让我和医生更好地了解您疼痛的情况,之后根据这些信息,我会为您制定止痛药物治疗计划,并向医生推荐。"

患者:"我感觉现在腿疼得厉害,疼得我睡不着觉。"

药师:"我这有一个模拟疼痛程度的图片,您看,这有 0～10 个刻度,请您在上面选出您疼痛的级别好吗?0 代表一点都不痛,10 代表目前您正处于有史以来最为严重疼痛。"

患者:"……,7 到 8 分吧,夜里疼醒的时候能到 9 分、10 分。"

药师:"好的,那么根据您目前的疼痛强度,您可能需要使用阿片类药物来进行止痛,例如吗啡或羟考酮缓释片。"

患者:"吗啡,那会不会上瘾啊,我已经病得这么重了?要用吗啡了……"

药师:"阿姨,我知道您听到吗啡后,心里可能就会有这些担心,其实大可不必,吗啡作为止痛药物使用已经有百年的历史了,作为治疗重度疼痛的药物,吗啡的安全性和有效性以及经济性都是最佳的,这点 WHO 世界卫生组织都做了推荐。"

患者:"那这药是不是打上了,我就成瘾了啊,是不是就离不开了?"

药师:"医用剂量的吗啡与我们通常所说的药物成瘾以及毒品是不一样的,在医用剂量范围下,吗啡可以只发挥止痛作用但不会引起成瘾,成瘾的感觉是一种欣快感,而且心里会特别渴求,与止痛是两回事,请您放心吧,医务人员会根据您的疼痛强度,给您选择最安全最有效的剂量来进行治疗,并且每天都会对您进行评估,防止出现各类不良反应,请您放心吧。"

患者:"好,那就听你的,我试试吧……"

药师:"好的,谢谢您的配合,用药期间请您多饮水,多吃些蔬菜和水果,这样可以治疗您目前的便秘,保持好这些习惯也能在今后预防便秘,并且医生也会为您开一些缓泻药,如番泻叶等。"

患者:"好的,谢谢。"

药师:"不客气,如果有问题,您可以随时问我。"

3. 案例解析　患者病史较长,在与癌症斗争过程中,患者已经度过了癌症恐惧期,目前处于绝望期,十余年的病情反复,以及不断的化疗对患者身心造成了严重损害,因此可以理解患者为何要拒绝治疗,情绪上绝望并伴有焦虑。

药师在与患者沟通过程中,应当对患者充分安抚,鼓励其树立带病正常生活的信心,并分析其绝望和焦虑的主要原因之一就是疼痛。向其介绍癌症患者不必忍痛,也不用为疼痛担忧,通过药物治疗可以控制好疼痛,从而缓解其焦虑不安的情绪。

思考题

1. 你人生中是否经历过最剧烈的疼痛? 你如何给该疼痛打分? 回想一下疼痛时的感受。

2. 一例晚期癌症患者,向你述说服用吗啡让他旁边的病友瞧不起,说他是一个瘾君子,你该如何对两位患者进行解释?

3. 你认为哪些因素会造成疼痛患者用药依从性差?

(谢铮铮　孙路路)

参考文献

1. 中国药学会医院药学专业委员会. 医疗机构药学工作质量管理规定. 北京:人民卫生出版社,2014

2. 陆进,常明. 药学临床实践指南. 北京:化学工业出版社,2007

3. 王育琴,李玉珍,甄健存. 医院药师基本技能与实践. 北京:人民卫生出版社,2013

4. 罗纳德·B·阿德勒(美). 沟通的艺术. 北京:世界图书出版公司北京分公司,2010

5. 诸任之. 医院窗口服务. 北京:化学工业出版社,2013

6. Melanie J. Rantucci. 药剂师与患者沟通指南. 第 2 版. 北京:人民军医出版社,2012

7. 冯端浩. 药学服务沟通与实践. 北京:人民军医出版社,2011

8. 王锦帆,尹梅. 医患沟通. 第 2 版. 北京:人民卫生出版社,2013

9. 李庆功. 临床风险管理. 北京:人民卫生出版社,2009

10. 曹荣桂,吴永佩,张钧. 医院管理学药事管理分册. 第 2 版. 北京:人民卫生出版社,2011

11. 张晓乐. 现代调剂学. 北京:北京大学医学出版社,2011

12. 王少华,刘双梅,闫美兴. 医疗机构药品风险管理. 北京:人民卫生出版社,2010

13. 张波,郑志华,李大魁. 超药品说明书用药参考. 北京:人民卫生出版社,2013.

14. 甄健存. 突发事件应急药事管理. 北京:人民卫生出版社,2010

15. 吴久鸿,吴晓玲. 突发事件中的药学保障与药品供应. 北京:化学工业出版社,2010

16. 张石革. 药学监护临床用药安全指南. 北京:北京科学技术出版社,2012

17. Robert J. Cipolle,Linda Strand,Peter Morley. Pharmaceutical Care Practice:The Patient centered approach to medication management. 3rd ed. The McGraw-Hill Companies,2012

18. Langley CA,Belcher D. Applied Pharmaceutical Practice. London:Pharmaceutical Press,2009

19. Tietze KJ. Clinical skills for pharmacists:A patient-focused approach. 3rd ed. Missouri:Elsevier Mosby,2012

20. Bruce A. Berger. Communication Skills for Pharmacists:Building Relationships,Improving Patient Care,3rd ed. Washington,DC:American Pharmacists Association,2009

21. Jonathan Silverman,Suzanne Kurtz,Juliet Draper. Skills for Communicating with Patients. 2nd ed. London:Radcliffe Publishing Ltd,2004

22. Robert S. Beardsley,Carole L. Kimberlin,William N. Tindall. Communication skills in pharmacy practice:a practical guide for students and practitioners. 6th ed. Philadelphia:LIPPINCOTT WILLIAMS & WILKINS,2012